JN326936

ドラッグデザイン
構造とリガンドに基づくアプローチ

Kenneth M. Merz, Jr.
Dagmar Ringe 編集
Charles H. Reynolds

田之倉 優・小島正樹 監訳

東京化学同人

DRUG DESIGN
STRUCTURE- AND LIGAND-BASED APPROACHES

© Cambridge University Press 2010

本書について

　構造に基づく医薬品設計（SBDD）とリガンドに基づく医薬品設計（LBDD）は，学界と産業界の両方の領域において研究が活発な分野である．本書は，コンピューター支援医薬品設計ならびに関連する実験的手法の分野のスナップショットを提供する．取上げるトピックは，X線結晶構造解析，核磁気共鳴（NMR），フラグメント化合物に基づく医薬品設計，自由エネルギー法，ドッキングとスコアリング，線形スケーリング量子力学（QM）計算，定量的構造活性相関（QSAR），ファーマコフォア法，薬物動態/毒性（ADME/Tox）計算，創薬の成功事例である．世界中の大学や企業の研究者が寄稿し，図版は200に及ぶ．本書の範囲は，SBDDとLBDDにわたり，現役の計算化学者，メディシナルケミスト，構造生物学者のため，幅広いトピックに関する最新の情報を提供する．

　Kenneth M. Merz, Jr. は，テキサス大学オースティン校で有機化学の博士号を取得し，コーネル大学とカリフォルニア大学サンフランシスコ校で博士研究員として研究を行った．彼はゲインズビルにあるフロリダ大学のQuantum Theory Projectのメンバーであり，化学の教授である．

　Dagmar Ringe は，ボストン大学で生化学の博士号を取得した．彼女は，マサチューセッツ州ウォルサムにあるブランダイス大学ローゼンスティール基礎医科学研究センターの生化学と化学の教授である．

　Charles H. Reynolds は，テキサス大学オースティン校で理論有機化学の博士号を取得した．彼は，ペンシルベニア州スプリングハウスにあるJohnson & Johnson医薬品研究開発所の研究員である．

序

　本書を制作編集するに際しての目標は，タンパク質およびリガンドの構造に基づく医薬品設計で用いられる最も重要なアプローチの概観を提供することであった．さらに，これらのアプローチが現在，どのように創薬に適用されているかを解説することを目指した．我々は，本書がこの分野で実際に研究開発している人たちにとって有用な資料となるだけでなく，この分野に初めて足を踏み入れる研究者や学生のための良い入門書となることを願っている．本書が創薬におけるモデリングや構造データの応用において最も重要な傾向と将来性のスナップショットを提供するものと考えている．

　1990年代以降，創薬における構造とモデリングの役割は非常に大きくなっている．この間，近年のドラッグデザインの基盤である実験と計算の両分野で顕著な科学的進歩があった．たとえば，X線結晶構造解析の能力が上がったことにより，タンパク質の構造は現在では通常，広範囲の標的タンパク質について利用可能である．その証拠は，プロテインデータバンク（PDB；RCSB）のエントリー数の急激な増加である．驚異的な進歩は，結晶化，データ収集および構造精密化という，タンパク質構造決定のすべての面で起こっている．モデリングにも，同様の進歩があった．近年は，より現実的な力場，新しくてより強力な自由エネルギー法，薬物動態/毒性（ADME/Tox）のための計算モデル，より速くてより良いドッキングアルゴリズム，自動化された3Dファーマコフォアの探索と検索，非常に大規模な量子力学計算が使えるようになった．コンピューターの処理能力の著しい上昇と組合わせると，新しい改良計算法により，ほんの少し前は不可能だった方法で，創薬プロセスにモデリングを組込むことができる．

　方法の改善に加えて，学界および産業界のグループは，創薬の問題に対するこれらのアプローチの適用において豊富な経験を積み重ねている．タンパク質構造，ドッキング，ファーマコフォア探索などはすべて，創薬の定番となっており，ほぼ普遍的に大小の製薬会社によって用いられている．比較的広く受け入れられている最近の新しいアプローチの例は，フラグメント化合物に基づく医薬品設計である．フラグメント化合物に基づく医薬品設計の目標は，低親和性だが低分子量で高い情報量を含むヒット構造から医薬品候補化合物を構築することである．このように，フラグメント化合物に基づく医薬品設計は，低分子量で低親和性のリガンドを同定し，特徴付けし，合成展開するために，構造学的，計算学的，生物物理学的手法に決定的に依存する．

　本書は，第I部 構造生物学，第II部 計算化学の方法論，第III部 創薬への応用という三つのカテゴリーに分かれている．各部は，それぞれの分野の著名な専門家が執筆した章で構成される．手頃なサイズの書籍で分野を完全に網羅することはできないが，我々は各カテゴリーの中で最も重要なトピックだけでなく，喫緊のいくつかの領域に対処しようとした．幸運にも，William Jorgensen教授にこの本の基調となる序章を寄稿していただいた．

"第Ⅰ部　構造生物学"は，X線結晶構造解析の長所と短所の包括的な見直しから始める．結晶構造解析は，臨床上重要なタンパク質の三次元構造を決定するための最も一般的な手法であり，タンパク質構造に基づくほとんどの設計プログラムの論理的出発点である．この部にはその他に，この構造に基づく新しいアプローチで重要な役割を果たしてきた核磁気共鳴（NMR）についての章を含めて，フラグメント化合物に基づく医薬品設計に関する二つの章がある．

　"第Ⅱ部　計算化学の方法論"は，自由エネルギー法，ダイナミクス，ドッキングとスコアリング，ファーマコフォアモデリング，定量的構造活性相関（QSAR），ADME計算，量子力学的（QM）方法を含むモデリング技術をカバーしている．それぞれのトピックは，創薬において一般的に使用されるツール（たとえば，ドッキングとスコアリング）であるか，将来的に役割が増大すると考えられる新たな技術（たとえば，線形スケーリングQM計算）であるか，という基準で選択した．まとめると，これらの章では，創薬で今日使用されている計算の手法についてかなり包括的な概観を提供する．

　"第Ⅲ部　創薬への応用"では，最初の二つの部で概説した方法を特定の創薬プログラムに対して使用するいくつかの具体的な例を提供する．これは，少なくとも創薬に関しては，任意の実験的または計算的アプローチに対する最大の検証である．6種類の多様な標的タンパク質に関するこれらの例は，専門家には成功事例として，初学者には何ができるかの例として，有用である．Gタンパク質共役型受容体（GPCR）のモデリングと構造は，歴史的にこのファミリーのタンパク質が種々の創薬の標的だったことを前提に考えると現在の強い関心事であり，実験的に求められる構造への道筋には最近大いなる進歩がある．これは，GPCRの構造に基づく医薬品設計の将来の応用にとって幸先がよいことである．

　最後に我々は，このプロジェクトに参加することに寛大にも同意したすべての著者に対して，彼らの努力と忍耐に感謝しなければならない．それがなければ，当然のことながら本書はなかったであろう．本書の著者たちのような才能のあるグループの参加を得られたことは，我々にとっては特に幸運だった．

著　者

Frank U. Axe
Axe Consulting Services
Sutter Creek, California

Scott P. Brown
Department of Structural Biology
Abbott Laboratories
Abbott Park, Illinois

Stephen K. Burley
SGX Pharmaceuticals
San Diego, California

Peter J. Connolly
Vertex Pharmaceuticals Inc.
Cambridge, Massachusetts

Qiaolin Deng
Department of Molecular Systems
Merck Research Laboratories
Merck & Co. Inc.
Rahway, New Jersey

Fangyu Ding
Department of Chemistry
Center for Structural Biology
Stony Brook University
Stony Brook, New York

Steven L. Dixon
Schrodinger, Inc.
New York, New York

Arthur M. Doweyko
Research and Development
Computer-Assisted Drug Design
Bristol-Myers Squibb
Princeton, New Jersey

William J. Egan
Novartis Institutes for BioMedical Research
Cambridge, Massachusetts

Martha S. Head
Computational and Structural Chemistry
GlaxoSmithKline Pharmaceuticals
Collegeville, Pennsylvania

Gavin Hirst
SGX Pharmaceuticals
San Diego, California

M. Katharine Holloway
Molecular Systems
Merck Research Laboratories
West Point, Pennsylvania

William L. Jorgensen
Department of Chemistry
Yale University
New Haven, Connecticut

Christopher A. Lepre
Vertex Pharmaceuticals Inc.
Cambridge, Massachusetts

Nigel J. Liverton
Medicinal Chemistry
Merck Research Laboratories
West Point, Pennsylvania

Kenneth M. Merz, Jr.
Department of Chemistry and
Quantum Theory Project
University of Florida
Gainesville, Florida

David L. Mobley
Department of Chemistry
University of New Orleans
New Orleans, Louisiana

Jonathan M. Moore
Vertex Pharmaceuticals Inc.
Cambridge, Massachusetts

Andrew S. Murkin
Department of Biochemistry
Albert Einstein College of Medicine
Bronx, New York

Gregory A. Petsko
Department of Chemistry
Rosenstiel Basic Medical Sciences Research Center
Brandeis University
Waltham, Massachusetts

Siegfried Reich
SGX Pharmaceuticals
San Diego, California

Charles H. Reynolds
Johnson & Johnson Pharmaceutical Research and
    Development, LLC
Spring House, Pennsylvania

Dagmar Ringe
Department of Chemistry
Rosenstiel Basic Medical Sciences Research Center
Brandeis University
Waltham, Massachusetts

Vern L. Schramm
Department of Biochemistry
Albert Einstein College of Medicine
Bronx, New York

Michael R. Shirts
Department of Chemical Engineering
University of Virginia
Charlottesville, Virginia

Carlos Simmerling
Department of Chemistry
Center for Structural Biology
Stony Brook University
Stony Brook, New York

Paul Sprengeler
SGX Pharmaceuticals
San Diego, California

Alexander Tropsha
Laboratory for Molecular Modeling and Carolina Center for Exploratory Cheminformatics Research
School of Pharmacy
University of North Carolina at Chapel Hill
Chapel Hill, North Carolina

訳 者 序

　15年はかかるといわれる創薬の期間を短縮すべく，近年では標的タンパク質と医薬品候補化合物の立体構造情報を利用する医薬品設計が使われている．創薬に役立てるためには標的タンパク質の立体構造を構造解析あるいはモデリングで得る必要がある．実際，日米欧を始めとする各国で2000年代以降，大規模な国家プロジェクトとしてタンパク質の立体構造決定のための技術開発と構造解析が推進された結果，2000年には約10,000だったデータベース（PDB）の構造情報が，現在では10倍の約100,000件が登録されるまでに増えており，なお毎年10,000件以上の情報が追加されている．このような豊富なタンパク質の立体構造情報を利用することによってモデリングの精度もますます上がっており，構造に基づく医薬品設計は創薬を加速する上で重要な方法となっている．さらに近年では，最初から薬物候補化合物を探索するのではなく，標的タンパク質への結合力は弱いものの薬物候補化合物の部分構造となるような小さな化合物（フラグメント化合物）を複数探索して，それらを結合することによって薬物候補化合物を得るフラグメント化合物に基づく創薬も行われるようになってきている．

　このような構造に基づく医薬品設計やフラグメント化合物に基づく医薬品設計には，モデリングやドッキングなども含めて，コンピューターの支援が必要不可欠である．別の言い方をすれば，これらの方法はコンピューター支援医薬品設計ということができる．本書は現在のこのような創薬に関して，専門家は成功事例を知るために，また，初めてこの分野を学ぶ学生や研究者には構造に基づく創薬で何ができるかの例を学ぶために企画されたものである．日本でも国内の創薬・医療技術基盤の確立を目指して，2012年度より文部科学省の"創薬等支援技術基盤プラットフォーム事業"がスタートしたが，創薬の現場で研究者が参照し，方法論の全体を眺望できるような成書は，まだまだ少ないのが現状である．

　本書は，第Ⅰ部 構造生物学，第Ⅱ部 計算化学の方法論，第Ⅲ部 創薬への応用という三つのカテゴリーから成り，計算化学者，メディシナルケミスト，それに構造生物学者のため，幅広いトピックに関する最新の情報を提供しており，現代の創薬を学ぶための最適の書といえる．各章の内容は実験科学，計算科学とも高度な専門にわたるため，翻訳はそれぞれの分野に通暁している方々にお願いした．また時機を逸することなく本書をできるだけ早く世に出したいという訳者の希望をかなえるため，翻訳編集にあたっては，東京化学同人編集部の住田六連氏と高木千織氏に大変お世話になった．記して深謝したい．

2014年3月

田 之 倉　　優
小 島 正 樹

監訳者

田之倉　優　　東京大学大学院農学生命科学研究科 教授，理学博士
小島　正樹　　東京薬科大学生命科学部 教授，博士(理学)

翻訳者

河野　敬一　　北海道大学名誉教授，理学博士 (4章)
北　　　潔　　東京大学大学院医学系研究科 教授，薬学博士 (13章)
小島　正樹　　東京薬科大学生命科学部 教授，博士(理学) (1, 11章)
澤野　頼子　　東京医科歯科大学教養部 准教授，博士(農学) (14章)
清水　敏之　　東京大学大学院薬学系研究科 教授，博士(薬学) (15章)
鈴木　榮一郎　味の素株式会社 客員フェロー，薬学博士 (12章)
田中　　勲　　北海道大学先端生命科学研究院 特任教授，理学博士 (3章)
田之倉　優　　東京大学大学院農学生命科学研究科 教授，理学博士 (1, 6章)
寺田　　透　　東京大学大学院農学生命科学研究科 特任准教授，博士(理学) (7章)
中村　周吾　　東京大学大学院情報学環 准教授，博士(農学) (10章)
奈良　雅之　　東京医科歯科大学教養部 教授，博士(理学) (8章)
西野　武士　　東京大学大学院農学生命科学研究科 特任教授，
　　　　　　　日本医科大学名誉教授，医学博士 (17章)
野中　孝昌　　岩手医科大学薬学部 教授，博士(工学) (2章)
本間　光貴　　理化学研究所制御分子設計研究チーム チームリーダー，
　　　　　　　　　　　　　　　　　　　　　　　　　　博士(理学) (9章)
宮川　拓也　　東京大学大学院農学生命科学研究科 助教，博士(農学) (6章)
村田　武士　　千葉大学大学院理学研究科 准教授，博士(工学) (16章)
由良　　敬　　お茶の水女子大学大学院人間文化創成科学研究科 教授，
　　　　　　　　　　　　　　　　　　　　　　　　　　博士(理学) (5章)

(五十音順)

目 次

1章　コンピューターによるリード化合物の創出と最適化における進展と課題 …………William L. Jorgensen…1

- はじめに ……………………………………………1
- リード化合物の創出 ………………………………1
  - BOMBによる de novo デザイン …………………2
  - バーチャルスクリーニング ………………………3
- ADME分析 …………………………………………5
- リード化合物の最適化 ……………………………7
  - FEPに基づくNNRTIとしてのアジンの最適化 …8
- 複素環スキャン ……………………………………9
- 小原子団スキャン …………………………………11
- 小原子団とリンカーの最適化 ……………………11
- 全体的な方法の流れ ………………………………12
- まとめ ………………………………………………13
- 謝辞 …………………………………………………13
- 文献 …………………………………………………13

第Ⅰ部　構造生物学

2章　構造に基づく医薬品設計におけるX線結晶学 ……………………Gregory A. Petsko, Dagmar Ringe…19

- 基本概念：結晶化 …………………………………19
- データ収集 …………………………………………20
- 位相決定 ……………………………………………22
- 電子密度の解釈 ……………………………………23
- 精密化 ………………………………………………25
- 結晶学の利点と欠点 ………………………………27
- フラグメント化合物に基づく表面マッピングの方法 …28
- 謝辞 …………………………………………………30
- 文献 …………………………………………………30

3章　フラグメント化合物に基づく，構造を指標とする創薬：戦略，工程，ヒトのプロテインキナーゼからの教訓 ……………Stephen K. Burley, Gavin Hirst, Paul Sprengeler, Siegfried Reich…32

- はじめに ……………………………………………32
- SGX FAST：その戦略 ……………………………34
  - SGX社のフラグメント化合物ライブラリーの設計 …34
  - 標的の準備，フラグメント化合物スクリーニング，初期の構造活性相関最適化，最終段階 ………34
  - 薬物送達に関する性質 …………………………35
- SGX FAST：その行程 ……………………………35
  - SGXコアフラグメント化合物ライブラリーの特性 …35
  - 標的の準備，X線によるフラグメント化合物スクリーニング，相補的に使われる生物物理学的スクリーニング，構造活性相関の最適化，最終段階 …36
- FASTからの教訓 …………………………………40
  - 教訓1：フラグメント化合物ライブラリーの設計 …41
  - 教訓2：プロテインキナーゼのX線スクリーニングによって明らかになったフラグメント化合物の選択性 ………………………………………41
  - 教訓3：フラグメント化合物の最適化能力と結合親和性との間には相関がない ……………42
- 将来の展望 …………………………………………42
- 謝辞 …………………………………………………42
- 文献 …………………………………………………42

4章　フラグメント化合物に基づく創薬におけるNMR …………Christopher A. Lepre, Peter J. Connolly, Jonathan M. Moore…44

- フラグメント化合物に基づくリード化合物発見法への序論 ……44
- フラグメント化合物の定義 ………………………44
- FBLDの三つの原則：効率，効率，そして効率 …45
- フラグメント化合物からの構築 …………………48
- 実験法：NMRによるフラグメント化合物結合の検出 …49
- 標的分子観察法 ……………………………………49
- リガンド分子観察法 ………………………………51
- フラグメント化合物に基づくNMRスクリーニングの応用：具体的な例 …54
- フラグメント化合物連結法の応用：組合わせ戦略 …55
- ヒットフラグメントの合成展開と多様化 ………57
- まとめ ………………………………………………59
- 文献 …………………………………………………60

第 II 部　計算化学の方法論

5 章　構造に基づく医薬品設計における自由エネルギー計算 ……… Michael R. Shirts, David L. Mobley, Scott P. Brown…65

はじめに …………………………………………65
親和性をどの程度の精度で計算すれば
　　　　　　　　　使いものになるか……66
自由エネルギー計算手法 ……………………67
　基本方程式 ……………………………………67
　MM-PBSA ……………………………………68
　その他の暗溶媒法 ……………………………70
　アルケミー計算 ………………………………70
　複数の中間状態 ………………………………71
　Jarzynski の関係 ……………………………72
アルケミー計算の経路選択 …………………73
　牽引法 …………………………………………74
　有効だが実装されていない方法 ……………74
創薬に関連する系における最近のリガンド結合計算 ……75
　MM-PBSA 計算 ………………………………75
　アルケミー計算 ………………………………76
　落とし穴と誤った結果 ………………………81
考えられる改良の方向 ………………………83
まとめ …………………………………………83
文　献 …………………………………………85

6 章　分子動力学シミュレーションによる HIV プロテアーゼの薬剤耐性と動力学的挙動の解析
Fangyu Ding, Carlos Simmerling…93

はじめに …………………………………………93
HIV プロテアーゼの構造に関する実験データ:
　　　　　結合に伴う大きな構造の変化……93
HIV プロテアーゼのシミュレーション:
　　　　　フラップの柔軟性の探索……95
溶液中の HIV-PR 遊離型構造のアンサンブル …………98
薬剤耐性の推定分子機構 ……………………99
タンパク質の柔軟性を標的とした医薬品設計:
　　　　　新たなアロステリック阻害剤……100
まとめ …………………………………………101
文　献 …………………………………………101

7 章　ドッキング: ドゥームズデー風の報告 ……………………………… Martha S. Head…105

ドッキング理論に関するコメント …………105
ドッキングによる新規リード化合物の探索 …………106
　ドッキングに基づくスクリーニングの
　　　全数調査 (2000〜2008 年) ……………107
　全数調査の結果の解析 ……………………107
　全数調査の結果から推奨されること ………109
ドッキングによる結合構造の予測 …………112
　SAMPL チャレンジ …………………………113
おわりに ………………………………………122
謝　辞 …………………………………………123
文　献 …………………………………………123

8 章　構造に基づく医薬品設計における量子力学の役割 …………… Kenneth M. Merz, Jr…129

はじめに …………………………………………129
X 線と NMR の精密化における量子力学 …130
　タンパク質-リガンド複合体の X 線精密化 …130
　タンパク質-リガンド複合体の NMR 精密化 …131
タンパク質の構造モデルに量子力学を活用する ………134
　タンパク質の幾何学的構造の検証 …………134
　半経験的な幾何学的構造に近似する ………134
　天然構造を識別する …………………………135
構造に基づく医薬品設計 ……………………136
　SBDD における量子力学の定性的な活用 ……136
　ESP と相対的なプロトンポテンシャル ……136
リガンドに基づく医薬品設計 ………………141
　QM 記述子を伴う 3D QSAR ………………141
　場に基づく方法: CoMFA …………………141
　分光学的 3D QSAR …………………………142
　量子 QSAR と分子量子類似性 ……………142
展　望 …………………………………………143
謝　辞 …………………………………………143
文　献 …………………………………………143

9 章　ファーマコフォア法 ……………………………………………………… Steven L. Dixon…147

はじめに …………………………………………147
ファーマコフォア法の歴史と発展 …………147
ファーマコフォアモデルの構築 ……………149
手作業によるファーマコフォアモデル構築 ………150

リガンド側の構造に基づいた自動的な	タンパク質構造に基づくファーマコフォアモデル……155
ファーマコフォア候補の抽出……150	排除体積……………………………………………156
活性化合物セットの準備……………………………150	ファーマコフォアフィンガープリント……………157
ファーマコフォア特性の帰属………………………151	3Dデータベース検索………………………………158
共通ファーマコフォアの抽出………………………153	まとめ………………………………………………159
ファーマコフォアモデルの評価……………………154	文　献………………………………………………160

10章　創薬におけるQSAR ……………………………………………………………… Alexander Tropsha…163

はじめに………………………………………………163	QSAR予測モデル構築ワークフローとバーチャル
現在のデータセットの複雑さについて……………164	スクリーニングへの応用……171
QSARの方法論に関する概要………………………165	QSAR予測モデルワークフローのリード化合物の
モデル検証の本質的な重要性………………………166	最適化への応用例……172
QSARモデルの適用領域……………………………167	抗癌剤…………………………………………174
コンビナトリアルQSARとモデル受容基準………168	AmpC型β-ラクタマーゼ阻害剤………………174
QSARモデル構築の"成功事例"と	まとめ：新規のQSAR研究戦略とリード化合物
コンセンサス予測の重要性……169	探索への取組み……175
すべてのモデルに対する統一的な性能指数………169	謝　辞………………………………………………175
水生毒性に対するコンセンサスQSARモデル：	文　献………………………………………………175
方法とモデルの相互比較………………170	

11章　創薬におけるADME特性の予測 …………………………………………………… William J. Egan…179

はじめに………………………………………………179	血漿タンパク質の結合……………………………186
ドラッグライクな性質の指標………………………179	組織分布……………………………………………186
溶解度………………………………………………181	クリアランス………………………………………187
腸管吸収……………………………………………182	代　謝………………………………………………187
血液脳関門の通過…………………………………183	まとめ………………………………………………188
P糖タンパク質による流出…………………………184	文　献………………………………………………189

第Ⅲ部　創薬への応用

12章　コンピューター支援医薬品設計：タンパク質構造に基づく分子設計への実践ガイド
　　Charles H. Reynolds…195

はじめに………………………………………………195	リガンド結合の経験則……………………………203
難しい課題…………………………………………195	結合能を超えて……………………………………203
難しい課題への対処法……………………………196	hERGモデリング…………………………………204
タンパク質構造……………………………………196	まとめ………………………………………………207
ドッキングとスコアリング………………………198	謝　辞………………………………………………207
リガンドの結合親和性……………………………198	文　献………………………………………………207
BACE阻害剤の最適化………………………………202	

13章　構造に基づく医薬品設計の事例：p38 …………………………………… Arthur M. Doweyko…211

はじめに………………………………………………211	チアゾール…………………………………………217
トリアジンとピリミジン…………………………211	インドール…………………………………………217
縮合複素環…………………………………………213	五員環複素環骨格…………………………………219
DFG-out結合ポケットへのアクセス………………214	文　献………………………………………………220
ピラゾロピリミジン………………………………216	

14章　C型肝炎 NS3/4A プロテアーゼの新規 P_2-P_4 大環状阻害剤の構造に基づく医薬品設計

M. Katharine Holloway, Nigel J. Liverton…222

はじめに	222	概念実証試験	225
ドラッグデザインの標的	222	リード化合物の最適化	225
初期モデリング	222	まとめ	227
バーチャル設計	224	文献	227

15章　プリンヌクレオシドホスホリラーゼを標的とした遷移状態類似体設計

Andrew S. Murkin, Vern L. Schramm…229

- はじめに……229
  - 酵素論的な遷移状態形成……229
  - 遷移状態の模倣……231
  - 速度論的な同位体効果による遷移状態構造の決定……232
- プリンヌクレオシドホスホリラーゼ……234
  - 生理学的役割と創薬標的に向けての基礎……234
  - 速度論的機構……234
  - ウシ PNP の遷移状態構造……236
- 第一世代の PNP の遷移状態類似体：イムシリン……240
  - ウシ PNP の遷移状態模倣体としてのイムシリン……240
  - イムシリンによるウシ PNP の阻害……241
  - イムシリン H が結合したウシ PNP の結晶構造……243
  - ImmH が結合したタンパク質の動的挙動……244
- ヒト PNP と第二世代の遷移状態類似体：DADMe-イムシリン……244
  - ヒト PNP……244
  - DADMe-イムシリン……246
  - ヒト PNP と DADMe-ImmH との結晶構造……248
- 2世代の PNP 阻害剤からの作用機構の推定……248
  - PNP の選択的阻害による遷移状態の区別……248
  - ImmH と DADMe-ImmH の鏡像異性体……249
  - イムシリンによる遷移状態形成や強力な阻害に重要なリモート相互作用……251
  - ImmH と DADMe-ImmH の結合同位体効果からの遷移状態の特徴……252
- ImmH と DADMe-ImmH の薬理学的な応用……253
  - ImmH の *in vivo* 研究……253
  - ImmH の臨床試験……254
  - DADMe-ImmH の *in vivo* 研究……255
- 第三世代の PNP 遷移状態類似体とその先……255
  - 非環性および光学非活性のイムシリン……255
- まとめ……256
- 文献……257

16章　GPCR の三次元モデリング

Frank U. Axe…262

- はじめに……262
- 結晶構造……263
- 3D 構造モデリング……264
  - ホモロジーモデリング……264
  - *de novo* 構造予測……265
- ドッキング研究……265
  - 手動ドッキング……265
  - 高速ドッキングとバーチャルスクリーニング……265
- 分子動力学シミュレーション……266
  - 明膜モデル法と明溶媒法……266
  - 暗膜モデル法と暗溶媒法……267
  - モデル構築……267
- フラグメント化合物に基づく方法……268
- まとめ……268
- 文献……268

17章　強いグリコーゲンホスホリラーゼ阻害剤の構造に基づく医薬品設計

Qiaolin Deng…271

- はじめに……271
- 構造に基づくグリコーゲンホスホリラーゼ阻害剤の設計……273
  - 推定結合ポケットの予想……273
  - AMP アロステリック部位に化合物 1a をドッキングさせる……274
- 結合ポケットの性質……275
- 設計と合成……276
- X線結晶構造によるドッキングモデルの比較……277
- まとめ……277
- 謝辞……277
- 文献……277

索引……279

William L. Jorgensen
（訳：田之倉　優・小島正樹）

コンピューターによるリード化合物の創出と最適化における進展と課題

はじめに

1980年代後半以来，米国国立衛生研究所（NIH[a]）の助成による学術的かつ産業的研究の大幅な増加がきっかけとなって，創薬にとって革命的な著しい進展が起こっている．HTS[b]（ハイスループットスクリーニング），コンビナトリアルケミストリー，PCファーム，Linux, SciFinder, 構造に基づく医薬品設計, ドッキングによるバーチャル（仮想）スクリーニング, 自由エネルギー法, ADME[c]（吸収・分布・代謝・排泄）ソフトウエア, バイオインフォマティクス, 生体分子構造のルーチン決定, イオンチャネル・GPCR[d]（Gタンパク質共役型受容体）・リボソームの構造, NMR[e]（核磁気共鳴）による SAR[f]（構造活性相関）, フラグメント化合物に基づく医薬品設計, 遺伝子ノックアウト, プロテオミクス, siRNA[g]（低分子干渉RNA）, ヒトゲノム配列がこの期間に導入された．その結果, 標的（ターゲット）生体分子の同定から臨床候補となるリード化合物までの展開が, 非常な勢いで加速している．しかしながら, 創薬における開発力と経費の劇的な増加が, 米国食品医薬品局（FDA[h]）による新規分子の承認数の増加に対応していないことが深刻な問題である[1]．薬の安全性に対する高い要求, 広範囲で長期にわたる臨床試験, あまりに多いHTS, あまりに少ない天然物の研究, たびたび起こる頭痛の種としては効能のあるジェネリック医薬品, これらすべてが要因として示唆されている[2]〜[4]．多くの企業合併や買収もまた，再編と統合による混乱を通して生産性に悪影響を及ぼしたかもしれない．それにもかかわらず，もし技術の著しい進展がなかった場合の成功とはどのようなものだったか考えてみるべきである．いくつかの重要で取組みがいのあるキナーゼなどの一群の標的における進展は大幅に遅れたであろうし，多くの癌患者への悪影響は深刻なものとなっていたであろう．ヒトの病気の治療と予防をさらに高度なものとするには，基礎研究を重視してこれに基盤を置くことが必要である．他の開発計画と同様に，より深掘することが正しい道である．

本章では，大きな変化と進展をみせている創薬の1分野，すなわち構造に基づく医薬品設計とリガンドに基づく医薬品設計に焦点を当てる．通常のドラッグデザインは，標的の生体分子に結合して機能を阻害する小分子に着目する．標的分子の三次元構造が利用可能な場合，ドラッグデザインに使うかどうかで違いが生じる．構造に基づく医薬品設計では，標的分子の構造と，予想結合部位でリガンドを構築するためのグラフィックツールだけを用いて実行することができる．しかしながら現在この種のドラッグデザインでは，結合過程における分子のエネルギー評価を洞察することが中心となる．リガンドに基づく医薬品設計では，標的の構造を必要とせず，むしろ標的分子の生物学的機能の測定に用いた化合物の構造・活性データの分析をもとにする．分析結果においては，化合物に活性の増強をもたらすような修飾の可能性が求められる．標的の構造を必要としないのが長所であり，活性に関して十分なデータが必要とされる点が短所である．筆者の研究グループでは，構造に基づく医薬品設計に関してより良い計算方法の開発と応用に重点を置いている．取組みの経験と問題点のいくつかを以下にまとめる．

リード化合物の創出

リード化合物の創出と最適化（リードオプティマイゼーション）は，計算と実験の統合研究を通じて達成される．図1・1にまとめたように，筆者らの方法では，リード化合物の創出のため二つの経路，リガンド成長プログラム BOMB[i],[5] による *de novo*[j] デザインと，ドッキングプログラム G<small>LIDE</small>[6] によるバーチャルスクリーニングに注目して

---

[a] National Institutes of Health　[b] high-throughput screening　[c] absorption-distribution-metabolism-excretion　[d] G protein-coupled receptor　[e] nuclear magnetic resonance　[f] structure–activity relationship　[g] small interfering RNA　[h] Food and Drug Administraion　[i] Biochemical and Organic Model Builder　[j] 新規の

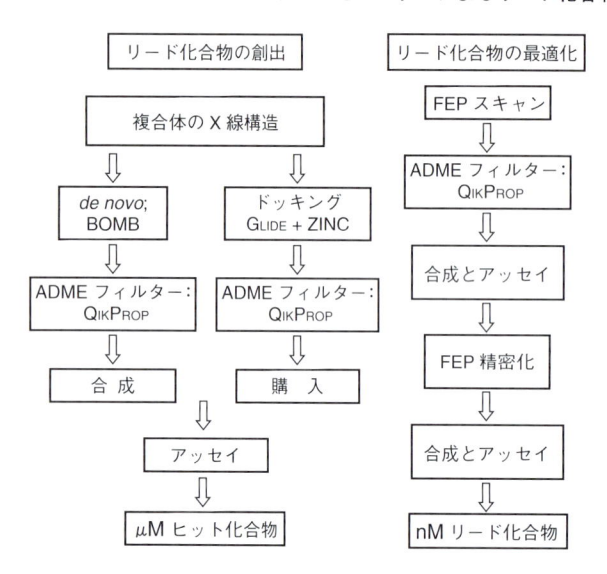

図1・1 構造に基づくリード化合物の創出と最適化の概略図.

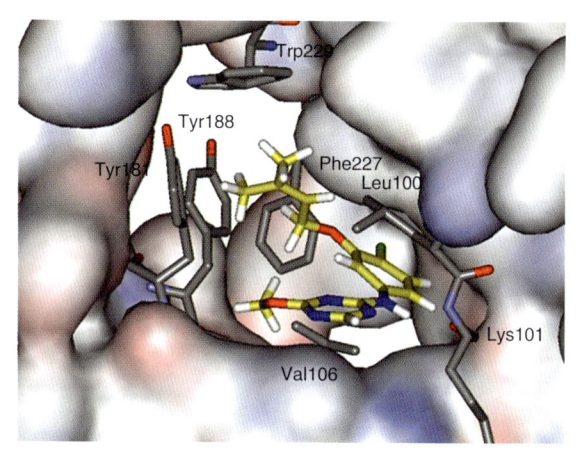

図1・2 HIV-RT の NNRTI 結合部位に BOMB を用いて構築した阻害剤.

進めている. フラグメント化合物に基づく医薬品設計は, 結合部位に複数の小分子を同時にドッキングし連結する方法で, もう一つの一般的な代替手段である[7,8]. de novo デザインから得られた望ましい化合物は, 通常は合成する必要があるが, 市販カタログのバーチャルスクリーニングによる化合物はおおむね購入している. いずれの場合でも, 標的タンパク質とリガンドの複合体に関する高分解能結晶構造から出発するのが好ましい. つまり, リガンドは除去されるにも関わらず, 再配置した側鎖で結合部位が部分的に埋まった構造のアポ体よりも, むしろ複合体から始める方が望ましい. 極端な例が HIV-RT[a] (HIV-1 逆転写酵素) で, NNRTI[b] (非ヌクレオシド系逆転写酵素阻害剤) に対するアロステリック結合部位がアポ構造では完全に崩壊している[9].

BOMB による de novo デザイン

BOMB を用いて, 結合部位に置いた基本骨格に 0~4 個の置換基を付加することにより, 完全な類似体を作成する. 網羅的なコンホメーション探索を各類似体に対して行い, その位置, 配向, 二面角を, タンパク質用 OPLS-AA および類似体用 OPLS/CM1A 力場を用いて最適化する[10]. 得られた各類似体の配座異性体のうち最もエネルギーの低いものが, 活性予測用のドッキングライクスコア関数によって評価される. 基本骨格は, アンモニアまたはベンゼンのように単純でもよいし, リード化合物系列の多環骨格を表すものでもよい. 図1・2 の例では, アンモニアが最初の基本骨格で, Lys101 のカルボニル基と水素結合を形成する位置にあった. その後, 結合部位に相補的で, 直接合成しやすい既知の"鋳型"を用いて, ユーザーが分子のライブラリーを構築することもある. 図1・2 で鋳型は Het-NH-34Ph-U である (Het は単環式複素環, 34Ph は 3- または 4- 置換フェニル基, U は不飽和疎水基). 基本骨格によって, 分子に必要な構成成分や, それらの結合様式が指定される.

BOMB は, 1~700 近くまでのコード番号をもつ可能な置換基およそ 700 個から成るライブラリーであり, 最も一般的な単環式および二環式複素環と, アリル, 2-プロピニル, フェニル, フェノキシ, ベンジル誘導体のような一般的な U 基約 50 個を含んでいる. これらはコード番号によるグループとして使用したり, ユーザーの所望するコード番号をもつカスタムグループを作成することができる. このグループとは, 基本骨格化合物に対応する Het, 5Het (5原子から成る複素環), 6Het, biHet, U, oPhX, mPhX, pPhX, mOPhX, pSPhX, OR, NR, SR, C=OX などである (bi は二つ, o・m・p はオルト・メタ・パラ, X はハロゲン, R はアルキル基を示す). プログラムは, 鋳型に対応するすべての分子を構築する. たとえば Het として 50 個, U として 20 個の選択肢のある場合, プログラムは Het-NH-3Ph-U として 1000 個, Het-NH-4Ph-U として 1000 個の可能な分子を構築することになる. HIV-RT を鋳型としてこうした de novo デザインを試したところ, HET=2-チアゾリル, U=ジメチルアリルオキシが有望な組合わせとして同定された. この結果に基づいて合成した図1・3 のチアゾール (1) は, 抗 HIV 活性のため MT-2 細胞による分析では 10 μM 程度のリード活性を与えた. 後述するように, このリード化合物を最適化することにより, 図1・2 のクロロトリアジン (31 nM), 対応する

---

[a] human immunodeficiency virus reverse transcriptase [b] nonnucleoside reverse transcriptase inhibitor

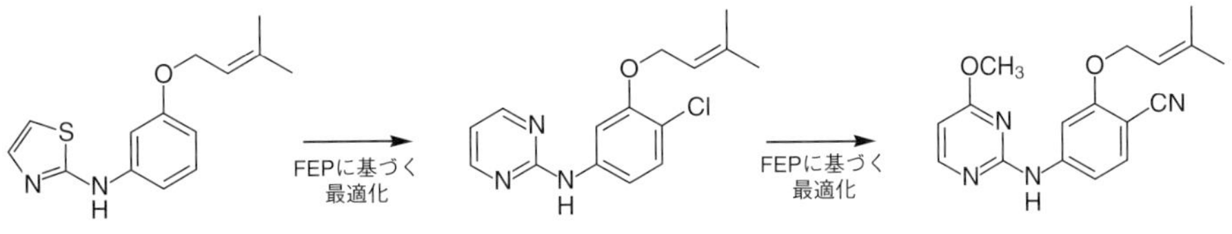

図1・3 最適化により多数の強力な抗HIV剤をもたらすとBOMBが提唱する10 μM程度のリード化合物の例（FEP；自由エネルギー摂動）.

クロロピリミジン（10 nM）を，シアノピリミジン類似体（2, 2 nM）を含む，非常に強力な多重NNRTIが得られた[11]〜[14].

留意すべき点の詳細をいくつか付け加えておく．ホスト化合物は通常はタンパク質であるが，BOMBによる最適化の際には，側鎖末端の水素結合形成基（たとえばチロシンやセリンのOH, リシンのアンモニウム基）の二面角を除いて固定される．現在のスコア関数は，HIV-RT, COX-2, FK506結合タンパク質，p38キナーゼに関する300以上の複合体活性の実験データを再現するように学習されている[5]．活性の対数の実験値と計算値の間の相関係数 r^2 は0.58である．スコア関数は線形回帰により得られた五つの記述子のみから構成されるが，それにはQIKPROPによる類似化合物のオクタノール-水分配係数の推定値（QP log P）[15]，複合体形成により埋もれるタンパク質の疎水性表面積の量，ヒドロキシ基とメチル基の接触のようなタンパク質-類似化合物間の不整合接触の記録情報が含まれる．興味深いことに，最も重要な記述子はQP log P であり，単独の当てはめでも $r^2=0.47$ を与える．それは，疎水性の増加に伴い結合性も増加するという経験則をよく支持しているが，ホスト-リガンド相互作用エネルギーまたは不整合接触の指標を用いて，当てはめの精度を向上する必要がある．ただし行き過ぎは，ADMEの問題，特に水への低溶解性と血清タンパク質への高結合性をもたらすことにもつながる．

BOMBの実行結果には，タンパク質-類似化合物の各複合体の構造に関するPDB[a]（プロテインデータバンク）ファイルまたはBOSS/MCPRO Z 行列（内部座標表現）[16]，およびBOMBによる各類似化合物の物性の計算値を1行にまとめたシートが含まれる．BOMBが計算する物性値としては，ホスト-類似化合物のエネルギー成分，表面積の変化，類似化合物の物性の予測値であるが，この物性値には，log $P_{o/w}$, 水に対する溶解度，QIKPROPによるCaco-2細胞透過性が含まれ，サブルーチンとしてよび出される．基本骨格としてアンモニアを用いたHet-NH-Ph-Uの計算時間は，3 GHzのPentium IVプロセッサーで，類似化合物1個当たり約15秒である．かかる時間は，構築に必要となる配座異性体の数にほぼ比例する．ライブラリーが大きい場合には，複数のプロセッサーを使用する．

バーチャルスクリーニング

代わりの方法としてよく行われるのは，ドッキングプログラムを用いて，市販化合物の集合をバーチャルスクリーニングすることである．代替可能なソフトウエアやスコア関数に関しては，多くの論評や比較がなされている[6],[17]〜[20]．標的分子の構造が既知の場合には，バーチャルスクリーニングはHTSに比肩すると同時にコストがはるかに優位であるという点で，ドッキングにおいて多くの成功をもたらすことは疑いようがなく，今日の製薬産業においてはリード化合物創出計画における重要な構成要素である．日々新たな成功物語が文献や学会において報告されている．しかしながら，化合物の活性の正しいランク付けが，現在まだ実用段階に達していないことは，一般に受け入れられている．このことは，ホスト-リガンド結合の熱力学的複雑性を考えれば，驚くに当たらないが，結合に際して通常無視しているホスト分子の構造変化の可能性や，結合および非結合状態のコンホメーション間の自由エネルギー変化を慎重に考慮する必要があるからである[21]．

筆者らの経験では，ドッキングは de novo デザインを補完する有用な方法である（図1・1）．多くの化合物の集合のドッキングにおいては，興味深い構造モチーフが，他の場合には見過ごされがちな潜在的な母核として出現することがよくある．筆者らの最初のドッキングの取組みは，立ち上がりは上出来だったが，形式上は失敗であり，その後の改善によって強力な抗HIV剤をもたらす一連の興味深いリード化合物を提供するに至った[5],[22]．リード化合物は，Maybridgeデータベースの化合物約70,000個に，既知のNNRTI 20個を補足し，これを処理することにより探索した．スクリーニング手順の開始は，類似性フィルターを使用して，スクリーニングライブラリーの上位5％で既知活性の60％が検索できるようにした．ライブラリー化合物のうち既知の活性に最も類似していた約2000個を，GLIDE 3.5を標準精度で用いることにより[6]，野生型HIV-

[a] Protein Data Bank

図1・4 抗HIV剤に対するドッキング計算の偽陽性から陽性への進展．

RTの構造（PDBコード1RT4）にドッキングした．上位500個の化合物のドッキングを再度行い，GLIDEのXP[a]（特別精度）モード[23]で評価した．このうち上位100個を，MM-GB/SA[b]（分子力学-一般化ボルン/表面積）法を用いてスコアリングしたが，この方法は，NNRTI活性の予測値と観測値との間に高い相関を与えることがわかっている[22]．既知のNNRTIは正しく検索できた（上位20個の中に10個がランクされた）が，ライブラリー由来で高スコアの化合物約20個を購入して活性を測定したところ，抗HIV剤は得られなかった．ひき続いて，最高ランクのライブラリー化合物である，図1・4の不活性型オキサジアゾール（3）を計算科学的に調べ，構造上の修正を行った．具体的には，置換基を除去することにより，アニリニルベンジルオキサジアゾールの母核を作成した．BOMBを用いて，一群の小さな置換基を各水素原子の位置に再度導入した．BOMBによりスコアリングしたのち，FEP[c]（自由エネルギー摂動）に基づく最適化を行うことにより，EC_{50}[d]値がMT-2 HIV感染T細胞分析において310 nM程度と低いポリクロロ類似体をいくつか合成し分析するに至った[5]．FEPに基づく最適化をさらに繰返すことにより，後述のとおり，オキサゾール誘導体（4）を含む，新規の非常に強力なNNRTIを得た[24]．

もっと最近のバーチャルスクリーニングでは，著しい成功を収めた[25]．新しい手順を開発して，市販化合物約210万個から成るはるかに大きいZINCデータベースを使用することにした．このときの目標は，内在性膜タンパク質かつMHC[e]（主要組織適合複合体）クラスIIシャペロンであるCD74受容体へ，MIF[f]（マクロファージ遊走阻止因子）が結合するのを妨げることであった．MIFは，T細胞やマクロファージが放出する炎症性サイトカインであり，広範囲の炎症性疾患で重要な役割を果たし，細胞の増殖や分化，血管新生に関与している[27),28]．不思議なことに，MIFはケト-エノール異性化酵素（トートメラーゼ）でもある．MIFとCD74との相互作用は，トートメラーゼの活性部位の近傍で起こり，MIFの阻害は，MIF-CD74結合と直接競合する，ということがわかっている[29]．ドッキングは，GLIDE 4.0により，MIFとp-ヒドロキシフェニルピルビン酸との複合体の結晶構造（PDBコード1CA7）を用いて行った[30]．ZINCの化合物データベースに加えて，MaybridgeデータベースのHitFinderライブラリーもスクリーニングしたが，これによりさらに化合物24,000個を追加したことになった．構造はすべてSP GLIDEで処理した後，上位ランクのZINC由来40,000個とMaybridge由来1000個を，XPモードのGLIDEを用いて再度ドッキングしスコアリングした[23]．GLIDEのXPスコアが，トートメラーゼとしてのMIFの既知の阻害剤10個の実験データと良い相関を与えることも示された．

ドッキングからみえてくる重要な事実が図1・5に示されているが，そこにはZINC由来の上位1000化合物，Maybridge由来上位1000化合物，既知の10個のMIF阻害剤に関するGLIDE XPスコアの分布が示されている．明らかに，ZINCの大規模なデータセットは，MaybridgeデータベースのHitFinderライブラリーよりも，はるかに有望なXPスコアをもつ多くの化合物を提供している．両データベースの上位1000個の化合物セットの平均分子量は，ZINCが322，Maybridgeが306である．この違いは，単にZINCの化合物セットには，1個余分な非水素原子が付いていることにあるため，ZINCデータセットの優位性は，おそらくその大きな構造多様性の結果である．活性の構造に対する感度という観点からいうと，図1・3と1・4に示されているとおり，Maybrigeデータベースの

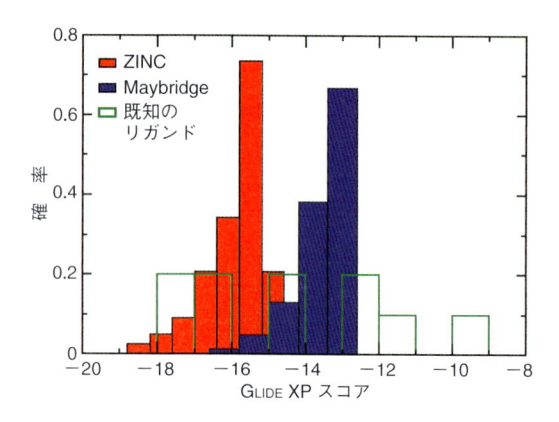

図1・5 上位1000個のZINC由来化合物，上位1000個のMaybridge由来化合物，既知の10個のトートメラーゼ阻害剤に関するGLIDE XPスコアの分布．

a) extraprecision b) molecular mechanics-generalized Born/surface area c) free-energy perturbation d) 50% effective concetration; 50% 効果濃度 e) major histocompatibility complex f) macrophage migration inhibitory factor

HitFinderのような小さなライブラリーで活性のある化合物が見つかる可能性があるのは，化合物の分析をmM以上の濃度で行うことができる場合であるが，これはしばしば溶解度の限界のため不可能である．たとえ有望な母核（図1・4）を含んでいても，小規模のライブラリーから通常の分析で活性のある置換基パターンをもつ誘導体が得られる可能性は低い．

最終的に，上位ランク化合物約1200個に関するGLIDEからの提示が示される．この提示をQIKPROPから入力した物性の予測値や構造上の傾向とともに人間の眼で評価して，34個の化合物が選ばれた．選別の際には提示の拒否も含まれるが，これはリガンドのコンホメーションがエネルギー的にありえない場合や，分子内接触が短すぎる場合，あるいは加水分解されやすい官能基や，クマリンのような非特異的にタンパク質に結合する部分構造など，一般的に望ましくない特性が存在する場合である．実際のところ，選択された34個の化合物のうち24個だけが購入可能であったが，この比率は標準的なものである．最終的に，23個の化合物に関して，ストレプトアビジン結合アルカリホスファターゼ処理 p-ニトロフェニルリン酸を基質として，固定化CD74およびビオチン化ヒトMIFを用いて，タンパク質-タンパク質結合分析を行った．驚くべきことに，このうち11個の化合物は，IC$_{50}$[a)]が5μM以下の化合物4個を含めて，μM領域において阻害活性を有することがわかった．MIFのトートメラーゼ活性の阻害についても，IC$_{50}$が0.5μM程度に低いいくつかの化合物で見いだされた．代表的な活性化合物を図1・6に示す．リード化合物のいくつかの系列については，最適化が進められている．特にこれらの化合物は，今までに報告された中でMIF-CD74結合の最も強力な低分子阻害剤である．

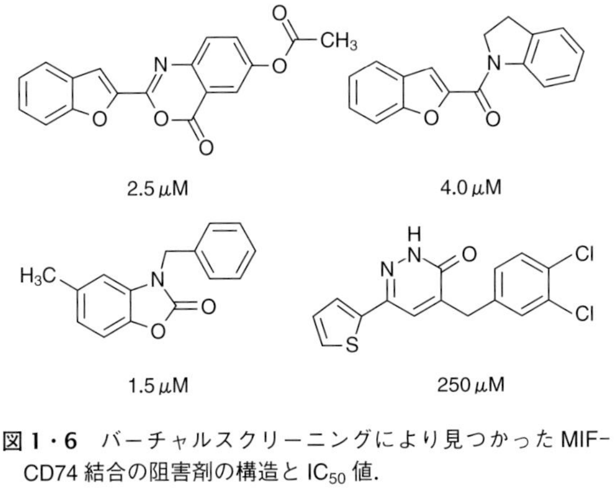

図1・6の冒頭の三つの化合物は，XPスコアが，第285位，第696位，第394位であり，したがって"第一候補"というわけではなかった．しかしながら，あらかじめBOMBを用いて構造を *de novo* 構築したところ，6-5縮合二環性コアが有望であることが示されたため，この方向に偏って選択を行った．XP GLIDEで第1位の化合物も購入して分析したところ，図1・6の250μM阻害剤であることがわかった．さらに，第26位と第32位の化合物を購入したが，活性がなかった．総じて，今回のバーチャルスクリーニングの成功は，GLIDE 4.0およびXPスコアによる改善，大規模なZINCライブラリーの使用，結合部位が比較的小さく阻害剤候補の回転可能結合の数が少ないこと，および人間の判断による選別に起因すると考えられる．

ADME 分析

図1・1に示したとおり，リード化合物を追求するに従って，薬理学的上の障害の可能性に気付くことは大切である．この問題の重要性が1990年代に次第に明らかになったのは，ADMEと毒性の問題のため多くの化合物が臨床試験で失敗したからである[31]．このことがLipinski則[*1]の導入を促し，ポストHTS時代に開発された化合物の多くが高分子量かつ疎水的な傾向が強く，溶解度とバイオアベイラビリティー（生物学的利用能）の点から望ましくないと認識されるに至った[32]．この状況の中で，回帰分析やニューラルネットワークなどの統計的手続きを実験データであらかじめ学習させた上で，log $P_{o/w}$ 以外の分子特性を定量的に予測することに多くの努力が注がれた[33),34)]．回帰式は，通常1・1式のような一次式であり，式中の和はある構造に対する値が c_i となる記述子 i に関してとり，その係数 a_i を実験データとの誤差が最小になるように決定する．

$$特性 = \sum_i a_i c_i + a_0 \qquad (1\cdot1)$$

図1・1のADME分析に使用したのはQIKPROPで，薬理学的に関連する諸特性の大きな配列を予測する最初のプログラムの一つであった．バージョン1.0は2000年3月に発売され，水に対する固有溶解度，Caco-2細胞透過性，ヘキサデカン-気体，オクタノール-気体，水-気体，オクタノール-水の分配係数の予測値を出力した．QIKPROPへの入力は有機分子の三次元構造であり，たいていの場合，分子表面積や水素結合供与基や受容基の数などの記述子に関する線形回帰式が使用される．2006年以降のバージョン3.0では，血液-脳（blood-brain）間の分配に関す

図1・6 バーチャルスクリーニングにより見つかったMIF-CD74結合の阻害剤の構造とIC$_{50}$値．

[*1] 訳注：Rule of 5ともいう．化合物の化学的特性を示したもので，つぎの4条件に該当すると，経口医薬品になりやすい．(1) 水素結合供与基（ドナー）となるOH基とNH基の合計が5以下，(2) 分子量が500以下，(3) 脂溶性と水溶性の指標であるlog P の計算値 C log P が5以下，(4) 水素結合受容基（アクセプター）となるOとNの合計が10以下．

a) 50% inhibitory concentration; 50%阻害濃度

る log *BB*, 血清アルブミン結合に関する log K_{hsa}, hERG[a] K$^+$チャネル封鎖, 一次代謝物, ヒトの全体的な経口吸収率など 18 種類の物性値の出力もカバーした[15]. 一次代謝物の予測は, 先行文献と対応する部分構造の認識に基づいており, たとえば, メチルエーテルやトリルメチル基は, 通常アルコールに代謝される. 分子の表面積の計算に最も時間がかかるため, Q$_{IK}$P$_{ROP}$ 自身の実行時間は無視できる. ほとんどの物性値の rmse[b] (平均二乗誤差) は, 図 1・7 のとおり, 対数単位で約 0.6 である.

諸物性の予測値の許容範囲を評価するため, Proudfoot[35] が収集した約 1700 種類の既知の中性経口医薬品を Q$_{IK}$P$_{ROP}$ 3.0 を用いて評価した[13]. Q$_{IK}$P$_{ROP}$ への入力のため, BOSS によりもとの二次元構造を三次元構造に変換し, OPLS/CM1A 力場を用いてエネルギーを最小化した[10],[16]. いくつかの重要な分析結果を図 1・8 と 1・9 のヒストグラムにまとめた. Lipinski 則では C log $P_{o/w}$ の上限が 5 である[32]ことに対応して, 経口薬の 91 % において QP log *P* が 5.0 以下である. しかしながら, 値が負となるのは珍しく, おそらく細胞透過性が低いことに起因している. したがって, log $P_{o/w}$ の範囲は, "甘く" 見積もって 1〜5 と思われる. 水に対する溶解度 (*S*) に関しては, 90 % で QP log *S* の値が−5.7 より大きい, すなわち *S* が 1 μM より大きい. QP log *S* の値が−6 未満か−1 より大きいと望ましくない. Q$_{IK}$P$_{ROP}$ の結果からは, 経口薬の 90 % において, 細胞透過率 P_{Caco} が 22 nm/s より大きく, 一次代謝物の個数が 6 を超えないこともわかる. こうした量とその限界値は, バイオアベイラビリティーの重要な構成要素である溶解度, 細胞透過率, 代謝に対応している.

本章の設計目的 (図 1・1) においては, ある化合物が "Rule of 3" の項目, すなわち log *S*>−6, P_{Caco}>30 nm/s, 一次代謝物の個数が最大 6, のすべてを満たさない場合, ADME 問題に関わる可能性が高いとみなされる. 血液脳関門通過を必要とする CNS[c] (中枢神経系) 活性の場合には, さらに QP log *BB* が正でなければならない. また, 代謝物のない化合物では, クリアランスの可能性の問題のため, 注意が必要である[17]. 加えて, QP log *P* と QP log *S* の相関が r^2 = 0.68 のため, 両者に制限を設けると, 何らかの冗長性が発生することになる. 溶解度を優先する理由の一つには, C log $P_{o/w}$ が 5 より大きいが溶解度が許容範囲にある比較的低分子の医薬品として, メクリジン, プロザピン, クロシニジン, ベプリジル, デナベリン, ボピンドロール, フェノキシベンザミン, テルビナフィンのように例が多い, ということがある. もちろん, 反応性官能基, たとえば, 加水分解性や求電子性の高い基をもつ化合物は, Q$_{IK}$P$_{ROP}$ が警告して, 通常のリード化合物の構造集合から除かれる. たとえば, ロフェコキシブ (商品名 Vioxx) の場合は, フラノンカルボニル基での求核攻撃と開環, および α,β-二重結合へのマイケル付加について懸念される. アリルメチレン基における代謝的酸化は, 5-ヒドロキシ誘導体を産生することも考えられる (図式 1). セレコキシブ (商品名 Celebrex) では, ベンジルアルコールに対する代謝的酸化が Q$_{IK}$P$_{ROP}$ によって指摘がなされ, 第一級スルホンアミド基がサルファアレルギーや無差別金属キレート化に関連する可能性があると警告が出される[36].

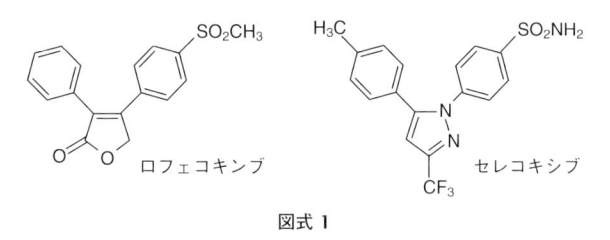

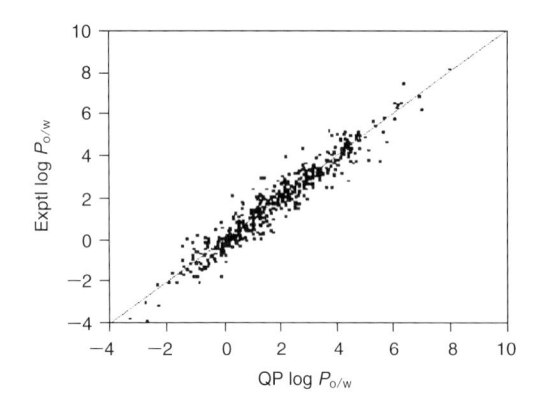

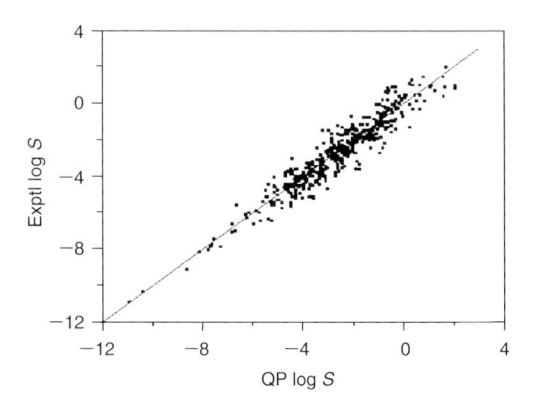

図式 1

図 1・7 オクタノール−水の分配係数 (左) と水に対する溶解度 (右) に関する 400〜500 個の実験データと Q$_{IK}$P$_{ROP}$3.0 の結果. *S* は水に対する溶解度で, 単位は mol/L. 左右の相関係数 r^2 はおのおの 0.92 と 0.90 で, rmse は対数単位で 0.54 と 0.63 であった.

---

a) human ether-a-go-go related gene b) root-mean-square error c) central nervous system

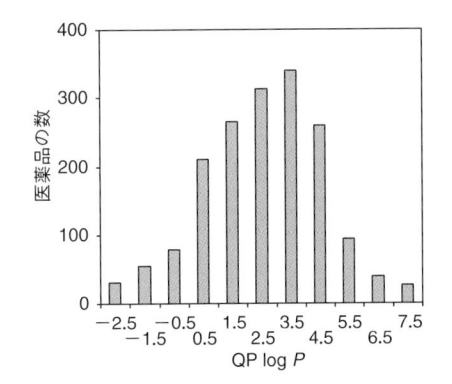

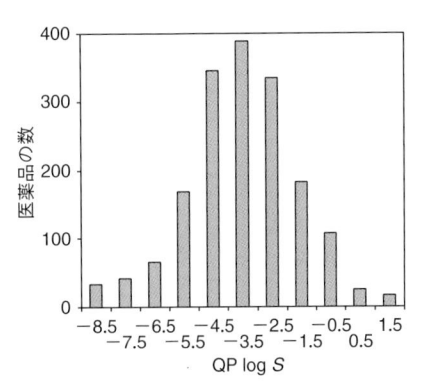

図1・8 QikProp による経口医薬品 1712 個の log $P_{o/w}$(左)と log S(右)に関する分布.

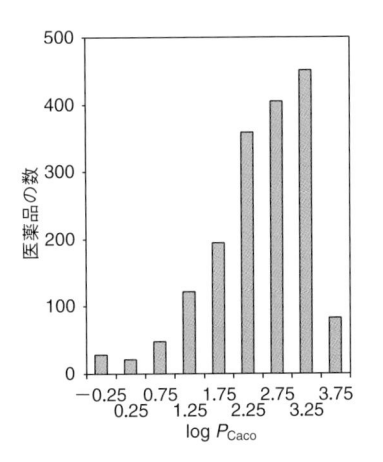

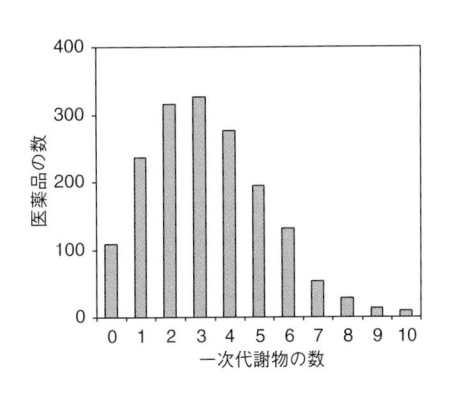

図1・9 QikProp による経口医薬品 1712 個の log P_{Caco}(左)と一次代謝物の数(右)に関する分布. P_{Caco} は Caco-2 細胞透過性で,単位は nm/s.

全体的にみて,経口医薬品 1712 個のうち,log $P_{o/w}$ に QP log P を用いた際に,Lipinski の四つの法則(MW[a] < 500,C log $P_{o/w}$ < 5,水素結合供与基 ≤ 5,水素結合受容基 ≤ 10)の一つ以上に該当しないものは 278 個である.該当外が一つ,二つ,三つある医薬品は,おのおの 178 個,82 個,18 個である.二つの該当外グループには,エリスロマイシンやアジスロマイシンのようなマクロライドや,よく知られた他の医薬品,たとえばアトルバスタチン,アミオダロン,クロラムフェニコール,ケトコナゾール,テルミサルタンなどが含まれる.これらの例はすべて,"Rule of 3" の 1 項,特に溶解度の閾値と一次代謝物の数のどちらかが不合格で,たとえばアトルバスタチンでは前者,マクロライドでは後者である."Rule of 5" の三つに当てはまらないグループには,HIV-プロテアーゼ阻害剤であるリトナビルやサキナビルが含まれており,バイオアベイラビリティーの低いことが知られている.以上のルールは,限界値の基準を 90% としているため,例外は存在する.とはいうものの,リード化合物創出の全段階において,図 1・8 や 1・9 のような既知医薬品の特性分布を無視することは,軽率といえるだろう.

リード化合物の最適化

生体分子−阻害剤の結合の増加に伴って,阻害能力は増加すると考えられる.したがって,計算科学的側面からすると,リード化合物の最適化の鍵は,生体分子−リガンド結合の親和性の正確な予測にある.多くの方法の中で,最も正確となりうるものが最も厳密である[17].現時点で可能な最良の方法は,数百数千の水分子の具体的存在下で,MC[b](モンテカルロ)統計力学や MD[c](分子動力学)法を用いて複合体モデルを構築することである(図 1・10)[17].古典力学に基づく力場[16]を使用し,複合体,溶媒,対イオンの重要な外部(並進と回転)および内部自由度に関して広範囲にサンプリングを実行する.そして FEP(自由エネルギー摂動)と TI[d](熱力学積分)計算により,自由エネルギー変化の計算に際して形式的に厳密な手段が与えられる[37].生体分子−リガンドの親和性については,図 1・10 の熱力学サイクルを用いて,あるリガンドに摂動を与えて別のリガンドに変換する.この変換に関わる結合パラメーター λ は,ある分子の力場パラメーターと幾何学性状を変化させることにより,滑らかに他の分子

---

a) molecular weight   b) Monte Carlo   c) moleculae dynamics   d) thermodynamic integration

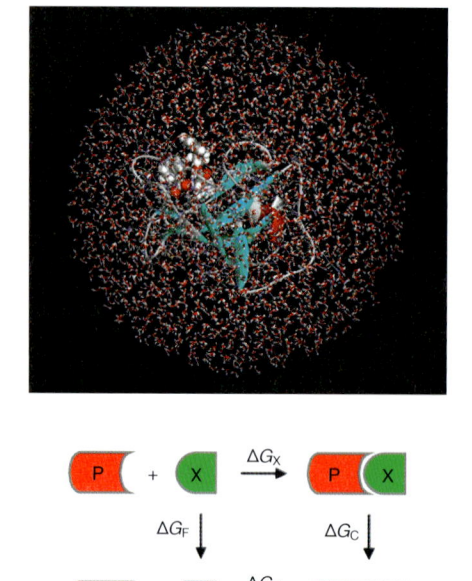

図1・10 (上) 周囲に約1000個の水分子を球状殻すなわち球状殻 (キャップ) 状に配置したタンパク質-リガンド複合体. (下) 結合の相対自由エネルギー$\Delta\Delta G_b$の計算に用いる熱力学サイクル. Pはタンパク質で, XとYは2種類のリガンドである.

への変異をもたらす[38]. リガンドXとYの結合自由エネルギーの差は, $\Delta\Delta G_b = \Delta G_X - \Delta G_Y = \Delta G_F - \Delta G_C$ で与えられる. XからYへの変換を, 二つの変異系列, すなわち水中の非結合状態および生体分子との複合体中で行うと, ΔG_FおよびΔG_Cが得られる.

結合の絶対自由エネルギーは得られないが, リード化合物の最適化のためには, 母核構造に対する変化や付加の効果を, 合成修飾と同じ趣旨で評価することで十分である. MCまたはMDと, FEPまたはTIを組合わせた計算が厳密であるが, 結果の精度は多くの問題, たとえば使用した力場の性質, 瞬間的分極効果のようなエネルギー項の欠如, シミュレーションの時間的制約のためコンホメーションが十分に変化しないなど, 配位空間の不完全なサンプリングによって影響を受ける. 筆者の経験では, さらに近似的な方法は, リード化合物の最適化に際して, 精度の点で満足な指針を与えるには十分ではない.

分子設計のためにこのような計算法を使用するという考えは, 少なくとも20年以上前からあり, 1985年に行われた分子Xから分子Yへの変換のFEP計算に関する最初の報告[38]と, WongとMacCammonによるタンパク質-リガンド結合に対するFEPの初期の応用[39]までさかのぼる. 1987年の*Science*誌に掲載されたコンピューター支援分子設計に関するMacCammonの総説の最後の言葉は洞察に富んでいる. "注意深い読者は気づいているだろうが, 本報で紹介した研究において実際に設計された分子は存在しない"[40]状況は, 1980年代後半以降, 基本的には変わっていない. FEP計算の収束性が研究されるに従って, 2000年頃より前に利用可能なコンピューター資源で分子設計を日常的に用いるには, 集約的な計算環境が必要なことが明らかとなった. 1985年に行われた125個の水分子を有する周期的立方体におけるエタン-メタノールのFEP計算は, Harris-80ミニコンピューターで2週間かかった[38]が, WongとMacCammonによるトリプシン-ベンザミジン複合体のMDシミュレーションは, Cyber 205 "スーパーコンピューター" で実行したところ, わずか29 ps (ピコ秒) であった[39].

このように最近までは, タンパク質-リガンドの系にFEPまたはTI計算を応用するのは, 主として, 既知の阻害実験データを計算により遡及的に再現して特徴付けする場合や, 通常は少数の化合物に対処する場合であった. Kollmanは, 分子設計における自由エネルギー計算の可能性を強く支持し, Merzと共同で, サーモリシンに対するホスホルアミド酸とホスフィン酸阻害剤の結合に関して希少な前向きのFEP結果を報告した[41],[42]. Pearlmanもこの技法を推し進めたが, 2001年と2005年の報告ではまだ実験データの後追いであり, 16個の同属のp38キナーゼ阻害剤の単純系列に限られていた[43],[44]. さらに, ReddyとErionはこれまでの定常的な貢献を通じて, FEP計算によりヘテロ原子や小原子団がどのくらい阻害剤の結合に寄与するかを評価し, 改善の方向性について知見を得ている[45],[46]. 筆者らは, MC-FEP法に基づくタンパク質-リガンド結合の計算を, 1997年に開始した[47],[48]. その後多くの問題や系に取組み, セレコキシブ類似体に関する置換基の最適化[49], COX-2/COX-1の選択性[50], 脂肪酸アミドヒドロラーゼ阻害剤に関する複素環の最適化[51]などを扱った. さらに一連の報告では, MC-FEP計算を用いて, 種々のNNRTI活性に対するHIV-RT変異の効果を計算した[52]~[55]. 後者の研究には, エファビレンツおよびエトラビリンのHIV-RTとの複合体構造の予測が含まれるが, これはX線結晶解析によってその後確証された[52],[54],[56]. 予測構造の信頼性は, FEPの結果と活性に関する実験データの一致により得られた.

FEPに基づくNNRTIとしてのアジンの最適化

以上の予備的研究, コンピューター資源の大幅な増加, 合成化学者の雇用, 生物学者との共同研究を背景として, FEPに基づくリード化合物の最適化プロジェクトを2004年に開始した. 最初の段階で強力なNNRTIの最適化に成功したことは, Het-NH-3Ph-U系列に関して図1・2と1・3に示してある[11]~[13]. MC-FEP計算により, 複素環およびフェニル環4位の置換基を最適化した. 計算はすべてMCPROで行い, リガンドにはOPLS/CM1A力場を,

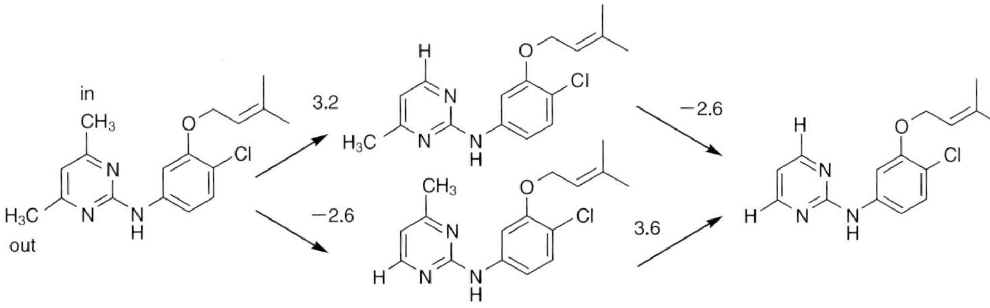

図 1・11 $\Delta\Delta G_b$ (kcal/mol) に関する MC-FEP の結果により，NNRTI 結合部位の Tyr188 に対して in の向きとなる単一メチル基が強く望まれることが確立された．計算の精度は，サイクルの履歴を反映して，0.4 kcal/mol である．

タンパク質には OPLS-AA 力場を使用した[10),16)]．こうして迅速に，複素環には 2-ピリミジンおよび 2-(1,3,5)-トリアジンを，4 位には塩素またはシアノ基を選択することができた．これらの組合わせにより，NNRTI の EC_{50} は 200 nM 近くになった．

広範囲の FEP の計算は，続いて複素環の置換基の最適化に焦点を当てた[13)]．2-ピリミジンに関する緊急の問題は，4,6 位の二置換体が望ましいか，あるいは 4 または 6 位の一置換体が好まれるかに関するものであった．HIV-RT との複合体において，4 位と 6 位は等価ではない．たとえば図 1・2 において，メトキシ基の向きは，示されているように，紙面に対して読者側 (in) と向こう側 (out) の 2 通りありうる．複合体構造の表示では，in と out のどちらが望ましいか不明であった．以上の問題は MC-FEP の結果により明らかとなり，ピリミジン環には単一の小さな置換基が非常に好ましく，置換基の向きは in となる（図 1・11）ことが示された．こうしたピリミジンおよびトリアジンの種々の一置換体を合成したところ，EC_{50} が 20 nm 未満の NNRTI が 10 種類得られ[11)～13)]，FEP の結果と活性の観測値との相関は良好であった[11),13)]．図 1・3 のメトキシピリミジン（2）が最も強力であった（2 nM）が，細胞毒性も比較的強かった（CC_{50}[a)] = 230 nM）．対応する 1,3,5-トリアジンも同様に強力な抗 HIV 剤であり（11 nM），安全性の限界は大きい（CC_{50} = 42 μM）．

複素環スキャン

FEP の結果より，図 1・2 のピリミジンとトリアジン誘導体のメトキシメチル基が，Tyr181 ではなく Phe227 の方に向いていることも明らかとなった．これにより，図式 2 に示したような，メトキシ基からアジン環に戻るように 6-5 および 6-6 縮合複素環が形成される可能性が示唆された．

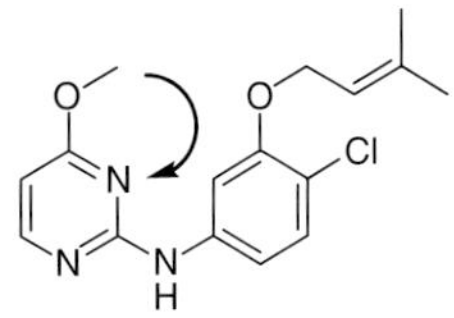

どの類似体を追求するかについては，図 1・12 に示した FEP の予測結果により決定した．その後の 6-5 縮合化合物系列の合成と分析により，活性の予測値と観測値がよく対応していることが示された[11)]．図のフラノピリミジン誘導体が最も強力であることが予測，観察されたが，まったく新規で強力（5 nM）な NNRTI である．この結果は，FEP 予測が正確なこと，また活性が構造に強く依存することを強調している．ピロロピリミジン（130 nM）とピロロピラジン（19 nM）の差は，特にはっきりしている．分析の結果，結合型ピロロピラジンの方が双極子モーメントが大きく，ピラジンの窒素の負電荷が多いため，Lys101 の主鎖 NH との水素結合が強くなることが示された[14)]．

この手順は複素環スキャンとよぶことができ，リード化合物の強力な最適化戦略であることは明らかである[51)]．また，計算が合成よりもはるかに容易な領域にあるため，合成の選択肢を絞り込むために，スクリーニングをコンピュータ上で行うことは非常に有益である．このことが特に当てはまるのが，図 1・12 のような多環式複素環の場合で，選択肢が多く合成への挑戦は重要である．この例では，ヘテロアリールハロゲン化物がアニリン置換体との反応に必要だったが，以前の報告がなく，合成が容易なものが数種類あった[14)]．二環複素環を追求する意図があっても，FEP の結果がなければ，合成の容易でない化合物は対象から抜け落ちていたかもしれない．

構造の中心にある複素環を変えることも，合成上の立場から取組む意義がしばしばある．たとえば，図 1・4 のオキサジアゾールおよびオキサゾールの合成は，環構築のために基本的に異なる手順が必要となる[24)]．これは化学型の変化に相当するため，新しい標的に関する合成可能な経

---

a) 50% cytotoxicity concentration; 50% 細胞毒性濃度

$\Delta G=0.0$ kcal/mol
EC$_{50}$=900 nM

$\Delta G=-0.9$ kcal/mol
合成せず

$\Delta G=-4.2$ kcal/mol
EC$_{50}$=130 nM

$\Delta G=-4.2$ kcal/mol
EC$_{50}$=80 nM

$\Delta G=-5.3$ kcal/mol
EC$_{50}$=90 nM

$\Delta G=-6.1$ kcal/mol
EC$_{50}$=19 nM

$\Delta G=-7.1$ kcal/mol
EC$_{50}$=5 nM

図1・12　相対 ΔG_b に関する FEP の結果と抗 HIV 活性の実験値.

路を見つけるのに，著しく遅れる可能性がある．今回の U-5Het-NH-pPhX 系列の場合，11種類の候補となる五員環複素環（5Het）に関して，対応するチオフェンの摂動による FEP の計算を行った[24]．意外なことに，オキサジアゾールよりも活性が高いと予測されたのは，2,5-置換オキサゾールのみであった．この予測は確証され，図1・13 に示すように，この系列の最適化に向けて大きな足がかりを提供することとなった．約8倍の活性の上昇は，$\Delta\Delta G$ で約 1.2 kcal/mol に相当するが，$\Delta\Delta G$ の計算値である 2.5 kcal/mol に及ばないことに留意してほしい．これは，細胞を使ったアッセイを用いる際に生じやすいパターンのため，実際の結合データ（K_d）と比較はしていない．さらに，複合体中の静電的相互作用が，計算では分極効果をあからさまに考慮しないため，適切に減衰していない可能性もある．

合成課題の観点から，2種類の候補化合物，チアジアゾールおよびチアゾール類似体のみを合成したところ，両者とも予測どおり不活性であった（図1・13）．MT-2 分析は最大濃度の 100 μM で行われることに留意すべきである．チアジアゾールはこの濃度まで活性や細胞毒性を示さなかったが，チアゾールは当該濃度で CC$_{50}$ が 24 μM で，抗 HIV 活性はなかった．このことは全体として，活性が構造に鋭敏なため，厳密な計算指針が必要であることの別の例を提供している．モデル化合物の立体構造表示では，相対的な効力を評価することは不適切である．後から考えるとこの結果は，2,5-二置換含硫複素環では，長くなった C-S 結合がジクロロベンジル基と Tyr181 の混雑をひき起こし，3位の窒素と Glu138 との相互作用が静電的に不

$\Delta G=+4.9$ kcal/mol
活性なし

$\Delta G=+4.6$ kcal/mol
活性なし

$\Delta G=0.0$ kcal/mol
合成せず

$\Delta G=-3.5$ kcal/mol
EC$_{50}$=820 nM

$\Delta G=-6.0$ kcal/mol
EC$_{50}$=110 nM

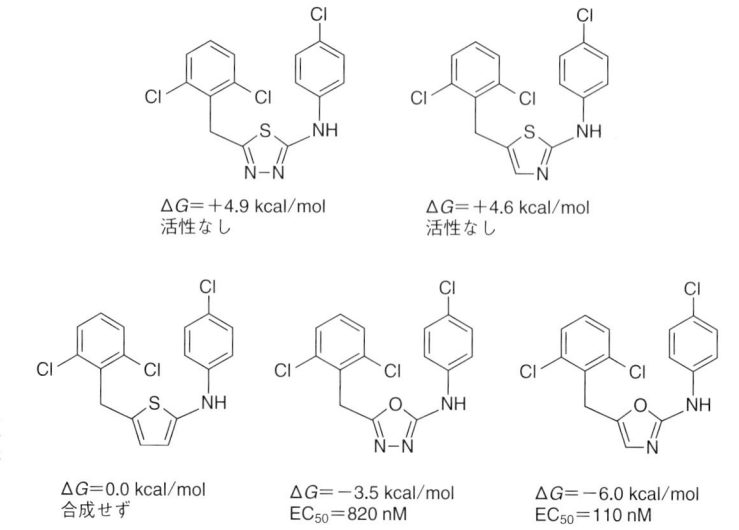

図1・13　U-5Het-PhX 系列の複素環スキャン．チオフェン類似体に対する相対 ΔG_b の FEP による結果と抗 HIV 活性の実験値．

利であることを示している．

　余談として興味深いのは，当初の論文において，図1・13の2,5-二置換チアゾールで示された活性はEC₅₀が3.1μMと弱く，FEPの結果から外れていたことである[24]．その後結晶構造の確認により，実際に合成，分析されたのが2,5-異性体でなく，2,4-異性体（図1・13の構造でSとNを入れ替えたもの）であることがわかった．この二つの異性体は，NMR（核磁気共鳴）により明確には区別できない．このため代替合成経路を追求して2,5-異性体を得たが，実際にはFEP計算の予測どおり不活性である．

小原子団スキャン

　複素環スキャンに加えて，小原子団スキャンも非常に有益である．BOMBを用いてルーチン的に構造構築や初期スコアリングを行い，その後FEP計算により精密化する．BOMBによる標準的な手順は，母核の各水素原子，特にアリル水素を，大きさ，電子特性，水素結合パターンの違いにより選ばれた10種類の小原子団，すなわちCl，CH₃，NH₂，OH，CH₂NH₂，CH₂OH，CHO，CN，NHCH₃，OCH₃と置換することである．一般的にこのやり方は，極性のほとんどないCl，CH₃，OCH₃の場合に，水素原子と置換して有益な可能性のある場所を定めるには十分であるが，極性基では，複合体形成時と水中における遊離状態との間で水素結合に関するリガンドが競合するため，あまり明確ではない．ある水素原子が置換可能であると考えられる限り，後でFEP計算を用いた塩素スキャンやメチルスキャンにより，定量的に信頼できる予測を行うことが望ましい．塩素スキャンおよびメチルスキャンの両方を用いることの潜在的価値は，図1・14の結果によく示されている．メチル基と塩素の最適な位置がわかれば，今の場合だと，30μMから39nMへと活性が増大する[11]〜[13]．

　塩素スキャンも，図1・4中で不活性のオキサジアゾール（3）を強力な抗HIV剤へと展開する際に，特に有用であった．化合物3は，ドッキング実行後に3番目に浮上し，既知の強力なNNRTIの一員に組込まれた．BOMBによる構築どおり，ドッキング様式や複合体構造も理にかなっているようにみえたが，メトキシ基がTyr181およびTyr188の十分近くに適合せず，BOMBのスコアは中程度であった．三環が母核になると仮定し，置換基を除去して，塩素スキャンをMC-FEPシミュレーションにより行った[5],[24]．各水素原子と塩素原子との置換に伴う結合自由エネルギー変化の予測値を図1・15にまとめたが，本来は等価な位置が複合体ではやはり非等価になっている．スキャンにより，塩素を導入する最も好ましい位置として，フェニル環のC3とC4，およびベンジル環のC2とC6が示された．その後一連のポリクロロ類似体を合成したところ，活性が予測結果と密接に対応していることが見いだされた（図式3）．たとえば，母核となる4,4-ジクロロ類似体は不活性であったが，図のトリクロロおよびテトラクロロ誘導体は，FEPの結果に従ってμM未満のNNRTIをもたらした．このようにFEP塩素スキャンの助けを借りれば，ドッキング計算の偽陽性を陽性へと進展させることができる[5],[24]．

小原子団とリンカーの最適化

　塩素スキャンやメチルスキャンの肯定的な結果を考えると，置換部位でさらに最適化を考えるのは当然である．こ

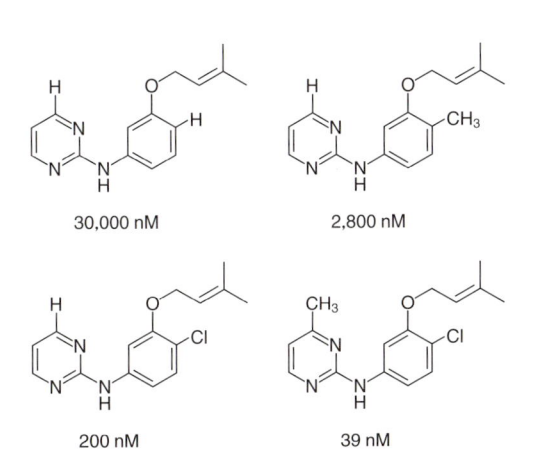

図1・14　塩素スキャンおよびメチルスキャンの威力．MT-2細胞アッセイにおける抗HIV活性に関するEC₅₀の実験値．

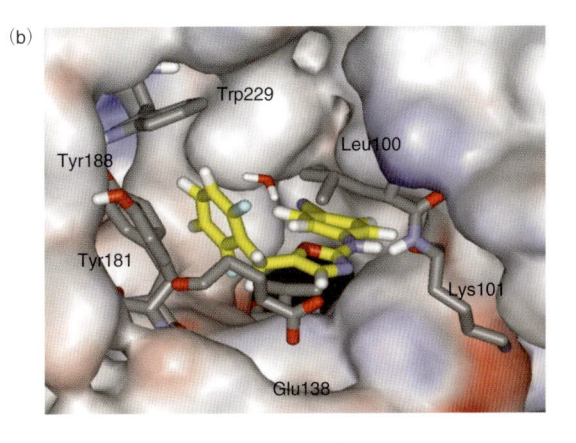

図1・15　(a) 示された水素を塩素に置換した際のΔG_b（kcal/mol）変化のFEPによる計算値．(b) 13nM NNRTI 4とHIV-RTが結合した複合体のMC-FEPシミュレーションのスナップショット．

1. コンピューターによるリード化合物の創出と最適化における進展と課題

不活性　　4300 nM

820 nM　　310 nM

図式 3

れを FEP の結果により首尾良く数回，たとえば図 1・3 の Het-NH-3Ph-U 化合物に関して，ピリミジン環やフェニル環 4 位の置換基の最適化を行うことができる[11]~[13],[24]．もっと最近の例では，アゾールに関して行った（図式 4）．2′,6′-ジクロロベンジルオキサジアゾールの C4 で FEP 計算を行ったところ，ΔG_b の相対値の予測は kcal/mol 単位で，X＝H（0.0），CH_2CH_3（−0.3），CH_3（−1.6），CH_2-OCH_3（−1.7），OCH_3（−1.8），CF_3（−2.2），F（−2.3），Cl（−4.0），CN（−5.2）となった．X＝CH_3, CH_2OCH_3, Cl, CN の類似体を合成したところ，EC_{50} 値によるアッセイの結果は，おのおの 4，4，0.8，0.1 μM であり，予測値とよく一致した[24]．

図式 4

FEP に基づくアゾールとジクロロフェニル環のリンカー Y の最適化も続けて行った．考慮した選択肢は，Y＝CH_2,（R）-$CHCH_3$,（S）-$CHCH_3$，NH，NCH_3, O, S であった．対応する複合体の立体構造表示では合理的なようにみえるが，メチレン基の修飾に関する FEP の予測値は，メチルアミノ（−1.6）およびチオ（−1.4）候補化合物で少しは向上したものの，この場合を除くすべてで好ましくなかった．Y＝NH，およびラセミ $CHCH_3$ 類似体を合成したところ，実際にメチレン化合物よりも活性が低かった．メチルアミノ化合物は，X＝CN のメチレン類似体（0.1 μM）と同様の活性（0.2 μM）をもつことが判明し，またオキソおよびチオ置換体についてはそれ以上追求しなかった．全体として，FEP に基づく複素環，小置換基，リンカーの最適化の組合わせにより，13 nM のジフルオロベンジルオキサゾール誘導体（4）が得られたが，これを図 1・4 と 1・15（b）に示してある[24]．

最後に，オキサゾール C4 の水素と，R＝F, Et, Me, CF_3, CH_2OH との置換の可能性に関して，FEP 計算を行った．5 種類の類似体は，非置換体よりも結合性がおのおの 0.8，1.5，1.8，2.2，3.9 kcal/mol だけ低いことが予測された．モデル構造の視認では，やはりあいまいであった．FEP の結果は，C4-メチル誘導体を用いた実験により定性的に確かめられ，非置換化合物よりも 7 倍弱いことがわかった．他の選択肢は，それ以上追求されなかった．

全体的な方法の流れ

FEP に基づくリード化合物の最適化について以上に述べた経験から，図 1・1 の図式が得られる．de novo デザインまたはバーチャルスクリーニングにより，数 μM 程度の活性を有する一つ以上のリード化合物を得ることが期待できる．バーチャルスクリーニングによるリード化合物では，置換基が最適ではない可能性が高い．したがって，母格部分から任意の小さな置換基を除去した後，塩素スキャンおよびメチルスキャンを行うことが望ましい．スキャンの結果，最も有望な二または三置換体化合物を合成，分析することにより，図 1・13 や 1・14 のように顕著に活性の向上した化合物を得ることができ，合成の手間も中程度のことが多い．FEP に基づく小置換基，リンカー，複素環の精密化が，論理上はつぎの段階となるが，その順序は具体的な状況に依存する．周辺部の環やその置換基の最適化は，中心部の複素環を変えるよりも合成が容易である可能性が高い．小原子団に関しては，塩素からフッ素（小さく，親油性が減少する向き）やシアノ（大きく，極性が増加する向き）への置換は建設的である場合が多いが，メチルから OCH_3, CF_3, CH_2OCH_3 への置換は種々の知見をもたらすことになる．FEP による一連の修飾を，小置換基の最適化と同時に実行することは簡単である．芳香環上の置換基の最適化に関する代表的な系列を，図 1・16 に示してある．図中の変換は，立体的および水素結合の変化を最小限に抑えることを意図している．臭素，ヨウ素，ニトロ基を避けた理由は，反応の可能性や代謝上の短所からである．

標準的な手順では，BOMB を用いて必要な構造ファイルを構築し，複合体が示唆する 9 種類の FEP 計算を 9 個

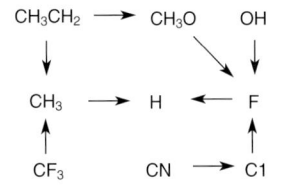

図 1・16 小置換基の最適化と並行して実行可能な FEP 計算の系列.

のプロセッサー上で同時に実行する．こうした計算は，約 200 残基のタンパク質，1000 個の水分子，通常の実行長の場合で MCPRO を用いた 3 GHz の Pentium IV プロセッサーで 6～7 日かかる．スクリプトも使用して，複合体からリガンドを抽出したり，9 種類の FEP 計算を開始して水中における遊離リガンドに摂動を与えたりするが，こうした計算にはそれぞれ 1 日ずつかかる．したがって，11 個のプロセッサーを同時に使用して 9 個の $\Delta\Delta G_b$ を得るのに 1 週間を要する．複素環の最適化では，水素原子数が最大のもの，たとえばピロールを基準構造に用い，これに摂動を与えて，環の大きさが同じで水素原子数が同じか少ない他の複素環に変化させるのが便利である．このような同形 FEP 計算は収束性が良く，複素環の摂動計算を 10 種類並行して実行するのは簡単である[14),24)]．デフォルトの FEP 手順は，11 個の重複サンプリングウィンドウ（11-SOS）を用いるものであり，他書に詳述した[57)]．急速な転換が必要な場合には，スクリプトにより 11 個のプロセッサーに 11 個のウィンドウを分配するのが簡単である．複合体の FEP 計算はその後 1 日で完了することができるので，12 番目のプロセッサーを，図 1・10 の熱力学サイクルの非結合型の計算に使用できる．結局，$\Delta\Delta G_b$ の結果 1 個を得るのに，12 個のプロセッサーを用いて 1 日かかることになる．

図 1・1 で指摘したように，リード化合物の創出と最適化プロセスの全体を通して，バイオアベイラビリティーの問題の可能性を避けるために，化合物の ADME 特性の予測結果もつねに意識しておいた方がよい．効力よりも特性を変化させる方が難しいことが多いのは，効力は局所構造に強く依存するからである．たとえば，図 1・14 の 4 個の化合物に関して，溶解度 QP log S，オクタノール-水分配係数 QP log P の予測値は，対数単位で約 0.5 以内にあるが，活性の範囲はおよそ 3 対数単位にわたる．医薬品のクラス，たとえば CNS 活性な化合物において，効力，溶解度，細胞透過性，血液脳関門浸透性が高いと同時に，外膜構造のためグラム陰性抗菌剤としても要求されるという観点から，分子設計は特に取組みがいのあるものである．一般的に，避けなければならない共通の問題は，*in vitro* 効力というセイレーンに魅了されて，不溶性というカリュブディスにのみ込まれることである[*2].

まとめ

医薬品リード化合物の創出と最適化の双方を促進する方法論の開発と応用は，長足の進歩を遂げている．この間に計算化学は，*de novo* デザインの進歩，バーチャルスクリーニング，薬理学的に重要な特性値の予測，タンパク質-リガンド結合の親和性評価の進展を通じて，大きく貢献してきた．大規模な市販および社内ライブラリーのドッキングは，構造に基づくリード化合物の創出に対する不可欠な接近法へと進化している．すべての製薬企業で，ADME 特性を予測するためのソフトウエアが日常的に使用されている．さらに，本章で要約したとおり，リード化合物の徹底した最適化を含む分子設計に，自由エネルギー計算を用いることの長年の期待が実現されるようになった．この方法論のおかげで，可能性のある化合物修飾の影響を広範囲にわたって調べることができるが，その際に，合成したり，合成する手間をあれこれ考える必要はない．コンピューター探索の結果に応じて，合成および生物資源を最も有望な方向に集中させることができる．有効性という基準に必要な視点に立つと，自由エネルギーに基づく分子設計は，多くの文脈において主流の活動になることが期待される．

謝 辞

本章で述べた研究は，NIH（GM32136, AI44616）と Alliance for Lupus Research の援助を受けている．文献にあげた共同研究者にも欠くことのできない貢献をしていただいた．

文 献

1) Hughes, B. 2007 FDA drug approvals: a year of flux. *Nat. Rev. Drug Discov.* 2008, *7*, 107-109.
2) Lahana, R. How many leads from HTS? *Drug Discov. Today* 1999, *4*, 447-448.
3) Posner, B. A. High-throughput screening-driven lead discovery: Meeting the challenges of finding new therapeutics. *Curr. Opin. Drug Disc. Dev.* 2005, *8*, 487-494.
4) Ganesan, A. The impact of natural products upon modern drug discovery. *Curr. Opin. Chem. Biol.* 2008, *12*, 306-317.
5) Barreiro, G.; Kim, J. T.; Guimarães, C. R. W.; Bailey, C. M.; Domaoal, R. A.; Wang, L.; Anderson, K. S.; Jorgensen, W. L. From docking false-positive to active anti-HIV Agent. *J. Med. Chem.* 2007, *50*, 5324-5329.
6) Friesner, R. A.; Banks, J. L.; Murphy, R. B.; Halgren, T. A.; Klicic, J. J.; Mainz, D. T.; Repasky, M. P.; Knoll, E. H.; Shelley, M.; Perry, J. K.; Shaw, D. E.; Francis, P.; Shenkin, P. S. GLIDE: A new approach for rapid, accurate docking and scoring. 1.

[*2] 訳注: セイレーン（Siren）もカリュブディス（Charybdis）もギリシャ神話に登場する怪物である．

7) Leach, A. R.; Hann, M. M.; Burrows, J. N.; Griffen, E. J. Fragment screening: an introduction. *Mol. Biosyst.* 2006, *2*, 429-446.

8) Congreve, M.; Chessari, G.; Tisi, D.; Woodhead, A. J. Recent developments in fragment-based drug discovery. *J. Med. Chem.* 2008, *51*, 3661-3680.

9) Rodgers, D. W.; Gamblin, S. J.; Harris, B. A.; Ray, S.; Culp, J. S.; Hellmig, B.; Woolf, D. J. The structure of unliganded reverse transcriptase from the human immunodeficiency virus type 1. *Proc. Natl. Acad. Sci. U.S.A.* 1995, *92*, 1222-1226.

10) Jorgensen, W. L.; Tirado-Rives, J. Potential energy functions for atomic-level simulations of water and organic and biomolecular systems. *Proc. Nat. Acad. Sci. U.S.A.* 2005, *102*, 6665-6670.

11) Jorgensen, W. L.; Ruiz-Caro, J.; Tirado-Rives, J.; Basavapathruni, A.; Anderson, K. S.; Hamilton, A. D. Computer-aided design of non-nucleoside inhibitors of HIV-1 reverse transcriptase. *Bioorg. Med. Chem. Lett.* 2006, *16*, 663-667.

12) Ruiz-Caro, J.; Basavapathruni, A.; Kim, J. T.; Wang, L.; Bailey, C. M.; Anderson, K. S.; Hamilton, A. D.; Jorgensen, W. L. Optimization of diarylamines as non-nucleoside inhibitors of HIV-1 reverse transcriptase. *Bioorg. Med. Chem. Lett.* 2006, *16*, 668-671.

13) Thakur, V. V.; Kim, J. T.; Hamilton, A. D.; Bailey, C. M.; Domaoal, R. A.; Wang, L.; Anderson, K. S.; Jorgensen, W. L. Optimization of pyrimidinyl- and triazinyl-amines as non-nucleoside inhibitors of HIV-1 reverse transcriptase. *Bioorg. Med. Chem. Lett.* 2006, *16*, 5664-5667.

14) Kim, J. T.; Hamilton, A. D.; Bailey, C. M.; Domaoal, R. A.; Wang, L.; Anderson, K. S.; Jorgensen, W. L. FEP-guided selection of bicyclic heterocycles in lead optimization for non-nucleoside inhibitors of HIV-1 reverse transcriptase. *J. Am. Chem. Soc.* 2006, *128*, 15372-15373.

15) Jorgensen, W. L. QIKPROP, v 3.0. New York: Schrödinger LLC; 2006.

16) Jorgensen, W. L.; Tirado-Rives, J. Molecular modeling of organic and biomolecular systems using BOSS and MCPRO. *J. Comput. Chem.* 2005, *26*, 1689-1700.

17) Jorgensen, W. L. The many roles of computation in drug discovery. *Science* 2004, *303*, 1813-1818.

18) Kellenberger, E.; Rodrigo, J.; Muller, P.; Rognan, D. Comparative evaluation of eight docking tools for docking and virtual screening accuracy. *Proteins* 2004, *57*, 225-242.

19) Leach, A. R.; Shoichet, B. K.; Peishoff, C. E. Prediction of protein-ligand interactions. Docking and scoring: successes and gaps. *J. Med. Chem.* 2006, *49*, 5851-5855.

20) Zhou, Z.; Felts, A. K.; Friesner, R. A.; Levy, R. M. Comparative performance of several flexible docking programs and scoring functions: enrichment studies for a diverse set of pharmaceutically relevant targets. *J. Chem. Inf. Model.* 2007, *47*, 1599-1608.

21) Tirado-Rives, J.; Jorgensen, W. L. Contribution of conformer focusing to the uncertainty in predicting free energies for protein-ligand binding. *J. Med. Chem.* 2006, *49*, 5880-5884.

22) Barreiro, G.; Guimarães, C. R. W.; Tubert-Brohman, I.; Lyons, T. M.; Tirado-Rives, J.; Jorgensen, W. L. Search for nonnucleoside inhibitors of HIV-1 reverse transcriptase using chemical similarity, molecular docking, and MM-GB/SA scoring. *J. Chem. Info. Model.* 2007, *47*, 2416-2428.

23) Friesner, R. A.; Murphy, R. B.; Repasky, M. P.; Frye, L. L.; Greenwood, J. R.; Halgren, T. A.; Sanschagrin, P. C.; Mainz, D. T. Extra precision GLIDE: Docking and scoring incorporating a model of hydrophobic enclosure for protein-ligand complexes. *J. Med. Chem.* 2006, *49*, 6177-6196.

24) Zeevaart, J. G.; Wang, L.; Thakur, V. V.; Leung, C. S.; Tirado-Rives, J.; Bailey, C. M.; Domaoal, R. A.; Anderson, K. S.; Jorgensen, W. L. Optimization of azoles as anti-HIV agents guided by free-energy calculations. *J. Am. Chem. Soc.* 2008, *130*, 9492-9499.

25) Cournia, Z.; Leng, L.; Gandavadi, S.; Du, X.; Bucala, R.; Jorgensen, W. L. Discovery of human macrophage migration inhibitory factor (MIF)-CD74 antagonists via virtual screening. *J. Med. Chem.* 2009, *52*, 416-424.

26) Irwin, J. J.; Shoichet, B. K. ZINC: a free database of commercially available compounds for virtual screening. *J. Chem. Inf. Model.* 2005, *45*, 177-182.

27) Morand, E. F.; Leech, M.; Bernhagen, J. MIF: a new cytokine link between rheumatoid arthritis and atherosclerosis. *Nat. Rev. Drug Discov.* 2006, *5*, 399-411.

28) Hagemann, T.; Robinson, S. C.; Thompson, R. G.; Charles, K.; Kulbe, H.; Balkwill, F. R. Ovarian cancer cell-derived migration inhibitory factor enhances tumor growth, progression, and angiogenesis. *Mol. Cancer Ther.* 2007, *6*, 1993-2002.

29) Senter, P. D.; Al-Abed, Y.; Metz, C. N.; Benigni, F.; Mitchell, R. A.; Chesney, J.; Han, J.; Gartner, C. G.; Nelson, S. D.; Todaro, G. J.; Bucala, R. Inhibition of macrophage migration inhibitory factor (MIF) tautomerase and biological activities by acetaminophen metabolites. *Proc. Natl. Acad. Sci. U.S.A.* 2002, *99*, 144-149.

30) Sun, H. W.; Bernhagen, J.; Bucala, R.; Lolis, E. Crystal structure at 2.6-Å resolution of human macrophage migration inhibitory factor. *Proc. Natl. Acad. Sci. U.S.A.* 1996, *93*, 5191-5196.

31) Egan, W. J.; Merz, K. M., Jr.; Baldwin, J. J. Prediction of drug absorption using multivariate statistics. *J. Med. Chem.* 2000, *43*, 3867-3877.

32) Lipinski, C. A.; Lombardo, F.; Dominy, B. W.; Feeney, P. J. Experimental and computational approaches to estimate solubility and permeability in drug discovery and development settings. *Adv. Drug Deliv. Rev.* 2001, *46*, 3-26.

33) Jorgensen, W. L.; Duffy, E. M. Prediction of solubility from structure. *Adv. Drug Deliv. Rev.*, *54*, 355-365.

34) Norinder, U.; Bergström, C. A. S. Prediction of ADMET properties. *ChemMedChem* 2006, *1*, 920-937.

35) Proudfoot, J. R. The evolution of synthetic oral drug properties. *Bioorg. Med. Chem. Lett.* 2005, *15*, 1087-1090.

36) Weber, A.; Casini, A.; Heine, A.; Kuhn, D.; Supuran, C. T.; Scozzafava, A.; Klebe, G. Unexpected nanomolar inhibition of carbonic anhydrase by COX-2-selective celecoxib: new pharmacological opportunities due to related binding site recognition. *J. Med. Chem.* 2004, *47*, 550-557.

37) Chipot, C.; Pohorille, A. In: *Springer Series in Chemical Physics: Free Energy Calculations: Theory and Applications in Chemistry and Biology*, Vol. 86, Chipot, C.; Pohorille, A.; Eds. Berlin: Springer-Verlag; 2007, 33-75.

38) Jorgensen, W. L.; Ravimohan, C. Monte Carlo simulation of differences in free energies of hydration. *J. Chem. Phys.* 1985, *83*, 3050-3054.

39) Wong, C. F.; McCammon, J. A. Dynamics and design of enzymes and inhibitors. *J. Am. Chem. Soc.* 1986, *108*, 3830-3832.

40) McCammon, J. A. Computer-aided molecular design. *Science* 1987, *238*, 486-491.

41) Kollman, P. A. Free energy calculations: applications to chemical and biochemical phenomena. *Chem. Rev.* **1993**, *93*, 2395-2417.
42) Merz, K. M.; Kollman, P. A. Free energy perturbation simulations of the inhibition of thermolysin: prediction of the free energy of binding of a new inhibitor. *J. Am. Chem. Soc.* **1989**, *111*, 5649-5658.
43) Pearlman, D. A.; Charifson, P. S. Are free energy calculations useful in practice? A comparison with rapid scoring functions for the p38 MAP kinase protein system. *J. Med. Chem.* **2001**, *44*, 3417-3423.
44) Pearlman, D. A. Evaluating the molecular mechanics Poisson-Boltzmann surface area free energy method using a congeneric series of ligands to p38 MAP kinase. *J. Med. Chem.* **2005**, *48*, 7796-7807.
45) Reddy, M. R.; Erion, M. D. Calculation of relative binding free energy differences for fructose 1,6-biphosphatase inhibitors using thermodynamic cycle perturbation approach. *J. Am. Chem. Soc.* **2001**, *123*, 6246-6252.
46) Erion, M. D.; Dang, Q.; Reddy, M. R.; Kasibhatla, S. R.; Huang, J.; Lipscomb, W. N.; van Poelje, P. D. Structure-guided design of amp mimics that inhibit fructose-1,6-bisphosphatase with high affinity and specificity. *J. Am. Chem. Soc.* **2007**, *129*, 15480-15490.
47) Pierce, A. C.; Jorgensen, W. L. Computational binding studies of orthogonal cyclosporin-cyclophilin pairs. *Angew. Chem. Int. Ed. Engl.* **1997**, *36*, 1466-1469.
48) Essex, J. W.; Severance, D. L.; Tirado-Rives, J.; Jorgensen, W. L. Monte Carlo simulations for proteins: binding affinities for trypsin-benzamidine complexes via free energy perturbations. *J. Phys. Chem.* **1997**, *101*, 9663-9669.
49) Plount-Price, M. L.; Jorgensen, W. L. Analysis of binding affinities for celecoxib analogs with COX-1 and COX-2 from docking and Monte Carlo simulations and insight into COX-2/COX-1 selectivity. *J. Am. Chem. Soc.* **2000**, *122*, 9455-9466.
50) Plount-Price, M. L.; Jorgensen, W. L. Rationale for the observed COX-2/COX-1 selectivity of celecoxib from Monte Carlo simulations. *Bioorg. Med. Chem. Lett.* **2001**, *11*, 1541-1544.
51) Guimarães, C. R. W; Boger, D. L.; Jorgensen, W. L. Elucidation of fatty acid amide hydrolase inhibition by potent α-ketoheterocycle derivatives from Monte Carlo simulations. *J. Am. Chem. Soc.* **2005**, *127*, 17377-17384.
52) Rizzo, R. C.; Wang, D.-P.; Tirado-Rives, J.; Jorgensen, W. L. Validation of a model for the complex of HIV-1 reverse transcriptase with Sustiva through computation of resistance profiles. *J. Am. Chem. Soc.* **2000**, *122*, 12898-12900.
53) Wang, D.-P.; Rizzo, R. C.; Tirado-Rives, J.; Jorgensen, W. L. Antiviral drug design: Computational analyses of the effects of the L100I mutation for HIV-RT on the binding of NNRTIs. *Bioorg. Med. Chem. Lett.* **2001**, *11*, 2799-2802.
54) Udier-Blagović, M.; Tirado-Rives, J.; Jorgensen, W. L. Validation of a model for the complex of HIV-1 reverse transcriptase with the novel non-nucleoside inhibitor TMC125 *J. Am. Chem. Soc.* **2003**, *125*, 6016-6017.
55) Blagović, M. U.; Tirado-Rives, J.; Jorgensen, W. L. Structural and energetic analyses for the effects of the K103N mutation of HIV-1 reverse transcriptase on efavirenz analogs. *J. Med. Chem.* **2004**, *46*, 2389-2392.
56) Das, K.; Clark, A. D., Jr.; Lewi, P. J.; Heeres, J.; de Jonge, M. R.; Koymans, L. M. H.; Vinkers, H. M.; Daeyaert, F.; Ludovici, D. W.; Kukla, M. J.; De Corte, B.; Kavash, R. W.; Ho, C. Y.; Ye, H.; Lichtenstein, M. A.; Andries, K.; Pauwels, R.; de Béthune, M.-P.; Boyer, P. L.; Clark, P.; Hughes, S. H.; Janssen, P. A. J.; Arnold, E. Roles of conformational and positional adaptability in structure-based design of TMC125-R165335 (Etravirine) and related non-nucleoside reverse transcriptase inhibitors that are highly potent and effective against wild-type and drug-resistant HIV-1 variants. *J. Med. Chem.* **2004**, *47*, 2550-2560.
57) Jorgensen, W. L.; Thomas, L. T. Perspective on free-energy perturbation calculations for chemical equilibria. *J. Chem. Theor. Comput.* **2008**, *4*, 869-876.

I　構造生物学

2

Gregory A. Petsko, Dagmar Ringe
（訳：野中孝昌）

構造に基づく医薬品設計における X線結晶学

　タンパク質-リガンド複合体の構造を提供するタンパク質結晶学は，従来から，構造に基づく医薬品設計（SBDD[a]）の基礎である．多くの場合，複合体構造は，特異的なリガンドを設計したり改良したりする出発点となる．そのため，この手法の利点や欠点を理解することは，リガンド設計を成功させるために重要である．たとえば，問題点としてよく取上げられるものに，当該タンパク質構造の妥当性，その構造がタンパク質の生物活性に関連があるかどうか，結合したリガンドの立体配座（コンホメーション），およびその形が有効であるかどうか，がある．これらの問題の一部は解決することができるか，少なくとも解決に向けて取組むことができるが，そうでないものもある．解決できる問題を解決する試みと，解決できない問題に対して示唆を与える試みがある．本章では，X線結晶学に用いる手法の詳細よりも，それによって決定された構造の質に対する評価基準に焦点を当てる．

基本概念：結晶化

　結晶構造を得るために基本的に必要なのは結晶である．タンパク質の結晶化はいまだ芸術の域を出ず科学には到達していないものの，結晶化条件のルーチン探索法は広く普及している．歴史的にみれば，タンパク質の結晶化は酵素精製の常套手段であった．よく知られているように，硫酸アンモニウムは，塩析の効果が強いため選択的に結晶化を起こすので，タンパク質の精製に用いられた．しかしながら，結晶化を促進したり阻害したりする条件は，他にも数多く存在する．たとえば，pH，対イオンや有機化合物の存在，理論的根拠のわかっていない添加剤，および温度である．そのような条件のすべての組合わせの中から，単なる結晶ではなく，X線回折に適した大きさと質をもつ結晶を生成する条件の，最善の1組を見つけ出さなければならない[1]．

　そのような結晶化条件の探索には，どれほどのタンパク質が必要であろうか．事前にどこまで条件が絞り込まれているかにもよるが，μg 程度からバケツ1杯ほども必要かもしれない．できた結晶を結晶学的実験に使うには，どのくらいの大きさであればよいだろうか．今日のX線源であれば，1辺の長さが μm 程度の結晶なら十分測定可能な回折像を得ることができる．良い結果をもたらす結晶かどうかの最も重要な判断基準はX線の回折能であり，それはその結晶がどれだけ規則正しく配列しているかに依存している．そのような結晶をどうすれば予想どおり得ることができるのかは，依然として正確にはわかっていない．なぜなら，個々のタンパク質が，それぞれ固有の性質をもっているからである．しかしながら，一般的に，タンパク質の純度，濃度，および安定性，さらに結晶成長速度が，成功に導くためのおもな要因となる（図2・1）．

　タンパク質が結晶になるかならないかは，プロジェクト進行の最初の一歩である．この障害を乗り越えて何らかの構造情報を得るために，何本もの道が用意されている．最も近道なのは，上記基準に即している別の生物から相同タンパク質を得ることである．こういう場合，好熱菌由来のタンパク質は，常温菌由来のものに比べて熱安定性が高いので特に有用である．他にいくつもの手法を具体的にあげることができる．たとえば，タンパク質を切り詰めてコアドメインのみにすること，選択的に変異させること，および選択的に修飾することである．最後に，アポ酵素の結晶化がうまくいかないとき，タンパク質の非共有結合的な修飾，つまり，酵素への阻害剤の結合によって，しばしば結晶化が成功する．

　たとえば，ヒトの酵素，グルコセレブロシダーゼ（酸性 β-グルコシダーゼ）の結晶構造を得るには，タンパク質を組織から直接精製するか，あるいは，可能な場合はより一般的に，クローニング，発現，および遺伝子導入した細胞からの精製が行われる．酸性 β-グルコシダーゼの場合，組織からの精製タンパク質と，後には，COS 細胞で発現させた組換えタンパク質が用いられた[2),3)]．哺乳類のタン

[a] structure-based drug design

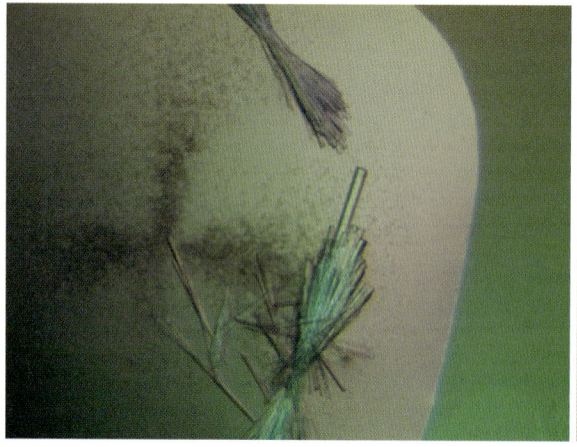

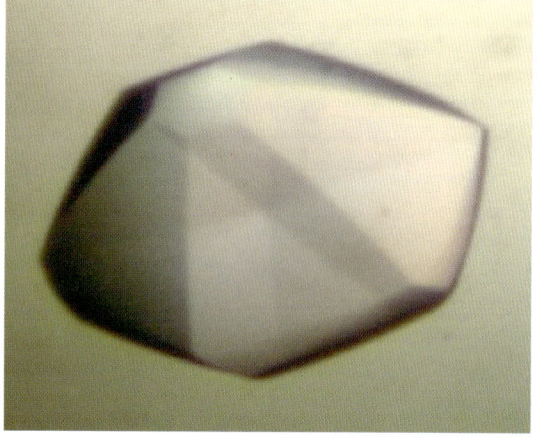

2. 構造に基づく医薬品設計における X 線結晶学

悪い結晶   良い結晶

図 2・1 結晶化実験の例．タンパク質は集合してさまざまな形になるが，普通は結晶化してただ一つの形になる．左側の例では，雲状の領域が，結晶を形成しないタンパク質の凝集状態を示している．この状態では，結晶化の条件下，タンパク質のランダムな会合か，あるいは変性が起こっている．回折を起こさない結晶の形成もみられるが，回折しないのは，おそらく長軸方向以外が小さすぎるか，あるいは結晶内の分子配列にふぞろいがあるからである．右側は，美しく成長したタンパク質結晶の例である．ときどき，このようなすばらしい結晶が，結晶格子の系統的乱れのため，あまり回折しないかまったく回折しないこともある．本例では，0.9 Å 分解能まで回折を起こした．

パク質は，生理的環境でしばしば翻訳後修飾を受ける．この修飾は原則として不均一であって，多くの場合，結晶化を阻害する．したがって，タンパク質結晶を得るためには，たとえば，糖鎖を除去しなければならないことがある[3]．組換えタンパク質では，こういった修飾を受けていない場合があったり，培養細胞特有の修飾を受けていたりするため，結晶化および構造決定が成功したり失敗したりする．

データ収集

ひとたび結晶ができれば，X 線回折能が調べられた後，データ収集が行われる．構造情報に変換することのできる回折データに関して，基本原理が一つある．それは，物体の回折パターンは，その物体のフーリエ変換である（詳細については，Stout and Jensen, 1989; Blow, 2002; Rhodes, 2006 を参照)[4]〜[6]ということである．逆にいうと，回折パターンの逆フーリエ変換が物体のモデルを与えることになる．

原理的には，物体一つで X 線を回折する．回折は，電磁波と物体との相互作用，およびその電磁波の散乱に依存して起こる．原子核による中性子の散乱のように，他の散乱法も存在するが，現時点では，それらは，今日までになされた回折実験のごく一部でしかない．波長が 0.15 nm の標準的な X 線は，タンパク質や他の有機分子に対する電磁波として好んで用いられる．0.15 nm というのは，それらの分子中の結合長に近い長さなので，X 線回折を用いて原子同士の結合距離を検出することが可能となる．

極論すれば，そういった実験には，分子 1 個だけで十分である．しかしながら，分子を 1 個だけ使ったところで，散乱光の強度が弱すぎて，今日利用可能などんな検出器をもってしても測定することはできない．したがって，ある程度強い信号を観測するためには，多数の分子からの散乱が必要となる．測定可能な散乱光を得るためには，10^{15} 個程度の分子が必要である．分子は数が多いだけではなく，三次元的に規則正しく繰返す配列を維持しつつ，すべて同じか，あるいはいくつかの限られた方向のみを向いていなければならない．それが結晶の定義であり，結晶を形作る繰返し単位を単位格子という．結晶から散乱が生じるとき，それを回折という．タンパク質結晶の回折の基本原理によれば，結晶内のタンパク質の電子密度分布のフーリエ変換が回折パターンであり，その回折パターンの逆フーリエ変換がタンパク質の電子密度である．

タンパク質と同様に，回折パターンもまさに三次元的である．また，回折パターンは，結晶中の単位格子と単位格子中のタンパク質の配置の対称性を反映する．これらの配置は，空間群と非対称単位という用語で規定される．非対称単位は，単位格子を構成する最小の単位であり，一つの結晶内で独立に決定される最小数の構造である．したがって，非対称単位は，たった一つしかタンパク質分子を含まないこともあれば，12 あるいはそれ以上含むこともある（図 2・2)．ときには，そのような配置によって，特に一つのサブユニットが別のサブユニットと同一ではない場合に，タンパク質がどのような多量体であるのかを決定することができる．

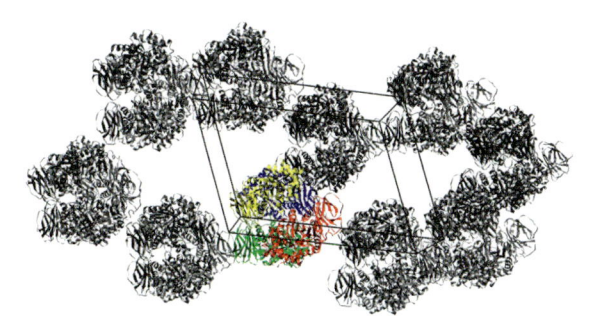

タンパク質結晶は溶媒で満たされたチャネルを含んでいる

図2・2 タンパク質分子は一般に不規則な外形をしていて，結晶内のパッキングの具合によっては，結晶化母液に由来する溶媒で満たされた空隙とチャネルが，分子間に生じることがある．したがって，基質や阻害剤のような低分子が結晶内に拡散し，タンパク質表面に到達することができる．表示されているのは，酸性 β-グルコシダーゼのいくつかの分子であり，パッキングの空間配置，単位格子，および非対称単位（赤黄緑青の4分子）も示されている．[PDBコード 2NSX]

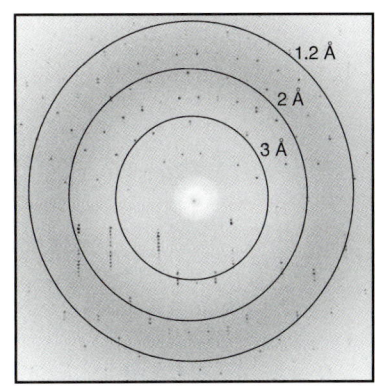

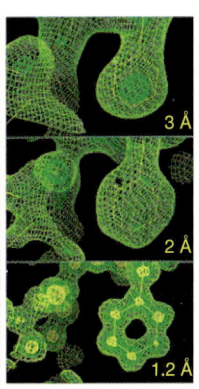

分解能と電子密度

図2・3 構造決定の分解能は，測定可能な反射によって決定される．左側は，典型的なタンパク質の回折パターンである．輪が分解能のレベルを示している．右側は，分解能の一つの範囲で計算された，タンパク質の同じ残基に対する電子密度である．3Å分解能の円内のデータのみを用いた場合，電子密度図は原子レベルの情報を欠く．一方，1.2Å分解能の円内のすべてのデータを用いた場合，電子密度図（2段階の電子密度が示されている）は，個々の原子の位置をも明らかにする．分解能が高くなるにつれて反射が弱く[$I/\sigma(I)$として測定される]なり，測定される反射の割合が小さくなる（完全性）ことに，注意が必要である．

回折光の入射によって検出器上に生じた回折斑点は，回折パターンが三次元的であるので，パターンの中央付近にも遠く離れたところにも現れる．反射は，三次元格子上の位置を示すミラー指数によって識別される．ミラー指数は，中心が0で，外側に向かって増える指数である．回折光が入射光となす角によって，回折光から得られる情報のレベルが決まる．角度が大きくなればなるほど，結晶内での光路に依存してもたらされる情報がより正確になるということであり，得られる電子密度がより高分解能になる．したがって，観測することのできる反射の指数が高くなればなるほど，回折パターンがより高分解能になるということであり，得られる電子密度がより正確になる（図2・3）．

最終的には，反射強度とデータセットの分解能の点における回折パターンの質によって，得られる電子密度図の質が決まるだろう．データセットの質を決定するためにいくつかの基準が設けられている：I[a]（強度），R[b]（放射線損傷），O[c]（重なり），R_{merge}[d]，C[e]（完全性）（表2・1）（これらのパラメーターに対する有益な議論がWlodawerら，2008にみられる）[7]．

I 反射強度は，明らかにデータの質に影響する．強度は，つぎのようないくつかの要因に依存している．おもには結晶の大きさと質，X線に対する露光時間の長さ，およびX線の強度である．強度の質は，バックグラウンドとの比，すなわち信号対雑音比 $I/\sigma(I)$ として与えられる．タンパク質はX線との相互作用による化学変化を受けやすいので，後二者の要因は，反射強度とは逆に作用す

表2・1 典型的なタンパク質の構造決定に対するデータ収集の統計[†]．括弧内の数値は分解能の最外殻に対する値であり，高分解能データが良質であることを示している．

空間群	$P2_1$
格子定数〔Å〕	a=110.5, b=91.8, c=152.8
〔°〕	α=90, β=110.2, γ=90
分解能〔Å〕	β34〜2.2 (2.28〜2.2)
R_{merge}（%）	10.3 (47.3)
$I/\sigma(I)$	9.8 (2.2)
完全性（%）	96.4 (91.2)
冗長性	2.5 (1.8)

[†] pH 4.5の酸性 β-グルコシダーゼの構造決定のデータを改変した．[PDBコード 2NT0][3]．

る．したがって，$I/\sigma(I)$ は，データの分解能の限界を決定するための基準値として用いられることがある．すなわち，この値が2.0を切るところを回折の限界とする．

R 放射線損傷は，データの質を左右する本質的な要因であり，通常，データ収集の間，結晶の温度を下げることによって対処される．最も一般的な温度は，"クライオ（極低温）"領域の100Kであり，液体窒素による冷却で到達する．そういった温度にするとき，結晶が水を含んでいると凍結してしまって悲惨なことになりかねないので，結

---

a) intensity b) radiation damage c) overlap d) residual factor e) completeness

品に対して特別な取扱いをしなければならない．瞬間凍結法が用いられているが，水の結晶化を防ぐ添加剤を加えて行う場合もあれば，そうでない場合もある．

O 反射強度以外では，一つ一つの反射を互いに見分けられることが重要である．回折パターンにおける反射の分離は，本来，単位格子の大きさに依存している．単位格子の軸が長ければ長いほど，反射は互いに接近し，反射の重なりのために強度測定が不正確となる．結晶内のパッキングのふぞろいか，（たとえば，凍結の過程で起こる）機械的損傷でもたらされたふぞろいのどちらかによって，反射のブロードニングがひき起こされることがある．ブロードニングが過度になれば，重なりが起こる．

R_{merge} 回折パターンが対称の要素を含んでいるため，また反射の測定法の特質にもより，大部分の反射が複数回測定される．したがって，これら測定の再現性は，反射の測定精度の物差しである．統計学的には，反射の測定回数が多ければ多いほど，また測定間隔が短ければ短いほど，データセットはより良質になる．データの冗長性は，全体の平均として与えられる．反射測定の再現性は，信頼度因子 R_{merge}（R_{m}，R_{sym} とよばれることもある）で与えられる．R_{merge} は，すべての互いに等価な反射に対して，測定強度と平均強度の差を平均強度で除したものである．この因子は，分解能に依存して変化するので，全領域と最外殻の両方のデータに対して与えられるべきである．全領域の R_{merge} がおよそ 5％ 以下であれば，良いデータということができる．10％ 程度以上なら，適切なデータとはいいにくい．分解能の最外殻において，低対称性結晶の R_{merge} は 40％ になり，高対称性結晶では 60％ にもなる．この違いは，冗長性の度合いを反映していて，高対称性結晶ほど高くなる．

C 最後に，データの完全性は，データの質を決定するための重要な因子である．完全性は，当該空間群と単位格子の大きさに対する反射数の理論値との比較で決定され，％で与えられる．分解能が上がるにつれて，反射測定が困難になるので，このパラメーターは，R_{merge} と同様に全領域と最外殻の両方のデータに対して与えられるべきである．

一般に，データは，高い信号対雑音比（>10），よく分離された反射，低い R_{merge}（<10％），および全領域での高い完全性（最外殻では多少完全性が低くても問題ない）を備え，可能な限り高い分解能であるべきである．これらの因子相互の関わり具合によって，得られる電子密度図の質が決まる．実際，これらの指標は最善ではないにしろ，一般に，データの質が高ければ高いほど，解釈可能な電子密度図が得られる可能性が高くなる．

しかしながら，そういった指標を，正しい構造であると"信ずる"べきか否かの判断材料としては，けっして用いるべきではない．それらは，大雑把な基準にすぎない．質的にはぎりぎりのデータからまともな構造が得られた多くの例があるし，不幸にも，すばらしいデータから誤った構造が得られた例も多少ある．ただし，最も重要な指標が分解能であることは間違いない．データの分解能が高ければ高いほど，電子密度が正しく解釈される可能性が高くなる．タンパク質結晶学において最も深刻な誤りは，比較的低分解能での低質な電子密度図の拡大解釈から生じてきた．

位 相 決 定

電磁波は，振幅と波長で規定される波と定義することができる．位相は，基準点への波頭の到着時刻であり，他の波に対して相対的に表される．同じ位相をもった波の山と谷は一致するので，増幅する．反対の位相をもった波は，それぞれの振幅にもよるが，互いに打ち消し合う．波を数式で定義するためには，両方のパラメーターが必要である．結晶構造を解くためにしなければならないことは，原理的には，すべての回折波を足し合わせることであり，それをフーリエ合成という．しかしながら，その前に，散乱したすべての波（すなわち，すべての反射）に対して二つのパラメーターが決定されなければならない．

実験的には，振幅は，測定された反射強度の平方根として表される．それは，現代の二次元検出器を使えば，容易に決定される．しかしながら，波が合わさるときは，正しい位相で合わされなければならない．したがって，反射にフーリエ変換を適用するためには，強度の測定値と正しい位相が要求される．回折実験において，回折波の強度と位置は観測可能であるが，残念ながら，回折波の位相は測定できない．X線は光の速度で進行するので，筆者らの知るかぎり，結晶からのすべての散乱波の検出器への到着時刻は，ほぼ同時である．したがって，位相は，何か別の方法で決定されなければならない．

位相決定の最も一般的な方法は，特にドラッグデザインにおいては，分子置換（MR[a]）法である．この方法は，二つの要因に依存する．すなわち，(1) 目的とするタンパク質，またはよく似たタンパク質の構造がすでに決定されていることと，(2) 測定された研究対象の回折パターンが，関連する対象あるいは類似の対象の回折パターンによく似ていることである．分子置換法では，目的とするタンパク質結晶からの回折の振幅を測定するが，未知である位相は，関連するタンパク質の既知構造から事前に計算された位相に"置き換えられる"．この方法がうまくいくかど

---

[a] molecular replacement

うかを決める重要な点は，二つの対象の類似度である．タンパク質-リガンド複合体の構造を決定するとき，たとえば，リガンド結合によって生じるタンパク質の変化はほんのわずかであるとの予想は，たいてい正しい．そのような場合，アポタンパク質，あるいは他のリガンドと結合したタンパク質の既知構造は，位相を得るためのモデルとして使用することができる．

構造決定における位相は，どんなに強調しても強調しすぎることがないくらい重要なので，ここで，具体的に説明することにする．正しい構造振幅と誤った位相で計算された電子密度図は，解釈不能である．逆に，でたらめな構造振幅と正しい位相から得られた電子密度図は，非常に雑音が多いものの，しばしば解釈可能である．ドラッグデザインの目的のため，これら二つの法則をまとめることができる．すなわち，タンパク質-リガンド複合体の構造振幅は，タンパク質単独の位相と結び付けられると，リガンドに対してはいくぶん弱いけれども，結合した分子の構造を解釈するには十分な強さの電子密度を伴った，タンパク質の電子密度図を与える（図2・4，図2・8も参照）．

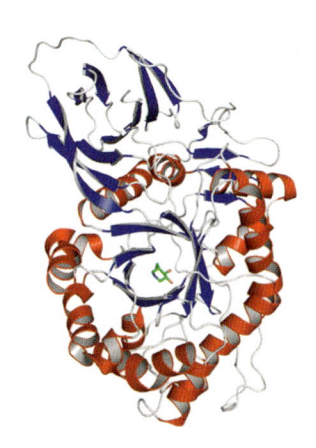

50％一致すれば，分子置換法がうまくいくことが多い（図2・5）．そのおおよその境界線より低くても，うまくいくこともあるが，多くの場合は失敗する[8]．

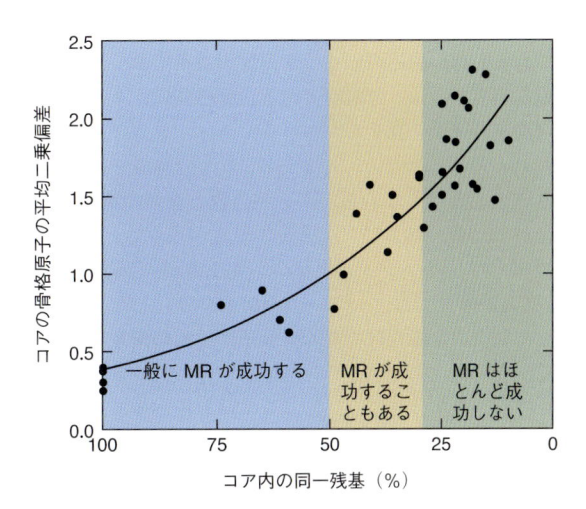

モデルはどのくらい良くなければならないか？

図2・5 モデルと未知構造の構造類似度が，分子置換（MR）実験の成否を左右する．分子置換法のための指針がいくつか存在するが，絶対ではない．コア残基，すなわち二つの関連する構造のうち配列上も構造上も最も似ていると予測される部分の一致度で，比較が行われているということに留意してほしい[8]．

分子置換法が失敗した場合，あるいは類似構造が存在しない場合でも，他に多くの位相決定の方法があるが，それらは本章の範囲から外れる．現代のタンパク質結晶学では，位相決定が障害になることはめったにない，とだけいっておこう．ひとたび，よく回折する結晶さえ得られれば，筆者らは，構造決定に失敗したことはない．

電子密度の解釈

電子密度図は，X線回折実験とそれに続くデータの数学的解析の最終産物である．すなわち，電子密度図は，分解能の上限まで測定された全回折の振幅と実験的に決定または計算した位相を用いた，フーリエ合成によって仕上げられる．平滑化の操作を何回も行うことによって，密度図を改良することはできるが，"瓜のつるに茄子がなることはない"．たとえば，溶媒平滑化は溶媒と分子との境界を際立たせることによって，電子密度図の見かけを改良する．もし，非対称単位に一つ以上の分子が含まれていれば，これらの分子の電子密度の平均化が密度図の信号対雑音比を上げることもできる．ひとたび最善の電子密度図が計算できれば，今度は，そこから分子モデルを抽出するために，電子密度図の解釈を行わなければならない．

イソファゴミンが結合した酸性β-グルコシダーゼ

図2・4 タンパク質分子（ここでは，阻害剤イソファゴミンの結合した酸性β-グルコシダーゼ）の一般的な表示．リボンがポリペプチドを表していて，その通り道が三次元で表示されている．二次構造の要素は矢印（βシート），らせん，およびコイル（非二次構造）で表されている．阻害剤の位置が，活性部位の位置を示している．[PDBコード 2NSX]

この方法が成功するためには，モデルがどの程度良ければよいのだろうか．その答えは，一概にはいえないが，形状から予測することができる．リガンドが低分子であるかぎり，タンパク質-リガンド複合体が許容範囲に落ち着くことは明らかである．しかしながら，リガンドがタンパク質に大きなコンホメーション変化をもたらすとしたら，白紙に戻さなければならない．筆者らの経験では，モデル構造の配列と新規で未知のタンパク質の配列とが少なくとも

電子密度図は，回折研究が目的とする成果である．いよいよ，ここからが本題の始まりで，もはや実験ではなく，形状合わせの手腕が必要になる．電子密度にモデルを当てはめるには，複数通りの当てはめ方が可能なこともあるので，作業者の判断が必要とされる．電子密度をどの程度解釈できるかは，先述のいくつかの要因次第である．おそらく最も重要なのは，分解能である．分解能は，タンパク質がどこまで細かく見えるかの目安であり，目安が異なれば得られる情報も異なる．たとえば，5Å分解能では，タンパク質の範囲（すなわち，タンパク質と溶媒の境界），分子全体の外形，および二次構造の要素が現れる．3Å分解能では，ポリペプチド鎖全体の経路と側鎖の外形がわかる．1Å分解能では，一つ一つの原子が独立した電子密度として認識できるだけでなく，原子の種類の同定さえもできる．平均的な構造決定の分解能はそのレベルには及ばないが，1.5〜2Å分解能は，特にリガンド複合体において一般的である．そのような電子密度図は，容易に解釈することができる（図2・6）．

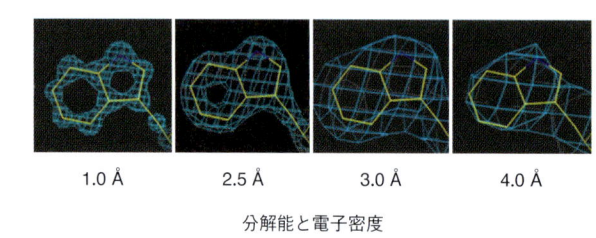

1.0 Å　　2.5 Å　　3.0 Å　　4.0 Å

分解能と電子密度

図2・6 電子密度へのモデルの組入れは，電子密度が計算された分解能とその質に左右される．ここでは，電子密度の質に及ぼす分解能の効果が示されている．高分解能，たとえば1.0Å分解能では，炭素原子と窒素原子の区別がつくくらいまで個々の原子が見える．中程度の分解能，たとえば2.5〜3.0Å分解能では，個々の原子はわからなくとも残基の側鎖の外形を明瞭に判別することができる．低分解能，たとえば4Å分解能では，側鎖の位置は明確でも，立体配置はそうではなく，電子密度へのモデルの当てはめはあいまいである．

いくつもの要因が，解釈の容易さに関係している．電子密度は，結晶を構成しているすべての単位格子内全体での平均なので，全分子，さらには個々の分子の全部分が完璧に配列していれば，電子密度は鮮明になる．もし電子密度にあいまいさがなければ，分子や残基はただ1通りで，その形状は唯一であり，ペプチドやリガンドのモデルは何の問題もなく電子密度に"落とし入れられる"だろう．しかしながら，電子密度がそれほど明瞭でなければ，すなわち，電子密度が広がっていたり，途切れていたり，あるいは分子が複数の配向をとっていれば，解釈は複雑になる（図2・7）．

たとえば，側鎖あるいは一続きのペプチドは，複数のコンホメーションをとることがある．もしその数が少なければ

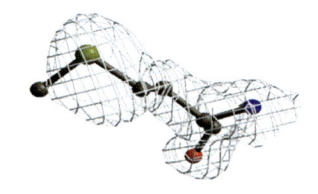

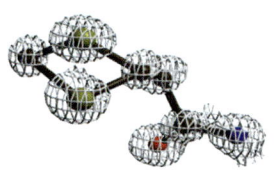

1.8 Å 分解能　　　0.95 Å 分解能

図2・7 決定されたタンパク質構造は単位格子内の全分子の平均であり，タンパク質がところどころで異なるコンホメーションをとっている可能性がある．これら異なるコンホメーションの分別は，構造決定の分解能にある程度依存している．1.8Å分解能の電子密度は，側鎖が向いている方向を明瞭に示すが，末端硫黄原子とメチル基の正確な位置を示すことはできない．0.95Å分解能では，この問題は解決される．すなわち，この場合，ほぼ等しい確率で硫黄原子が2箇所に存在することが示される．側鎖がまったく異なる方向を向くことや，異なるコンホメーションをとることも起こりうる．[PDBコード1AMP（1.8Å分解能）[9] とPDBコード1RTQ（0.95Å分解能）[10]]

ば（すなわち，2），占有率が大体同じであるなら両者はたいていはっきり見える．もしその数が増えれば（すなわち，3または4以上），電子密度はもはや密度図の雑音との区別がつかなくなる．リガンドが，結晶中のすべてのタンパク質分子ではなく一部の分子にのみ結合した場合にも，同様のことが起こる．そのような部分的な占有だと，リガンドの電子密度が弱くなり，解釈が難しくなるかもしれない．低分解能では，多重コンホメーションの結果としての電子密度の広がりは，B因子あるいは温度因子とよばれる用語によって説明される．広がりが大きければ大きいほど，B因子は大きくなる．タンパク質原子のB因子の平均は20〜30 Å^{2}の範囲であり，データの分解能に依存している．占有率は，0から1の間の小数で与えられる．これら二つは互いに相関するので，タンパク質−リガンド複合体一般でみられる分解能においては，それぞれを独立に取扱うことができない．したがって，座標ファイル中の原子一つ一つに与えられているB因子は，両方を計算に入れていることになる．リガンドの占有率が低いこともあるということを考慮すると，リガンドのB因子がタンパク質のB因子より著しく高くなることも珍しくはない．

電子密度図はいろいろな方法で表示される．タンパク質−リガンド複合体の解釈にとって最も一般的なのは，フーリエ係数がF_o-F_cと$2F_o-F_c$の電子密度図である．前者は，電子密度の観測値とモデルからの計算値との差を表す．そのような差の密度図は，モデルに存在しない部分を正の電子密度として強調し，データでは提供されていない部分がモデルに追加されると，その部分を負の電子密度として強調する．後者は，観測値と計算値との差を強調する電子密度図を表す（図2・8）．

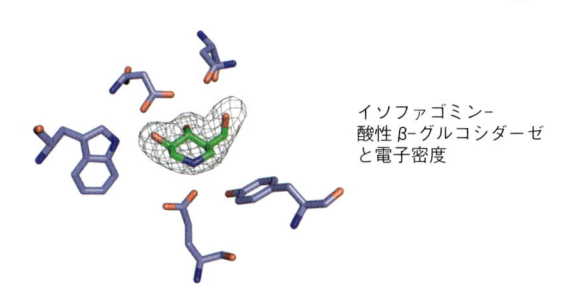

図2・8 酸性β-グルコシダーゼに結合した阻害剤イソファゴミンに対する電子密度が示されている．電子密度図は，酵素-阻害剤複合体のデータとタンパク質単独の位相から計算された．阻害剤に対する電子密度の外形は，活性部位の阻害剤の配向が1通りしかないことを示している．[PDBコード 2NSX[3)]]

右上図：イソファゴミン-酸性β-グルコシダーゼと電子密度

精 密 化

ドラッグデザインの目的に必要とされる鍵となる構造は，タンパク質（一般には酵素）自体の構造と，リガンド存在下の構造である．そして，これらのモデルは可能な限り正確であるべきである．しかしながら，結晶学的精密化は，"正確"なモデルを提供するのではなく，精密なモデルを提供する．その違いは，モデルと"真"の構造との近さに関連している．すなわち，当てはめられたモデルと観測された電子密度が，どれだけ一致しているかということである．実験者のできることは，精密化の手順に従って，モデルを可能な限り電子密度に合わせることである．精密化の過程において，モデルは電子密度に繰返し当てはめられ，その処理の成果を見極めるために一致度が再計算される．繰返しは，収束するまで続けられる．精密化は，電子密度の形状に合わせる試みにおいて，分子が理想構造からどれほどずれるかを支配する立体化学的制約の下で実行される．その制限は，タンパク質の基本構造を代表する低分子に関する知見に基づいて決定されている（図2・9)[11)～15)].

当てはめ過程の達成度の基準は，モデルと実験の一致度の目安であるR因子である．電子密度へのモデルの当てはめ，および両者の一致度は，電子密度図で視認できるが，一致度の定量的な評価は密度図を得るときの計算（すなわち，構造振幅）でしか求められない．その計算によって，モデルから計算された反射の振幅とX線回折実験で測定された振幅との差が決定される．このように，R因子は，モデルのはめ込みの善し悪しを反映するばかりではなく，データの質と分解能をも反映する．タンパク質のような巨大分子においては，1.8～2.5 Å分解能のデータでは，R因子は通常15～20％の範囲に収まる．この分解能の範囲は，タンパク質-リガンド複合体では一般的である．これらの数値は，観測された結晶からの散乱のおおよそ80％が，モデルによって説明が付くということを意味している．多くの場合，説明の付かない散乱は，測定誤差のみならず，結晶格子内のチャネルを満たす不規則な溶媒をモデル化できないことにも由来する．

位相（計算値）は，最終的な電子密度を決定する上で，反射強度（測定データ）に対して非常に強く影響するので，R因子はうまく処理されなければならない．そのため，いまや，精密化の過程で使用されず，位相の計算値による偏りを生じさせないデータからのR因子を計算するのが一般的なやり方である．この指標はR_{free}とよばれ，一致度の指標を計算するため[16)]，通常，ランダムに選ばれ，すべての精密化の段階で除外された5～10％のデータを使用する．使用されたデータの不完全性と位相の偏りの欠如のため，よく精密化された構造の場合，R_{free}はつねにR因子よりおよそ3～5％高い．精密化の初期の段階では10％程度高い（図2・10）．

タンパク質分子は結晶内に詰め込まれているが，その間には溶媒の流路が存在する．これらはタンパク質の結晶化溶液で満たされていて，その溶液がタンパク質に付着する

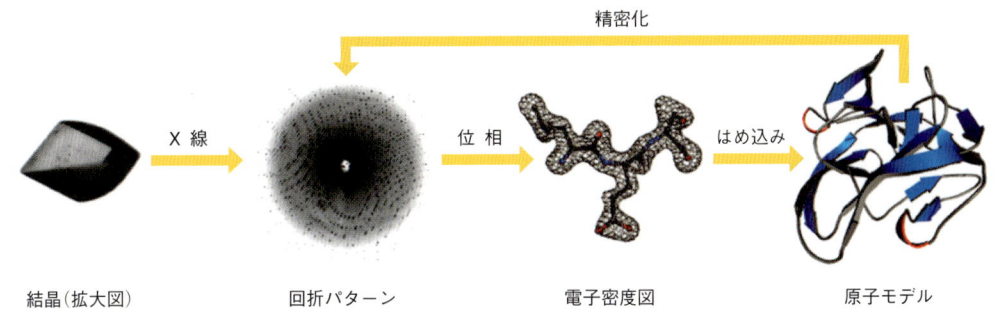

結晶(拡大図) → X線 → 回折パターン → 位相 → 電子密度図 → はめ込み → 原子モデル → 精密化

精密化の繰返し処理

図2・9 精密化の過程は繰返しであり，その都度，わずかな変化が原子モデルに対して加えられ，そのモデルから新たに回折パターンが計算され，さらにそのパターンが測定された回折パターンと比較される．両者の一致度は，R因子として表現される．R因子が低ければ低いほど，両者の一致度が高いということになる．[G. A. Petsko と D. Ringe (*Protein Structure and Function*, New Science Press Ltd, London, 2004) より引用.]

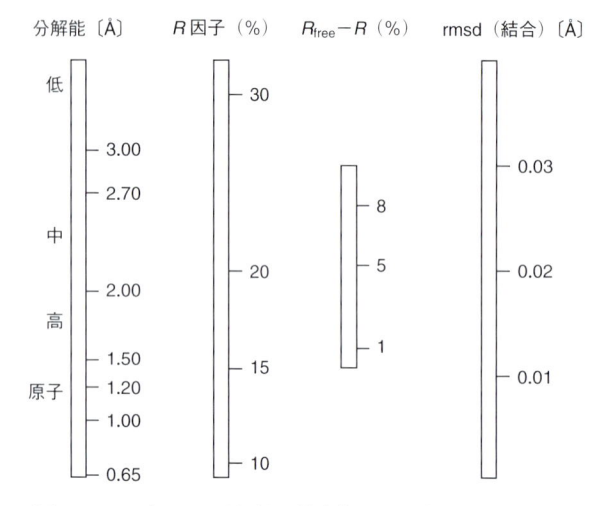

26   2. 構造に基づく医薬品設計における X 線結晶学

図2・10 データの分解能，精密化された構造に期待される R 因子，最終的に精密化された構造の R 因子と R_{free} との差，および構造から求められる結合長のおおよその精度の相互関係[7]．これらの値は，結晶学的モデルの質を評価するための基準として用いることができる．たとえば，R と R_{free} の差が大きい場合は，データの拡大解釈が示唆される．もし，その差が非常に小さければ，R_{free} を計算するのに使われたテストデータセットが，実際は "フリー" ではない可能性がある．rmsd (平均二乗偏差) は，タンパク質の幾何学的構造の理想値からのずれを表す．たとえば，結合長の rmsd が高いことは，モデルに誤りがあることを示す．もし，それが低すぎるなら，精密化は，実験で得られた回折データではなく，幾何学的構造に対して極端な重みを置いたということになる．"理想" 的な結合長は，おおよそ 0.02 Å 程度の誤差を含むものであるから，rmsd がそれより低いからといってモデルが良いと考えるのは合理的ではない．[Wlodawer ら (2008)[7] のデータを改変．]

イオンや分子を含んでいることもある．結晶の溶媒含量は，結晶データから算出される Matthews 係数から見積もることができる[17]．溶媒の最も重要な成分は，通常，タンパク質表面に局在して結合する水分子である．水分子は，タンパク質以外の電子密度の形状を同定する手順に従って配置される．それらは，必ずすべて水だろうか．おそらくそうではない．非常に高い分解能では，"水" がナトリウムイオンあるいはアンモニウムイオンと判明したことがある．しかし，他の情報がなければ，それらは，通常，電子密度ピークの高さ，および仮の水分子がタンパク質原子と水素結合を形成できる位置かどうかなどの基準に基づいて，水と解釈される．これによって，誤った同定をすることもあるが，タンパク質に付着すると思われるほとんどのイオンが，十分に大きいか，あるいは水分子の可能性を排除できる外形あるいは電子状態を有している．繰返しになるが，与えられたモデルに付着しているとして同定できる水分子の数は，モデルの質とデータの分解能に依存する．たとえば，2Å 分解能では，観測が期待される水分

子の数は，非常に低く，タンパク質の活性部位あるいは他の機能部位にみられるような，非常に強く結合している水分子しか含まれていないことがある．多数の水分子を正確に表面に配置するためには，通常 1.8 Å の分解能が必要である．このレベルの分解能では，一定の比率を見込むことが重要である．すなわち，タンパク質中の残基の数とほぼ同じ数の水分子が存在するはずである．最終モデル中の水分子が多すぎる場合，実際はそうではないのに，"無関係な" 電子密度に水が安易に入れられている．R 因子は，どれだけ電子密度が占められているかの目安として見ることができるので，そのような水分子はモデルの正確度を増すことなく R 因子を引き下げてしまう可能性がある．したがって，R 因子と R_{free} の比較は，電子密度への過剰適合や誤った解釈の可能性を見極めるための優れた方法である (図2・11，表2・2)．

誤った解釈の 2 番目の指標は，タンパク質の生物物理学的データの計算に依存する．モデルは，電子密度図によく合っているなら，タンパク質の特性として知られていることを反映するはずである．その特性とは，結合距離と結合角で示されるアミノ酸と二次構造の幾何学的構造のことである．低分子の構造に基づき，タンパク質中の原子間の距離と角度は，よくわかっていて，モデルから得たものと比較することができる．確立した指標としては，すべての距

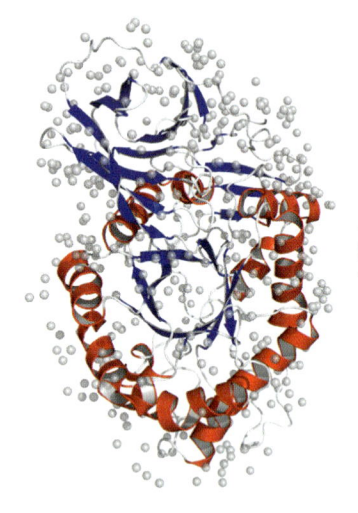

1.8 Å 分解能の酸性 β-グルコシダーゼモデル表面の水分子の位置

図2・11 結合した水分子と酸性 β-グルコシダーゼモデルのリボン図．タンパク質モデルの表面には無関係な電子密度があり，水分子としてモデル化されてしまっている．灰色の球が，タンパク質表面の球状電子密度内に配置されたそのような水分子の位置である．水の位置 (酸素原子のみ解釈できる) が，結果的に，水素結合を供与もしくは受容できるタンパク質原子との水素結合距離内に収まる場合に限り，電子密度が水分子として解釈された．これら水分子のうちいくつかは，同一タンパク質のどの構造決定においても同じ位置で見つかるので，タンパク質構造の一部と考えてもよい．[PDB コード 1OGS[2]]

表 2・2　タンパク質の構造決定における精密化の統計[†]

分解能〔Å〕	20～2.2
反射	131814
R 因子/R_{free}	22.0/27.6
タンパク質原子の数	1988
硫酸化物イオン	28
タンパク質の B 因子〔Å^2〕	24.6
rmsd	
結合長〔Å〕	0.016
結合角〔°〕	1.7

[†] pH 4.5 の酸性 β-グルコシダーゼの構造決定のデータを改変した．[PDB コード 2NT0][3]

離と角度に対する平均二乗偏差（rmsd[a]）がある．特定の二次構造中の骨格原子のなす角度が，理論的に解析され，ラマチャンドランプロット[18]内での許容値と非許容値として与えられている．これらは，モデルから計算することができ，理論値と比べることができる（図 2・12）．

いくつもの残基が，別々の理由で，これらの基準から外れることがある．たとえば，側鎖がないためグリシンの値は許容範囲から外れることがある．プロリンは，シス形とトランス形の両方を取りうるので，これらの範囲から外れることがある．ときには，特に精密に解釈することができるほど分解能が十分に高い場合，どの残基であっても許容範囲から外れることがある．そのときは，たいてい，そうなる機能上の理由があるので，そういった残基を精査してみるとよい．モデルの最終座標は，それが得られたデータとともに，プロテインデータバンク（PDB[b]）に登録する*ことによって公開することができる[19),20]．

これらの指標は，モデルの精度について記述している．しかしながら，正確度が，モデルの質にとって最も重要な基準であり，正確度という指標のみが，タンパク質モデルと機能に関する生化学的データとの一致度を表す．もしモデルが生化学的データを説明できないなら，あるいは最低限の一致しかしないのなら，R 因子の点においてどれだけ精密であろうとも，そのモデルはおそらく間違っているか何かだろう．それは，正しいモデルすべてが，いつもすべての生化学的データを説明できるということを意味するのだろうか．もちろん，違う．特に，結晶内でみられるモデルの立体配置が，多くの可能な型のうちのただ一つの型しかとっていないのなら，なおさらである．そのタンパク質にとって，多くの型のうちのただ一つだけが，機能に関連したものであるからだ．しかし一般には，タンパク質に関する既知の知見において，モデルは生化学的に理にかなっていなければならない．もし基本的にそうであるなら，そのモデルはおそらく正確である．

ラマチャンドランプロット
A 鎖

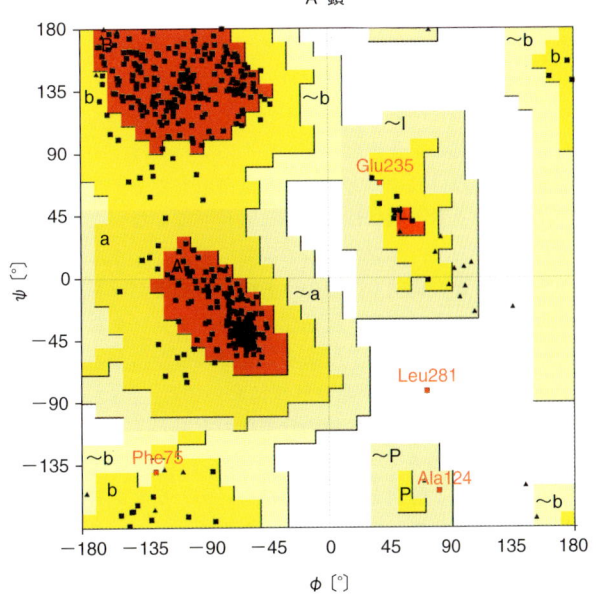

プロットの統計

最適領域内の残基　[A, B, L]	373	87.4%
準最適領域内の残基　[a, b, l, p]	50	11.7%
許容範囲内の残基　[~a, ~b, ~l, ~p]	3	0.7%
非許容範囲内の残基	1	0.2%
非グリシン非プロリン残基の数	427	100.0%
末端残基の数（Gly と Pro を除く）	2	
グリシン残基の数（三角形）	34	
プロリン残基の数	34	
総残基数	497	

少なくとも 2.0 Å 分解能で R 因子が 20% 以下の 118 個の構造の解析によれば，良質なモデルでは，90% 以上の残基が最適な領域に収まると期待される

図 2・12　4 残基が二次構造中のアミノ酸残基に期待される角度に一致していないことを示す酸性 β-グルコシダーゼのラマチャンドランプロット．これら残基のうち三つは，可能な立体配座として認められる領域に十分近い．残りの一つ，Leu281 は，異常な立体配座をもつと考えられる．構造モデルを精査すると，この残基は，いくつかの構造要素を安定化している疎水性ポケット内にあることがわかる．[PDB コード 1OGS][2]

結晶学の利点と欠点

上述の議論より，結晶学的な手法が利点と欠点とをもっていることは明らかである．この手法の最大の長所は，リガンドの結合，および相互作用するタンパク質とリガンド両方のコンホメーション変化を視覚的に理解できることである．相互作用部位での幾何学的構造と原子間距離の点か

---

* 訳注：本書のいくつかの図も PDB のデータファイルを利用して作成されており，登録番号（PDB コード）が示されている．
a) root-mean-square deviation　　b) Protein Data Bank

らの相互作用の解読は，現状の相互作用と新たな相互作用の利点を生かした新規分子種を設計するのに不可欠である．すなわち，それが，構造に基づく医薬品設計である．

しかしながら，この方法には，明白な弱点もある．タンパク質モデルに明らかな乱れがなければ，すなわち，タンパク質の一部の電子密度が弱いかあるいは欠けていると証明されていなければ，どのモデルも硬直したモデルであって，タンパク質の柔軟性を正確に表現していないことになる．したがって，タンパク質の実際の形がたくさんあったとしても，どの構造も，そのうちの一つの姿だけを表しているということになる．結晶化条件が，タンパク質が細胞内で機能する条件と同じであることはめったにない．したがって，構造からの機能の解釈においては，pH，イオン強度，およびモデル内の他の分子種の有無が，天然状態とかけ離れているかどうかを考慮しなければならない．通常，このことで解釈を誤ることはないが，リガンドの結合と同様，天然状態と異なる条件であることによってコンホメーション変化が起こることがあるので，留意しておかなければならない（図2・13）．

この問題に取組むためのいくつもの戦略がある．その一つは，pHと結晶化溶液の成分を変えた複数の結晶化条件を見つけることである．高塩濃度から低塩濃度へ劇的に条件を変化させる，あるいはpHを両極端にすることによって，溶液条件の違いに基づくコンホメーション変化に関する何らかの知見が得られるかもしれない．別の一つは，タンパク質-リガンド複合体の構造を二つの方法で決定することである．一つは，リガンドを結晶に染み込ませることであり，もう一つは，タンパク質-リガンド複合体を溶液中で形成してから結晶化することである．もし，リガンド結合部位が，タンパク質-タンパク質相互作用部位にある

と，リガンドの結合によって，この相互作用が分断され，結晶の完全性が損なわれる．あるいは，溶液中ならリガンドとの相互作用によってタンパク質のコンホメーション変化が起こるのに，結晶への充填によって，コンホメーション変化を起こすのが妨げられることがある．もし複合体が結晶化するのであれば，溶液中での結合後の共結晶化によって，これらの二つの問題を回避することができる．

フラグメント化合物に基づく表面マッピングの方法

結晶学的な方法には制約があるものの，タンパク質との結合において，大きな分子とちょうど同じように，小さな化合物の集団も当然，視覚化できる．最も頻繁に，タンパク質表面に特定される低分子は，水である．ひとたび，タンパク質全体が電子密度に対して当てはめられ，すべての側鎖が電子密度に収まると，タンパク質表面に分布したかなりの量の電子密度が帰属されず取り残される．そういった電子密度の大部分が球形であり，タンパク質表面の近くで観察される．どういったときに，そのような電子密度が水分子であり，どういったときに，何か他のものであるのだろうか．よくみられる硫酸化物イオンやリン酸化物イオン，あるいは抗凍結剤としてのグリセロールのような複数の非水素原子をもつ化合物，もしくはイオンの電子密度は非球形である．電子密度の形状が，これらの化合物を示唆する非球形でなければ，その電子密度は水として帰属される．この帰属は，他の単独のイオンもタンパク質表面と相互作用できるので，正しくないことがある．タンパク質の構造決定が適切に行われる分解能の範囲は，通常，およそ1.5〜2Åである．この範囲では，水素の電子密度は見えな

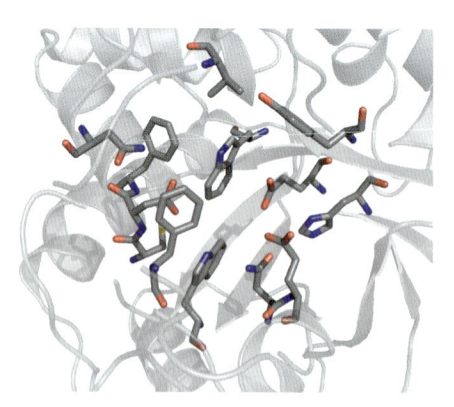

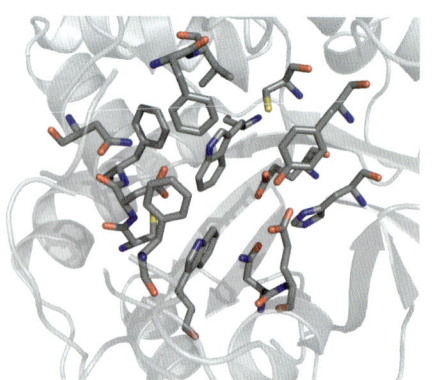

比較：pH 7.5（小胞体）と pH 4.5（リソソーム）での酸性 β-グルコシダーゼの構造

図2・13 タンパク質構造が，その触媒作用型とは関係のない構造であることがある．酸性 β-グルコシダーゼは，阻害剤の結合やpHのような環境への対応として立体配置が変化する．たとえば，酸性 β-グルコシダーゼの活性部位では，小胞体で合成されたときのpHにおけるコンホメーションと，リソソームのpHにおけるコンホメーションとが異なっている．観察されたコンホメーション変化は，酵素が存在する細胞内の区画によって，非活性型になったり活性型になったりすることを表している．[PDB コード 2NT1（pH 7.5）と PDB コード 2NT0（pH 4.5）[3]]

い．実際は，1Åより良い分解能でなければ，水素の電子密度を見ることはできないし，それでさえ，必ずしも十分ではない．結局，一つのイオンを他から区別することは，一般的には可能ではないし，水素の位置がわからなければ，水をカチオン（陽イオン）やアニオン（陰イオン）と区別することもやはり一般的には可能ではない．

このままでは，大きな疑問が一つ残る．すなわち，どんなときに電子密度の形状が水分子に帰属され，どんなときに電子密度図につきものの雑音の一部とされるのだろうか．これを決定するために，いくつもの基準が適用されている．最も重要な二つは，電子密度ピークの高さ（密度図全体の電子密度値の平均に対する相対ピークのσ値で与えられる）と，仮の水分子と近くのタンパク質原子との相互作用である．研究者によっては別の基準を適用する．電子密度ピークの高さは，原子の占有率と運動性を表すB因子に依存するので，水分子の帰属においては，これら二つの因子を考慮に入れなければならない．一般に，電子密度が3σ値で見えなくなるなら，それは占有率が低いか，運動性が高いか，あるいは単なる雑音であることを示唆しているので，その電子密度を帰属すべきではない．2番目に，最大4本の水素結合を形成しうる水分子をどこに置いても，タンパク質との間に1本も水素結合を形成できないのなら，それが水である可能性は低い．この方法が最善の策であるが，水分子を明確に同定することは依然としてできない（図2・14）．

非水素原子2個以上の低分子も，タンパク質表面と相互作用できることが示されている[21),22)]．そのような分子の結合の配向は，電子密度の形状に依存して決定される．さらに，外形が明確でない場合には，その分子を構成する原子がタンパク質原子と形成する化学的相互作用にも依存する．配向を決める上では，水素結合が相互作用として歴然としているが，疎水性あるいは極性相互作用も同じように役に立つ．

低分子が結合する部位はランダムである．しかしながら，タンパク質上には，他の化合物よりそのような化合物と相互作用する傾向が高い場所がある[23)〜25)]．酵素の活性部位やタンパク質のアロステリック部位である．これらは，基質，阻害剤，あるいは活性化剤などの分子と特異的に相互作用する部位である．それゆえ，どの部分も，認識した化合物全体の性質に依存して，静電的相互作用であったり，疎水性相互作用であったりと，それぞれ別タイプの相互作用をする傾向がある．低分子は，別々にそのような相互作用を形成するので，大きな相互作用部位内の特定のサブサイトに引き寄せられることになる．

有機リガンドは，低分子としての部分構造（フラグメント化合物）に分解することができる．そのような低分子は，有機リガンドの部分構造として，タンパク質上の同じ部位を占める．したがって，低分子の化学基に対する特異的親和性をもった，タンパク質上の特定の部位を明らかにするため，そういった低分子の位置を利用することができる．そのようなフラグメント化合物一式が，タンパク質上のある部位全体にわたって結合しているなら，フラグメント化合物それぞれが結合面を図示していることになる．基本的な仮定は，大きなリガンド分子の残りの部分が欠けていても，特定の化学基がタンパク質上の特定の部位と相互作用するということである．もし，それが正しければ，こういったマッピング手法によって定義された領域全体に当てはまる大きな分子をつくるために，低分子を連結させてもよいことになる．この方法は，最初にFitzpartrickら[21)]によって，提案された．

たとえば，アセトニトリルは，酵素表面の両親媒性領域をマッピングするためのプローブとして働く．これは，結晶状態のタンパク質の完全な結合面をマッピングする実験的手法の提示といって差し支えない．ここで述べられている方法によって，結晶は，それぞれが特定の官能基（たとえば，ベンゼンは芳香族基の結合部位をマッピングするために使用することができる）を模した有機溶媒に連続的に移される．こういった実験は，タンパク質表面に結合する小さなプローブ分子の相互作用エネルギーをマッピングする計算法とまさに同等である．したがって，そういった理論的方法に対するまったくの実地試験を行っているようなものである．ひとたび，一連の溶媒実験によって相互作用面がマッピングされれば，さまざまな官能基を接続して，ドラッグデザインのための特定のリード化合物を準備することができる．活性中心とのみ相互作用する従来の基質類似体とは異なり，溶媒マッピングによって設計された化合物は，活性中心に隣接したタンパク質表面にあり，強い特異性と親和性を与えることになる領域をも活用することができる．

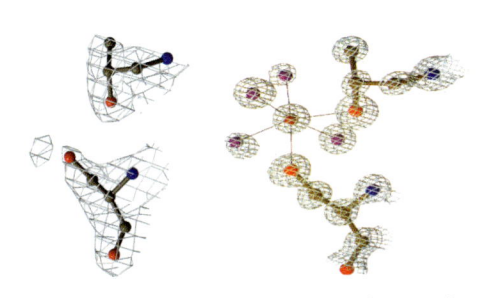

異なる分解能での電子密度の解釈：1.8Åと0.95Å

図2・14 水分子は，いくつもの基準に基づき，電子密度図に配置される．低分解能の構造では，水分子は，酸素原子としての電子密度の高さの妥当性，および水素結合の相手（この場合，カルボニルの酸素原子）との位置関係に基づき帰属される．超高分解能では，形状がより明瞭になり，そのような"水"分子が，カチオン，おそらくはナトリウムイオンであることが，結晶化母液中のイオン量に基づき判明する．[PDBコード1AMP（1.8Å分解能）[9)]とPDBコード1RTQ（0.95Å分解能）[10)]]

ひとたび，複数の低分子が，タンパク質表面のある領域に結合するとわかれば，原理的には，それらを連結させてより大きな化合物をつくることができる．連結された化合物は，個々の低分子による共同的親和性だけではなく，それらが一体となって作用する親和性をももっている（図2・15）．この方法は，また，タンパク質に結合することがすでにわかっている出発化合物の親和性を最適化するため，既存の骨格に組込むためにも利用可能である．この戦略の実験レベルでの初期の利用例の一つは，核磁気共鳴による構造活性相関（NMR[a]によるSAR[b]）[26]であり，NMRによってフラグメント化合物の結合位置が決定された．つぎに，近接したフラグメント化合物が連結されて，より大きなリガンドがつくられた．

しかし，その方法の真の威力が発揮されるようになったのは，計算技術が発達したごく最近になってからである．この方法では，フラグメント化合物の結合は，計算で求められ，フラグメント化合物のマッピングで得られた化合物が合成され試験される[27)〜29)]．これらの計算の正確度は，実験結果と比べられる．

これらを発展させた方法の一つは，結合部位を同定するための，実験と計算の併用である．実験的に同定された結合部位は，つぎに，特定の部位に結合する化合物を見つけるため，分子ドッキング法[30),31)]によって探査される．この方法の成功を決定づけるのは，例外なく，研究対象の生体系に対する最終化合物の効果である．そういった方法の例が，本書の他章で述べられている．

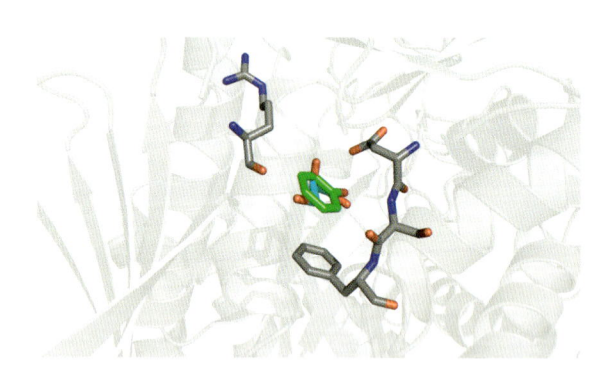

β-グルコシダーゼ表面への溶媒分子の結合

図2・15 β-グルコシダーゼの溶媒マッピングの結果．グリセロール分子（青）とフェノールのうちの一つ（緑）が，タンパク質表面に結合している．溶媒分子は，阻害剤や水分子と同様に，電子密度の形状と大きさに基づき，電子密度に配置される．もし，いくつかの溶媒分子が，タンパク質上の同じ部位内，あるいは近くに結合するなら，その集団を利用して，活性部位，アロステリック部位，あるいは単なる結合部位のようなホットスポットを同定することができる．データは，Raquel Liebermanによる未発表の構造決定から得た．

謝　辞

図2・1は，Walter Novakから引用した．図2・8と2・12は，Cheryl Kreinbringによって作成された．図2・11と2・13は，Melissa Landonによって作成された．図2・15は，Raquel Liebermanの未発表データに基づきMelissa Landonによって作成された．

文　献

1) Jancarik, J.; Kim, S.-H. Sparse matrix sampling: a screening method for crystallization of proteins. *J. Appl. Crystallogr.* 1991, *24*, 409-411.
2) Dvir, H.; Harel, M.; McCarthy, A. A.; Toker, L.; Silman, I.; Futerman, A. H.; Sussman, J. X-ray structure of human acid-beta-glucosidase, the defective enzyme in Gaucher disease. L. *EMBO Rep.* 2003, *4*, 704-709.
3) Lieberman, R. L.; Wustman, B. A.; Huertas, P.; Powe, A. C., Jr.; Pine, W. P.; Khanna, R.; Schlossmacher, G.; Ringe, D.; Petsko, G. A. Structure of acid beta-glucosidase with pharmacological chaperone provides insight into Gaucher disease. *Nat. Chem. Biol.* 2007, *3*, 101-107.
4) Stout, G. H.; Jensen, L. H. *X-Ray Structure Determination: A Practical Guide*, 2nd ed. New York, NY: Wiley & Sons, 1989.
5) Blow, D. *Outline of Crystallography for Biologists*. New York, NY: Oxford University Press; 2002.
6) Rhodes, G. *Crystallography Made Crystal Clear*. Burlington, VT: Academic Press; 2006.
7) Wlodawer, A.; Minor, W.; Dauter, Z.; Jaskolski, M. Protein crystallography for non-crystallographers, or how to get the best (but not more) from published macromolecular structure. *FEBS J.* 2008, *275*, 1-21.
8) Irving, J. A.; Whisstock, J. C.; Lesk, A. M. Protein structural alignments and functional genomics. *Proteins* 2001, *42*, 378-382.
9) Chevrier, B.; Schalk, C.; D'Orchymont, H.; Rondeau, J. M.; Moras, D.; Tarnus, C. Crystal structure of *Aeromonas proteolytica* aminopeptidase: a prototypical member of the co-catalytic zinc enzyme family. *Structure* 1994, *2*, 283-291.
10) Desmarais, W.; Bienvenue, D. L.; Bzymek, K. P.; Petsko, G. A.; Ringe, D.; Holz, R. C. J. The high-resolution structures of the neutral and the low pH crystals of aminopeptidase from *Aeromonas proteolytica. Biol. Inorg. Chem.* 2006, *11*, 398-408.
11) Hendrickson, W. A. Stereochemically restrained refinement of macromolecular structures. *Methods Enzymol.* 1985, 115, 252-270.
12) Kleywegt, G. J.; Jones, A. T. Where freedom is given, liberties are taken. *Structure* 1995, *3*, 535-540.
13) Engh, R. A.; Huber, R. Accurate bond and angle parameters for X-ray protein structure refinement. *Acta Crystallogr. D. Biol. Crystallogr.* 1991, *47*, 392-400; and Engh, R. A.; Huber, R. Bond lengths and angles of peptide backbone fragments. In: *Structure Quality and Target Parameters*, International Tables of Crystallography, Vol. F, Rossman, M. G.; Arnold, E.; Eds. Dordrecht: Kluwer, 2001, 382-392.
14) Allen, F. H. An experimental approach to mapping the binding

---

a) nuclear magnetic resonance　b) structure-activity relationship

15) Petsko, G. A.; Ringe, D. *Protein Structure and Function*. London: New Science Press; 2004.
16) Brunger, A. T. Free R value: a novel statistical quantity for assessing the accuracy of crystal structures. *Nature* 1992, *355*, 472-474.
17) Matthews, B. W. *J. Mol. Biol*. 1968, *33*, 491-497.
18) Ramakrishnan, C.; Ramachandran, G. N. Stereochemical criteria for polypeptide and protein chain configuration-part II. Allowed conformations for a pair of peptide units. *Biophys. J*. 1965, *5*, 909-933.
19) Bernstein, F. C.; Koetzle, T. F.; Williams, G. J. B.; Meyer, E. F., Jr.; Brice, M. D.; Rogers, J. R.; Kennard, O.; Shimanouchi, T.; Tasumi, M. The Protein Data Bank. A computer-based archival file for macromolecular structures. *J. Mol. Biol*. 1977, *112*, 535-547.
20) Berman, H. M.; Wetbrook, J.; Feng, Z.; Gilliland, G.; Bhat, T. N.; Weissig, H.; Shindyalov, I. N.; Bourne, P. E. The Protein Data Bank. *Nucleic Acids Res*. 2000, *28*, 235-242.
21) Fitzpatrick, P. A.; Steinmetz, A. C. U.; Ringe, D.; Klibanov, A. M. Enzyme crystal structure in a neat organic solvent. *Proc. Natl. Acad. Sci. U.S.A*. 1993, *90*, 8653-8657.
22) Mattos, C.; Ringe, D. Locating and characterizing binding sites on proteins. *Nat. Biotechnol*. 1996, *14*, 595-599.
23) Allen, K. N.; Bellamacina, C.; Ding, C.; Jeffrey, C.; Mattos, C.; Petsko, G. A.; Ringe, D. The Cambridge Structural Database: a quarter of a million crystal structures and rising. *J. Phys. Chem*. 1996, *100*, 2605-2611.
24) Mattos, C.; Bellamacina, C. R.; Peisach, E.; Vitkup, D.; Petsko, G. A.; Ringe, D. Multiple solvent crystal structures: probing binding sites, plasticity and hydration. *J. Mol. Biol*. 2006, *357*, 1471-1482.
25) Ringe, X.; Mattos, X. Location of binding sites on proteins by the multiple solvent crystal structure method. In: *Fragment-Based Approaches in Drug Discovery*, Jahnke, W.; Erlanson, D. A.; Eds. Weinheim: Wiley-VCH; 2006.
26) Shuker, S. B.; Hajduk, P. J.; Meadows, R. P.; Fesik, S. W. Discovering high-affinity ligands for proteins: SAR by NMR. *Science* 1996, *274*, 1531-1534.
27) Guarnieri, F. Computational protein probing to identify binding sites. U. S. Patent 6735530, 2004.
28) Clark, M.; Guarnieri, F.; Shkurko, I.; Wiseman, J. Grand canonical Monte Carlo simulation of ligand-protein binding. *J. Med. Inf. Model*. 2006, *46*, 231-242.
29) Landon, M. R.; Lancia, D. R., Jr.; Yu, J.; Thiel, S. C.; Vajda, S. Identification of hot spots within druggable binding regions by computational solvent mapping of proteins. *J. Med. Chem*. 2007, *50*, 1231-1240.
30) Graves, A. P.; Shivakumar, D. M.; Boyce, S. E.; Jacobson, M. P.; Case, D. A.; Shoichet, B. K. Rescoring docking hit lists for model cavity sites: predictions and experimental. *J. Mol. Biol*. 2008, *377*, 914-934.
31) Repasky, M. P.; Shelley, M.; Friesner, R. A. Flexible ligand docking with Glide. *Curr. Protoc. Bioinformatics* 2007, June; Chapter 8: Unit 8.12.

3

Stephen K. Burley, Gavin Hirst, Paul Sprengeler, Siegfried Reich
（訳：田中　勲）

フラグメント化合物に基づく，構造を指標とする創薬：
戦略，工程，ヒトのプロテインキナーゼからの教訓

はじめに

フラグメント化合物に基づく創薬（FBDD[a]）の実験基盤は，Petsko，Ringe，およびその共同研究者による仕事にまでさかのぼることができる．Petskoらは，タンパク質との複合体形成に適した官能基を同定するために，分子量の小さな有機化合物（たとえば，10個あるいはそれ以下の数の非水素原子をもつベンゼンのような化合物）を含む溶液にタンパク質結晶を浸す実験について最初に報告している[1]．Verlindeらは，フラグメント化合物をつないで結合親和性を強めようとする考えを1992年に報告している[2]．DOCK[3,4]やMCSS[5]のような計算機プログラムを使ったフラグメント化合物の in silico[b] スクリーニングも1990年代の初めには報告されている．フラグメント化合物スクリーニングの製薬産業への適用は，Abbott社のFesikと同僚による"NMR[c]によるSAR[d]（核磁気共鳴による構造活性相関）"についての先駆的な仕事に始まる[6]．この分光学的なアプローチでは，NMRを利用したスクリーニングによってタンパク質に結合したフラグメント化合物を検出し，続いてフラグメント化合物どうしをつないで親和性を向上させることに成功，Verlindeらの提唱した概念[2]の確からしさを証明した．Abbott社ではまた，結合したフラグメント化合物の検出と同定のために，X線結晶学を適用することも検討された[7]．

フラグメント化合物に基づく創薬は，すでに10年以上の歴史がある．Fesikらは（BCL-2プログラムで大成功を収めたように），フラグメント化合物をつなぎ合わせるという考えを普及させたが，結合親和性や選択性を高めるための戦術は，フラグメント縮合からフラグメント工学（フラグメント化合物を育てること）へと，大きく方向転換したようにみえる．SGX社，Astex社，Plexxikon社などのさまざまなバイオテクノロジー企業は，最近，フラグメント化合物に基づく方法により，安全性および耐容性を調べる第I相試験（Phase I）のための開発候補化合物を見いだせることを実証した（www.clinicaltrials.gov）．フラグメント化合物を見つけて最適化する手法は，比較的大きな製薬企業の多くで，新しい薬物分子の発見に至る一つのアプローチとして認められるようになってきているように思われる．

SGX社のフラグメント化合物に基づく創薬戦略と工程，およびヒトのプロテインキナーゼからの教訓について記述する前に，スクリーニングライブラリーの化学的な多様性と実際のスクリーニングとの関係についての筆者らの現在の見解をまとめておきたい．それにより，小さなフラグメント化合物で臨床開発候補化合物を探索することの有用性，および製薬産業においていかにコンビナトリアルケミストリー/ハイスループットスクリーニングが過大評価されてきたかが理解できるだろう．従来の創薬は，in vitro 生化学的アッセイを使って，適度の阻害能〔IC_{50}[e]にして10μM程度〕を示す低分子化合物（ヒット化合物）を探すことから始まる．有望なヒット化合物は，つぎに試行錯誤の繰返しか構造に基づく医薬品設計（あるいはその両方）によって最適化し，開発候補化合物とされる．ヒット化合物を見つけるのに広く用いられる方法は，大きな分子量（MW[f]）の化合物ライブラリー（典型的には，分子量が350〜550程度で，100,000〜2,000,000種類の化合物から構成されたライブラリー）のハイスループットスクリーニング（HTS[g]）あるいは基質類似体や文献報告された活性化合物の化学修飾による最適化検討などである．これらの方法により，数多くの新薬が市場に出たが，大きな製薬企業の研究予算は劇的に増えているのにもかかわらず，毎年承認される新薬の数は，過去十年間，本質的に変化していない．

通常のHTS法の根本的な欠点は，最大のスクリーニン

---

a) fragment-based drug discovery　b) 計算機上で　c) nuclear magnetic resonance　d) structure-activity relationship　e) 50％ inhibitory concentration; 50％阻害濃度　f) molecular weight　g) high-throughput screening

はじめに

グライブラリーでさえも化学的多様性は限られたものでしかないという事実にある．参考までにあげると，薬になる可能性のある分子の数は10^{60}程度であると見積もられている[8]．これは，宇宙を構成する全原子の数に匹敵する．この限界のために，創薬のための出発点としてのサンプリングは，事実上，偏ったものにならざるをえない．これでは最良のリード化合物を産出することはおぼつかない．一般的なライブラリーをスクリーニングする際にはつねに，ある種の化合物クラスに偏ったスクリーニングになってしまう．なぜなら，これらのライブラリーは，リードライク化合物（リード化合物としての性質をもつもの）空間をサンプリングするために選ばれたものではなく，何らかの歴史的な理由で合成された化合物を集めたものだからである．

典型的なHTSライブラリーは，フラグメント化合物（MW＜250程度）よりも大きな分子（MW＝350〜550程度）で構成されている．これは，合成展開にとってより有力な出発点となるだろうという理由による（フラグメント化合物が$IC_{50}<10$ mM程度であるのに対してHTSライブラリーでは$IC_{50}<10$ μM程度である）．残念ながら，これら分子量の大きな化合物を使う場合には，つぎの最適化の段階で，分子量と疎水性を最小にするために，官能基を除去しなければならない場合がある．あるいは，結合親和性を高めるために別の官能基を導入したり，化学修飾を施したりしなければならないこともあり，そのために手順はより複雑になる．したがって，分子量の大きなHTSヒット化合物から開発候補化合物へと最適化を行う過程では，結局，小さな断片に分解せざるをえなくなることもある．従来の創薬アプローチのもう一つの重要な弱点は，たいていのスクリーニングヒット化合物が，現在，筆者らがリード化合物としてふさわしいと考えている性質にあまり適合していないということにある[9]〜[12]．こうした低い適合は，リード化合物への最適化プロセスをしばしば複雑にして長引かせ，製薬産業界を悩ます新薬不足の少なくとも一つの原因となっている．最後に，HTSヒット率は，通常，非常に低い（＜0.01％）．その原因は，まさに，分子量の大きな（MW＝350〜550程度）化合物ライブラリーを使ってスクリーニングしていることによると筆者らは考えている[5]．

大きな化合物から成るHTSライブラリーの代わりに，小さなフラグメント化合物（たとえば，MW＜250程度の一員環，二員環の複素環式化合物）を使ってスクリーニングすることで，これらの三つの欠点のすべてを解決できる．第一に，うまく設計されたフラグメント化合物ライブラリーは，最大のHTSライブラリーよりも圧倒的に大きな化学的多様性を生み出すことができる．たとえば，化合物数1000のフラグメント化合物ライブラリーからは（個々のフラグメント化合物が2, 3箇所の化学修飾部位をもつものとして），容易に10^8を超える類似化合物（MW＜500程度）を合成できる．この非常に控えめな見積もりですら，製薬企業で構築された最大のHTSスクリーニングライブラリーを小さくみせてしまうだろう．第二に，フラグメント化合物ライブラリーは，リードライク化合物だけで構成することができるので，最適化の成功率を高めることができる．第三に，より大きく複雑な化合物と比べて，小さなフラグメント化合物は標的としているタンパク質分子への結合率が高い（多くの標的分子に対しておよそ1〜5％のヒット率である）[9]．このヒット率は，化合物数1000のフラグメント化合物ライブラリー一つから，10〜50の創薬研究の起点となる化合物を生み出すことができることを意味している．

フラグメント化合物を使うことで得られるこうした恩恵は，最初の性能の犠牲の上に成り立っている．さまざまなスクリーニング法でヒットしたフラグメント化合物（ヒットフラグメント）は，典型的には，約10 μMから10 mMあるいはそれ以下の結合親和性しかもたない．さらには，親和性を測定できないような場合もある．ヒットフラグメントの結合能があまり高くないという特徴を受け入れ難いとみなすグループもあり，いくつかの機関では，事実上，フラグメント化合物に基づく創薬の採用が見送られた．多くのメディシナルケミストは，結合能が10 mM程度のヒットフラグメントから最適化を試みるよりも，10 μMのヒットフラグメントから出発する方がずっと合理的であると考える．しかし，SGX社やその他のフラグメント化合物に基づく創薬を展開している製薬企業での経験は，10 mMのスクリーニングヒット化合物は，事実上，簡単に10 nM以上の結合親和性をもつ化合物に最適化できることを示している（以下を参照）．

分子量と結合親和性との関係は，多くの機関で詳細に調べられた．Astex社は，標的タンパク質と相互作用する構成原子数についての間接的な尺度を表すリガンド効率（LE[a]）という概念を普及させた[13]．

$$\text{LE} = \frac{\Delta G}{\text{非水素原子の数}} \approx \frac{-RT\ln(\text{IC}_{50})}{\text{非水素原子の数}}$$

一般に，HTSヒット化合物のリガンド効率は，0.3より小さいのに対して，ヒットフラグメントの場合は，弱く結合しているものでも0.3より大きいリガンド効率をもつ．ヒットフラグメントを最適化してnMの結合能をもつリード化合物を創出する工程では，結合親和性と分子量の間のバランスを維持あるいは改善する指標として，リガンド効率が絶えず監視される（つまり結合親和性の本質的な改善

---

[a] ligand efficiency

に寄与する原子だけを加える).

　分子量の小さな有機化合物を溶かした溶液にタンパク質結晶を浸すMITグループの先駆的な研究で示されたように[1], X線結晶学的なスクリーニングは, フラグメント化合物に基づく創薬に非常に適していることが証明されている. X線結晶学では, 標的タンパク質と相互作用するヒット化合物の三次元構造が得られる (NMR分光法とは異なり, X線結晶構造解析では, タンパク質-リガンド複合体を"直接見る"ことができる). 合成展開に適した有望なヒット化合物であるかどうかは, 標的タンパク質に対し合成展開に適した配向で強く結合しているかどうかを見ることによって判断できる. 有望と判断されたヒット化合物は, 構造をもとに, さまざまなメディシナルケミストリーアプローチによって最適化される[13]〜[16]. 生化学的なアッセイでは, 非特異的な結合や偽陽性が高い確率でみられるために, 三次元構造による確認ができない場合や最適化の際に構造による検証がない状態では, 弱く結合したフラグメント化合物の最適化は非常に難しい. X線結晶学的なスクリーニングやヒットフラグメントとの共結晶化 (あるいはその両方) を行うことにより, フラグメント化合物に基づく創薬アプローチは, 実用的で成功率の高いものとなる.

SGX FAST[a]: その戦略

SGX社のフラグメント化合物ライブラリーの設計

　ヒット化合物からリード化合物へ進めるための最適化に関する最近の研究により, リード化合物が臨床候補さらには医薬品展開へと進む確率が高くなる"リードライク特性"に関する一般的な定義が提案された. この概念は"Lipinski則 (Rule of 5)"に始まる[17]. Lipinskiは, 認可された経口投与薬の特性を調べ, それらがMW≤500, C log P (log Pの計算値) ≤5, 水素結合供与基≤5, 窒素＋酸素 (水素結合受容基) ≤10 という規則に従うことを見いだした. Lipinski則は強力ではあるが, HTSヒット化合物やリード化合物に対しては妥当ではない[11],[12]. 通常, リード化合物の最適化やその後の開発候補最適化中に, ヒット化合物の分子量, C log P, 環の数, 回転可能結合の数は増加する. したがってスクリーニングヒット化合物やリード化合物は, Lipinski則の分子量範囲から求められるものより小さい方がよい. Teagueらは, リード化合物は, MW＜350 および C log P＜3.0 という基準を満たすべきであると提案している[12]. HannとOpreaは, より最近, リードライク化合物はつぎの特性, すなわち, MW≤460, C log P≤4.2, 回転可能結合≤10, 環の数≤4, 水素結合供与基≤5, 水素結合受容基≤9 という特性をもつべきであると提案した[10].

"リードライク"を表す特性は, もともと, HTSあるいはコンビナトリアルケミストリー的な手段で見いだされる数μMの親和性をもつ分子に対して提案されたものである. ヒットフラグメントでは数μMから数mMの親和性になるので, より小さく, より簡単な分子に焦点を当てたライブラリーのスクリーニング基準が必要とされる. このために, HannとOpreaは, つぎの特性をもつ, より簡単な分子用のスクリーニングセットも提案している[10]. すなわち, MW≤350, C log P≤2.2, 回転可能結合≤6, 非水素原子数≤22, 水素結合供与基≤3, 水素結合受容基≤8 である. Congreveらは, これに似た"Rule of 3", すなわち, MW＜300, C log P≤3, 水素結合供与基≤3, 回転可能結合≤3 を提案した[18] (表4・1参照). これらの研究を参考にして, SGX社ではコアフラグメント化合物ライブラリーの最初の設計と, その後の改良のために, "Rule of 2"とよばれる指標が設定された.

　フラグメント化合物ライブラリーの設計とその後の改良に関して, SGX社では, 他にも, 二つの重要な考慮すべき事項を見いだしている. 一つ目は, HTSあるいは文献から得られたヒット化合物は, その後に必要とされる効率的な合成展開に適していないこともしばしばあり, 最適化のために, かなりの特別な, 労力を要する合成が必要となるということである. 事実上, ヒット化合物が最適化できる可能性は, その後の合成展開に適合しているほど高くなる. したがって, SGXコアフラグメント化合物ライブラリーでは, 分注ロボットを使って汎用的な合成ルートで48種あるいは96種の同時自動並行合成ができるような化合物の数を増やした. 二つ目は, 芳香族臭素はX線結晶学的方法によるフラグメント化合物の同定と最適化にとって特に役立つ置換基であるということである. X線のエネルギーを臭素の吸収端に合わせることができる場合, 臭素原子からの異常散乱シグナルは, X線によるフラグメント化合物スクリーニングの有用性を増す. さらに, 臭素は, 鈴木カップリングや関連する反応において, 炭素-炭素結合が形成される際に脱離基としても働く.

標的の準備, フラグメント化合物スクリーニング, 初期の構造活性相関最適化, 最終段階

　SGX社のフラグメント化合物を使った, 構造を指標とする創薬 (SGX FAST) は, 以下の段階から成り立っている. (1) 標的の準備, (2) コアフラグメント化合物ライブラリーやその他のフラグメント化合物のスクリーニング, (3) 構造に基づいたフラグメント化合物の選択, (4) 構造活性相関解析の設計および優先度決定, (5) 選択されたフラグメント化合物の最初の合成展開, (6) 合成展開化合物のX線結晶学と *in vitro* 生化学的アッセイによる解析,

---

[a] Fragments of Active STructures

(7) つぎのラウンドの合成展開と評価(今回は,細胞中でのアッセイ,選択性プロファイル,in vitro・in vivo の薬物動態試験,および in vivo の効能試験の評価を含む),
(8) 開発候補化合物のさらなる最適化と目標製品プロファイル(ラットによる毒性試験を含む).

薬物送達に関する性質

　最近の研究によれば,臨床試験で成功する確率は化合物の分子量に大きく依存する[19),20)].具体的には,MW≦400 の臨床候補は MW>400 のものと比較して,承認される可能性が50%も高い.Paolini らは,承認を受けた経口投与薬の分子量および $C \log P$ の両方を調べることにより,この解析を二次元に拡張した[21)].彼らは,$300<MW<400$,$2.5<C \log P<4.5$ の範囲に,経口薬の"スイートスポット"があることを明らかにした.これらの知見を踏まえて,SGX FAST のための一般的な指針が設定された.

SGX FAST:その行程

SGX コアフラグメント化合物ライブラリーの特性

　SGX 社では,過去5年間,約1500のリードライクフラグメント化合物がさまざまなところから集められ,スクリーニングライブラリーが構築された.ライブラリーを構成する化合物の多くは,構造確認後の迅速な合成展開を助けるために,二つもしくは三つの合成ハンドルを備えている(図3・1).ライブラリーを構成する分子の約1/3は,結晶学的なヒット化合物検出とルーチン合成展開を促進するために,数個の臭素原子をもっている.化合物の多くは,特定の創薬標的タンパク質に対して集められたものではない.しかしながら,最近のライブラリーの拡張時に,約100個のあまり有効でないフラグメント化合物が除かれ,プロテインキナーゼを指向した約500個のフラグメント化合物が加えられた.図3・2は,SGX コアフラグメント化合物ライブラリーの特性を表す五つのヒストグラムである(ライブラリーに加える際の基準についての詳細な説明は Blaney ら[22)]を参照のこと).

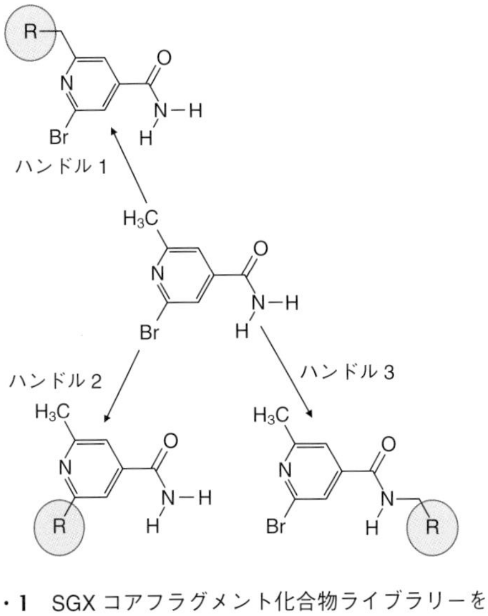

　SGX コアフラグメント化合物ライブラリーの現在の大きさは,X線結晶学を使ってスクリーニングするのに必要な時間と標的に対するスクリーニングヒット率との間のバランスを反映したものになっている.現時点では,1500の化合物から成るコアフラグメント化合物ライブラリーは,分子形状の異なる10個の化合物の混合溶液150組に分けてスクリーニングされる.これにより,スクリーニングは,2,3日のX線ビームタイム内に終了する.先に述べたように,HTS ライブラリーに含めるべきドラッグライク分子の概数は,約 10^{60} である[8)].それに対して,MW<160 のリードライク化合物の概数は,わずか 14,000,000 である[23)].控えめな数(つまり約1500)のフラグメント化合物ライブラリーでも,HTS ライブラリーでドラッグライク分子空間をサンプリングするよりもずっと効率よく,リードライク化合物空間をサンプリングすることができる.1000〜10,000個の,小さな化合物(MW<160)から成るフラグメント化合物ライブラリーは,すべてのリードライク化合物空間の約 0.001〜0.01% に相当する.対照的に,10^5〜10^6 個の化合物から成る典型的な HTS ライブラリーは,ドラッグライク分子空間のわずか 10^{-55} にしか相当しない.筆者らのコアフラグメント化合物ライブラリーのX線スクリーニングがヒットする確率は,実験上,1〜5% の範囲にあり,それゆえに,15〜75個のヒット化合物がつぎの段階の最適化に残る.こうした論証や実験結果を考慮すれば,SGX 社の1500個の化合物から成るコアフラグメント化合物ライブラリーは,リードライク化合物空間の有意な割合から,最適化のための妥当な数の出発点を選択するのに有効なものであることが理解できる.

　SGX コアフラグメント化合物ライブラリーの潜在的な化学的多様性は,化合物の数にして 10^8〜10^{17} の範囲にあると見積もられる.1500のフラグメント化合物のほとんどすべてに,2,3個のR基置換部位(化学ハンドル)が初めから備わっている.それぞれの化学ハンドルに対して,化学修飾のために使える市販試薬の数は,最小の400から最大で 40,000 の範囲にある.最も悲観的なシナリオでは,(すなわち,わずか二つのハンドルが使えるだけで,そのそれぞれについて400の独立した化学修飾が可能であるとすると)1500のフラグメント化合物から約 $2.4×10^8$ の異なる化合物が新しくつくられることになる.一方,最も楽観的なシナリオでは,(すなわち化学ハンドルが三つあり,それぞれのハンドルに 40,000 の独立した化学修飾が可能で

図3・1 SGX コアフラグメント化合物ライブラリーを構成する典型的な化合物.R基を迅速に展開できる三つの化学ハンドルを示す.

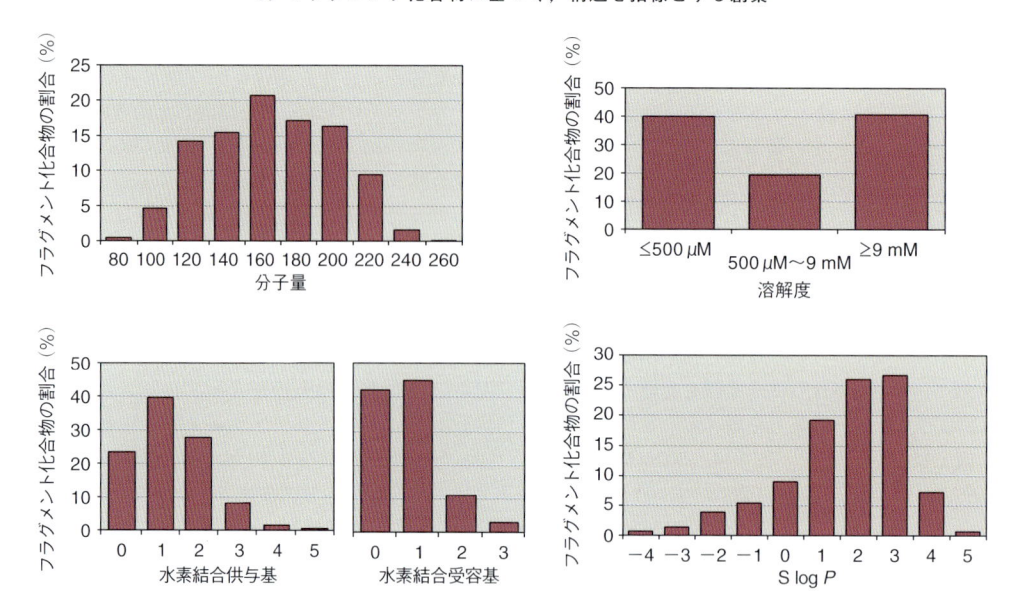

図3・2 SGXコアフラグメント化合物ライブラリーの特性

あるとすると) 1500のフラグメント化合物から約10^{17}個の新しい化合物がつくられる．この数は，分で表した宇宙の年齢に相当する．

標的の準備，X線によるフラグメント化合物スクリーニング，相補的に使われる生物物理学的スクリーニング，構造活性相関の最適化，最終段階

標的の準備

SGX社では，多数のタンパク質試料を同時に処理できるようにした，遺伝子-構造プラットホームを使って，新規タンパク質の結晶構造を決定している．SGX社のプラットホームは，モジュールロボットシステムと包括的な研究室情報マネージメントシステム (SGX LIMS[a]) から成る．SGX LIMSにより，すべての処理段階でのデータ入出力が容易に行える．またこれによって，トラブルシューティングやプロジェクトのマネージメントのための包括的なデータマイニング[*1]が可能である．SGX社の標的-構造プラットホームでは，たくさんの創薬標的の高分解能（典型的には2Å以上）の構造決定を行ってきた．それらの中には，ヒトのプロテインキナーゼが60種以上，ヒトや病原体のプロテインホスファターゼが20種以上，多くの核ホルモン受容体のリガンド結合ドメイン，細菌やウイルスのタンパク質などがある．成功しているものの中には公共のプロテインデータバンク (PDB[b]; www.pdb.org) には含まれていない標的もあり，その中には，発現，精製，結晶化が，不可能ではないにしても極端に難しいとみなされているものもある（たとえば，IκBキナーゼ）．モジュール型につくられたSGXプラットホームロボットシステムは，遺伝子クローニング，タンパク質発現，精製，結晶化，構造決定を包含している．多数のタンパク質の複数の発現コンストラクト[*2]を同時処理するために，作業の多くは96穴の溶液ハンドリングロボットシステムを使って行われる．一つの標的の発現コンストラクトは，通常，N末端やC末端をさまざまに切除した欠損体や，内部のループを切除した欠損体などから成る．詳細な切断箇所は，標的タンパク質の配列を使ったバイオインフォマティクスの解析結果から，あるいはタンパク質の限定分解と質量分析との組合わせによる実験的なドメインマップから決められる[24]．構造未知の典型的な標的の場合，少なくとも20～30種類のコンストラクトが，発現ベクター（N末端，C末端ヘキサヒスチジンタグおよび除去可能なN末端ヘキサヒスチジン-Smt3タグをコードしたもの）として用意される．十分に発現，可溶化した標的タンパク質は，並行して精製され，2種類の温度 (4℃と20℃) で，あらかじめ設定された約1000の条件で，結晶化が試みられる．このように，プロセスの初期段階において高速で詳細なサンプリングをすることで，困難な標的でも結晶化に適した，（それゆえに構造決定が可能な）切り詰めた形で発現させることが可能になる．

初期結晶が得られたら，フラグメント化合物スクリーニ

---

*1 訳注：大量のデータから有益な情報を抽出すること．
*2 訳注：タンパク質を発現させるための，塩基の配列から成る設計図．
a) laboratory information management system　b) Protein Data Bank

ングを可能にするための追加実験が行われる．この過程は，新しく結晶構造を決めるための小規模な結晶成長，データ収集実験から，X 線スクリーニングのための大規模実験への移行を含む．結晶学的なスクリーニングに必要とされることは，通常，結晶化がルーチンにできること，ソーキング（浸漬）実験が大規模に行えること（1回のスクリーニング当たり約 300 個の，回折能のある結晶が必要），そして 2.5 Å 以上のデータが再現性よく得られることである．たいていの場合，構造解析に使われた結晶形は，フラグメント化合物ライブラリーを使った結晶学的スクリーニングには適さない場合が多い．極端な場合，最初の結晶情報を使って新しい結晶形を設計してつくり出すような作業工程が必要になることもある．そのようなタンパク質工学による再結晶化過程では，タンパク質結晶の安定性の改善（特に DMSO[a] 存在下での）や，結晶格子中での標的分子のパッキングの改善（結晶中の溶媒チャネルを通ってフラグメント分子が浸透できるようにするため）などが必要とされる．

　適当な結晶形が得られたら"コントロール化合物（目的の標的に結合，あるいは阻害することが知られている化合物）"をソーキングすることにより，その系の有効性が調べられる．適当な阻害剤がない場合には，基質類似体，補因子，その他のリガンド（たとえばプロテインキナーゼの場合には，ATP 類似体やスタウロスポリンなど）がコントロールとして使われる．参照とした化合物が差電子密度図で明瞭に観察できれば，その系は有効である．結晶形の検証の後には，ソーキング混合物がその系へ浸透するかどうかが調べられる．混合物を効果的に浸透させるために，結晶化やソーキング条件のさらなる最適化が必要となることもある．

X 線によるフラグメント化合物スクリーニング

　結晶学的スクリーニングの準備が整ったら，つぎに，放射光施設 Advanced Photon Source の筆者らの専用ビームライン（APS；SGX-CAT）でデータを収集するための結晶を準備する．2 個の結晶を 10 種類の構造の異なるフラグメント化合物の混合液（通常，それぞれのフラグメント化合物の濃度は，約 5～10 mM で，DMSO 濃度は約 5％）に浸し，瞬間凍結した後に，液体窒素中に保存する．すべての実験は，SGX-CAT からアクセス可能な SGX LIMS で追跡できる．SGX 社の二つの装置の間は T3 ラインで直接つながっているので，その間の高速データ転送が可能である．凍結結晶が SGX-CAT に国際宅配便で運ばれてくると，サンプルはデータ収集用のサンプルラックに手動で取り付けられ，またサンプルの情報は SGX LIMS を通して取込むことができる．データ収集用の複数のサンプルラックは，液体窒素中に貯蔵され，自動データ収集の列に入る．データ収集の準備が整うと，サンプルラックは自動的に貯蔵用ジュワー瓶から結晶マウントロボットへと転送される．図 3・3 に，APS 放射光施設の 31-ID ビームラインの SGX-CAT の X 線回折装置を示す．ここには，X 線光学素子（焦点合わせ，波長選択のためのもの），X 線ビーム用パイプ，結晶マウントロボット，結晶冷却用窒素ガスライン，Mar CCD X 線エリアディテクターなどがある．無人のデータ収集のために，SGX 社と Mar Research 社は，共同で結晶センタリング用のソフトウエアを開発した．

　回折実験の進捗とデータ処理をリアルタイムで制御するために，SGX LIMS から，データ収集－処理パラメーターが読み込まれる．処理済みの回折データは，自動的にサンディエゴの SGX 本部へ T3 ラインで戻され，実験パラメーターは，SGX LIMS データベースから取得できる．このシステムを使えば，1 日当たり約 50 個の結晶サンプルのデータを無人でルーチンに収集でき，SGX 社のもつすべてのフラグメント化合物ライブラリーのデータを 3 日間で集めることができる（二重にソーキングした中からより良い方の結晶のデータが収集される）．フラグメント化合物スクリーニングの結果は，複数の CPU を備えた SGX サンディエゴの Linux クラスタコンピューターを用いて自動的に解析される．回折データの自動処理は，SGX 社独自のソフトウエアと CCP4 プログラムパッケージ[25]とを合わせたシステムを使って行われる．構造の異なる 10 個の化合物の混合液を使ったスクリーニング試験のために，SGX LIMS で前もって決めておいたタンパク質の構造を使う分子置換法で，標的タンパク質の構造が自動的に再決定

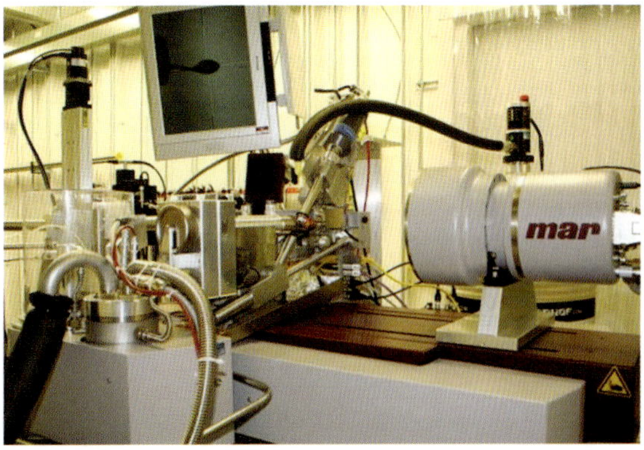

図 3・3　放射光施設 Advanced Photon Source（APS）の SGX-CAT ビームラインにおけるデータ収集設備．X 線ビーム用パイプ，冷却用窒素ガスライン，サンプル台 Mar サンプルステージ（自動サンプル交換装置），Mar CCD X 線エリアディテクターが示されている．

---

a）dimethyl sulfoxide

される．このステップが終了すると，構造の精密化が途中の段階まで行われ，差フーリエ合成が計算され，標的タンパク質としても，あるいは，周囲の水分子としても説明できないタンパク質表面の電子密度が検出される．説明がつかない電子密度のすべてについて，混合物の中から電子密度の形に最もよく似たフラグメント化合物が自動的に同定される．

自動処理によるフラグメント化合物の同定が完了すると，差フーリエ図の"スナップショット"が，リガンドの原子モデル付きで，SGX LIMSからアクセスできるようになる．これらの図を目視検査する段階で初めて，タンパク質結晶学者の介入が必要となる．専門家が電子密度図を精査することによって，三次元の電子密度図に基づく順位付けや，フラグメント化合物の自動フィッティングの結果の評価が促進される．このように，自社開発ソフトウエアと公共のソフトウエアの組合わせツールは，SGX社のフラグメント化合物ライブラリーを利用したX線スクリーニングの結果を効率よく解析するのに役立っている．

X線スクリーニングでは，フラグメント化合物の結合状態のすべてを"直接見る"ことが可能であるが，さらに感度も驚くほど高い．IC_{50} 値が 50 mM 程度のフラグメント化合物も検出できるし，またヒットフラグメントの結合親和性が測定できない場合もある．X線スクリーニングの感度が高いのは，タンパク質濃度が局所的に非常に高い（通常の結晶で 0.1 M 程度）ことによるものである．X線スクリーニングのもう一つのメリットは，逆説的ではあるけれども，結晶学的な方法の限界からくるものである．差フーリエ合成でフラグメント化合物が見えるかどうかは，結晶を構成するタンパク質分子のどれだけの割合にリガンドが結合しているか（すなわち占有率）ということと，フラグメント化合物がどれだけしっかりとタンパク質分子表面に結合しているかによる．リガンドがX線スクリーニングで検出可能になるためには，平均的な占有率がおよそ30%を超える必要がある．また，リガンドは，はっきりとした分子間相互作用で標的の単一サイトに結合している必要がある．もしフラグメント化合物が酵素に複数あるサブサイトに結合しているならば，結果としての電子密度は，弱くぼんやりとしたものになり，それゆえに，解釈不可すなわちマイナスの評価がなされる．したがって，X線スクリーニングによるヒットは，そのフラグメント化合物が，標的タンパク質表面に高い占有率で，はっきりと固定していることを示すものである．

相補的に使われる生物物理学的スクリーニング

結晶学的な方法を補うものとして，SGX社では，約1500の化合物から成るコアフラグメント化合物ライブラリーに対して，生化学的スクリーニングとSPR[a]（表面プラズモン共鳴法）スクリーニングを行っている．生化学的スクリーニングは，レール（Sagian rail）付きのBeckman BioMek FX社の液体ハンドリングシステムを使って行われる．筆者らのコアフラグメント化合物ライブラリーは，適当な生化学的アッセイによって，一度に一つずつ，全体が1日以内でスクリーニングされ，結晶学的な結果を補うものとして使われる．生化学的アッセイを使う場合，弱い結合リガンドの特性を調べるのは，スペクトルの干渉問題のために困難なことが多い．SGXコアフラグメント化合物ライブラリーのスクリーニングは，500 µMのリガンド濃度で，スペクトルの干渉を最小に抑えながらスループットを最大にするように調整した生化学的アッセイを使って行われ，IC_{50} 値がすべての生化学的ヒットに対して決定される．SPRスクリーニングは，Biacore T-100の装置を用いて，96 あるいは 384 穴の化合物アレイフォーマットで行われる．SPRスクリーニングでは，スペクトルの干渉は問題にならない．一度に一つずつ，1週間で，筆者らのコアフラグメント化合物ライブラリーの全体がスクリーニングされ，結晶学的なスクリーニングと生化学的アッセイの両方に対して相補的に用いられる．生化学的アッセイとSPRスクリーニングのデータは，自動的にSGX LIMSにインポートされ，X線スクリーニングの結果と照合される．

X線，生化学，SPRスクリーニングの比較

X線スクリーニングを生化学的アッセイおよびSPRスクリーニングと組合わせて使うと，三つの方法のすべてに共通のヒット化合物が明らかになる場合に加えて，三つの方法のうちの二つだけでヒットする場合，一つの方法だけに特有の場合がある．生化学的アッセイやSPRスクリーニングでヒットした化合物の有用性の最終的な判断は，個別のフラグメント化合物を使ったソーキングや共結晶化によるX線結晶学的な再検討実験によって行われる．X線によって確認された生化学的あるいはSPRのヒット化合物は，さらなる評価のために残されるが，X線によって確認できなかったヒット化合物は放棄される．X線によるヒット率は1～5%程度なので非常にまれなことではあるが，X線スクリーニングでヒットフラグメントの検出に失敗する原因として，形の異なるフラグメント化合物の混合液の中の，より強力な化合物が他のフラグメント化合物の結合部位を隠してしまう場合がある．個別にフラグメント化合物を評価する生化学的アッセイやSPRスクリーニングではこのような問題は起こらない．つぎの項では，構造に基づいた最適化を行うためのヒットフラグメントの選択基準について議論する．

---

[a] surface plasmon resonance

構造活性相関の最適化

先に述べたように，典型的な結晶学的スクリーニングでは，数μMから数mMレベルの結合親和性（IC$_{50}$）をもったヒット化合物が，標的当たりおよそ15～75個得られる．ヒットフラグメントは，効率的な合成展開によって，活性が迅速かつ劇的に改善できる場合にのみ役立つ．フラグメント化合物が最適化のための最良の候補かどうかを計算によって予測することは，各フラグメント化合物からつくることのできる誘導体の数が膨大になるために，また結合自由エネルギーを予測するのに膨大な計算時間が必要となるために現実的でない．代わりに，筆者らは，最も有望なフラグメント化合物を四つから五つ選び，それらを同時に最適化する．筆者らの経験では，ヒットフラグメントを注意深く優先順位づけ選択することによって，フラグメント化合物の第一段階の合成展開で，2～3桁の活性の向上を見込むことができる．

合成展開のためにフラグメント化合物を選ぶ際の最も重要な決定因子は，標的-フラグメント化合物複合体の高品質で明瞭な結晶構造（2.5Å以上の分解能）である．それによって，結合リガンドの配向や，リガンド結合部位のポリペプチド鎖のコンホメーションを明瞭に見ることができる．すでに議論したように，ヒットフラグメントのリガンド効率は，メディシナルケミストリー合成展開を開始する優先度を決めるための重要なパラメーターである．リガンド効率は，生化学的測定によるIC$_{50}$値やSPR測定による結合動力学（k_{on}とk_{off}）によって見積もることができる．以上をまとめると，ヒットフラグメントを合成展開する際の優先度は，以下の基準に基づいて決められる．すなわち，フラグメント化合物の結合部位の位置，フラグメント化合物の結合様式，合成展開のための化学ハンドルの構造的な使いやすさ，新規性の高い特許を取得できる可能性，タンパク質のコンホメーション，リガンド効率である．

ヒットフラグメントの理想的な結合部位は，活性部位あるいは既知のアロステリック部位である．結晶中の分子の相互作用面から離れた，これまでに知られていない結合部位に結合するフラグメント化合物は，新規の選択的リード化合物発見につながる可能性がある．しかし，そのような部位は，合成展開により，生化学的アッセイあるいは細胞内アッセイが確実にできるような強力な化合物をつくって検証する必要がある．フラグメント化合物の結合様式としては，合成ハンドルが，標的タンパク質表面のポケットやサブサイトの方向を向いているようなものでなければならない．ヒットフラグメントに固有の合成ハンドルが溶媒の方向を向いていたり，あるいは立体的に妨げられていたりするならば，代わりの合成ハンドルをもつ類似の化合物を探したり，類似化合物にハンドルを導入するなどしなければならない．そのような合成が可能かどうかは，ヒットフラグメントおよび関連する合成出発原料と相性のいい試薬が多数入手できるかどうかで判断できる．リガンド効率は，生化学的活性とフラグメント化合物のサイズとの比を計算することで評価される（上記）．新規性は，ヒットフラグメントとその結合様式の両面から評価される．よく知られているフラグメント化合物であっても特異な結合の仕方をしているなら，それは新しい合成展開のチャンスになりうる．類似のフラグメント化合物が共通の結合様式で結合している場合，それは最初の構造活性相関とみなすことができ，間接的であるにしてもヒットフラグメントを選択する際の情報を与える．同じまたは関連する標的での経験や，ヒットフラグメントと同じまたは関連する基本骨格での経験は，その化合物を選択する上での有用な情報となる．フラグメント化合物の生化学的な活性は，通常，上記の基準ほどには重要ではない．というのは，（活性が高くても）結合の向きがよくないフラグメント化合物やリガンド効率の低いフラグメント化合物は，不可能でないまでも最適化するのが難しいからである．

フラグメント化合物からの合成展開を計画するのに，筆者らが計算化学ツールをどのように利用しているかについては，Blaneyらによる詳細な説明がある[22]．筆者らの現在の方法では，ヒットフラグメントを部分的に合成展開した際の結合自由エネルギーを予測し，ヒットフラグメントの複数の合成展開ルートを比較してその中から最良のものを選択し，そして合成する誘導体の優先順位を決めるのに使われる．このアプローチは，現在のところ，すべてのヒットフラグメントを使ってすべての可能なバーチャルライブラリーに対して適用するには，計算コストの点で現実的ではない．

フラグメント化合物の最適化の第一段階のゴールは，個々の化学ハンドルについて，結合親和性を少なくとも100倍改善し（つまり，IC$_{50}$値にして，1～10 mMのものを10～100μMにする），個々の合成ハンドルで最初の構造活性相関が成立することを確立して，選択したフラグメント化合物の有効性を確認すること，この構造活性相関を観察された共結晶構造および計算機による結合能の予測と関連づけることにある．先に述べたように，ヒットフラグメントをnM程度の結合能をもつリード化合物まで最適化するためには，典型的な場合，およそ4～9 kcal/molの結合エネルギーの増加（結合定数にして，3～6桁の増加）を必要とする．構造情報を参照することができないなら，この仕事はきわめて困難なものになるだろう．

正しい共結晶構造を適時に参照することで，結合能の低いフラグメント化合物でも，結合能の高いリード化合物へと最適化できる．SGX社では，APSの専用ビームラインを利用することにより，化合物の合成と複合体結晶構造決定との間の非常に迅速な回転が可能になっている．X線データ収集と構造決定に必要とされる時間の中央値は48時間で，要求された共結晶構造の90％が96時間以内に

プロジェクトチームに送られてくる．そのような迅速な回転で，筆者ら多分野から成る設計チーム（メディシナルケミスト，計算化学者，タンパク質結晶学者から構成されている）は，合成展開中のリード化合物の三次元の構造活性相関情報をもとに，つぎのラウンドの合成展開についての決断をすることができる．

SGX社は，フラグメント工学的な方法を使ってかなりの成功を収めてきたが，この方法では，最適化は，個々の合成ハンドルのために用意された小さな類似化合物ライブラリーを使って各フラグメント分子を"育て"，ひき続いて，個々の化学ハンドルについてより良い置換基と認定されたものを用いて，同時並行で合成展開する．このアプローチは段階的，系統的で，リガンド効率を保持，あるいは，さらに改善するのに適している．合成展開のためのフラグメント化合物が選択されると，利用可能な試薬が集められ，そのための小さな類似化合物ライブラリーがつくられる．それぞれのフラグメント化合物の類似体に対して結合自由エネルギーを予想し，メディシナルケミストリー的な視点で構造活性相関が検討され，その結果に基づいて合成の優先順位が決められる．フラグメント化合物の in silico ドッキングは，SGX社のフラグメント化合物に基づく創薬戦略には含まれていない．筆者らの経験では，実験的に決定したタンパク質-フラグメント化合物複合体の構造を合成化学の出発点に使う方が，より信頼できる結果が得られることを示している．

これらの仕事を実行するのに必要な資金は，標的の詳細に依存している．初期の構造活性相関研究に関するSGX社の数的指標は，以下のとおりである．必要期間2～8カ月（平均4カ月），合成誘導体数10～150（平均60），活性の向上率500～10,000倍（平均3500倍）．ヒット化合物に対する最適化可能性の実験的検証に続いて，合成展開を行う一連のリード化合物に対し，ドラッグライク特性（選択性，細胞透過性，細胞内活性，肝臓ミクロソームおよび肝細胞クリアランス）を付与するための化学修飾が検討される．この工程を完遂するのに必要な時間もまた，標的に依存する．

最終段階

創薬の最終段階では，治験薬（IND[a]）適用の準備のために大きな資金を費やす数個の開発候補化合物を同定することに焦点が絞られる．SGX社では，ヒット化合物の最適化工程と開発候補化合物探索工程との間に"明確な境界線"はない．リード化合物の構造を指標とする最適化は，マウスとラットを使った静脈内と経口投与による in vivo の薬物動態試験，さまざまなマウス異種移植片腫瘍モデルを使用する in vivo の効能試験，およびラットによる予備的な14日間の毒性試験からの追加フィードバックを受けながら継続される．簡単にいえば，最終段階は，in vitro 試験による細胞能，選択性，経口によるバイオアベイラビリティー，半減期，in vivo の効能試験，吸収・分配・代謝・排泄（ADME[b]）・安全性に関する特性〔シトクロムP450抑制および誘導，受容体阻害プロファイル，遺伝毒性，またヒト遅延整流性カリウムイオンチャネル遺伝子（hERG[c]）チャネルへの結合〕などの間で，好ましいバランスが達成されるまで継続する．

追記

この項を閉じるに当たって，SGX FASTでは，フラグメント化合物情報を探索する時と場所に関して，完全に実践的に行われていることを指摘しておきたい．これは注目に値するだろう．対象とする標的（およびいくつかのプロテインキナーゼの場合は，重要な標的外タンパク質）とフラグメント化合物が結合した共結晶構造から得られた情報は，フラグメント化合物の合成展開だけでなく，リード化合物の構造活性相関最適化検討にも影響を及ぼす．SGXコアフラグメント化合物ライブラリーや他の出所からのフラグメント化合物を用いた初期X線スクリーニングから得られる共結晶構造は，酵素の活性部位やアロステリック部位を構成する多くの官能基と低分子リガンドとの間の相互作用に関する価値ある情報を提供する．合成展開の対象にはならなかったヒットフラグメントが，後になって，フラグメント化合物やリード化合物の最適化の際のR基の選択に関してヒントを与えることもある．筆者らはまた，実験的に同定したフラグメントを重ね合わせ，マージ（統合）することで，完全に新しいフラグメント化合物（一般には基本骨格ともよばれる）を作成する独自の計算化学ソフトウエアを開発した．このツールは，SMERGE[d]（再帰的なグラフ検査による基本骨格マージ）とよばれる．SMERGEでは，以前に合成展開した基本骨格の一つの部位に，あるR基を加えたときの構造活性相関に関する豊富な情報をもとに，新しい基本骨格を素早く築き上げることができる．SMERGEによる産物は，構造を指標に行う最適化にとっての新しい出発点となってきた．ある種のリード化合物合成展開では，SMERGEによってつくられたフラグメント化合物は，魅力のないドラッグライク特性をもった製品ができるのを避けるのに，あるいは知的財産権の制約を回避するのに役立ってきた．

FASTからの教訓

SGX FASTを24のタンパク質標的（それらのうちの20

---

a) investigational new drug　b) absorption-distribution-metabolism-excretion　c) human ether-a-go-go related gene　d) Scaffold MErging via Recursive Graph Exploration

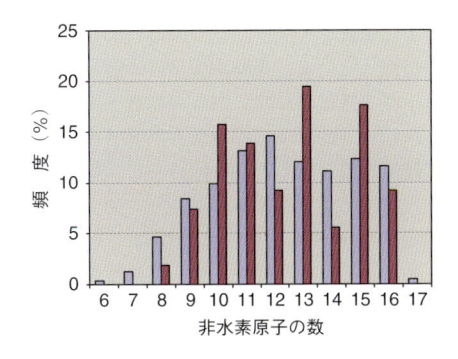

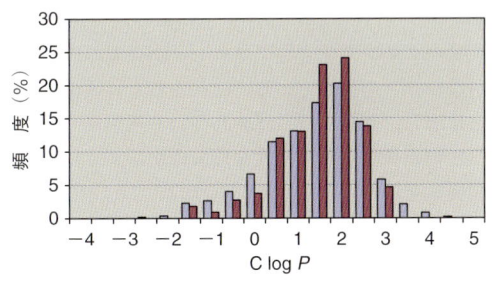

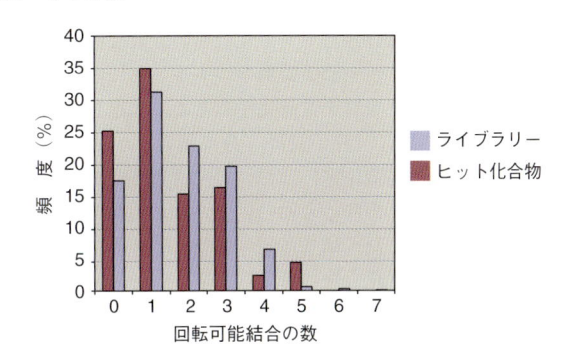

図3・4 ヒットフラグメントの特性と，SGXコアフラグメント化合物ライブラリーの特性との比較

はプロテインキナーゼである）に適用して得られた重要な経験，すなわちフラグメント化合物に基づくアプローチにとって重要な三つの"教訓"（1）フラグメント化合物ライブラリー設計の重要性，（2）プロテインキナーゼのX線スクリーニングを通して確認されたヒットフラグメントの選択性，（3）ヒットフラグメントの最適化能力と初期結合親和性との間には相関がないことについて以下に記す．

教訓1：フラグメント化合物ライブラリーの設計

図3・4の三つのヒストグラムは，SGX社コアフラグメント化合物ライブラリーの各種の特性と，4組のタンパク質ファミリーに属す24個の標的から得られたヒットを比較したものである．驚くべきことに，ヒットフラグメントの特性とフラグメント化合物ライブラリー全体の特性との間には，密接な相関がある．この事実は，筆者らのコアフラグメント化合物ライブラリーが標的に依存しないようにつくられていることを反映している．筆者らは，意図的に，どのような標的クラスにも偏ることなく，化学的多様性が最大になるようなフラグメント化合物ライブラリーをつくろうと努力してきた．今後，スクリーニングライブラリーに新たなフラグメント化合物を加える際にも，合成展開のしやすさにひき続き注意を払いながらも，化学的多様性をさらに高めようと努力することになるだろう．

教訓2：プロテインキナーゼのX線スクリーニングによって明らかになったフラグメント化合物の選択性

図3・5は，20種のプロテインキナーゼを標的として行った，実際のX線スクリーニングを要約したものである．この困難な仕事に取掛かったときには，筆者らは，ヒットフラグメントは基本的に選択性をもっておらず，選択性は合成展開して初めて現れるだろうと単純に考えていた．しかし，筆者らのプロテインキナーゼでの経験は，この考えは正しくないことを示している．すなわち，プロテインキナーゼを使って行ったX線スクリーニングで検出されたヒット化合物のほぼ75％は，20種の標的のうちの1種だけに結合した．非常に厳しいスクリーニング条件の下では，"特別な"リガンド（あるいは基本骨格）が識別されることになったようである．X線スクリーニングに対する筆者らの強い信頼から生まれたこの予期せぬ利益のお

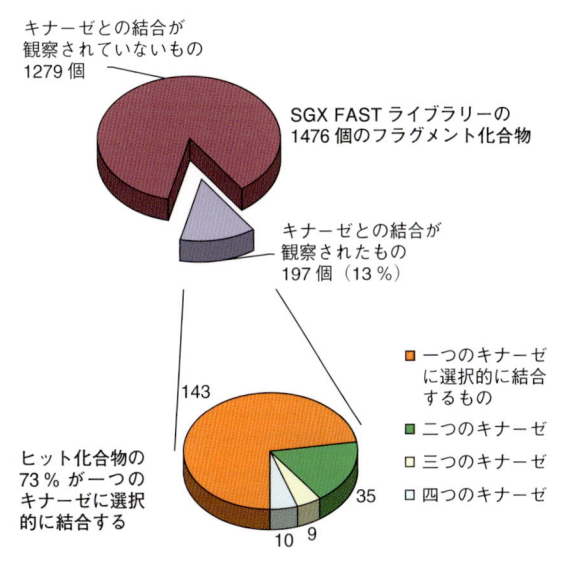

図3・5 X線によるヒット化合物の多くは，ある一つのプロテインキナーゼに対して選択的に結合する．

かげで，構造をもとに行ったヒット化合物の合成展開できわめて選択性の高いキナーゼ阻害剤をつくることに成功した．魅力的なヒット化合物を最適化するために繰返して行う一連の作業サイクル（分子設計，合成展開，生化学的アッセイ，共結晶の構造決定）において，筆者らはフラグメント化合物と標的との間の最初に見つかった相互作用を保持するように努力した．構造情報へ適時にアクセスすることで，フラグメント化合物に対する化学修飾の影響を監視することができ，実際の成長を確認できる．ごくまれに（5％程度），フラグメント化合物の結合様式の変化が検出されたが，それらのうちのいくつかは，他の構造活性相関を研究する良い機会として利用された．

教訓3：フラグメント化合物の最適化能力と結合親和性との間には相関がない

図3・6は，プロテインキナーゼを標的として行った，さまざまなフラグメント化合物の最適化の結果をまとめたものである．それぞれのフラグメント化合物について，最初に測定された結合親和性と一つの化学ハンドルを使って合成展開した結果との関係をプロットしている．これらのデータは，明らかに，最初の結合親和性と最適化能力との間には相関がないことを示している．したがって，強い親和性をもつものと弱いものとの間で，合成展開のためのリソースを区別する合理的な理由はない．問題にすべきは，親和性ではなく，リガンド効率である．

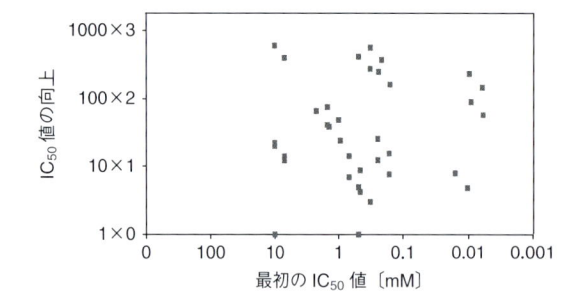

図3・6 五つの標的に対して得られたヒット化合物について，最初の結合親和性（IC_{50}）と化学ハンドルを使って合成展開したときの能力の向上との関係を示す．

将来の展望

2004年からのフラグメント化合物に基づく活発な創薬活動にもかかわらず，創薬のためにこの新しい戦略を使ってきた専門家たちは，これまでのところ単に表面を引っかいただけのようにみえる．フラグメント化合物スクリーニングで追求されるべきさらに多くの標的クラスがある．バイオテクノロジーや製薬を専門とする企業にとって特に興味があるのは，最近，X線結晶学で取扱えるようになってきたイオンチャネルやGタンパク質共役型受容体である．

フラグメント化合物ライブラリーの設計に関しては，まだ多くの仕事が残っている．現時点では，筆者らは，最適なライブラリーサイズについて，あるいはヒット化合物を合成展開する際に化学的な多様性を最大限引き出すための方法について確実な答えをもたない．さらに，筆者らはフラグメント化合物ライブラリーをスクリーニングするための最も効果的な方法を知らない．各機関は，それぞれの歴史，リソースによる束縛，経験基盤，特殊技能などを反映したそれぞれの偏りをもっている．フラグメント化合物アプローチは，HTSと同様な期待外れに終わる道を進み，やがて酔いがさめる可能性を常にはらんでいる．筆者らは，フラグメント化合物アプローチが失意の内に終わることがないことを信じている．これからも，この方法の可能性を追求し，開発が待ち望まれている抗癌剤の臨床試験候補化合物を発見する可能性を最大にするように，この方法を発展させる努力を続けるだろう．

謝　辞

SGX社において，開拓者あるいは実務者として，筆者らのFASTに，さまざまな面で貢献してきた，過去，現在のすべてのメンバーに感謝する．また，個々には識別することはできないが，この分野に貢献してきた非常に多くの競争者に感謝する．Advanced Photon Sourceの使用は，米国エネルギー省，Office of Science, Office of Basic Energy Sciencesの契約番号DE-AC02-06CHl1357でサポートを受けている．SGX社は，SGX Collaborative Access Team（SGX-CAT）ビームラインを，Advanced Photon Sourceのセクター31に建設し運営している．

文　献

1) Allen, K. N.; Bellamacina, C. R.; Ding, X.; Jeffery, C. J.; Mattos, C.; Petsko, G. A.; Ringe D. An experimental approach to mapping the binding surfaces of crystalline protein. *J. Phys. Chem.* **1996**, *100*, 2605-2611.

2) Verlinde, C. I. M. J.; Rudenko, G.; Hoi, W. G. J. In search of new lead compounds for trypanosomiasis drug design: a protein structure-based linked-fragment approach. *J. Comput. Aided Mol. Des.* **1992**, *6*, 131-147.

3) Kuntz, I. D. Structure-based strategies for drug design and discovery. *Science* **1992**, *257*, 1078-1082.

4) Kuntz, I. D.; Meng; E. C.; Shoichet, B. K. Structure-based molecular design. *Acc. Chem. Res.* **1994**, *27*, 117-123.

5) Caflisch, A.; Miranker, A.; Karplus, M. Multiple copy simultaneous search and construction of ligands in binding sites: application to inhibitors of HIV-I aspartic proteinase. *J. Med. Chem.* **1993**, *36*, 2142-2167.

6) Shuker, S. B.; Hajduk, P. J.; Meadows, R. P.; Fesik, S. W. Discovering high affinity ligands for proteins: SAR by NMR. *Science* **1996**, *274*, 1531-1534.

7) Nienaber, V. I.; Richardson, P. I.; Klighofer, V.; Bouska, J. J;

Giranda, V. I.; Greer J. Discovering novel ligands for macromolecules using x-ray crystallographic screening. *Nat. Biotechnol.* **2000**, *18*, 1105-1108.

8) Bohacek, R. S.; McMartin, C.; Guida, W. C. The art and practice of structure-based drug design: a molecular modelling perspective. *Med. Res. Rev.* **1996**, *16*, 3-50.

9) Hann, M. M.; Leach, A. R.; G. Harper, G. Molecular complexity and its impact on the probability of finding leads for drug discovery. *J. Chem. Inf. Comput. Sci.* **2001**, *41*, 856-864.

10) Hann, M. M.; Oprea, T. I. Pursuing the lead likeness concept in pharmaceutical research. *Curr. Opin. Chem. Biol.* **2004**, *8*, 255-263.

11) Oprea, T. I.; Davis, A. M.; Teague, S. J.; Leeson, P. D. Is there a difference between leads and drugs? A historical perspective. *J. Chem. Inf. Comput. Sci.* **2001**, *41*, 1308-1315.

12) Teague, S. J.; Davis, A. M.; Leeson, P. D.; Oprea T. The design of leadlike combinatorial libraries. *Angew. Chem. Int. Ed.* **1999**, *38*, 3743-3748.

13) Congreve, M.; Chessari, G.; Tisi, D.; Woodhead A. J. Recent developments in fragment based drug discovery. *J. Med. Chem.* **2008**, *51*, 3661-3680.

14) Gill, A. I.; Frederickson, M.; Cleasby, A.; Woodhead, S. J.; Carr, M. G.; Woodhead, A J.; Walker, M. T.; Congreve, M. S.; et al. Identification of novel p38ct MAP kinase inhibitors using fragment-based lead generation. *J. Med. Chem.* **2005**, *48*, 414-426.

15) Lesuisse, D.; Lange, G.; Deprez, P.; Benard, D.; Schoot, B.; Delettre, G.; Marquette, J.-P.; Broto, P.; et al. SAR and X-ray: a new approach combining fragment-based screening and rational drug design: application to the discovery of nanomolar inhibitors of Src SH2. *J. Med. Chem.* **2002**, *45*, 2379-2387.

16) Card, G. I.; Blasdel, I.; England, B. P.; Zhang, C.; Suzuki, Y.; Gillette, S.; Fong, D.; Ibrahim, P. N.; et al. A family of phosphodiesterase inhibitors discovered by cocrystallography and scaffold-based drug design. *Nat. Biotechnol.* **2005**, *23*, 201-207.

17) Lipinski, C. A.; Lombardo, F.; Dominy, B. W.; Feeney, P. J. Experimental and computational approaches to estimate solubility and permeability in drug discovery and development settings. *Adv. Drug Deliv. Res.* **1997**, *23*, 3-25.

18) Congreve, M.; Carr, R.; Murray, C.; Jhoti, H. A "rule of three" for fragment-based lead discovery? *Drug Discov. Today* **2003**, *8*, 876-877.

19) Wenlock, M. C.; Austin, R. P.; Barton, P.; Davis, A M.; Leeson P. D. A comparison of physiochemical property profiles of development and marketed oral drugs. *J. Med. Chem.* **2003**, *46*, 1250-1256.

20) Vieth, M.; Siegel, M. G.; Higgs, R. E.; Watson, I. A.; Robertson, D. H.; Savin, K. A.; Durst, G. I.; Hipskind P. A. Characteristic physical properties and structural fragments of marketed oral drugs. *J. Med. Chem.* **2004**, *47*, 224-232.

21) Paolini, G. V.; Shapland, R. H. B.; vanHoorn, W. P.; Mason, J. S.; Hopkins A. L. Global mapping of pharmacological space. *Nat. Biotechnol.* **2006**, *24*, 805-815.

22) Blaney, J.; Nienaber, V.; Burley, S. K. In: *Fragment-Based Approaches in Drug Discovery*, Jahnke, W.; and Erlanson, D. A.; Eds. Weinheim: Wiley VCH; **2006**, 215-248.

23) Fink, T.; Bruggesser, H.; Reymond, J.-L. Virtual exploration of the small molecule chemical universe below 160 daltons *Angew. Chem. Int. Ed.* **2005**, *44*, 1504-1508.

24) Xie, X.; Kokubo, T.; Cohen, S. I.; Mirza, U. A.; Hoffiman, A.; Chait, B. T.; Roeder, R. G.; Nakatani, Y.; et al. Structural similarity between TAFs and the heterotetrameric core of the histone octamer. *Nature* **1996**, *380*, 287-288.

25) Collaborative Computational Project. The CCP4 suite: programs for protein crystallography. *Acta Cryst.* **1994** *D50*, 760-763.

4

Christopher A. Lepre, Peter J. Connolly, Jonathan M. Moore
（訳：河野敬一）

フラグメント化合物に基づく創薬における NMR

フラグメント化合物に基づくリード化合物発見法への序論

　何10年もの間，創薬のための出発物質は，おびただしい数の天然化合物と合成化合物の生理活性を指標とした表現型に基づくスクリーニングと生化学的スクリーニングによって，発見されてきた．そして1990年代中頃から終わりにかけて，いくつかの製薬企業が，"核磁気共鳴による構造活性相関（NMR[a]によるSAR[b]）[1]"，SHAPES戦略[2]，ニードルスクリーニング[3]等の新しい方法を開発した．これらの方法では，単純な低分子物質が標的に対する結合の可否でスクリーニングにかけられる．さらにこれらの比較的弱い結合分子は，より大きくより結合能の高い，したがって高い薬効を示す医薬品リード化合物を系統的に構築するために用いられる．そのようなスクリーニングされた小さい分子は現在一般に"フラグメント化合物"とよばれる．そして，関連する過程は，まとめて"フラグメント化合物に基づくリード化合物発見法（FBLD[c]）"または"フラグメント化合物に基づく創薬（FBDD[d]）"とよばれる．

　NMRはフラグメント化合物をスクリーニングするために用いられた最初の実験的方法だった．そして，他のさまざまな方法（X線結晶解析法，表面プラズモン共鳴，高濃度バイオアッセイ，および質量分析法を含む）が適用されたが，NMRは今でも最も広く使用されている方法である．本章は，NMRを用いたFBLDの総説であり，フラグメント化合物スクリーニングの原理の説明から始める．つぎにNMRスクリーニング法について説明する．その後，フラグメント化合物スクリーニングによって選別されたヒット化合物がリード化合物に変換される過程の一連の事例について紹介する．

フラグメント化合物の定義

　FBLDの原理について説明するために，どんな分子がフラグメント化合物であると考えられるかを最初に定義する必要がある．分子は，その物理化学的性質，すなわち分子量（MW[e]）や，水素結合供与基（HBD[f]）や水素結合受容基（HBA[g]）の数，log P（疎水性を示す）の計算値 C log P，回転可能結合の数，などを使用することによってしばしば分類される．分子の"ドラッグライク（薬らしさ）"を分類するための一般的な経験則は，最初にPfizer社の論文で記述された"Rule of 5（Lipinski則）"である[4]．この研究によると，上記の特性が，四つの簡単な規則（値が5の倍数であるので，"Rule of 5"とよばれる）で定義された限界値（表4・1）を超えているとき，化合物は不十分な経口吸収と細胞透過率を示す可能性が高い．約2000種の第Ⅱ相試験（Phase Ⅱ）の治験薬の約90％は，四つの規則のうち少なくとも三つを満たしていた．

　メディシナルケミストによるリード化合物の最適化では，最初のリード化合物よりも分子量が大きい親油性の分子が通常得られるため[5,6]，スクリーニング直後の分子は"ドラッグライク"な性質ではなく"リードライク"な性質をもっていなければならず，特性が"Rule of 5"限界の中に余裕をもって収まっていて，結合能，選択性，および吸収・分布・代謝・排泄（ADME[h]）特性等の改良による特性変化を吸収できる余地の必要性が強調された（表4・1）．

　フラグメント化合物に基づくスクリーニングは，化合物がドラッグライクかリードライクかを物理化学的性質から分類する作業と並行して発展してきたので，FBLDに用いられるより小さな分子も同じパラメーターを用いて記述される．フラグメント化合物という用語は，既知の生理活性物質を計算機により基本的な構成要素に分割し[7,8]，つぎにそれらの要素をスクリーニングに使用する作業から発生したものである．フラグメント化合物を記述する際にどの性質を利用するべきかについてはFBLDの作業従事者の間に全体的な合意があるが，最適値の選択に関しては一部

---

a) nuclear magnetic resonance　b) structure-activity relationship　c) fragment-based lead discovery　d) fragment-based drug discovery　e) molecular weight　f) hydrogen bond donor　g) hydrogen bond acceptor　h) absorption-distribution-metabolism-excertion

表 4・1　ドラッグライク化合物，リードライク化合物，フラグメント化合物，基本骨格を定義するために用いられる特性の範囲

	ドラッグライクな特性 (Rule of 5)[4]	リードライクな特性[6]	フラグメントライクな特性 (Rule of 3)[9]	基本骨格ライクな特性[10]
分子量	≦500	≦450	<300	≦350
C log P	≦5	−3.5〜4.5	≦3	≦2.2
水素結合供与基 (NH, OH など)	≦5	≦5	≦3	≦3
水素結合受容基 (N, O など)	≦10	≦8	≦3	≦8
回転可能結合	(定義されない)	≦9	≦3	≦6

に意見の不一致がある．Astex Therapeutics 社のグループは，分子量が 100〜250 のフラグメント化合物ライブラリーから結晶構造によるスクリーニングによって得られたヒット化合物が "Rule of 3"（表 4・1）に従うようだと報告している[9]．"Rule of 3" は，フラグメント化合物ライブラリー，特に結晶構造に基づくスクリーニングに使用されるものを設計するために多くのグループと業者によって採用されてきた．いくつかのグループ（特に NMR に基づくスクリーニングを使用する研究者）が，"Rule of 3" に従うライブラリーが非常に限定されていて，合成的に最適化するのが難しいほど小さく簡単な化合物をヒットすることを見いだした．最適化が困難な理由は，その化合物の親和性が非常に弱い（たとえば，数 mM），合成に利用できる官能基が不足している，あるいは合成の指針となる構造的な情報が必要である，などである．この問題を解決するため，彼らは（"Rule of 3" よりも）分子量，HBA の数，そして回転可能結合の数の上限値を大きくし，（"Rule of 5" に比べて）"複雑性の少ない" リードライク化合物や基本骨格のライブラリーをつくり出した（表 4・1）[10]〜[12]．また，分子量の最小値を約 150 とすることも，最小で最も簡単な化合物で頻繁に起きる問題である "複数の結合方向をもつ可能性" を避けるために，しばしば行われる[13]〜[15]．スクリーニングのためにフラグメント化合物を選択するとき，表 4・1 に掲載されている特性の他に，溶解度（弱い結合を検出するためには高濃度が必要なため重要な因子），化学的安定性，低い反応性，その物質と類似体が市販されていること，合成可能であること，望ましい結合モチーフをもつこと，等の多くの他の因子が考慮される．

FBLD の三つの原則：効率，効率，そして効率

表現型や生化学に基づくアッセイを用いた創薬の従来法は多くの成功を収めてきた．それでもフラグメント化合物に基づく評価法が使われるのはなぜだろうか．従来法には，成功事例と同時に，不適切な結合能，速い代謝や排泄，毒性や標的外効果，合成や製剤の困難，低溶解度，低経口吸収，低細胞透過能，等によってリード化合物が発見できなかったり，薬に発展できなかった多くの事例があった．

FBLD は，従来法のみを用いる場合よりも，リード化合物の最適化に選択幅を与え，より良い選択を可能にする．FBLD は，メディシナルケミストが選択することのできる独立したリード化合物の 1 組を発生する相補的な方法である．そして与えられたどのようなプログラムに対しても，複数の化学的に異なるリード化合物の組を研究することは，少なくともその中の一つが成功する可能性を高める．さらに，典型的なハイスループットスクリーニング (HTS[a]) のヒット化合物よりも効率的に結合する，分子量の小さいリード化合物から始めることによって，最終的に最適化された物質は，望ましい物理化学的（それに伴って ADME）特性をもつことが期待される．フラグメント化合物から誘導された医薬品候補化合物は低分子量であることに加えてより極性が高く，水溶性であるということが議論されてきた．たとえば，2006 年に Astex 社によって特許化されたフラグメント化合物由来分子の平均 C log P 値は，四つの大手製薬企業において従来法で得られた化合物の値が 2.4 であったのに対して，3.5 から 4.2 だった[16],[17]．

FBLD の重要な長所は，後で詳しく述べる三つの原理で表されるように，効率の良さにある．

化学的効率　フラグメント化合物は，大きな分子よりも効率的に化合物空間を探索できる．

探索効率　フラグメント化合物は，タンパク質の結合部位をより効率的に探索するから，大きな分子より高いヒット率を示す．

結合効率　非常に効率的に結合するフラグメント化合物から出発することにより，非常に効率的なリード化合物を構築でき，結果としてより良い医薬品候補化合物を得ることができる．

フラグメント化合物の化学的効率

30 個までの C, N, O, S 原子から成る可能なドラッグライク分子の数は膨大であり，およそ 10^{63} と見積もられている[18]．そんなに膨大で多様な "化合物空間" を，ライブラリーをスクリーニングすることによって効率的に探

---

[a] high-throughput screening

索することは不可能である（そもそも，そんなに多くの分子をつくるには地上の物質すべてでも足りない）．さらに，化学的多様性を最大化することだけでは，本来ライブラリーの設計をするには非能率な戦略である．もし生理活性物質が化合物空間に均一に分布しているとすれば，1個のヒット化合物を発見するためには少なくとも10^{14}種の物質をスクリーニングしなければならないと見積もられている[19]．10^5～10^6種の分子を含むライブラリーは通常多数のヒット化合物を生むという事実は，生理活性分子は化合物空間の狭い領域に分布しているというよく知られた経験則を単に反映するものである．

しかし，可能なフラグメント化合物の数は，可能なドラッグライク化合物の数よりも何桁も少ない．たとえば，11個までのC，N，O，F原子から成る2640万種類のバーチャルライブラリーがコンピューターにより数え上げられ，そのうち半分が"Rule of 3"を満足していた[20]．そのため，大きな分子の代わりにフラグメント化合物をスクリーニングすることで，より小さなライブラリーによって，実際に得られるよりも大きな化合物空間の探索が可能になる．さらに，フラグメント化合物を結合してより大きな物質をつくることができるので，表される化合物空間は非常に大きなものになる．たとえば，もし受容体がお互いに近い位置に二つの結合部位をもっていたとすると，同時にその二つの部位に結合できる二つの部分を含む大きな分子をスクリーニングするよりは，二つの部位のどちらかに個々に結合できるフラグメント化合物をスクリーニングし，ヒットしたフラグメント化合物を後でつなぐことができる．個々のフラグメント化合物の結合様式がつながれたフラグメント化合物と同じであると仮定するなら，何種類かの合成リンカーを含む1000種類のフラグメント化合物ライブラリーは数百万のコンビナトリアルライブラリーの化合物空間を形成する．

一般的なライブラリー設計法では，生理活性分子が化合物空間で集合する傾向を利用して，化合物空間の生理活性化合物領域の中からフラグメント化合物の多様な組合わせを選択する．たとえば，いくつかの研究グループは，フラグメント化合物スクリーニング用ライブラリーのために，既知の薬の分子中によくみられるフラグメント化合物に基づいて化合物を選んだ．Vertex社の計算化学者は，ちょうど32個の簡単な分子構造の枠組みが既知の薬の約半数に表れることを発見した[7]．この事実は，基本骨格の比較的小さなコレクションを，多様な治療標的のための普遍的なスクリーニングライブラリーとして用いることができることを示唆している[2]．フラグメント化合物ライブラリー設計の詳細な議論はこの総説の範囲外であるが，Vertex社[21],[22]，Novartis社[12],[23]，Vernalis社[24],[25]，Astex社[26]，SGX社[27]，Astra-Zeneca社[28]，そしてZoBio/Pyxis社[15]で用いられた方法の詳細な記録が出版されている．

フラグメント化合物の探索効率

タンパク質-リガンドおよびタンパク質-タンパク質複合体の形成を推進する結合エネルギーの高い割合が，しばしばホットスポット[29]～[32]とよばれるタンパク質表面の比較的小さな領域に由来する．リガンドの"分子アンカー"モチーフが受容体のホットスポットを認識したとき結合は始まると考えられている．リガンドの分子アンカー周辺の官能基が，タンパク質の近くの領域に結合することによって，さらなる親和性の増強や特異性が与えられる[33]．原理的には，フラグメント化合物は大きな分子よりも結合する相手のホットスポットを探索する能力が高く，より強固により選択的に結合するリガンドの分子アンカーとして使うことができるだろう[13]．実際，フラグメント化合物はほとんど排他的にホットスポットに結合し，ホットスポットを同定するために用いることができ，新しい標的物質の"新薬の開発につながる可能性"を評価できる[34],[35]．

ホットスポットの概念は，NADPHとそのフラグメントのケトパントイン酸レダクターゼ（2-デヒドロパントイン酸2-レダクターゼ）への結合（解離定数$K_d=0.26\,\mu\mathrm{M}$，ギブズ自由エネルギー変化$\Delta G=-9\,\mathrm{kcal/mol}$）について明快に説明されている[34]．熱測定の実験から，結合エネルギーのほとんどは酵素の二つのホットスポットに由来することがわかった．報告された結果から，2′-リン酸基とニコチンアミド基（わずか13個の非水素原子からできている）は合わせてNADPHのリガンド結合エネルギーのおよそ3/4の寄与があることを筆者らは見積もった（図4・1）．Ciulliらが結論付けているように，リガンドのホスホリボース部位は結合エネルギーにほとんど寄与していなくて，おもに二つのホットスポットを13～14Å離れた位置に連結し方向付ける役目をしている[36]．

小さなフラグメント化合物について測定可能な結合が観察されるという事実は，フラグメント化合物が受容体と非常に適合した接触をしていることを示している．結合に際して，リガンドは剛体としての回転と併進の大きなエントロピーを失うが，適合した結合による相互作用がそれに勝っていなければならない[37],[38]．このエントロピー効果は分子量にはあまり影響されないので，小さなフラグメント化合物にとってより顕著である．このようにして，mM程度の親和性をもつ低分子量のフラグメント化合物は，受容体に対して非常に高い固有の親和性をもち[37]，高度に適正な方向に結合する可能性がある．より大きなより結合能の高い分子では，親和性は分子全体に広がっている低親和性の最適ではない相互作用の和を反映しているが，フラグメント化合物では化学構造改善のより良い出発点に立つことができる．

フラグメント化合物は小さな分子であり複雑ではないので，受容体への結合が立体的に阻害されることが少なく，そのためヒット化合物を生む確率が高くなる．コンピュー

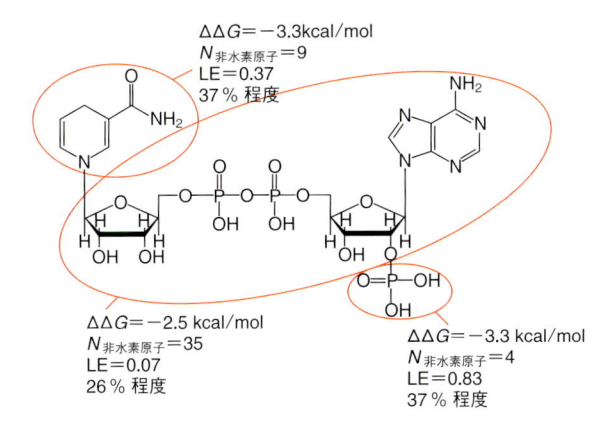

ΔΔG＝−3.3kcal/mol
N_非水素原子＝9
LE＝0.37
37％程度

ΔΔG＝−2.5 kcal/mol
N_非水素原子＝35
LE＝0.07
26％程度

ΔΔG＝−3.3 kcal/mol
N_非水素原子＝4
LE＝0.83
37％程度

図4・1 NADPHとケトパントイン酸レダクターゼの結合への個々の官能基の寄与［Ciulliらより改変[34]］. ΔΔG: その官能基のみが異なるフラグメント化合物の結合のギブズ自由エネルギー[34]の差から計算された結合エネルギーへの官能基の寄与の見積もり（たとえば、2′-リン酸の寄与はΔG（NADPH）−ΔG（NADH）から計算された）. N_非水素原子: 官能基の中の非水素原子の数. LE: ΔΔG/N_非水素原子から計算された官能基のリガンド効率. 全結合エネルギーに対する官能基の寄与（％）は、ΔΔGをNADPHの全結合エネルギー（−9 kcal/mol）で割ることにより計算された.

ターモデルを使って、GlaxoSmithKline社のHannと共同研究者は[13]すべてのリガンド結合の確率（図4・2の破線）は最も簡単な化合物で最も高く、複雑な分子になるほど低くなることを予測した. この全確率には、1個のリガンドが1個の受容体に複数の位置で結合する確率を含む.

創薬において、1個のまったく別の位置に結合するフラグメント化合物を発見することが理想的である. そのような"独自の結合"の確率（図4・2）は中間レベルのリガンドの複雑性で頂点に達し、その後すべての結合確率と同じように下がっていく. "測定可能な阻害"を観測する可能性は、測定法の検出閾値をリガンド結合の確率が越えた

ときから始まり、リガンドの複雑さとともに増加し、やがて一定値で推移する. 結合が有用であるためには、独自であることと観測可能であることが両立しなくてはならないから、"有用な結合"曲線は両者の積になる.

Hannモデルによって予想されたフラグメント化合物結合のより高い確率は、実験的に実証された. Novartis社では、普通サイズ（MW＝200〜600）の化合物のHTSのヒット率が0.001〜0.151％であるのに対して、MW＝100〜300のフラグメント化合物のNMRスクリーニングのヒット率は3〜30％だった[12]. 同様に、ZoBio社で行われた五つのフラグメント化合物スクリーニングの結果を統合したもののヒット率を縦軸に、分子の複雑さを横軸にプロットすると、図4・2の"有用な結合"曲線と似た形を描く. フラグメント化合物は普通サイズのHTS化合物よりもより弱く結合するから、フラグメント化合物の高いヒット率は真実で、フラグメント化合物スクリーニングに用いられる高濃度条件による単なる偽の結果ではないと思われる[39]. フラグメント化合物スクリーニングは通常のHTSよりも"より多数の標的タンパク質に対してより多数のヒットを生む"だろうと、Abbott社のグループは主張している[39]. フラグメント化合物スクリーニングとHTSの両方を用いてスクリーニングされたAbbott社の45個の標的物質の組では、フラグメント化合物スクリーニングは興味深いと認定され、化学的にも扱いやすいヒット化合物を標的の76％に対して生んだが、HTSでは53％だった.

フラグメント化合物の結合効率

ヒットしたフラグメント化合物（ヒットフラグメント）は相対的に弱い親和性を示すので、より複雑でより結合能が高い分子と比較したときそれらフラグメント化合物は容易に見過ごされてしまう. 一方、複雑な分子はリード化合物の最適化の出発点として用いるには大きすぎる. このため、分子中の非水素原子当たりの結合の自由エネルギーとして定義されるリガンド効率（LE[a]）を用いてヒット化合物を比較することは有用である[40].

$$\text{リガンド効率（LE）} = \frac{\Delta G}{\text{非水素原子の数}}$$

ここで、$\Delta G = -RT \ln K_d$、K_dは解離定数である. リガンド効率の代わりに用いられる結合効率指数（BEI[b]）は計算がより容易な単位のない計量値である[41].

$$\text{BEI} = \frac{(pK_i, pK_d, \text{または pIC}_{50}{}^{[c]})}{\text{分子量}} \times 1000$$

ここで、K_iは阻害定数である. これらの二つの計量値は、本章ではほとんど同じ意味で用いる.

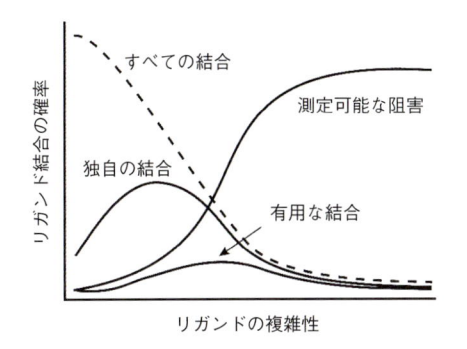

図4・2 分子の複雑性の関数としてのリガンド結合の確率［Hannら[13]より改変］

---

a) ligand efficiency b) binding efficiency index c) 50％ inhibitory concentration; 50％阻害濃度

リガンド効率または結合効率を用いることで，劇的に異なる結合能と分子量をもつヒット化合物を分類することが可能になる．たとえば，100倍結合能が低いとしても，MW=200でK_d=100 μM（LE=0.37, BEI=20）のヒットフラグメント（15個の非水素原子をもつ）は，MW=400でK_d=1 μM（LE=0.27, BEI=15）のHTSヒット化合物（30個の非水素原子）より効率的な結合分子である．

リード化合物の結合能を合成的に改良する過程で分子量は常に増加するし，大きな分子は通常経口的に利用することが困難であるから，他の条件が同じなら最良のリード化合物は最高のリガンド効率をもつものである．Abbott社の18種の高度に最適化されたリード化合物の研究では[42]，リードフラグメント化合物（平均分子量224）が最終物質（平均分子量463）に発展する過程で，分子量が64増加するごとにpK_dは直線的に1 pK_d単位増加することが見いだされた．しかし，たとえ結合能が3桁以上増加しても，結合効率は通常一定か減少する．リガンド効率は普通リード化合物の最適化の過程で増加しないことを，他のグループも報告している[16]．

結合能と分子量の間の直線関係から，リード化合物の分子量と結合能に基づいて，最終医薬品候補化合物の分子量を予測することが可能になる[42]．たとえば，MW=400でK_d=1 μMのHTSヒット化合物の以前の例では，当初魅力的な出発物質と思われたが，（当初のBEI=15を維持しながら）10 nMまで結合能を向上させた結果，最終化合物の分子量は666になってしまい，これは"Rule of 5"の上限を超えていた．しかし，MW=200でK_d=100 μMのフラグメント化合物（BEI=20）は，MW=500でK_d=10 nMの最終物質を生み出すことが期待された．この例は，最も効率的なリードフラグメント化合物から最適化を開始することの重要性を強く示している．

フラグメント化合物スクリーニングが好ましいことの別の論拠は，リガンド効率が分子サイズとともに変化し，平均として小さなリガンドほど高いという観察である．Reynoldsと共同研究者[43]は，出版されている8653種のリガンドに対するpK_dとpIC_{50}のデータを解析して，リガンド効率は非水素原子数が10から20に増えると劇的に落ち，25以上のリガンドでは一定になることを見いだした．非水素原子数25は分子量約333に相当し，この値は市販経口薬の平均分子量（約340）に近い値である[44,45]．25個の非水素原子は，リード化合物の最適化において改善が減少に転ずる大きさで，それ以上分子量が増えると経口的に用いることが困難になる一方で結合能の改善は小さいのではないかと推定される．

Reynoldsら[43]は，フラグメント化合物の本質的により高いリガンド効率には二つの主要な理由があるとしている．第一に，小さなフラグメント化合物は自由に方向を変えることができ，受容体との理想的な相互作用（たとえば，最適な水素結合と塩結合の配置）を可能にするが，大きくて複雑な分子は立体的に制約されていて，最適な配向ではなくエネルギー的にひずんだ配向を強制される．第二に，非水素原子当たりの相互作用できる溶媒露出表面積（ASA[a]）が，小さなリガンドでは大きなリガンドより大きく，結果として原子当たりの平均結合エネルギーが大きくなる．

フラグメント化合物からの構築

一度ヒットフラグメントが同定されると，できるだけ多くの方法で検証されねばならない．最初のスクリーニングがNMRで行われた場合は，最初のヒット化合物の検証はしばしばNMRによるスクリーニングの時点で得られる．なぜなら，既知のリガンドを使った競合実験や異種核の化学シフト変化を指標とした結合部位の地図などによって，NMR実験では結合部位について情報が得られるからである．結合を確認したり親和性を測定する他のよく使われる方法には，生化学的なアッセイ，SPR[b]（表面プラズモン共鳴），そして等温滴定熱量測定（ITC[c]）がある．リガンドが活性部位に結合した受容体の結晶構造は，もちろん結合の証明になるが，親和性の情報は何も与えない．

一度ヒットフラグメントが検証されると，ヒット化合物からリード化合物への過程が始まる．この過程の成功には，非常に弱い結合物質の親和性を十分測定でき，高濃度の物質と溶媒〔この場合ジメチルスルホキシド（DMSO[d]）〕に耐え，数十から数百の物質を試験できる十分な処理能力をもつ評価法が必要である．ヒット化合物は通常リガンド効率と他の因子（たとえば，合成しやすさ，構造情報入手の可否）によって分類され，基本骨格の種類の増加，より高い結合能を示す物質の探索，そして構造活性相関を目標にして，類似体はスクリーニングされる．フォローアップのためにヒット化合物を選択するとき，LE>0.3という制限がときおり設けられる．この条件は，MW≤500（"Rule of 5"）の制限を満たし，K_d=10 nMの最終阻害物質を生むと予想される．

ヒット化合物からリード化合物への過程で最も望ましい結果は，受容体の同じホットスポットへ同様な相互作用様式で結合し，近くのサブサイトへ接近できる官能基を加えるとき，化学的に扱いやすい結合部位をもつ多数の基本骨格を見いだすことである．複数のヒット化合物の重なり合う受容体結合構造を用いて，多数の分子の特徴を組合わせた複合分子を設計できることがときどきある．フラグメント化合物が強力な阻害剤に最適化されるとき，それらはヒットフラグメントのもとの結合様式をふつう維持してい

---

a) accessible surface area b) surface plasmon resonance c) isothermal titration calorimetry d) dimethyl sulfoxide

る．注意しなくてはいけないことは，受容体と矛盾のない相互作用を形成することなく，ヒット化合物が活性部位の複数の部位へ結合したり，いろいろな異なる方向へ結合することが同時にまたは単独で見いだされないか，あるいは結合様式は最適化の過程で大きく変化していないか，という点である．これらの観察は，フラグメント化合物が，他よりもエネルギーのはるかに低い一つの様式によってではなく，ほとんど同じエネルギーをもつ多くの異なる様式で結合できるのではないか，また受容体の結合エネルギー地形は分子アンカーを下ろすことのできる適当なホットスポットを提供しないのではないか，ということを示している[33]．コンホメーションの高度な自由度をもつタンパク質では，同程度のエネルギーをもつ多数のコンホメーション状態が存在する可能性が高く，特にこの問題の影響を受けやすいのではないかと推測される．

二つあるいはそれ以上のフラグメント化合物が近接して結合することが見いだされている場合は，結合エネルギーの加成性[37),46),47)]からそれらを連結する方が安定になる（たとえば，解離定数がmM程度の二つのフラグメント化合物を連結することでμM程度の産物ができる）．連結した分子は，2分子としてではなく1分子として結合するためのエントロピー的不利益を被るため，フラグメント化合物の和よりはより高い結合能を示すことが期待される．連結法は概念としては洗練されているが，自然界に存在する限られた数の結合長と結合角の組合わせを用いて，どちらかのフラグメント化合物の相互作用を妨害せず，リンカーを導入することによって好ましくないエントロピー的あるいはエンタルピー的効果を受けずに，二つのフラグメント化合物を連結することは実際的には困難であるから，めったに用いられない．実際，フラグメント化合物の連結によって現実に得られる結合能の増大は，理論より顕著に低いのがふつうである（ある研究では，結合能増強は期待される値の平均1/5だった）[48]．また，多くの場合，フラグメント化合物の標的として明らかになった結合部位はただ一つのホットスポットを含んでいて，独立した第二の結合部位は得られていない．これらの理由から，単一サイトに結合する基本骨格から合成展開あるいは構造付加によってフラグメント化合物を最適化する方法はまったく普及していない．

実験法：
NMRによるフラグメント化合物結合の検出

NMRによるフラグメント化合物に基づくスクリーニング技術の初期の発達段階において，文献に記載されている新しい実験は，リード化合物創出法よりは検出法に重点が置かれていた．研究例が増え，現実の創薬問題に取組む中で，個々の標的とドラッグデザインプログラムに独自に取組むために，実験的手法とフラグメント化合物フォローアップ戦略は多様に組合わせ可能であることが明らかになった．この理由から，NMRに基づくスクリーニングで結合を検出するために用いられる物理的な方法は，ヒットフラグメントをメディシナルケミストリーリード化合物につくり上げるために用いられる戦略とは別に考えるとよい．この節では，最もよく用いられている実験手法について概説する．

NMRは，高分子に対する低分子の結合を鋭敏に検出する方法として確立されてきた．NMRによるリガンド結合検出の方法としては，標的分子観察法またはリガンド分子観察法がある．標的分子観察法では，リガンドとの相互作用によって生じる標的生体分子のNMRパラメーターの変化を観測する．もう一つのリガンド分子観察法では，標的受容体との相互作用によって生じるリガンドのNMRパラメーターの変化を観測する．おのおのの方法は長所と短所をもっており，最善の方法を選ぶためには，高分子の分子量，標的タンパク質の溶解度と発現効率，そしてこれが最も重要であるが，創薬プロジェクト全体からの要請，こういったいくつかの因子を考慮する必要がある．

標的分子観察法

標的分子観察によるリガンド結合の検出は，受容体のNMRスペクトルの中のいくつかの共鳴シグナルの化学シフトを測定し，リガンド"混合物"の存在状態とリガンド無結合状態の間で差をとることによって行われる．差が検出されたときは，リガンド混合物の"個々の成分"の存在状態でスペクトルを追加測定することによってシグナルの重なりを分離し，結合リガンドの同定を行う．原則として，この目的のためにあらゆるNMRスペクトルが観測可能であるが，均一^{15}N標識タンパク質を用いた二次元^{15}N-^{1}H相関スペクトルが高感度と高分解能のために最もよく用いられる．もし標的タンパク質の配列特異的帰属が得られるときは，化学シフト変化が観測されたシグナルから，リガンドの相互作用部位にあるアミノ酸残基を容易に同定できる．

リガンド結合の直接検出法は，創薬過程のための情報を与える強力な方法になりえる．スペクトルの配列特異的帰属はふつうスクリーニングの前に行われるから，化学シフト変化の観察によって，リガンド結合の位置は特定される．加えて，非特異的で意味のないリガンド結合と標的タンパク質の活性に影響を与える結合がこの情報から識別でき，"NMRによるSAR[1]"のような，より結合能の高い結合リガンドの開発過程のための入力情報として使うことができる．図4・3で示されているように，この方法は，標的タンパク質上の二つの異なる互いに接近したフラグメント化合物結合部位の同定に依存している．二つのフラグメント化合物の最適な連結は，高い親和性をもつリガンドを生み出す可能性がある．NMRによるSARは，均一標識タ

ンパク質を用いた標的分子観察法によるフラグメント化合物結合検出の主要な動機となっている．多数のNMRによるSAR応用事例と，同様な標的分子観察戦略が文献に概説されている[11),49)〜56)]．

均一標識タンパク質の化学シフト変化を結合の検出に用いるには，いくつかの制約がある．多くの^{15}N-^{1}H 相関スペクトルが，ライブラリーのスクリーニングとヒット混合物の解析の両方に必要であるために，研究に着手する前に比較的大量の^{15}N標識タンパク質が入手できなければならない．さらに，長時間積算の必要がないように，標的分子は十分に可溶性であり高濃度で保持できるものでなければならない．実際に必要なタンパク質の量は，使用できるNMR装置の感度と同様にライブラリーの大きさと組成に依存する．たとえば，もし分子量25,000の標的タンパク質について濃度100 µMで十分なデータが得られるとすると，200種の容量500 µLのNMR試料をスクリーニングするには250 mgの標識タンパク質が必要となる．もし個々の混合物が5〜10種のフラグメント化合物を含むとすれば，これは（混合物の解析過程を無視すれば）1000〜2000種の化合物のライブラリーをスクリーニングするのに十分な量である．ヒットした混合物から結合リガンドを同定するために個々の成分化合物のスペクトルを測定するには，さらに標識タンパク質が必要になる．これらの理由から，いくつかのグループはタンパク質の消費量と標識の費用を最小限に抑えるためのフローNMRを用いる戦略を発達させた[57)]．

標的分子観察によるスクリーニング法によって得られる情報を最大限活用するため，得られる標的タンパク質の配列特異的帰属をしておくことは有益である．この要請はこの方法にさらに制限を与えることになる．性質の良い溶解度の高い分子量約25,000以下のタンパク質の帰属に対して，二重標識したタンパク質の三次元三重共鳴スペクトルはしばしば有効である．より高い分子量では，三重共鳴スペクトル[58)]を得るために標的タンパク質を高度に重水素化することが必要になり，タンパク質の発現をより困難にする．長いデータ取込み過程は，大きなタンパク質の共鳴シグナルの帰属作業の複雑さとともに，非常に時間を要するために，NMR検出フラグメントスクリーニング法から得られる情報の影響力を小さくしてしまう．

均一標識標的タンパク質を用いることによる制約の多くを回避する一つの手法が以前に報告されている[59)]．対象とする結合部位がNMRとは独立に（たとえば，変異導入または構造解析によって）知られており，その部位が配列上唯一の連続したアミノ酸の組合わせを含んでいるとき，完全配列特異的NMRシグナル帰属の必要なしに，アミノ酸特異的ラベル法を，その部位が関連する結合を検出するために用いることができる．この方法では，i番目の残基が^{13}Cで標識され，一方，$i+1$番目のアミノ酸が^{15}Nで標識される．（$i+1$番目の残基のHとNのシグナルをi番目の残基のCOシグナルと相関させる）二次元HNCOスペクトル[60),61)]では単一のピークが観測され，結合部位の状態について"スパイ"の役割を果たす．一つのシグナルしか観測されないため，感度と分解能に対する要請は緩やかになり，均一標識タンパク質法に比べてこの方法の分子量と溶解度の許容範囲が両方とも増加する．この章の後の方で述べるように，標的タンパク質の完全帰属の必要を回避する他の方法は，よく調べられたテストリガンド，たとえば既知の阻害剤を加えて^{15}N-^{1}H相関スペクトルを変化

第一の結合部位のスクリーニング

第一の結合部位の最適化

第二の結合部位のスクリーニング

第二の結合部位の最適化

フラグメント化合物の連結

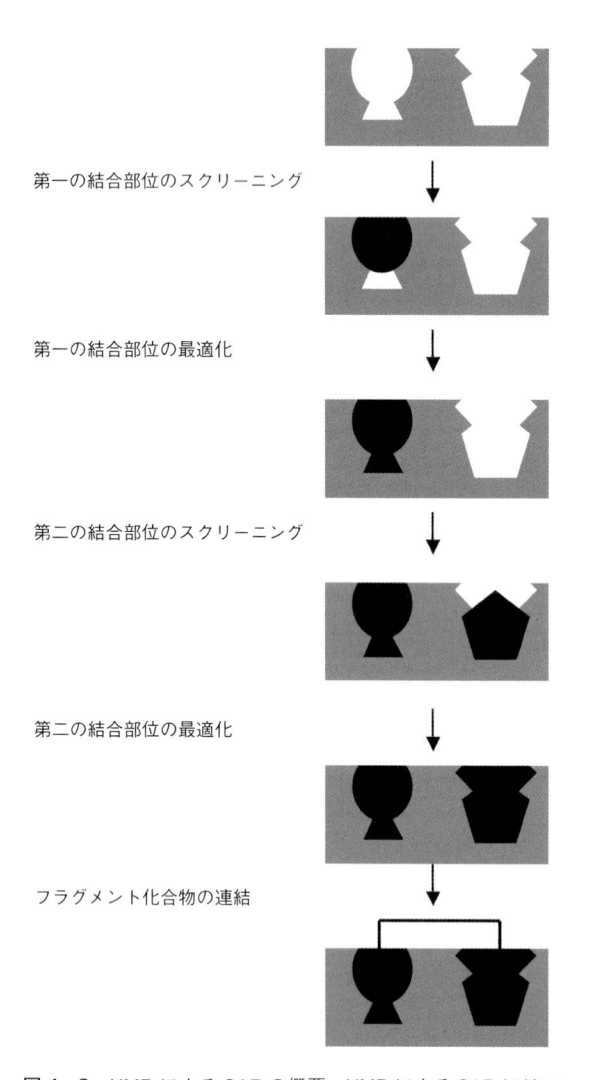

図4・3 NMRによるSARの概要．NMRによるSARにはいくつかの段階がある．第一に，1個のサブサイトに結合する親和性をもっている分子を同定する．この基本骨格はそのサブサイトに対して最適化される．つぎに隣のサブサイトに結合する第二の化合物が同定される．そして，第二のリガンドは最大の親和性をもつよう最適化される．最後に，構造情報をもとに，二つの基本骨格を最適に連結するリンカーが設計される［Shukerら[1)]より改変］．

させ，つぎに同じシグナルを変化させる新しいリガンドをスクリーニングする方法である．この方法はプロスタグランジン D シンターゼの強力な阻害剤のスクリーニングとフラグメント化合物に基づく医薬品設計に用いられ成功している[62]．

リガンド分子観察法

前の項で述べた標的分子観察法の制限のため，リガンド分子観察法がNMRによるフラグメント化合物スクリーニングの最も広く用いられる検出法になった．標的分子観察法に比べてリガンド結合部位に関する情報は少ないが，より一般的に応用可能でより速く実行できるため，早期の創薬過程において高い価値をもつ．リガンド分子観察法は優れた長所をもっており，標的の分子量に制限がなく，通常大きな標的分子に適合しやすい．加えて，リガンド分子観察法はタンパク質の同位体標識を必要としないので，試料作成に用いる発現系の選択の自由度が高い．最後に，観測されるのはリガンドであり，実験系にはタンパク質に対して大過剰のリガンドが含まれているから，標的分子観察法に比べてより少ないタンパク質で実験を行うこと，発現精製しなければならないタンパク質の量を減らすこと，またスクリーニングできる標的の溶解度域を広げることができる．

これらの長所にもかかわらず，リガンド分子観察法は標的分子観察法に比べて二つの短所があり，研究を始める前に考慮しなければならない．第一は，リガンドが結合状態と非結合状態の間で速い交換をしている必要があり，そのため弱い結合（$K_d > 10^{-7}$ M 程度）をするフラグメント化合物でなければならないことである．この要請は，低分子量のフラグメント化合物は結合が弱いものであるし，溶解度が良いことは事前のスクリーニングで保証されているため，通常深刻な問題にはならない．第二の短所は，標的受容体の結合部位の性質について情報を与えないため，標的が望ましい結合部位に結合する場合と，非特異的な会合や生物的に無意味な会合をする場合とを区別できない．

飽和移動差NMR法

リガンド分子観察法は，二つの異なるタイプの実験に分けることができる．一つのタイプは，標的受容体との相互作用に起因する，小分子リガンドの回転相関時間（τ_c）の変化によるNMR観測パラメーターの差の検出に依存している．別のタイプの実験は，標的受容体とリガンドがお互いに結合している間に生じる二つの分子の間の磁化移動に基づいている．どちらの方法でも，リガンド-タンパク質複合体の解離速度はNMRの時間スケールで速くなければならず（$k_{off} > 100$ s^{-1} 程度），観測シグナルはリガンドの結合状態と解離状態の寿命の重み付き平均を表す．

後のタイプの実験の一例は飽和移動差（STD[a]）NMR法[63]であり，最も確実で頻繁に用いられるNMRによるフラグメント化合物結合検出法である．この方法では，一連の選択励起 ^{1}H ラジオ波（RF[b]）パルスを，標的タンパク質のいくつかのシグナルを励起するけれどもフラグメント化合物（あるいはフラグメント化合物の混合物）のシグナルは励起しない周波数で数秒間照射する（図4・4）．この飽和時間の間に，磁化は選択的に照射された核からタンパク質のすべてのプロトン（^{1}H）へスピン拡散により移動する．加えて，この磁化は標的タンパク質から標的に結合しているすべての低分子へ移動する．リガンドがNMRの時間スケールで速い交換をしているとすると，標的-リガンド結合の解離会合が飽和時間の間に生じ，その結果，結合していたフラグメントの部分的な飽和が起こる．つぎに90°パルスが照射され，プロトンNMRスペクトルが記録される．2組目のデータの取込みでは，同じ選択的 ^{1}H RF 飽和パルスを加えるが，前回とは異なって標的タンパク質またはリガンドの核の磁化状態を変化させない周波数を用いる．タンパク質と相互作用しないリガンドは，どちらのNMRスペクトルでもプロトン磁化は変化しないし，2組のデータの引き算を行うと差スペクトルには何も残らない．標的タンパク質と相互作用するリガンドの場合は，差

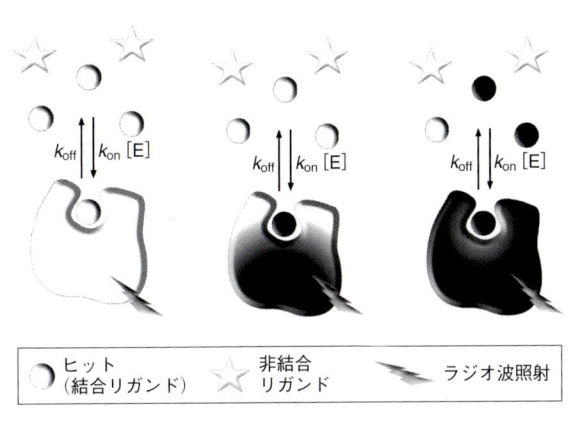

図4・4 STD法を用いた結合の検出．丸は結合化合物を，星は非結合化合物を示す．周波数選択的照射（光る稲妻）は標的受容体の選択的 ^{1}H 飽和（影で表示）をひき起こす．照射はFID（Free Induction Decay；自由誘導減衰）観測後つぎのパルスまでの間加え続けられ，飽和は ^{1}H-^{1}H 交差緩和（スピン拡散）によって受容体全体に広がる．飽和は，結合化合物（丸）が受容体結合部位に滞在する間に結合化合物へ移動する．飽和が維持されている間に受容体との結合と解離を繰返すリガンドの数が増えるので，飽和移動を経験したリガンドの数は増加する．非結合リガンド（星印）は影響を受けない．[Chemical Reviews (2004), 104 (8) 3641-3675. ©2004 American Chemical Society より許可を得て転載．]

---

a) saturation transfer difference　b) radio frequency

スペクトルが観測され，リガンド混合物の中の結合するものを同定するために用いられる（図4・5）．STD 実験（そして事実上すべての他の NMR 検出フラグメント化合物スクリーニング法）は，可溶性の精製されたタンパク質を含む系に対して最も頻繁に行われるが，より挑戦的な不均一な系に対しても拡張可能である．たとえば，Claasen ら[64]は，無傷の血小板の表面に発現させた膜タンパク質インテグリンへのペプチドの結合を観察するため二重差 STD 実験を用いたことを報告している．リポソーム中に再構成されたインテグリンでもリガンド結合は観測される[65]．

WaterLOGSY

標的タンパク質から結合リガンドへ磁化を移動する別

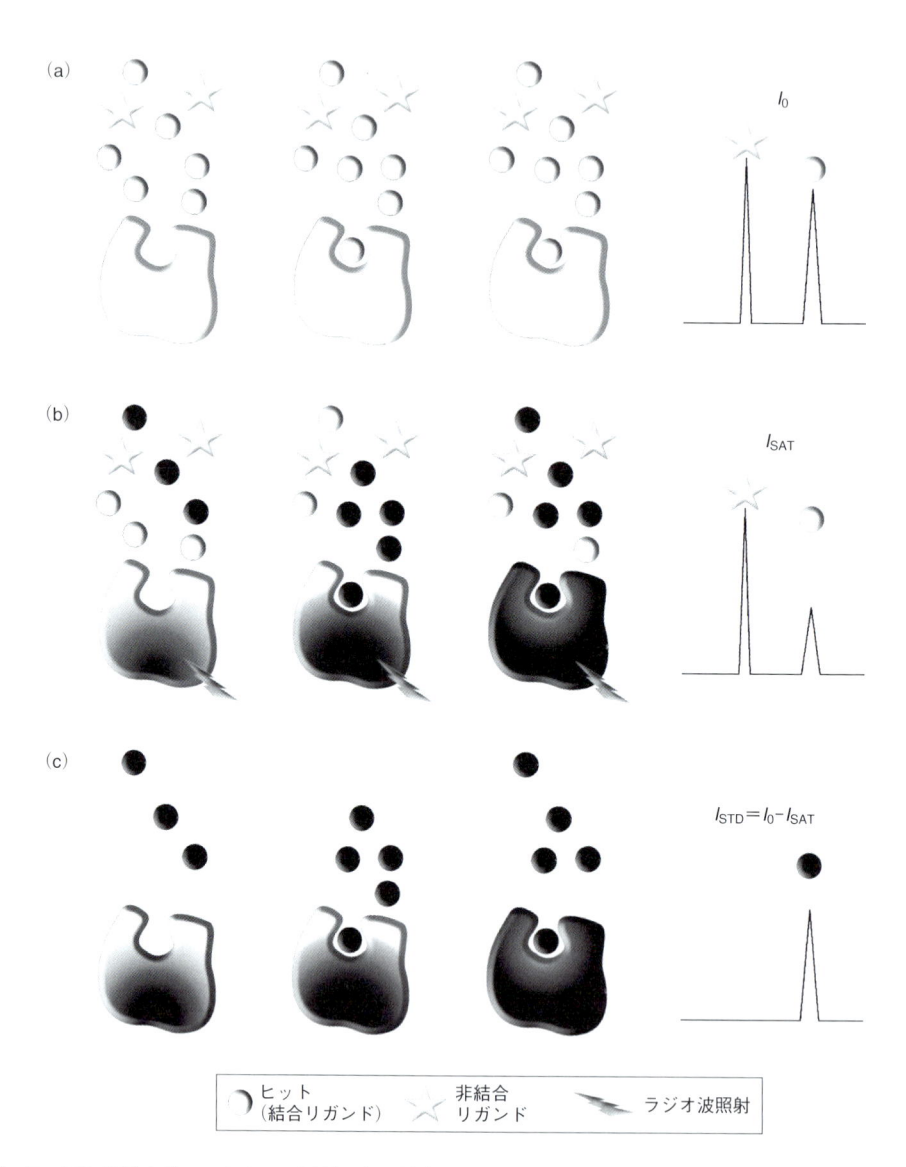

図4・5 STD 実験の差スペクトルの図示．丸は結合化合物を，星印は非結合化合物を示す．STD はオフレゾナンスとオンレゾナンスの二つの実験を含む．(a) オフレゾナンス実験（参照実験）では，受容体とリガンドのプロトンのどちらからも離れた周波数のラジオ波の照射が行われる，強度 I_0 のスペクトルが検出される．(b) オンレゾナンス実験では，RF 照射（光る稲妻）は選択的に受容体と結合化合物（黒い影で示す）を飽和する．これは減少したシグナル強度 I_{SAT} から明らかになる．(c) STD の応答はスペクトルの差 $I_{STD}=I_0-I_{SAT}$ で表され，受容体と結合化合物の共鳴シグナルだけが残る．受容体のシグナルは，低濃度か緩和によるふるい分け（高分子の緩和時間は短い）のために通常見えない．STD の感度は受容体から飽和を受けているリガンドの数に依存し，受容体分子当たりつくられる飽和したリガンドの平均数として表される．［*Chemical Reviews* (2004), 104(8)3641-3675. ©2004 American Chemical Society より許可を得て転載．］

の方法が，Dalvitと共同研究者によって報告されている[66),67)]．WaterLOGSY[a)]実験では，バルク溶媒[*]は標的受容体に非平衡の磁化をつくり出すために用いられ，つぎに磁化は弱く結合したリガンドに移動する．実験の最初に，バルク溶媒の磁化（および共鳴周波数がバルク水[*]の周波数の近くにある標的受容体のプロトン）は，飽和あるいは選択的 180°RF パルスによって反転する．パルスシークエンスの混合時間の間に，バルク溶媒とタンパク質の間の交差緩和と同様に，標的タンパク質の易動性の（交換しやすい）HN や OH プロトンとバルク溶媒との化学的な交換によっても磁化は標的タンパク質へ移動する．磁化は，バルク溶媒との直接の交差緩和または標的受容体を経由したリレー交差緩和によってもリガンドへ移動する．磁化移動の経路は図4・6に描かれている．結果として得られるスペクトルはフラグメント混合物の中のすべてのリガンドからのシグナルを含んでいる．図4・7で示されているように，共鳴シグナルの符号の違いによって，結合しているリガン

図4・7 WaterLOGSY 実験の例．10 μM の CDK2 存在下で10種類の化合物の混合物を測定して得られた一次元参照スペクトル（上段）と WaterLOGSY スペクトル（下段）．下段のスペクトルの上向きのシグナルと下向きのシグナルは，CDK2 に結合した化合物と非結合化合物をそれぞれ示している．矢印は CDK2 のリガンドであるエチル α-(エトキシカルボニル)-3-インドールアクリレートのメチル基の信号を表している．［図と説明は *J. Biomol. NMR* 18: 65-68（2000）より許可を得て転載．図は Claudio Dalvit 博士に提供していただいた．］

ドは結合していないリガンドと識別できる．STD 法よりもより技術的に挑戦的なアプローチであるが，標的受容体中でのスピン拡散が十分でないとき，WaterLOGSY 実験は優れた代替法を提供する．この状況は，標的のプロトン密度が低いとき（核酸の場合），典型的に生じる[68),69)]．

緩和と拡散に基づく方法

さらにフラグメント化合物と標的受容体の間の分子間磁化移動に依存せず，代わりに標的と結合することによる低分子の並進や回転運動の変化を利用するいくつかのリガンド分子観察法がある．たとえば，低分子のみかけの拡散係数は巨大分子との相互作用の結果として変化するが，相互作用しない分子は変化しない．パルス磁場勾配刺激エコー実験は，標的タンパク質の有無によるフラグメント化合物の拡散速度の差を測り，その結果フラグメント混合物から結合フラグメント化合物を検出するために用いられる[70),71)]．

大きな標的分子とリガンドの相互作用は，また低分子の平均回転相関時間を変化させ，結果として緩和特性を変化させる．（長い平均回転相関時間と化学交換の過程による）短くなった横緩和時間はスペクトルの線幅増加として現れ，それは一次元 ^{1}H NMR スペクトルでしばしば容易に観測される．同じ現象は，代わりに CPMG[b)] パルス列（または，$T_{1\rho}$ 測定の場合は，スピンロック）を用いて対象と

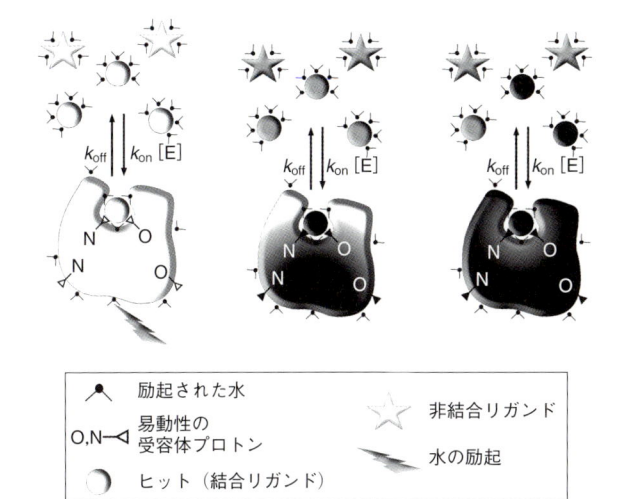

図4・6 WaterLOGSY の磁化移動の基本的な機構[66),67)]．バルク水からリガンドへの磁化移動は，結合ポケット内の滞在時間の長い水分子と同様にリガンド結合部位内および離れた場所にある交換しやすい易動性の受容体プロトンを経由して行われる．暗い灰色と明るい灰色の影は，励起された水のプロトンから遅い回転運動をしている（すなわち受容体-リガンド複合体を形成している）リガンドプロトン，および速い回転運動をしている（すなわち自由な）リガンドプロトンへの磁化移動をそれぞれ示す．ヒット化合物だけが両方のタイプの磁化移動を経験する．バルク水からの磁化移動を経験した自由なリガンド（暗い灰色）の量は，リガンドが受容体と結合したり解離したりする交換を続けるとき，増加する．［*Chemical Reviews* (2004), 104(8)3641-3675. ©2004 American Chemical Society より許可を得て転載．］

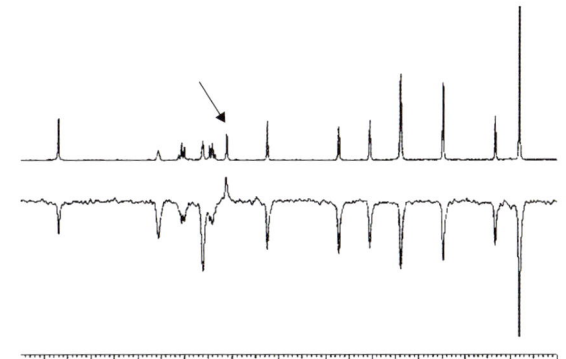

---

[*] 訳注：生体高分子等の表面に吸着している水（溶媒）と区別するため，水（溶媒）だけで集まっている状態の水（溶媒）をバルク水（バルク溶媒）とよぶ．

a) Water/Ligand Observed via Gradient SpectroscopY　b) Carr-Purcell-Meiboom-Gill

する標的の有無によるリガンド信号強度の差を決定することによって観測できる[72]．この効果は，共有結合によるリシン，チロシン，システイン，ヒスチジン，そしてメチオニン等の側鎖への修飾導入によって一つ以上の常磁性スピンラベルを標的タンパク質へ取込むことで増強される．この SLAPSTIC[a] として知られる方法は，天然タンパク質の交換による線幅増大検出法よりも感度の面で大きな長所をもっている[73],[74]．プロトンと電子の間の双極子-双極子相互作用の大きさはプロトン-プロトン相互作用よりも非常に大きいため，その効果はより長距離に及び，低い結合リガンド分率での測定を可能にし，結果として高濃度のタンパク質を必要としない．この方法を適用するためには，スピンラベルの結合が標的受容体の結合特性または活性に影響しないことをまず示さねばならないから，標的の三次構造の詳細な知識が必要となる．

縦緩和速度（R_1）も標的受容体への結合によって影響されるからフラグメント混合物中の結合フラグメント化合物の同定に用いることができる．Peng 等が述べているように，選択的 R_1 測定だけがリガンド結合の検出に有効である[52]．しかしながら，フラグメント化合物ライブラリーの個々の化合物に対して異なる選択的反転 RF パルスを照射することは実際的ではない．代わりの方法では，転移 NOE[b]（核オーバーハウザー効果）を示すリガンドを同定するために，二次元 NOE スペクトルを測定する[2]．低分子のプロトン間 NOE は正の値をもち，交差ピークは対角ピークとは逆の符号をもつ．低分子が高分子量の受容体に結合するとき，転移 NOE が観測され，その符号は負であり，対角ピークと同じ符号である．かくして，結合リガンドはその NOE の符号変化によって容易に識別できる．この方法は STD 法のような他の方法よりも感度が低いが，結合したリガンドの構造に関する情報を与えることができる．さらに，二つのフラグメント化合物が近接して結合しているとき，分子間 NOE が観測可能である．一般的にいって，スクリーニングの目的で多数の二次元スペクトルを測定することは実用的でないので，この方法は広く用いられてはいない．

競合結合法

競合的結合法は，リガンド分子観察法のいくつかの欠点を補うためにいろいろな方法で用いることができる．以前に述べたように，リガンド分子観察法を適用するとき，非特異的結合の問題に取組む必要がある．リガンド対タンパク質の大きな比のために，タンパク質表面の疎水性パッチに対するフラグメント化合物の非特異的結合はよく起きることであり，誤って特異的結合と判断してしまうことがある．リガンド分子観察によるフラグメント化合物スクリーニングの結果を正しく解釈するために，標的の目指す結合部位への低い親和性の特異的結合を，他の非機能的部位への結合と識別しなくてはならない．これは希釈滴定法[75]によって達成されるが，競合結合法を用いることが最も直接的な特異的結合を同定する方法である．この場合の目的は，弱く結合するリガンドを，標的の適切な結合部位に結合することが知られている高親和性リガンドによって置換することである．もしフラグメント化合物が置換されると，結合を示すもとの NMR シグナルは消去され，フラグメントは標的の活性部位に特異的にそして低親和力で結合していることをかなりの確度で（アロステリック効果がないとして）結論することができる．逆に，NMR シグナルが高親和性リガンドを加えても変化しないなら，非特異的結合を観察している可能性が高い．高親和性リガンドは結合状態と非結合状態の間で速い交換をしていないと予想されるので，競合リガンド自身は結合分子としてふつう直接検出されないことに注意するべきである．

競合結合法もまたリガンド分子観察法で検出される親和性の範囲を広げるために用いられる可能性がある．標的の適切な結合部位に特異的に相互作用することが知られている弱い結合リガンドは，受容体の結合状態の"スパイ"として選択される．つぎに一連のリガンドは，標的とスパイリガンドの混合物に対してスクリーニングされる．もしスパイリガンドのシグナルが減少もしくは消失したときは，試料の中の化合物がスパイリガンドを置換したと結論できる．この方法は，高親和性リガンドに対して感度が高く，特異的結合と非特異的結合を識別することができ，緩和[76]と磁化移動[77]実験の両方を用いてこの方法を応用したいくつかの例が文献中にみられる．リガンド結合の順位序列を決定することもでき，レポーターリガンドの親和性が独立に知られているなら，1回の測定で競合リガンドの K_d を正しく見積もることもできる．

フラグメント化合物に基づく NMR スクリーニングの応用：具体的な例

初期の文献では，モデルを用いた概念実証[1),2)]と，NMR によるリガンド結合検出に必要な実験技術の発達[52]に主として力点がおかれていたが，ここ数年の間に発行された文献の多くでは，実際の創薬プログラムにおけるフラグメント化合物に基づくスクリーニングの応用について述べている．これらの研究のいくつかは"NMR が中心"であり，一方他の研究では NMR（あるいは他の方法）を結合の検出に用いて，X 線結晶解析をヒット化合物からリード化合物への化学構造改善への道標として用いている．しかし，方法の選択によらず究極の目的は，受容体のホットス

---

[a] Spin Labels Attached to Protein Side chains as a Tool to identify Interacting Compounds [b] nuclear Overhauser effect

ポットに結合する低分子フラグメントを，医薬品分子へとさらに最適化できる潜在力をもち，結合能のある，合成展開されたリード化合物に変えることである．多くの発表されている研究では，失敗した創薬プログラムから得られた結合能の低いリード化合物について書かれているので，文献探索のみでは，フラグメント化合物に基づくスクリーニングの成功の確率を見積もることは困難である．多くの興味深い薬のリード化合物は，高い結合能をもっている場合でさえ，ヒット化合物からリード化合物への段階では検討できなかった理由，たとえば，標的の他のアイソフォーム（または密接に関連したタンパク質）に対する不適切な特異性，あるいはより一般的には，受け入れ難いADME特性または動物毒性のため，後の段階では結局失敗に終わる．しかし，フラグメント化合物に基づく戦略は成功の可能性が低いので，もし可能なら，安全のため並行して別の方法を試みるべきだという状況を理解し認識しておくことは価値がある．たとえば，標的をHTSでスクリーニングしたけれども，ヒット化合物は一つも同定できなかった場合を考えよう．十分な化合物をスクリーニングしなかった，あるいはライブラリーの分散が標的に対して最適でなかった可能性はあるが，企業による化合物の大きなコレクション（ライブラリー）をスクリーニングした場合はこれらの説明はもっともらしくない．そうではなくて，標的は効能のある医薬品分子を受け入れるために必要なホットスポットをもっていない（すなわち，標的は単に薬の開発につながらない）だけかもしれない[35]．フラグメント化合物に基づく医薬品設計のための標的を考慮するときの別の警告は，弱いヒットフラグメントの合成展開のために用いる構造モデルの有用性に関するものである．たとえば，結合フラグメント化合物を延ばす，あるいはつなぐための方法のヒントを得るためにX線結晶構造を用いるとき，結合フラグメント化合物共存状態のタンパク質の構造は，より合成展開された分子に結合したタンパク質の構造と同じであると仮定される．アポタンパク質の結晶が化合物の溶液にソーキングされる場合，この仮定はまったく当てはまらないかもしれない．たとえば，リガンドによって誘導されるコンホメーション変化は，連結または合成展開によって導入された置換基を通じて，サブサイトにリガンドが接近するために必要だろうか．コンホメーションの不均一性は，それが固有のものであっても活性発現機構に関係していても，適当な構造モデルを選択するときにはそれを認識して考慮に入れなくてはならない．そのような場合には，結晶学的データを補うためにNMRによる構造と動力学のデータを用いることは有用である[78]．もしくは，いくつもの結晶形についてX線結晶構造解析を行うことは，構造モデルについて明察を与えてくれるだろう[78]．

フラグメント化合物に基づく医薬品設計の長所と可能な落とし穴について議論したので，ヒットフラグメントをより結合能の高いリード化合物に発展させるために用いられる異なる戦略について述べよう．実証されたヒット化合物を有望なリード化合物に変換することは，一般にフラグメント化合物を結合，合成展開，または変化させることによって行われてきた[22],[69]．初期には，リガンド結合を検出する異なった方法はおもに特定の戦略（たとえば，NMRによるSAR[1]はフラグメント化合物の組合わせに，SHAPES[2]はフラグメント化合物の合成展開）に関与していたが，これらの区別は新しい方法と研究が進展するにつれてすたれていった．検出法で分類するよりも，ヒット化合物の発展戦略で応用事例を分類する方が一般により有用であることがわかってきた．しかし，二つ以上の戦略が一つの応用事例に対してしばしば用いられるため，この分類もまた不完全である．今抱えている問題に取組むために，これらの方法は容易にかつ柔軟に適合させることができる．以下の項では三つの戦略の応用例を示す．

フラグメント化合物連結法の応用：組合わせ戦略

結合エネルギーの加成性のため，複数の結合の弱いフラグメント化合物を結合して大きくてより複雑な分子を形成することによって，潜在的に何桁も結合親和性は大きくなる[1],[48]．実際にこれを達成するには，結合フラグメント化合物の間の相対的な配向と距離を示す構造情報が必要である．それは，NOE測定[2],[79]〜[81]，化学シフト変化の分布図[56],[82]〜[85]，X線結晶構造[3],[69],[78],[86]〜[91]から通常得ることができる．構造情報はまた，官能基の相対的な位置が分子の形から明らかなような重なり合うサブサイトにフラグメント化合物が結合するとき，推論することができ，この方法をフラグメント化合物融合法[2],[69],[87]とよぶ．

最も初期のNMRに基づくフラグメント化合物連結実験では，NMRによるSARが用いられ，プロトン検出異種核一量子相関（HSQC[a]）に基づく方法が結合を同定するために，X線結晶構造またはNOEから得られたNMR構造が結合フラグメント化合物の配向を決定するために用いられた．初期のNMRによるSARの例はほとんどが概念実証のケースであり，詳細に論評されている[11],[39],[49]．より最近のBcl-x_L[92],[93]やHSP90の阻害剤[78]の設計のNMRによるSAR研究は，製薬的な観点からより適切であるし，理想的な研究環境でのこれらの方法の真の可能性を例示している．

フラグメント化合物連結法を使ったこれまでで最も成功した例の一つは，Abbott社のグループによるBcl-x_L阻害剤の設計である．多くの興味深い研究事例がこのグループから報告されているが[39]，これは高い活性をもつタンパ

---

[a] heteronuclear single-quantum correlation

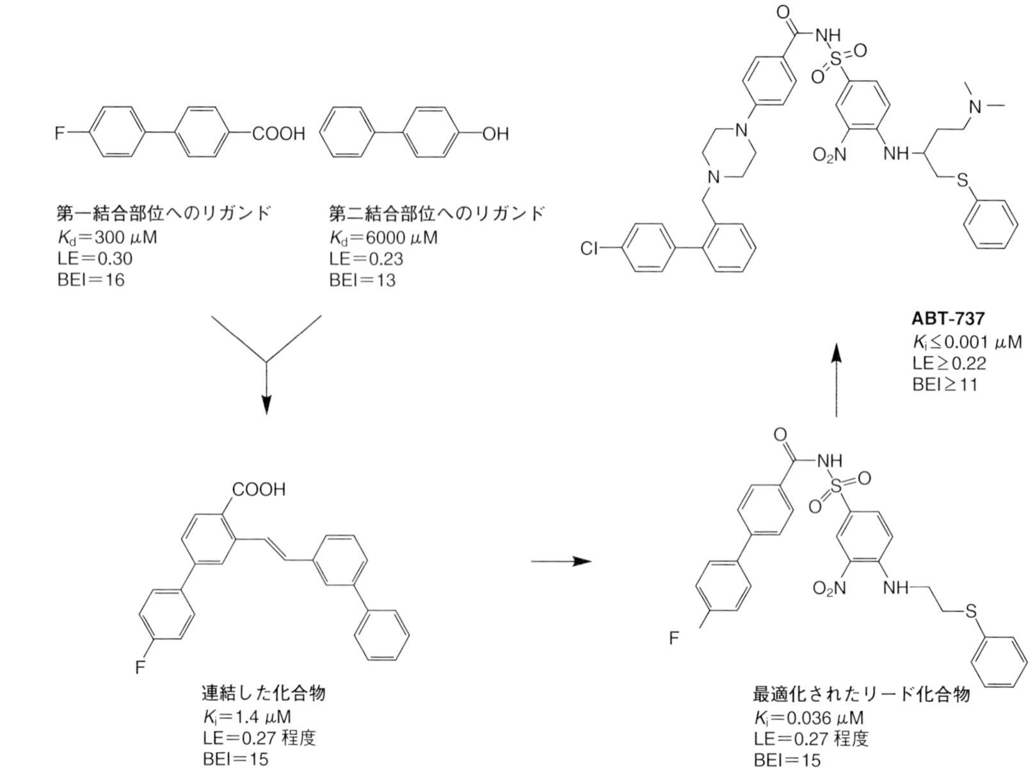

図4・8 Bcl-x_L 阻害剤のフラグメント連結と最適化を示す化合物フローチャート.

ク質-タンパク質相互作用阻害剤が設計された最初の例である. 最初の研究では[93], NMR の化学シフト変化によるスクリーニングから BH3 ペプチド結合溝に対して K_d=300 μM（LE=0.30）であるビアリール酸が同定された（図4・8）. NMR による SAR 連結法を用いて, 第一結合部位のリガンドの近くに二つ目のフラグメント化合物が結合することが同定され, K_i=1.4 μM の連結化合物が合成された. 連結 Bcl-x_L リード化合物のさらなる最適化のために, NMR 構造研究と並行して合成研究が行われ, K_i=36 nM で LE≈0.27 の物質が得られた. 第二の研究では[92], この物質の親和性は 1% のヒト血清の存在下で 1/280 以下になることが示された. ヒト血清アルブミン（HSA[a]）の結合を抑える方法を明らかにするため, この物質が結合した HSA の X 線構造が解かれ, チオエチルアミノリンカーに塩基性2-ジメチルアミノエチル基が加えられ, フルオロフェニル基が置換したピペラジンで置き換えられた. さらに Bcl-2 への結合を改良するため, Bcl-2 と阻害剤の複合体に特有な追加された結合ポケットを占有するためピペラジンに脂溶性基が導入された[94]. 最終化合物である ABT-737 は, Bcl-x_L, Bcl-2, そして Bcl-w に K_i<1 nM で結合し, 10% ヒト血清存在下で Bcl-x_L に対して nM の結合能（IC_50=35 nM）をもっている. ABT-737 はリンパ腫細胞, 小細胞肺癌細胞, 患者から採取した培養株細胞に対して致死活性をもち, マウス癌モデルの延命と腫瘍縮小と治癒に効果があった[92].

Abbott 社のグループの他の研究では, HSP90 の阻害剤を設計するためにフラグメント化合物連結法とフラグメント化合物合成展開の両方を用いた[78]. 最初の NMR に基づくスクリーニングでは二つの関連した化学型, アミノトリアジンとアミノピリミジン（図4・9）が得られた. どちらのフラグメント化合物も親和性が 20 μM 以下で高いリガンド効率（それぞれ BEI=21 と 27）を示した. X 線結晶構造を指標とするフラグメント化合物合成展開法と高効率有機合成法を用いて, Huth らは K_i=60 nM で HSP90 タンパク質の開いた構造に結合する阻害剤（化合物 5, BEI=26）を発見した. NMR による SAR 型のフラグメント化合物連結を用いる他の方法によって, K_i が μM 程度である二つのリード化合物〔化合物 6; K_i=1.9 μM（BEI=15）; 化合物 7; K_i=4 μM（BEI=17）〕（図4・9）が見いだされた. 化合物 5 と比べて化合物 6 と 7 には結合の相乗作用がなく, 親和性が低いことは, これらのフラグメント化合物に対する連結構造の合成展開が不十分であることを示し

---

[a] human serum albumin

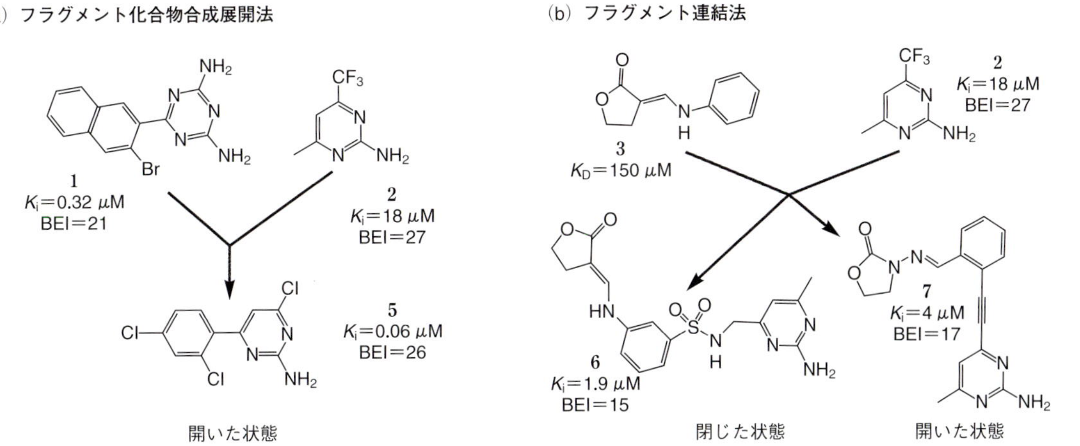

(a) フラグメント化合物合成展開法　　　(b) フラグメント連結法

図4・9 HSP90阻害剤設計のための化合物フローチャート．[Huth ら[78]より許可を得て転載．図は Phil Hajduk 博士に提供していただいた．]

ている．この研究の特色は，HSP90に同時に結合したとき，2種類の独自の結合様式がいくつかのフラグメント化合物に観測されたことである（図4・10）．これらの結合様式のおのおのは，タンパク質の閉じた（化合物 **6**）または開いた（化合物 **7**）状態を標的とする異なる連結リードを導いた．Huthらはまた HSP90 は試料によって多くのコンホメーションをとる非常に動的な標的であることを NMR と結晶解析の両方によって示した．この HSP90 の本質的な柔軟性と，NMR（105～121残基のシグナルが幅広化する）と X 線結晶解析（結晶形によって得られる多くの構造）によって求められた多くのコンホメーション状態をとる性質は，結晶解析と NMR ではフラグメント化合物の異なる結合様式が観測されることを導く．これらの発見から，彼らは"1個の構造データから厳密な解釈をすること"に警告を発している[78]．

ヒットフラグメントの合成展開と多様化

"合成展開戦略"では，相対的に簡単な化合物である一次ヒット化合物に化学的な官能性を加えることによって，より複雑な分子がつくられる．より合成展開された分子は，付加されたリガンド-タンパク質相互作用をすることができ，結果として高い結合能をもつ．"多様化戦略"では，一次ヒット化合物の選択された部分に系統的な変化が加えられる．この戦略の到達目標は，一次ヒット化合物と同じ程度の複雑さをもつが，標的とより好ましい相互作用をする化合物を同定し，スクリーニングすることである．両方の戦略は，企業ライブラリーから同様な基本骨格を得る，または第二世代化合物の合成によって類似体を得ることにより追求される．合成展開戦略は，特に並行合成戦略

において適用される[21],[95]～[98]．両方の場合で，構造情報は必要とされないが，リガンド-タンパク質間の接触の最適化や，官能性の追加を行う位置とタイプの選択にとって非常に重要である．

最初に報告されたフラグメント化合物合成展開を用いた方法の一つは SHAPES 戦略であり，ドラッグライク分子のリガンド検出 NMR スクリーニングを適用し，連続的に活性評価と構造に基づく最適化を繰返す[2],[69],[87]．合成展開戦略の古典的な例は，脂肪酸結合タンパク質（FABP-4[a]）の SHAPES スクリーニングである[11],[69]．低い μM 程度の二つの一次ヒット化合物の結晶構造から，フォローアップのために 134 個の合成展開類似体のライブラリーが熱測定を用いたスクリーニングにかけられ，低い μM から nM 程度の親和性をもつ 9 種類のリード化合物が得られた．続いてさらに 5 種類の結合リガンドの結晶構造が解かれ，必須なリガンド-タンパク質相互作用が図示され，結合ファーマコフォアが決定された．フラグメント化学物合成展開の他の初期の例としてウロキナーゼ阻害剤の設計[88],[99]とメタロプロテアーゼ阻害剤の新しい亜鉛結合モチーフの発見[85]がある．

もっと最近の論文では，β-セクレターゼ（BACE-1[b]）[100],[101]およびプロスタグランジン D シンターゼ[62]を標的とするリード化合物作成の成果が報告されている．β-セクレターゼの例では，弱いが効率の良いヒット化合物であるイソシトシンフラグメント化合物（K_d=4.45 mM, LE=0.36, BEI=19）が NMR に基づくスクリーニングで得られ（図4・11），この C6 位置に大きな置換基を導入する合成展開が行われ，結合能は約 7 倍になったが，効率は低下した（K_d=0.66 mM, LE=0.27）[101]．これらの基本骨

---

a) fatty acid binding protein　　b) beta-site APP cleaving enzyme-1

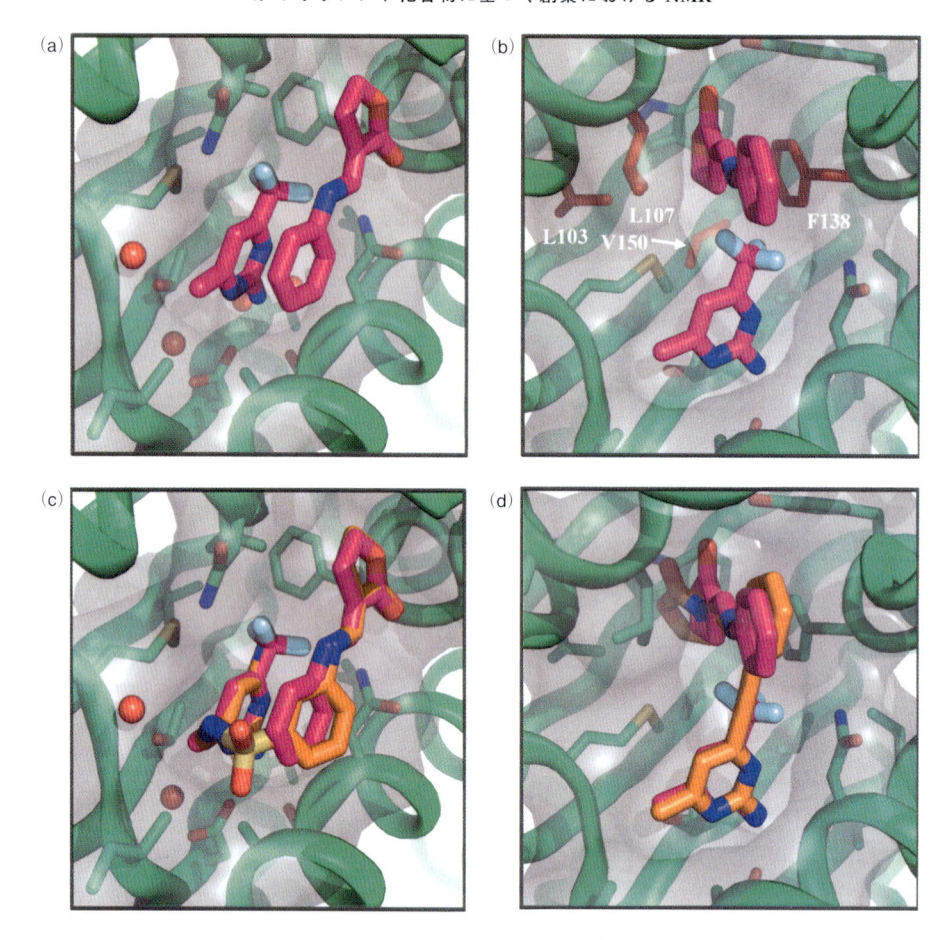

図4・10 ヒットフラグメントと連結化合物のHSP90への結合の比較．ヒットフラグメントの原子の色付け：炭素は赤紫，窒素は青，酸素は赤，フッ素はライトブルー．連結化合物の原子の色付け：炭素がオレンジ色になっている以外は同じ．(a) 化合物2と3（化学構造は図4・9に示す）およびHSP90の三重複合体のX線結晶構造．(b) 化合物2と3の同じ三重複合体の溶液中での結合様式を示すNOEに基づくモデル．モデルを構築するために用いられたHSP90から化合物3への鍵となるNOEを示すために，L107，L103，F138およびV150の側鎖は，赤で着色されている．(c) (a)で示された三重複合体と重ね合わせて表示した化合物6との二重複合体のX線結晶構造．連結したフラグメント化合物と非連結フラグメント化合物がほとんど完全に重なっていることに注意．(d) 化合物7との二重複合体のX線結晶構造と(b)で示した三重複合体モデルの重ね合わせ．NOEに基づくモデル（bに示す）で示唆されたようにオキサゾリジノン環はHSP90の開いたコンホメーションのポケットの後ろに近づくことに注意しよう．[図とその説明はHuthら[78]より許可を得て転載．図はPhil Hajduk博士に提供していただいた．]

格は，親和性は低いが，リガンド効率が既知のBACE-1阻害剤よりも良いので（たとえば，基質類似体OM99-2は$K_i=1.6$ nMで，LE≈0.19，BEI=10），さらなる最適化のための出発物質としては適している．また，以前興味をもたれた基本骨格であるアミノピリミジン[102],[103]のように，イソシトシンは触媒基のアスパラギン酸残基を認識できる環状アミジンをもっており，BACE-1のS_1サブサイトに接近するために疎水性置換基ももっている．類似体を多様化戦略を用いてさらに検討することにより[100]，さらに結合能の高いBACE-1阻害剤であるジヒドロイソシトシン類が同定され，いくつかの小さいジヒドロイソシトシ

ンは通常のイソシトシンより1000倍改良された．最も結合能の高い最適化されたリード化合物は$IC_{50}=80$ nMを示し，効率も高いので（LE≈0.37，BEI=20），さらなる最適化に非常に優れたリード化合物であることがわかった．

AstraZeneca社の研究者によるプロスタグランジンD_2シンターゼ（PGDS[a]）を標的とする他の最近の研究は[62]，多様化戦略と合成展開戦略の両方を用いたフラグメント化合物に基づく医薬品設計の優れた例を提供する．最初のNMRに基づくフラグメント化合物スクリーニングは二つのライブラリー（一般的な2000種の化合物を含むNMRスクリーニングライブラリー，PGDSのX線結晶構造を

---

a) prostaglandin D_2 synthase

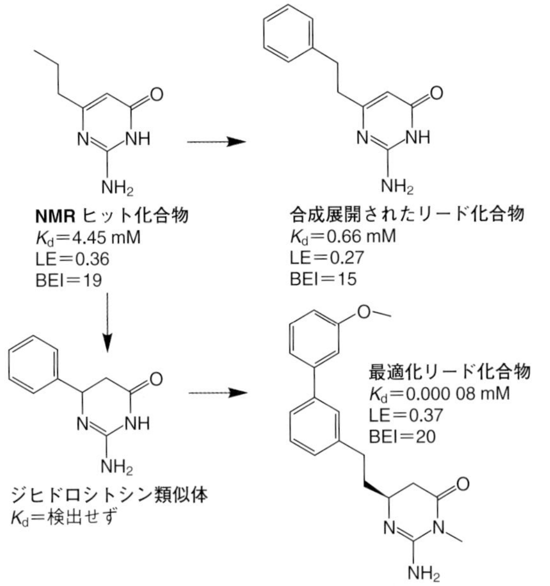

リーニングによるヒット化合物の標的酵素結合構造（X線）は，鍵になるファーマコフォア相互作用を同定し，さらなるスクリーニングのためのフォローアップ化合物を合成するための指標選択を助けた．この最初の繰返しにおいて，バーチャルスクリーニングによる1種類のヒット化合物（$IC_{50}=0.99\,\mu M$）と同様に，いくつかの化合物は最初のNMRヒット化合物の構造に基づいて，企業ライブラリーから選択された．この最初の繰返しによるヒット化合物は，一次スクリーニングのヒット化合物の最大200倍の親和性（IC_{50}）を示し，約0.14～50 µMの値になった．2回目の繰返しでは，NMRヒット化合物のピラゾール基が，合成展開されたリード化合物のチアゾールと結合できることが，X線構造から示唆された（図4・12）．この系列のいくつかの化合物のIC_{50}は µM より小さい程度だったが，一つの連結化合物は21 nMのIC_{50}をもちリガンド効率は0.66だった．リード化合物をよりドラッグライクなPGDS阻害剤に最適化するためにこの化合物は最適な出発点となった．

図4・11 β-セクレターゼ阻害剤のフラグメント化合物の多様化，そして最適化の化合物フローチャート．[Edwardsら[100)]より改変.]

まとめ

フラグメント化合物に基づくNMRスクリーニングが導入されて10年以上が経つが，その間にこの分野は，実験法とドラッグデザインの概念の収集から，実用的な，そして初期の創薬におけるHTS法に代わるものとしてしばしば好んで用いられる成熟した分野に成長した．個々の創薬標的とドラッグデザインの挑戦にとって，NMRによる結合検出は出発点を与えるが，その結合情報を用いて望ましいドラッグライクな性質を備えたリード化合物を同定するためには，計算，生化学，生物物理学，そして合成手法と技術を組合わせたより完全な戦略が必要である．この理由から，筆者らはNMR法とその創薬への応用について徹底的な調査をすることをやめ，代わりにより広く用いられて

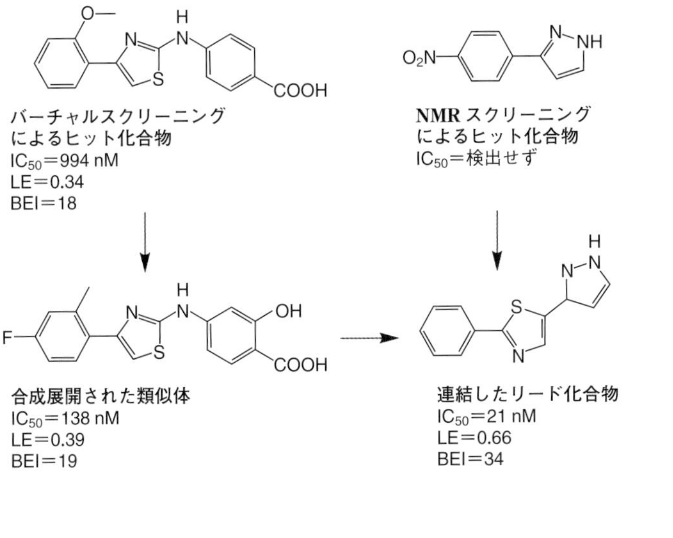

用いて選択された450種の化合物を含むライブラリー）を用いて行われた．これらのライブラリーのNMRスクリーニングによって，K_d が約50～500 µMの24種（結晶構造から選択されたライブラリーからは6種）の一次ヒット化合物が得られた（図4・12）．^{15}N 標識したタンパク質を用いた標的観察スクリーニングを用いているが，通常とは異なり，化学シフトの帰属を行っていない．しかし，^{15}N 標識したPGDSに対して参照物質を滴定したときの化学シフト変化では，同じシグナルが影響を受けたので，スクリーニングした物質は参照物質と同じ結合部位に結合することが明らかになった．既知の阻害剤と一次NMRスク

図4・12 プロスタグランジンDシンターゼ阻害剤のフラグメント化合物の多様化，合成展開，そして最適化の化合物フローチャート．[Hohwyら[62)]より改変.]

いる NMR 法の概要を紹介するよう努めた．また，NMR 実験の物理的技術的な説明にとどまらず，成功したリード化合物創出プログラムにおいて，いかにフラグメント化合物が連結され，多様化され，合成展開され，創造的に最適化されたかを紹介した．提供された事例と現在入手可能なかなりの数の文献の引用が，研究者が自身の研究室でこれらの方法を実行し，自身の創薬標的とプログラムの到達目標に，独自に適合したドラッグデザイン戦略を発展させるために役立つことを願って筆をおく．

文　献

1) Shuker, S. B.; Hajduk, P. J.; Meadows, R. P.; Fesik, S. W. Discovering high-affinity ligands for proteins: SAR by NMR. *Science* 1996, *274*, 1531-1534.
2) Fejzo, J.; et al. The SHAPES strategy: an NMR-based approach for lead generation in drug discovery. *Chem. Biol.* 1999, *6*, 755-769.
3) Boehm, H. J.; et al. Novel inhibitors of DNA gyrase: 3D structure based biased needle screening, hit validation by biophysical methods, and 3D guided optimization. A promising alternative to random screening. *J. Med. Chem.* 2000, *43*, 2664-2674.
4) Lipinski, C. A.; Lombardo, F.; Dominy, B. W.; Feeny, P. J. Experimental and computational approaches to estimate solubility and permeability in drug discovery and development settings. *Adv. Drug Deliv. Rev.* 1997, *23*, 3-25.
5) Teague, S. J.; Davis, A. M.; Leeson, P. D.; Oprea, T. The design of leadlike combinatorial libraries. *Angew. Chem. Int. Ed.* 1999, *38*, 3743-3747.
6) Oprea, T. I.; Davis, A. M.; Teague, S. J.; Leeson, P. D. Is there a difference between leads and drugs? A historical perspective. *J. Chem. Inf. Comput. Sci.* 2001, *41*, 1308-1315.
7) Bemis, G. W.; Murcko, M. A. The properties of known drugs. 1. Molecular frameworks. *J. Med. Chem.* 1996, *39*, 2887-2893.
8) Lewell, X. Q.; Judd, D. B.; Watson, S. P.; Hann, M. M. RECAP-retrosynthetic combinatorial analysis procedure: a powerful new technique for identifying privileged molecular fragments with useful applications in combinatorial chemistry. *J. Chem. Inf. Comput. Sci.* 1998, *38*, 511-522.
9) Congreve, M.; Carr, R.; Murray, C.; Jhoti, H. A 'rule of three' for fragment-based lead discovery? *Drug Discov. Today* 2003, *8*, 876-877.
10) Hann, M. M.; Oprea, T. I. Pursuing the leadlikeness concept in pharmaceutical research. *Curr. Opin. Chem. Biol.* 2004, *8*, 255-263.
11) Lepre, C. A.; Moore, J. M.; Peng, J. W. Theory and applications of NMR-based screening in pharmaceutical research. *Chem. Rev.* 2004, *104*, 3641-3676.
12) Schuffenhauer, A.; et al. Library design for fragment based screening. *Curr. Top. Med. Chem.* 2005, *5*, 751-762.
13) Hann, M. M.; Leach, A. R.; Harper, G. Molecular complexity and its impact on the probability of finding leads for drug discovery. *J. Chem. Inf. Comput. Sci.* 2001, *41*, 856-864.
14) Shoichet, B. K. Interpreting steep dose-response curves in early inhibitor discovery. *J. Med. Chem.* 2006, *49*, 7274-7277.
15) Siegal, G.; Ab, E.; Schultz, J. Integration of fragment screening and library design. *Drug Discov. Today* 2007, *12*, 1032-1039.
16) Congreve, M.; Chessari, G.; Tisi, D.; Woodhead, A. J. Recent developments in fragment-based drug discovery. *J. Med. Chem.* 2008, *51*, 3661-3680.
17) Leeson, P. D.; Springthorpe, B. The influence of drug-like concepts on decision-making in medicinal chemistry. *Nat. Rev. Drug Discov.* 2007, *6*, 881-890.
18) Bohacek, R. S.; McMartin, C.; Guida, W. C. The art and practice of structure-based drug design: a molecular modeling perspective. *Med. Res. Rev.* 1996, *16*, 3-50.
19) Lipinski, C. A. Drug-like properties and the causes of poor solubility and poor permeability. *J. Pharmacol. Toxicol. Methods* 2000, *44*, 235-249.
20) Fink, T.; Reymond, J. L. Virtual exploration of the chemical universe up to 11 atoms of C, N, O, F: assembly of 26.4 million structures (110.9 million stereoisomers) and analysis for new ring systems, stereochemistry, physicochemical properties, compound classes, and drug discovery. *J. Chem. Inf. Model* 2007, *47*, 342-353.
21) Lepre, C. A. Library design for NMR-based screening. *Drug Discov. Today* 2001, *6*, 133-140.
22) Lepre, C. A. Strategies for NMR screening and library design In: *BioNMR Techniques in Drug Research*, Zerbe, O.; Ed. Weinheim: Wiley-VCH; 2002, 1349-1364.
23) Jacoby, E.; Davies, J.; Blommers, M. J. Design of small molecule libraries for NMR screening and other applications in drug discovery. *Curr. Top. Med. Chem.* 2003, *3*, 11-23.
24) Baurin, N., et al. Design and characterization of libraries of molecular fragments for use in NMRscreening against protein targets. *J. Chem. Inf. Comput. Sci.* 2004, *44*, 2157-2166.
25) Hubbard, R. E.; Davis, B.; Chen, I.; Drysdale, M. J. The SeeDs approach: integrating fragments into drug discovery. *Curr. Top. Med. Chem.* 2007, *7*, 1568-1581.
26) Hartshorn, M. J.; et al. Fragment-based lead discovery using X-ray crystallography. *J. Med. Chem.* 2005, *48*, 403-413.
27) Blaney, J.; Nienaber, V.; Burley, S. Fragment-based lead discovery and optimisation using X-ray crystallography, computational chemistry, and high-throughput organic synthesis. In: *Fragment-Based Approaches in Drug Discovery: Methods and Principles in Medicinal Chemistry*, Vol. 34, Jahnke, W.; Erlanson, D.; Eds. Wennheim: Wiley-VCH; 2006, 215-248.
28) Albert, J. S.; et al. An integrated approach to fragment-based lead generation: philosophy, strategy and case studies from AstraZeneca's drug discovery programmes. *Curr. Top. Med. Chem.* 2007, *7*, 1600-1629.
29) Bogan, A. A.; Thorn, K. S. Anatomy of hot spots in protein interfaces. *J. Mol. Biol.* 1998, *280*, 1-9.
30) Clackson, T.; Wells, J. A. A hot spot of binding energy in a hormone-receptor interface. *Science* 1995, *267*, 383-386.
31) Moreira, I. S.; Fernandes, P. A.; Ramos, M. J. Hot spots-a review of the protein-protein interface determinant aminoacid residues. *Proteins* 2007, *68*, 803-812.
32) Reichmann, D.; et al. Binding hot spots in the TEM1-BLIP interface in light of itsmodular architecture. *J. Mol. Biol.* 2007, *365*, 663-679.
33) Rejto, P. A.; Verkhivker, G. M. Unraveling principles of lead discovery: from unfrustrated energy landscapes to novel molecular anchors. *Proc. Natl. Acad. Sci. U.S.A.* 1996, *93*, 8945-8950.
34) Ciulli, A.; Williams, G.; Smith, A. G.; Blundell, T. L.; Abell, C. Probing hot spots at protein-ligand binding sites: a fragment-

based approach using biophysical methods. *J. Med. Chem.* **2006**, *49*, 4992-5000.

35) Hajduk, P. J.; Huth, J. R.; Fesik, S. W. Druggability indices for protein targets derived from NMR-based screening data. *J. Med. Chem.* **2005**, *48*, 2518-2525.

36) Lobley, C. M.; et al. The crystal structure of Escherichia coli ketopantoate reductase with NADP+ bound. *Biochemistry* **2005**, *44*, 8930-8939.

37) Murray, C. W.; Verdonk, M. L. The consequences of translational and rotational entropy lost by small molecules on binding to proteins. *J. Comput. Aided Mol. Des.* **2002**, *16*, 741-753.

38) Page, M. I.; Jencks, W. P. Entropic contributions to rate accelerations in enzymic and intramolecular reactions and the chelate effect. *Proc. Natl. Acad. Sci. U.S.A.* **1971**, *68*, 1678-1683.

39) Hajduk, P. J.; Greer, J. A decade of fragment-based drug design: strategic advances and lessons learned. *Nat. Rev. Drug Discov.* **2007**, *6*, 211-219.

40) Hopkins, A. L.; Groom, C. R.; Alex, A. Ligand efficiency: a useful metric for lead selection. *Drug Discov. Today* **2004**, *9*, 430-431.

41) Abad-Zapatero, C.; Metz, J. T. Ligand efficiency indices as guideposts for drug discovery. *Drug Discov. Today* **2005**, *10*, 464-469.

42) Hajduk, P. J. Fragment-based drug design: how big is too big? *J. Med. Chem.* **2006**, *49*, 6972-6976.

43) Reynolds, C. H.; Tounge, B. A.; Bembenek, S. D. Ligand binding efficiency: trends, physical basis, and implications. *J. Med. Chem.* **2008**, *51*, 2432-243.

44) Vieth, M.; et al. Characteristic physical properties and structural fragments of marketed oral drugs. *J. Med. Chem.* **2004**, *47*, 224-232.

45) Wenlock, M. C.; Austin, R. P.; Barton, P.; Davis, A. M.; Leeson, P. D. A comparison of physiochemical property profiles of development and marketed oral drugs. *J. Med. Chem.* **2003**, *46*, 1250-1256.

46) Dill, K. A. Additivity principles in biochemistry. *J. Biol. Chem.* **1997**, *272*, 701-704.

47) Jencks, W. P. On the attribution and additivity of binding energies. *Proc. Natl. Acad. Sci. U.S.A.* **1981**, *78*, 4046-4050.

48) Hajduk, P. J.; Huth, J. R.; Sun, C. SAR by NMR: an analysis of potency gains realized through fragment-linking and fragment elaboration strategies for lead generation. In: *Fragment-Based Approaches in Drug Discovery*, Jahnke, W.; Erlanson, D. A.; Eds. Wennheim: Wiley-VCH; **2006**, 181-192.

49) Hajduk, P. J.; Meadows, R. P.; Fesik, S. J. NMR-based screening in drug discovery. *Q. Rev. Biophys.* **1999**, *32*, 211-240.

50) Moore, J. M. NMR screening in drug discovery. *Curr. Opin. Biotechnol.* **1999**, *10*, 54-58.

51) Pellecchia, M.; Sem, D. S.; Wuthrich, K. NMR in drug discovery. *Nat. Rev. Drug Discov.* **2002**, *1*, 211-219.

52) Peng, J. W.; Moore, J. M.; Abdul-Manan, N. NMR experiments for lead generation in drug discovery. *Prog. Nucl. Mag. Reson. Spectrosc.* **2004**, *44*, 225-256.

53) Roberts, G. C. Applications of NMR in drug discovery. *Drug Discov. Today* **2000**, *5*, 230-240.

54) Stockman, B.; Dalvit, C. NMR screening techniques in drug discovery and drug design. *Prog. Nucl. Mag. Reson. Spectrosc.* **2002**, *41*, 187-231.

55) van Dongen, M.; Weigelt, J.; Uppenberg, J.; Schultz, J.; Wikstrom, M. Structure-based screening and design in drug discovery. *Drug Discov. Today* **2002**, *7*, 471-478.

56) Wyss, D. F.; McCoy, M. A.; Senior, M. M. NMR-based approaches for lead discovery. *Curr. Opin. Drug Discov. Devel.* **2002**, *5*, 630-647.

57) Ross, A.; Schlotterbeck, G.; Klaus, W.; Senn, H. Automation of NMR measurements and data evaluation for systematically screening interactions of small molecules with target proteins. *J. Biomol. NMR* **2000**, 16, 139-146.

58) Salzmann, M.; Pervushin, K.; Wider, G.; Senn, H.; Wuthrich, K. TROSY in triple-resonance experiments: new perspectives for sequential NMR assignment of large proteins. *Proc. Natl. Acad. Sci. U.S.A.* **1998**, *95*, 13585-13590.

59) Weigelt, J.; van Dongen, M.; Uppenberg, J.; Schultz, J.; Wikström, M. Site-selective screening by NMR spectroscopy with labeled amino acid pairs. *J. Am. Chem. Soc.* **2002**, *124*, 2446-2447.

60) Grzesiek, S.; Bax, A. Improved 3D triple-resonance NMR techniques applied to a 31 kDa protein. *J. Magn. Reson.* **1992**, *96*, 432-440.

61) Ikura, M.; Kay, L. E.; Bax, A. A novel approach for sequential assignment of 1H, 13C, and 15N spectra of proteins: heteronuclear triple-resonance three-dimensional NMR spectroscopy. Application to calmodulin. *Biochemistry* **1990**, *29*, 4659-4667.

62) Hohwy, M.; et al. Novel prostaglandin D synthase inhibitors generated by fragment-based drug design. *J. Med. Chem.* **2008**, *51*, 2178-2186.

63) Mayer, M.; Meyer, B. Characterization ot ligand binding by saturation transfer difference NMR spectroscopy. *Angew. Chem. Int. Ed.* **1999**, *38*, 1784-1788.

64) Claasen, B.; Axmann, M.; Meinecke, R.; Meyer, B. Direct observation of ligand binding to membrane proteins in living cells by a saturation transfer double difference (STDD) NMR spectroscopy method shows a significantly higher affinity of integrin alpha (IIb) beta3 in native platelets than in liposomes. *J. Am. Chem. Soc.* **2005**, *127*, 916-919.

65) Meinecke, R.; Meyer, B. Determination of the binding specificity of an integral membrane protein by saturation transfer difference NMR: RGD peptide ligands binding to integrin $\alpha_{IIb}\beta$. *J. Am. Chem. Soc.* **2001**, *44*, 3059-3065.

66) Dalvit, C.; Fogliatto, G.; Stewart, A.; Veronesi, M.; Stockman, B. WaterLOGSY as a method for primary NMR screening: practical aspects and range of applicability. *J. Biomol. NMR* **2001**, *21*, 349-359.

67) Dalvit, C.; et al. Identification of compounds with binding affinity to proteins via magnetization transfer frombulk water. *J. Biomol. NMR* **2000**, *18*, 65-68.

68) Johnson, E. C.; Feher, V. A.; Peng, J. W.; Moore, J. M.; Williamson, J. R. Application of NMR SHAPES screening to an RNA target. *J. Am. Chem. Soc.* **2003**, *125*, 15724-15725.

69) Lepre, C. A.; et al. Applications of SHAPES screening in drug discovery. *Comb. Chem. High Throughput Screen.* **2002**, *5*, 583-590.

70) Lin, M. L.; Shapiro, M. J.; Wareing, J. R. Diffusion edited NMR: affinity NMR for direct observation of molecular interactions. *J. Am. Chem. Soc.* **1997**, *119*, 5349-5250.

71) Bleicher, K.; Lin, M.; Shapiro, M.; Wareing, J. Diffusion edited NMR: screening compound mixtures by affinity NMR to detect binding ligands to vancomycin. *J. Org. Chem.* **1998**, *63*, 8486-8490.

72) Hajduk, P. J.; Olejniczak, E. T.; Fesik, S. W. One-dimensional relaxation- and diffusion-edited NMR methods for screening compounds that bind to macromolecules. *J. Am. Chem. Soc.* **1997**, *119*, 12257-12261.
73) Jahnke, W.; et al. Second-site NMR screening with a spinlabeled first ligand. *J. Am. Chem. Soc.* **2000**, *122*, 7394-7395.
74) Jahnke, W.; Rudisser, S.; Zurini, M. Spin label enhanced NMR screening. *J. Am. Chem. Soc.* **2001**, *123*, 3149-3150.
75) Murali, N.; Jarori, G. K.; Landy, S. B.; Rao, B. D. Two-dimensional transferred nuclear Overhauser effect spectroscopy (TRNOESY) studies of nucleotide conformations in creatine kinase complexes: effects due to weak nonspecific binding. *Biochemistry* **1993**, *32*, 12941-12948.
76) Dalvit, C.; et al. High-throughput NMR-based screening with competition binding experiments. *J. Am. Chem. Soc.* **2002**, *124*, 7702-7709.
77) Wang, Y.-S.; Liu, D.; Wyss, D. F. Competition STD NMR for the detection of high-affinity ligands and NMR-based screening. *Magn. Reson. Chem.* **2004**, *42*, 485-489.
78) Huth, J. R.; et al. Discovery and design of novel HSP90 inhibitors using multiple fragment-based design strategies. *Chem. Biol. Drug Des.* **2007**, *70*, 1-12.
79) Li, D.; DeRose, E. F.; London, R. E. The inter-ligand Overhauser effect: a powerful new NMR approach for mapping structural relationships of macromolecular ligands. *J. Biomol. NMR* **1999**, *15*, 71-76.
80) Lugovskoy, A. A.; et al. A novel approach for characterizing protein ligand complexes: molecular basis for specificity of small-molecule Bcl-2 inhibitors. *J. Am. Chem. Soc.* **2002**, *124*, 1234-1240.
81) Pellecchia, M.; et al. NMR-based structural characterization of large protein-ligand interactions. *J. Biomol. NMR* **2002**, *22*, 165-173.
82) Medek, A.; Hajduk, P. J.; Mack, J.; Fesik, S. W. The use of differential chemical shifts for determining the binding site location and orientation of protein-bound ligands. *J. Am. Chem. Soc.* **2000**, *122*, 1241-124.
83) McCoy, M. A.; Wyss, D. F. Alignment of weakly interacting molecules to protein surfaces using simulations of chemical shift perturbations. *J. Biomol. NMR* **2000**, *18*, 189-198.
84) McCoy, M. A.; Wyss, D. F. Spatial localization of ligand binding sites from electron current density surfaces calculated from NMR chemical shift perturbations. *J. Am. Chem. Soc.* **2002**, *124*, 11758-11763.
85) Klaus, W.; Senn, H. Strategies for hit finding using NMR. In: *BioNMR in Drug Research*, Zerbe, O.; Ed. Weinheim: Wiley-VCH; **2003**, 417-437.
86) Liepinsh, E.; Otting, G. Organic solvents identify specific ligand binding sites on protein surfaces. *Nat. Biotechnol.* **1997**, *15*, 264-268.
87) Fejzo, J.; Lepre, C.; Xie, X. Applications of NMR screening in drug discovery. *Curr. Top. Med. Chem.* **2002**, *2*, 1349-1364.
88) Hajduk, P. J.; et al. Identification of novel inhibitors of urokinase via NMR-based screening. *J. Med. Chem.* **2000**, *43*, 3862-3866.
89) Nienaber, V. L.; et al. Discovering novel ligands for macromolecules using x-ray crystallographic screening. *Nat. Biotechnol.* **2000**, *18*, 1105-1108.
90) Carr, R.; Jhoti, H. Structure-based screening of low-affinity compounds. *Drug Discov. Today* **2002**, *7*, 522-527.
91) Lesuisse, D.; et al. SAR and X-ray. A new approach combining fragment-based screening and rational drug design: application to the discovery of nanomolar inhibitors of Src SH2. *J. Med. Chem.* **2002**, *45*, 2379-2387.
92) Oltersdorf, T.; et al. An inhibitor of Bcl-2 family proteins induces regression of solid tumours. *Nature* **2005**, *435*, 677-681.
93) Petros, A. M.; et al. Discovery of a potent inhibitor of the antiapoptotic protein Bcl-xL from NMR and parallel synthesis. *J. Med. Chem.* **2006**, *49*, 656-663.
94) Bruncko, M.; et al. Studies leading to potent, dual inhibitors of Bcl-2 and Bcl-xL. *J. Med. Chem.* **2007**, *50*, 641-662.
95) Hajduk, P. J.; et al. Novel inhibitors of Erm methyl-transferases from NMR and parallel synthesis. *J. Med. Chem.* **1999**, *42*, 3852-3859.
96) Park, C. M.; et al. Non-peptidic small molecule inhibitors of XIAP. Bioorg. *Med. Chem. Lett.* **2005**, *15*, 771-775.
97) Hochgurtel, M.; Lehn, J.-M. Dynamic combinatorial diversity in drug discovery. In: *Fragment-Based Approaches in Drug Discovery*, Vol. 34, Jahnke, W.; Ed. Wennheim: Wiley-VCH; **2006**, 341-364.
98) Roper, S.; Kolb, H. Click chemistry for drug discovery. In: *Fragment-Based Approaches in Drug Discovery*, Vol. 34, Jahnke, W.; Ed. Wennheim: Wiley-VCH; **2006**, 313-339.
99) Huth, J. R.; Sun, C. Utility of NMR in lead optimization: fragment-based approaches. *Comb. Chem. High Throughput Screen.* **2002**, *5*, 631-643.
100) Edwards, P. D.; et al. Application of fragment-based lead generation to the discovery of novel, cyclic amidine beta-secretase inhibitors with nanomolar potency, cellular activity, and high ligand efficiency. *J. Med. Chem.* **2007**, *50*, 5912-5925.
101) Geschwindner, S.; et al. Discovery of a novel warhead against beta-secretase through fragment-based lead generation. *J. Med. Chem.* **2007**, *50*, 5903-5911.
102) Congreve, M.; et al. Application of fragment screening by x-ray crystallography to the discovery of aminopyridines as inhibitors of beta-secretase. *J. Med. Chem.* **2007**, *50*, 1124-1132.
103) Murray, C. W.; et al. Application of fragment screening by x-ray crystallography to beta-secretase. *J. Med. Chem.* **2007**, *50*, 1116-1123.

II 計算化学の方法論

5

Michael R. Shirts, David L. Mobley, Scott P. Brown
（訳：由良　敬）

構造に基づく医薬品設計における自由エネルギー計算

はじめに

　構造に基づく医薬品設計が目指す究極の目標は，標的と検証された生体高分子の高分解能結晶構造をもとに，求める薬理学的特性をもち，かつ親和性が高く，簡単に合成できる低分子化合物を生み出せる手法を見いだすことである．薬理学の進歩によって，ある特定の生化学的活性をもつ低分子化合物を製造し，試験し，検証する方法の理解は進んだが，汎用性のある方法はいまだに存在しない．ドラッグデザインプロジェクトにおいては，数知れない幸運と，直感と，そして試行錯誤がいまだに必要である．

　医薬品候補化合物となるべき低分子化合物は，多くの吸収・分布・代謝・排泄（ADME[a]）特性を満たさなければならないし，毒性プロファイルも適切でなければならない．しかしこれらの特性以前に，この低分子化合物は活性を，それも多くの場合，標的となるタンパク質の特定の場所に強固にかつ選択的に結合する活性を示さなければならない．薬を設計するということは，求める生物活性を兼ね備えた分子の候補を，広い化合物空間から探求することである．現在は，ハイスループットの実験によるスクリーニング法が，そのようなヒット化合物を捜し出す主力となっている[1),2)]．しかしこの方法では，標的となる化合物空間の限られた領域にある代表的な分子しか含まれていない既存の低分子化合物ライブラリーを利用するために，化学物質の質と多様性に限界がある．コンビナトリアルライブラリーを利用すれば，この限界を超えることができるかもしれないが，コンビナトリアルライブラリーの使用には多くの落とし穴があり[3)]，細心の設計戦略を必要とする．in vivo や in vitro で，より焦点を絞った測定を行えば，候補薬物の生体中での影響に関する重要な情報を得ることはできるが，これらの情報は，新しい分子を設計するための情報にはならない．少数の低分子化合物ならば，表面プラズモン共鳴（SPR[b]）法や等温滴定熱量測定（ITC[c]）法によって結合を厳密に測定することは可能だが，コストがかかる．

　理想的には，高い生物活性を示す可能性がある低分子化合物を，コンピューターで正しく選び出し，実際に合成できればよい．コンピューターによるスクリーニング法の精度は，その計算にかける時間に依存する．"ドッキング"に分類される構造に基づく高速バーチャルスクリーニング法を用いると，大きなライブラリーから可能性がある分子を選び出し，結合部位を推定することができる（ドッキングに関する詳細は第7章を参照）．しかし，最近の研究によると，ドッキング法は，結合部位の推定と結合時のリガンドの形状推定には有効だが，化合物の結合親和性を推定するだけの精度はなく，現段階では，リード化合物の最適化に必要な精度はない[4)〜6)]．

　原子分解能をもつ物理学に基づく計算科学的手法は，その見通しのよさから，情報科学や大規模なパラメーター調整による方法よりもはるかに信頼性がある．タンパク質-リガンド複合体の十分に信頼できる物理的モデルがあり，かつコンホメーション空間を十分にサンプリングできれば，結合親和性を正確に見積もることができ，その値を実際の研究に用いることもできる．自然現象の基本原理に基づく方法を用いれば，物理的な詳細が正確に取込まれている限りは，いかなる生物システムにおいてもその方法は有効であろう．さらに物理学に基づく方法ならば，結果の間違いも，物理化学の基礎に基づいて容易に見いだすことができるはずである．情報科学に基づく方法では，これは容易にはできない．

　以上のように，信頼性の高い予測を得る可能性があるにもかかわらず，産業界および学界における薬学研究で，物理学に基づく手法を用いた成功例はほとんど報告がない．うまくいかない理由として，非常に高い計算コスト，原子分解能モデルが十分ではないこと，各計算プロジェクトに対してソフトウエアを調整することが専門家にとっても大変困難であることなどがあげられる．これらの問題が解決されることで，産業界において，より厳密な薬物研究が実

---

a) absorption-distribution-metabolism-excretion　b) surface plasmon resonance　c) isothermal titration calorimetry

現することであろう．

　1990年後半以降，コンピューターの演算能力の向上とともに，自由エネルギーを計算する数多くの手法の技術的発展があった．その結果，信頼できかつ創薬に利用できる結合エネルギーを得ることにかなり近づくことができた．この章では，最近の論文にみられる具体的な応用に焦点をあて，これらの最新手法を概観する．"親和性をどの程度の精度で計算すれば使いものになるか"の節では，結合計算がどの程度の信頼性と精度をもつことで，創薬プロセスにある程度の価値をもたらすことができるかを考察する．"自由エネルギー計算手法"の節では，創薬におけるハイスループットとして利用できる自由エネルギー計算方法を最新の進歩を含めて概観する．"創薬に関連する系における最近のリガンド結合計算"の節では，最新の論文に現れるリガンド結合計算，具体的には，系に依存するパラメーターを用いずにリガンドの親和性を求めようとする，比較的効率のよい近似計算を始めに考察し，続いて，物理学的に厳密な方法を用いた創薬に関与する例をあげる．この章の最後には，構造に基づく医薬品設計に対して，リガンドの結合親和性を計算できるようになったことの意義を考察する．

親和性をどの程度の精度で計算すれば使いものになるか

　物理学に基づく結合計算は，コンピューターの大規模な利用を必要とする．計算に必要な時間を検討するにあたって，産業界の典型的なワークフローの中で，メディシナルケミストがリード化合物の最適化に払う努力に貢献するために，コンピューターによる手法がどの程度の精度，スループット，そして応答時間を必要とするかを定量的に知ることが重要である．利用価値が認められるためには，開発における意志決定過程に関与できる程度の時間スケールで，信頼性のある結果を出せさえすればよく，完璧な結果を出す必要はない．この点は個々の事例として語られることが多く，定量的に語られたことはない．ここでは，一つの例に沿って，計算手法に何が求められているかを概観する．

　Abbott社から2008年に発表された研究によると，30個の標的タンパク質に対して行われた50,000種以上の修飾を施した低分子化合物結合実験の統計解析から，約80%の修飾低分子化合物が最初の低分子から1.4 kcal/mol（対数単位で1 pK_i に相当）以内の結合能上昇を示していることがわかった[7]．1.4 kcal/molよりも大きな上昇は約8.5%で起こっており，2.8 kcal/molよりも大きな上昇は，わずか1%見つかった．結合親和性が低下する修飾は，下降幅と下降頻度で見比べた場合，同程度起こっていることがわかった．もしも化学修飾を完全にランダムに行っていたならば，結合親和性が低下することが，結合親和性を上昇させることよりももっと頻繁に起こっていたであろう．そこで，ここで得られた分布を，腕のよいメディシナルケミストが行う典型的なリード化合物の最適化による結合親和性上昇の分布と見なし，この分布と比較することで，正確で信頼性の高い計算方法が，創薬研究の生産性にどれだけ貢献できるかを試すこととした．

　ある化学者が，毎週，みずから合成し検証する膨大な数のリード化合物に対する修飾を思い描いている状況を考えてみよう．化学者に培われてきた直感に頼って選別した場合には，先にあげた分布と同じ結果になるはずである．その代わりに，理想的なスクリーニングプログラムが載っているコンピューターに，この化学者が N 個の化合物をインプットしたとしよう．プログラムが推定した最上位の化合物を合成した場合，計算誤差の程度に応じて，結合親和性の上昇はどの程度よくなるだろうか．

　この状況を検討するにあたり，メディシナルケミストが提案するリード化合物の結合親和性上昇は，Abbott社のデータと同じであるとみなし，この分布を平均値が0，標準偏差が 1.02 kcal/mol の正規分布と仮定する．すると，pK_i が 1.0 上昇することが，8.5% の変化に対応する．また，コンピューターによる結合親和性上昇の予測には，標準偏差が ε の正規分布型エラーがあるものと仮定する．ここでの思考実験では，N 個の結合親和性が"実際に"変化する試料を上記分布から用意する．コンピュータースクリーニング過程には，それぞれの結果に幅 ε の正規分布エラーを加える．そして，コンピューターによるエラーを含む予測結果を順位付けし，推定される結合能のいちばんよいものの，"実際の"結合親和性を調べた．この行程を多数回（図5・1では100万回）繰返すことで，コンピュータースクリーニングによる結合親和性予測精度の分布を得ることができる．

　図5・1に結合親和性分布を示す．メディシナルケミストの予測（青）と，エラーが $\varepsilon=0.5$（ピンク），$\varepsilon=1.0$（赤），$\varepsilon=2.0$（紫）のときのコンピュータースクリーニングにより $N=10$ の化合物を選んだ．つまり，青い曲線がメディシナルケミスト単独で得ることができる結合親和性の分布であり，赤系の曲線はコンピューターが選んだ N 個の修飾をメディシナルケミストが合成した結果の分布である．色を塗った部分は，1.4 kcal/mol 以上の結合親和性上昇が得られる確率に相当する．

　0.5 kcal/mol の計算エラーが含まれている場合，10個の分子を1回スクリーニングするだけでも，1 pK_i の結合親和性上昇が認められる確率は50% 程度である．これに対して，スクリーニングをしない場合は，8.5% でしかない．1 kcal/mol の計算エラーが含まれていた場合でも，1回のスクリーニングで高い結合親和性の分子を得る確率は，36% もある．2 kcal/mol の計算エラーが含まれてい

自由エネルギー計算手法

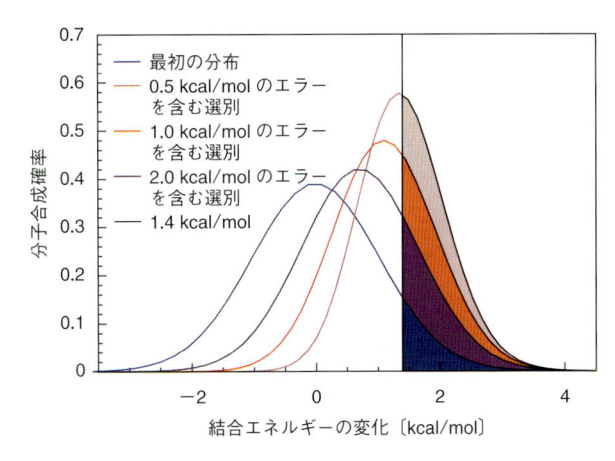

図5・1 修飾による結合親和性変化の分布モデル．最初の分布に対して，コンピュータースクリーニングを導入した場合の分布変化．青は最初の分布．計算にε=0.5の正規分布エラーがある場合（ピンク），ε=1.0のエラーがある場合（赤），ε=2.0のエラーがある場合（紫）を想定．色を塗った部分は，修飾によって1.4 kcal/molより大きな結合親和性上昇が得られる確率．多少のエラーが含まれていたとしても，信頼できる方法で分子を選別することで，リード化合物の最適化における合成の効率は格段に向上させることができる．

る場合でさえ，1 pK_iの結合親和性上昇を得る可能性が3倍も高くなるのは，驚くべきことである．同様の計算を，もっと大規模な評価に適用することもできる．その結果，当然のこととして，コンピューターによる評価を行えば行うほど，計算エラーが小さくなり，もっとよい結果が得られるようになる．たとえ2 kcal/molのエラーが含まれていたとしても，100個の分子をスクリーニングした場合は，0.5 kcal/molのエラーが含まれている場合に10個の分子をスクリーニングした場合と同程度に1 pK_iの結合親和性上昇を期待することができる．

つまり，比較的少ない数であっても，そこそこ正確な予測計算が，創薬のワークフローに対して，有用であることがわかる．結合親和性の上昇を得る確率を，合成すべき分子数に換算すると，2 kcal/molのエラーのもとで100個の分子をスクリーニング，あるいは0.5 kcal/molのエラーのもとで10個の分子をスクリーニングすることが，合成すべき分子の桁数を一つ減らすことに相当する．ここでの計算では，シミュレーションが活性のある分子に偏っていないことを前提にしているのはもちろん，エラーは結合実験系に依存し，エラーが有利には働かないことを前提としている．また，計算の種類も問題であろう．相対的な結合親和性の計算には1回の計算で結合親和性の変化を計算することができるが，結合親和性の絶対値を計算する場合は，計算を2回実行する必要があり，このことで，実質的なエラーが大きくなる．しかし，原子の詳細な物理法則が普遍であることから，物理学に基づいた予測方法はパラメーター調整に基づく予測方法よりも，原理的には信頼性が高いはずである．

ここで行った解析は，製薬化学者との非公式な話し合いで得られた結果と呼応する．製薬化学者は，計算速度が速いことや精度が非常に高いことよりも，結果が信頼できることが重要であると言う．エラーが本当に1 kcal/molとなるようにできる計算方法ならば，1カ月かかる計算であっても，創薬のワークフローにその計算方法を導入することができると，関係者の多くは考えている．多少の信頼度低下，たとえば結果の20％以上において数kcal/mol外れてしまうことが許容できれば，関係者が待たなければならない時間を1〜2日に減らすことができるのは非常に意味がある．

自由エネルギー計算手法

原子分解能のモデルを用いた結合自由エネルギーを計算する手法が多く開発されてきた．このほとんどはまだ研究途上にあり，いずれの方法も厳密な結果を得ることと計算効率との間で二律背反に苦しんでいる．それぞれの方法における開発の規模，複雑さ，および速度がさまざまであるために，経験を積んだ利用者にとっても，どの方法をどのように用いるかの選択は大変難しい．ここでは，おおもとの論文を参照しながら，結合親和性を計算することができる手法を概観する．自由エネルギーの計算方法に焦点を絞った総説は8)〜14)にあげる．15)の第1〜7章は，特に自由エネルギーの計算方法としてよくまとまっている．分子シミュレーションとモデリングの教科書である16)〜18)には，自由エネルギー計算方法の有益な紹介がある．

ここでは，標準的な古典論に従う分子力学モデルを用いる．つまり，原子の結合長と結合角には調和項を導入し，二面角は周期的に扱い，非共有結合には，点電荷の相互作用とレナード・ジョーンズの反発-引力項を導入する．リガンド結合自由エネルギーを計算する多くの方法では，このモデルを用いて計算が行われている．古典的な分極のモデルが導入される例はきわめてまれではあるが，この試みに関しては，後で簡単にふれる．QM/MM[a]（量子力学/分子力学）シミュレーションを導入した自由エネルギー計算も行われているが，この方法の利用はまだ限られているため，ここでは取上げない[19)]．

基本方程式

リガンド（L）のタンパク質（P）に対する結合定数K_dは，以下のように単純に記述できる．

---

a) quantum mechanics/molecular mechanics

$$K_{\rm d} = \frac{[{\rm L}][{\rm P}]}{[{\rm PL}]} \quad (5\cdot 1)$$

ここで,角括弧［ ］は平衡状態の濃度を,PLはタンパク質-リガンド複合体を意味する.この定義において,結合状態と非結合状態の区別が明確につくことを前提としている.特異性が高く強固に結合する分子の場合には成立する前提であるが,特異性が低く弱い結合をする分子の場合には,この前提は成立しない.

この結合親和性は,以下の式に従って自由エネルギーに関連する.

$$\Delta G_{\rm Bind} = -kT \ln \frac{K_{\rm d}}{C^\circ} \quad (5\cdot 2)$$

ここで,C°は標準状態における濃度を意味する(慣例として,溶液中は1Mとする).創薬の現場においては,定圧下での状態を問題にすることが多いので,ここではギブズの自由エネルギーGを用いる.

結合の自由エネルギーはつぎのように記述することもできる.

$$\Delta G_{\rm Bind} = -kT \ln \frac{Z_{\rm P} Z_{\rm L}}{C^\circ Z_{\rm PL}} \quad (5\cdot 3)$$

ここで,Zは系の分配関数を意味する.この量を,シミュレーションを用いて計算する.

MM-PBSA

タンパク質とリガンドとの結合親和性を物理学に基づいて求める場合の計算速度と厳密性の妥協策として,まずエンドポイント自由エネルギー法であるMM-PBSA[a](ポアソン-ボルツマンおよび表面積計算を伴った分子力学法)[20]を考察する.エンドポイント法であることにより,MM-PBSAは結合状態と非結合状態のシミュレーションのみを必要とする.この簡便化によって,後に説明する他の精密な方法に比べて,MM-PBSAは本質的に大きなエラーを含むことになる.

結合自由エネルギーは結合する要素それぞれの溶媒和自由エネルギーの差で記述することができる.

$$\Delta G_{\rm Bind} = \Delta G_{\rm PL-solv} - (\Delta G_{\rm L-solv} + \Delta G_{\rm P-solv}) \quad (5\cdot 4)$$

それぞれの溶媒和自由エネルギーはつぎのように記述することができる.

$$\Delta G_{\rm solv} = \Delta H_{\rm solv} - T\Delta S_{\rm solv} \quad (5\cdot 5)$$

ここで,すべての立体配置において溶媒の座標を平均すると,それぞれの自由エネルギーはつぎのように近似することができる.

$$\Delta G_{\rm X-solv} = \langle E_{\rm X-MM} \rangle + \Delta G_{\rm X-solvent} - T\Delta S_{\rm X-MM} \quad (5\cdot 6)$$

ここで,$\langle E_{\rm X-MM} \rangle$はXのみ(水分子がない)の平均分子力学エネルギーを,$\Delta S_{\rm X-MM}$はX(水分子がない)の内部エントロピー,$\Delta G_{\rm X-solvent}$はXの溶媒和によるエネルギーとエントロピーである.このようなP,LおよびPLの溶媒和エネルギーを組合わせることで,結合エネルギーを計算することができる.

MM-PBSA法の実装は多種報告されており,計算の準備をするにあたっては,細かなところでさまざまな配慮をしなければならない.一般的には,計算手続きは3段階に分けることができる.第一段階は,サンプル座標の抽出であり,タンパク質-リガンド複合体構造に対する分子動力学(MD[b])計算などによりエネルギーを解析する構造を抽出する.つぎの段階では,先に集めた各構造に対して,気相のポテンシャルエネルギーと溶媒和エネルギーを計算し,アンサンブル[*1]平均を求める.最後に,溶質のエントロピー変化量を推定する.これらの要素を組合わせて,結合自由エネルギーを得ることになる.

第一段階で構造を発生させるにあたっては,リガンド単独,タンパク質単独(アポタンパク質),およびタンパク質-リガンド複合体それぞれのMD計算を独立に行うことができる.あるいは,複合体のトラジェクトリー[*2]一つを,結合状態と非結合状態両方の構造の基にすることもできる[21].この場合は,タンパク質-リガンド複合体のシミュレーションで探索したコンホメーションが,タンパク質単独およびリガンド単独のシミュレーションで探索したコンホメーションと共通していると仮定している.この仮定は妥当とは言い難く,ある場合には著しく間違っていることが示されている.しかし,結合状態と非結合状態のトラジェクトリーから得られた平均値の差に大きなエラーが含まれないようにするためには,値が収束するまでに膨大なサンプル抽出が必要となることを考えると,一つの複合体構造のシミュレーションのトラジェクトリーにみられる構造の分布の狭さも,相殺されてしまう[22],[23].理論的には,アポタンパク質のMD計算を1回だけ実行し,あとはリガンドだけのMD計算を何回も実行すればよいはずである.いずれにしても,安定した平均値を得ることは容易ではない[24].三つのMD計算を実行する場合における,別の計算方法としては,相互作用エネルギー以外はすべて無視することで,内部エネルギーの差に由来するエラーを

[*1] 訳注:統計的にとりうるコンホメーションの集合.
[*2] 訳注:MD計算の結果.時間に対する各原子の位置情報.
a) molecular mechanics with Poisson-Boltzmann and surface area   b) molecular dynamics

抑える方法もある．

タンパク質とリガンドのみのポテンシャルエネルギー $E_\text{X-MM}$ はつぎの式で表すことができる．

$$E_\text{X-MM} = E^\text{elec} + E^\text{vdW} + E^\text{int} \quad (5\cdot7)$$

ここで，E^elec は静電的相互作用エネルギー，E^vdW はファンデルワールスの反発-引力エネルギー，E^int はリガンドやタンパク質の共有結合，結合角，ねじれ角などに起因する内部エネルギー項である．

溶媒和自由エネルギー $\Delta G_\text{X-solvent}$ は，二つの要素の和に分解することができる．一つは静電的相互作用に起因する項であり，もう一つは非極性相互作用に起因する項である．

$$\Delta G_\text{X-solvent} = \Delta G_\text{PBSA} = \Delta G_\text{PB} + \Delta G_\text{SA} \quad (5\cdot8)$$

ここで，ΔG_PB は極性相互作用の，ΔG_SA は非極性相互作用の溶媒和自由エネルギーへの寄与を意味する．

5·8式における極性項は溶質の電荷の分布に応答して誘電連続体としての溶媒に蓄積されたエネルギーであり，ポアソン-ボルツマン（PB[a]）方程式を解くことによって求めるのが一般的である．ポアソン-ボルツマン方程式は，離散的な溶質分子が，均一な誘電連続体の中に存在する厳密なモデルを用いており，低分子化合物や生体高分子の溶媒和自由エネルギーにおける静電的寄与を比較的高精度で予測することができる[25],[26]．ポアソン-ボルツマン方程式の解を，リガンド単独，タンパク質単独，タンパク質-リガンド複合体で求めてから，リガンドとタンパク質の相互作用系における熱力学サイクルを用いて溶媒和自由エネルギーを求める[27],[28]．

ポアソン-ボルツマン計算の実行時には，溶質と溶媒の境界における適切な誘電体モデルを設定する必要がある．ここには多くの繊細な問題が存在する[29],[30]．境界条件に加えて，溶質と溶媒の誘電率も適切に選択されなければならない．典型的なタンパク質-リガンドの系では，溶媒には1.0の定数を，溶質には80.0の定数を用いる[31]．溶質については，2.0や4.0，あるいはアミノ酸残基に依存した誘電率を用いることで，よい成果を出している場合もある[32],[33]．ほとんどの力場では誘電率1.0でパラメーターが調節されていることに注意しておく必要がある．

5·8式の最終項は，溶媒和自由エネルギーの非極性項であり，この項は溶質の溶媒接触表面積[34]に比例する形で取扱われるのが一般的である．

$$G^\text{SA} = \gamma \Delta SA \quad (5\cdot9)$$

ここで，ΔSA は結合による分子の接触表面積の変化を，γ は水に空隙ができることによる微視的表面の自由エネルギー[35]を意味する．この式は，直鎖状，環状，および枝状の炭化水素分子の移動自由エネルギーのデータから経験的に導出された[36],[37]．γ の厳密な値は，溶質の溶媒接触表面を調べる方法に依存する[25]．この式では，非極性項に対する溶質と溶媒間の分散相互作用エネルギーからの寄与は，溶媒を移動して空隙をつくるために必要なエネルギーと比較して無視できる程度であることを仮定している．この仮定に対しては，扱い方が単純すぎるとの批判が多くあり[38],[40]，この問題点を解消した，より精密な手法がいくつか提案されている[39]〜[41]．

5·6式の右辺最終項は，自由に動くことができるリガンドを固定するコストのエントロピーであり，複合体形成にあたって，溶質のエントロピー変化 ΔS_solute の大きな部分を占める．溶質のエントロピーの推定は，基準振動解析などのコンピューター資源を要する方法を用いて，推定することができる[42],[43]．あるいは，ある回転角の回転を制限するために必要なエントロピーなどに基づく，平均的エントロピーコストを用いて推定することもできる[44]．ただし，どちらの方法も溶質のエントロピーを正しく推定することはできず，結果に大きなぶれをもたらしてしまう[21]．

エントロピーの取扱いがかなり難しいため，エントロピー項を無視することで計算を簡便にすることがある．このような近似は，さまざまな複合体構造の溶媒和自由エネルギーの相対的順番にのみ関心がある場合や，エントロピーとエンタルピーとの補償関係がさまざまなリガンドに対してほぼ一定である限りは問題ない．しかし，自由エネルギーの絶対的な値を比較する必要がある場合や，リガンドによっては，無視できない程度の結合様式の変化や，リガンドが入るポケットの構造変化がある場合には，間違いなく問題が発生する．近年開発されているエントロピーをより正しく取扱う方法は，これらを克服することが期待できる[45]．

系の中に多くの状態が存在しない場合は，結合親和性の推定には，ポアソン-ボルツマン計算を行うだけで十分であろう．多くの場合，ポアソン-ボルツマンによる結合親和性の推定はうまくいっているが[28],[46]〜[48]，いくつかの実装では，経験に基づくスコアリング法のようになっている場合もある[49]．これらの実装は，大きなコンホメーションの柔軟性が相互作用に重要な役割を果たしている場合には不正確になる可能性があることが指摘されている[50]．

MM-PBSAによる解析のために，分子動力学のトラジェクトリーを作成するにあたり，水分子を明溶媒[*3]として扱うことが一般的である．水分子を明溶媒として扱う

[*3] 訳注：溶媒を個々の分子として取扱うときにその溶媒を明溶媒，溶媒を連続した媒体として取扱うときにその溶媒を暗溶媒という．溶媒を"陽に取扱う"，"陰に取扱う"とも表現する．

[a] Poisson-Boltzmann

ことで，動力学の詳細をとらえることができるが，水分子を暗溶媒として扱う理論に基づいて，明溶媒水分子モデルを"スコア"付けするような場合には，大変な問題が発生する[21],[51]．当然のことながら，アンサンブルの平均エネルギーは，アンサンブル構造を計算した関数と同一のエネルギー関数で計算されなければならない．このような場合には，暗溶媒から直接サンプリングしなければならない[52]．

一般的にポアソン-ボルツマン計算はコンピューター資源を要するため，多くの研究グループが高速近似法を開発してきた．たとえば，一般化ボルン（GB[a]）モデルなどがある[53]〜[56]．しかし，一般化ボルンモデルを正しく用いていない場合が数多くあることが指摘されている[57]〜[59]．

その他の暗溶媒法

他の方法として，結合状態と非結合状態のみをシミュレーションし，分配関数を直接計算する方法がある．アンサンブルすべての構造ではなく，比較的少数の構造である低エネルギー状態とその近辺のみを扱い，それらのボルツマン因子の積分を総和することで分子の分配関数を求める[60]．

自由エネルギーの絶対値を求める場合には，タンパク質，リガンド，およびタンパク質-リガンド複合体の分配関数を，また相対的な自由エネルギーを求める場合には，二つのリガンドと二つの複合体の分配関数を計算することで，結合の自由エネルギーや結合による自由エネルギーの差を直接求めることができる．エネルギー極小値の周辺構造の積分を計算する方法として，モード積分（MINTA[b]）[61]とGilsonらによる極小発見法の少なくとも二つの方法が開発され，リガンド結合の解析に用いられている．どちらの方法も，極小値を列挙するところから始まる．MINTAでは，構造空間の積分に重点サンプリングによるモンテカルロ積分法を用いる．この方法は，リガンドの鏡像異性体間の自由エネルギー差を調べるために用いられており，アルケミー計算[*4]と同程度の精度をもちながらより効率的であるが[62],[63]，初期の実装には重大な問題があり注意する必要がある[64]．Gilsonらはエラーを少なくするために，結合長，結合角，ねじれ角の積分計算を重点的に行っている[68]．彼らの計算方法は，単純化された結合系でいくつかの成功を収めている[65]〜[68]．

上にあげた二つの計算手段において，いずれもが分配関数に寄与するすべての極小点を発見する方法と，極小点付近のエントロピーを正しく計算する方法の2点に問題を抱えている．典型的な創薬標的であるタンパク質で極小値を探すことは非常に難しく，上記の研究は，エラーが相殺されるであろう場合か，または小さなモデル系でのみ行っている．これらの計算手段もMM-PBSA計算同様，エントロピーの推定方法に問題があるが，こちらの方が，エントロピーの精度により依存しているため，この問題に対する研究がより頻繁に行われている[45],[61],[69],[70]．とはいえ，MM-PBSAに比べると，これらの計算手段に対する調査は少なく，またこれらの計算手段はコンピューター資源をたくさん使うため，物理的な背景がしっかりはしているが，当面の間は推奨できない．

アルケミー計算

先に示した計算方法は，暗溶媒系のために開発されており，コンピューター資源をたくさん使わずに，結合自由エネルギーを近似的に求める方法である．しかし，暗溶媒モデルでは，リガンドの結合に際して水素結合ネットワークが形成される場合や，水分子がリガンド結合過程で重要な役割を果たすようなタンパク質-リガンド系における詳細な記述ができない[71]．このような現象の自由エネルギー計算には，コンピューター資源を要する明溶媒水分子シミュレーションを行う必要がある．明溶媒水分子の場合，MM-PBSAの自由エネルギー項は，水分子の統計的ノイズでいっぱいになってしまう．明溶媒水分子シミュレーションにおける溶媒和自由エネルギーは，影響を及ぼさないシステムの他の部分は固定し，特定の状態変化による自由エネルギーを直接計算するのが一般的である．この方法は，水分子を明溶媒として取扱う場合の自由エネルギーの計算方法ではあるが，同様の方法が水分子を暗溶媒として取扱う場合でも簡便に利用できることを指摘しておく．

"FEP[c]（自由エネルギー摂動）"は，分子の構造変化を変数とする自由エネルギー差を直接計算する方法としてよく用いられる．"摂動"とは，簡便に計算ができる項の連続によって近似する理論のことを意味する．近似ではあるが，FEPは非常に正確である．ここで摂動とは，アミンからアルコールへまたはメチル基から塩素へのように，シミュレーション中に分子の化学的性質が変化すること意味する．さらにFEPは，後述するZwanzigの関係を適用した場合に使われることもある．混乱を避けるために，ここではアルケミーという単語で，分子の化学的性質が変化，登場，消滅する方法を指し，EXPという単語で，Zwanzigの関係を指すことにする．

Zwanzigの関係

自由エネルギーを計算するにあたって，歴史的に最もよく知られており，今でもよく用いられている方法として，Zwanzigの関係がある[72]．二つのハミルトニアン$H_0(\boldsymbol{x})$と$H_1(\boldsymbol{x})$の座標と運動量空間（$\boldsymbol{x}$）にわたる自由エネ

[*4] 訳注：アルケミー（alchemy）とは，シミュレーション中に原子種（または基）を少しずつ入れ替える方法を指す．
 a) generalized Born b) mode integration c) free-energy perturbation

ギーの差は以下のように記述することができる．

$$\Delta G = \beta^{-1} \ln \langle e^{-\beta[H_1(\boldsymbol{x}) - H_0(\boldsymbol{x})]} \rangle_0 = \beta^{-1} \ln \langle e^{-\beta \Delta H(\boldsymbol{x})} \rangle_0 \tag{5.10}$$

ここで，β は $(kT)^{-1}$ である．この方法は，指数平均をとっているので，ここではEXPとよぶことにする．この式は厳密ではあるが，変化が小さな場合を除いて，集めたデータ量に対して，EXPは理想からほど遠い値にしか収束しないことが多くの研究で示されており，異なる計算で得られた収束したようにみえる平均値が，ほとんど一致しないことがわかっている[73],[74]．

一般的に，エントロピーが下がる方向への構造空間では，重なりが大きいので，この方向でのEXPは効率がよい[75],[76]．たとえば，密な溶液から分子を除くよりも，密な溶液に分子を挿入する方が，化学ポテンシャルをより効率よく計算することができる．これは，両アンサンブルにおける重要な構造は，他のリガンドが存在しない場合の方が簡単にサンプリングできるからである．

複数の中間状態

バルク水の化学ポテンシャルを計算する場合などには，系の対称性を利用することで，FEPの計算効率を大幅に上げることができる[77]．しかし，ほとんどの場合には，計算対象に位相空間の重なりがあると見なすことがとうていできない．その場合には，自由エネルギーの計算過程が，物理的にはありえない中間状態の連続になってしまうことがある．たとえば，原子の電荷をなくしたり，炭素を酸素に変換したりする場合である．全自由エネルギーは，それぞれの物理的意味がない中間状態間の自由エネルギー差の総和として記述することができる．ここでは，このような中間状態が存在し，シミュレーションができると仮定した上で，中間状態のいちばんよい選び方を考察する．

位相空間における連続する中間状態の重なりが十分に大きければ，EXPはうまく機能する．たとえば，エーテルをチオエーテルに置き換える場合は，位相空間での変化は少ないため，数少ない中間状態でEXPはうまく働く．しかし非水素原子が完全になくなる，あるいは加わる場合や，原子の電荷が大きく変わる場合には，位相空間の重なりが小さく，多くの中間状態を導入しない限りは，EXPはうまくいかない．多くの中間状態が必要なことは，これら数多くの状態でのシミュレーションで自由エネルギーを計算することになり，たった一つのアルケミー変換にもかかわらず，EXP計算の効率は非常に悪くなる．

倍幅サンプリングは，一つおきの中間状態のシミュレーションを行い，これら中間状態から両方向へのEXPを計算する，よく用いられる手法である[78]．逆方向でのEXPで計算された自由エネルギーには，符号が逆の偏りが含まれているので，逆方向の計算を足し合わせることで，偏りがいくらかは帳消しになる傾向にある．この方法では，見かけ上は必要なシミュレーションの量を半分にすることができる．しかしエントロピーが増大する方向での分散が一般的に小さいため，実際にはシミュレーションの量を半分にすることはできない．しかし幸い，多くの場合EXPよりも効率のよい方法が数多く知られている．

熱力学積分

自由エネルギーを，アルケミー法の中間状態を記述する連続変数 λ で微分すると，以下の式が得られる．

$$\frac{dG}{d\lambda} = \frac{d}{d\lambda} \int e^{-\beta H(\lambda, \boldsymbol{x})} d\boldsymbol{x} = \left\langle \frac{dH(\lambda, \boldsymbol{x})}{d\lambda} \right\rangle_\lambda$$
$$\Delta G = \int_0^1 \left\langle \frac{dH(\lambda, \boldsymbol{x})}{d\lambda} \right\rangle_\lambda \tag{5.11}$$

ここで，開始状態と最終状態をつなぐ中間状態の経路は $\lambda = 0 \sim 1$ の変数として表されている．この式は，Zwanzigの関係をテイラー展開することでも得られる．この式を用いて自由エネルギーを求めることを熱力学積分（TI[a]）とよぶ．以降の考察では，$H(\lambda, \boldsymbol{x})$ を $H(\lambda)$ と省略して記述する．開始状態と最終状態の質量が異なる場合には，運動量も λ に依存することになり，積分の中に含まなければならない．ここでは，式をわかりやすくするために，運動量の項は省略する．

熱力学積分では，分散と偏りが拮抗する．$dH/d\lambda$ の平均値は，$\langle dH/d\lambda \rangle$ の挙動がよい限りは，相関がない少数のサンプルで，$e^{-\beta \Delta H(\boldsymbol{x})}$ の平均値よりも，エラーが少ない値になる．$\langle dH/d\lambda \rangle$ の挙動がよいことは重要な条件であり，このことは後の"アルケミー計算の経路選択"でふれる．個々のシミュレーションから自由エネルギーを計算するには，積分を数値的に行う必要があり，その結果として，結果に偏りが持ち込まれてしまう．今までにさまざまな数値的手法が用いられてきた[79],[80]．簡単な台形公式またはシンプソン公式が用いられることもある．高次項を含む積分法は，遠い積分点間でも速く収束するが，ここでの誤差項は積分する関数の微分係数に比例し，この値は，系から反発力が完全に取除かれるときなどに，非常に大きくなる．ガウス積分法などが用いられる場合もあるが[79]，この方法を用いるためには，ガウス重率を決めるために前もって分散がわかっている必要があり，利用が非常に煩雑である．

$\langle dH/d\lambda \rangle$ の曲線が滑らかで単調になるようなアルケミー計算を行うためには，熱力学積分を行う際の中間点の数が比較的少なくなければならない．しかし，レナード・ジョーンズポテンシャルが消滅したり発生したりするよ

---

[a] thermodynamic integration

うなアルケミーシミュレーションの場合などでしばしばみられるように，曲率が大きくなってしまう場合には，離散的積分によって導入させる偏りが大きくなってしまう[73),81),82)]．曲率が小さい場合でも（たとえば，水の中でSPC水[*5]を変える場合），かなりの誤差が含まれてしまう（5λ程度の自由エネルギー全体に対して5～10%）[83)]．

初期の自由エネルギー計算においては，シミュレーションを通してλの値を変化させ（"遅い成長"），積分を簡便にしていた．全自由エネルギーは以下の式で推定される．

$$\Delta G \approx \int_{t=t_0}^{t_1} \left\langle \frac{dH}{d\lambda} \right\rangle_{\lambda(t)} \frac{d\lambda}{dt} dt \quad (5\cdot12)$$

しかし，この式は，ほとんどのシミュレーションにおいて，非常に悪い近似式であることが示されており，比較的長いシミュレーションを行ったとしても，速度に依存する偏りが含まれてしまうことがわかっている．また，前向きと後ろ向きのシミュレーションにヒステリシスが存在する[84),85)]．この方法は，つぎに記すJarzynskiの関係で利用する場合を除いて，使うべきではない．

Jarzynskiの関係

有限時間内に起こる物理的過程またはアルケミー過程では，仕事は可逆ではなく，仕事量と自由エネルギーは一致しない．5・12式は，非平衡系における仕事 W となり，平衡系における自由エネルギー差 ΔG ではなくなる．Jarzynskiは自由エネルギー差が平衡系アンサンブルから始まる非平衡系トラジェクトリーの平均として記述できることを示した．

$$\Delta G = \beta^{-1} \ln \langle e^{-\beta W} \rangle_0 \quad (5\cdot13)$$

切替えが瞬間で起こるのであれば，5・13式はEXPと同値になる．これは瞬間の仕事がポテンシャルエネルギーの変化だけであることに起因する．今までの多くの研究では，非平衡系経路が1段階の摂動と比較されてきた．しかし，さまざまな状況下での理論と実践の両方で，平衡系のシミュレーションが非平衡系のシミュレーションのアンサンブルから自由エネルギーを計算するのと同等，あるいはやや効率がよいようであることがわかってきた[73),86),87)]．これからのリガンド結合計算に対して，Jarzynskiの関係式を用いた自由エネルギー計算がどの程度寄与するかは定かではない．しかし，Jarzynskiの関係式が非平衡の実験を扱う際に有効であることが示されており，そのためJarzynskiの関係式をリガンド結合計算に用いる研究が近年多くなされている．

Bennett受容比

十分なサンプリングがなされていれば，二つの中間状態の自由エネルギー差は，EXPを用いてどちらの方向から求めても，同じ値に収束する．反対側からの計算で発生する偏りは相殺されるので，EXP計算の精度を上げるためには，両側から計算して平均値を求めるか，倍幅サンプリングを実行すればよい．しかし，前向きと後ろ向きのポテンシャルエネルギーの分布が直接関係することにより[88)]，両方向の情報をもっと有効に利用でき，かつ統計的に最適であることが証明できる方法が存在する．Bennettのもともとの定式化は，いかなる関数 $A(\boldsymbol{x})$ でも以下の簡単な自由エネルギーの関係式が成立することに由来する．

$$\begin{aligned}\Delta G_{0\to1} &= \ln kT \frac{Z_0}{Z_1} \\ &= kT \ln \frac{\langle A(\boldsymbol{x})\exp[-\beta(H_0-H_1)]\rangle_1}{\langle A(\boldsymbol{x})\exp[-\beta(H_1-H_0)]\rangle_0}\end{aligned} \quad (5\cdot14)$$

Bennettは，変分計算法を用いて，自由エネルギーの分散が最小になる関数 $A(\boldsymbol{x})$ を求め[89)]，簡単な数値計算によって陰関数 ΔG を得た．二つの状態のポテンシャルエネルギー差が与えられた際に，自由エネルギー差の最尤推定値が上記 ΔG と同じであることも別の方法で示されている[90)]．いずれの導出方法も，自由エネルギー差の分散に関するしっかりとした値を得ることができる．分子シミュレーションにおいて，EXPよりもBennett受容比（BAR[a)]）の方が，理論と実験の両方で優れていることが示されている[73),74)]．二つの立体配置のある程度の重なりはもちろん必要ではあるが，結果が収束するために必要な重なりは，EXPの場合よりもはるかに少なくてすむ．

熱力学積分とBennett受容比を，理論的に直接比較することは難しい．しかし，荷電したり，体積がわずかに変化するような，被積分関数が滑らかな場合には，熱力学積分がBennett受容比と同程度に効率がよいことがわかっている[12),73)]．しかし，分子の大きな変化を伴う場合には，Bennett受容比の方が熱力学積分やEXPよりも，ときには1桁ほど，効率がよいようである[73),74),91)]．前述したように，中間状態を最終状態の関数として記述することができるのならば，これらの状態のポテンシャルエネルギー計算は，相互作用の計算が2回ですむことより，非常に効率的に行うことができる．これ以外の場合は，変化するシステムのエネルギーをすべての状態で計算する必要があるが，現在のシミュレーションプログラムは，残念ながらこの状況に対応できていない．

[*5] 訳注：SPC（simple point change）水とは，MD計算で用いる水のモデルの一つ．各原子に点電荷を配置し，共有結合長と角度を固定したモデル．

a) Bennett acceptance ratio

WHAM

多くの場合，アルケミー自由エネルギー計算は，多くの異なる中間状態のシミュレーションを必要とする．これらのシミュレーション結果から，できるだけ多くの熱力学量を得たい．もし，いずれかの中間状態が，他の中間状態と比較的類似しているならば，最近傍の状態のみではなく，これらの中間状態も利用して，自由エネルギーをより正確に計算することができる．Ferrenberg と Swendsen はヒストグラムによる方法を初めて導入し[92]，中間状態の類似度情報を得て自由エネルギーを計算した．その後 1992 年に Kumar らが，アルケミーシミュレーションに重み付けヒストグラム解析法（WHAM[a]）とよばれる方法を導入した．離散的な状態からのサンプリングに基づく自由エネルギー計算の場合には，WHAM が最も信頼できる方法であろう．しかし，原子分解能のシミュレーション結果から得られるような連続的な状態に基づく計算の場合には，離散的に区分けをしなければならないために，偏りを生じてしまう．WHAM に基づく方法として，最尤法[94]やベイジアン法を導入した方法[95]も開発されている．WHAM に基づく自由エネルギー計算法は，CHARMM 分子動力学パッケージで利用可能である[96],[97]．

MBAR

WHAM におけるヒストグラムに基づく式を，ヒストグラムの幅を 0 にすることで，もっと簡単な式の形にすることができ，K 個の自由エネルギーを得るために再帰式を得ることができる[93],[96]．

$$G_i = -\beta^{-1} \ln \sum_{k=1}^{K} \sum_{n=1}^{N_k} \frac{\exp[-\beta H_i(\boldsymbol{x}_{kn})]}{\sum_{k'=1}^{K} N_{k'} \exp[\beta G_{k'} - \beta H_{k'}(\boldsymbol{x}_{kn})]} \quad (5\cdot15)$$

ここで，i は 1 から K まで変化し，G_i と H_i はこれら K 個の状態それぞれの自由エネルギーとハミルトニアンを意味する．この近似には，多少疑問な点がある．WHAM の導出には，ヒストグラムの各幅における分散を最小にするための重み因子を探す必要があるが，幅が 0 に近づくと，この重み因子が定義できないのである．

この問題点を解決するために，近年 Bennett 受容比の多次元展開が開発された．この方法では，一連の $N \times N$ の重み付け関数 $A_{ij}(\boldsymbol{x})$ を調整することで，N 個の状態すべてで自由エネルギーが同時に最低になるようにする．最小の分散推定量は，幅 0 の極限におけるヒストグラムの WHAM 方程式と完全に一致すると見なすことができる（5·15 式）．この場合，WHAM を多次元 Bennett 受容比（MBAR[b]）のヒストグラムに基づく近似と見なすことができる[91]．MBAR による導出では，自由エネルギーの不確かさも得ることができる．これは，WHAM ではできない．

アルケミー計算の経路選択

以上の方法における重要な点は，最初のハミルトニアンから最後のハミルトニアンへ遷移するために，お互いに重なりをもつ連続する中間状態が最初と最後の状態をつないでいることである．二つのハミルトニアン H_0 と H_1 をつなぐいちばん単純な方法は，線形結合である．

$$H(\lambda, \boldsymbol{x}) = (1-\lambda) H_0(\boldsymbol{x}) + \lambda H_1(\boldsymbol{x}) \quad (5\cdot16)$$

この方法では，λ を等幅にとったとしても，位相空間の重なり方が均等になるとは限らない．生体高分子の力場では一般的なレナード・ジョーンズ関数を原子の排除分散相互作用に用いる場合，終点の状態がほとんど消える $\lambda=0.1$ でも，レナード・ジョーンズ関数の極小点の深さによっては，排除体積（エネルギーが $2 \sim 3 \, kT$ の体積）がもともとの体積の 60〜70％を占めることになる．

さらに，r^{-12} 型のポテンシャルを用いる場合，$r=0$ において $\langle dH/d\lambda \rangle$ が特異点になり，数値的な積分ができなくなる．線型の λ ではなく $H(\lambda)=(1-\lambda)^4 H_0 + \lambda^4 H_1$ のように 4 乗項を用いると，$\langle dH/d\lambda \rangle$ が数値的に正しく積分できるようにはなるが，収束は遅いままである[80],[99]．また，$\lambda \neq 0$ では，どのような累乗であっても，透過することができないほど小さな中核をもった原子が存在する．この問題を回避する方法として，系全体を縮める方法がある．しかし，分子を縮めると非共有結合性相互作用に問題が生じ，分子動力学の積分が不安定になることがわかっており[99],[101]，結合数が多い場合は，縮めることがそもそも不可能である．さらに結合長の変化を調節する補正項を加える必要があり，結合長に拘束を導入する場合は，計算が非常に複雑になる[102]．

これよりもよい方法として，1994 年に"ソフトコア"の考え方が導入された[82],[103]．この考え方では，$r=0$ において r^{-12} が無限大になるところを，λ に依存する形で，平滑化する．いちばんよく使われるレナード・ジョーンズ関数を平滑化した形は，以下の通りである．

$$H(\lambda, r) = 4\varepsilon\lambda^n \left\{ \left[\alpha(1-\lambda)^m + \left(\frac{r}{\sigma}\right)^6\right]^{-2} + \left[\alpha(1-\lambda)^m + \left(\frac{r}{\sigma}\right)^6\right]^{-1} \right\} \quad (5\cdot17)$$

ここで，ε と σ はレナード・ジョーンズ関数のパラメーター，α は定数（0.5 が一般的）であり，$n=4$ と $m=2$ が最初に用いられた[82]．その後の研究で，$n=1$ と $m=1$ が分散を向上することが示された[80],[99],[104]．分子の柔軟性が高い場合には，ソフトコアをもつ原子をより多く用いる

---

a) weighted histogram analysis method b) multistate Bennett acceptance ratio

ことで，自由エネルギー計算の効率を上げることができる．クーロン項にソフトコアを導入することや，すべての相互作用が仮想上の第四次元に向かって消えていくようにすることも試されてきたが[106]，このような手法をさまざまな系に対して適用可能とするパラメーターを決めることがほとんどできていない．

原子が消失するアルケミー法においては，まず電荷を線形的に，そして電荷を失った原子のレナード・ジョーンズ項をソフトコアの方法で消すと，高い信頼性がありかつ比較的効率がよいことが，最近の研究で示されている．同じ経路を逆向きにたどることで，原子を導入することもできる[97],[99]．結局のところ，原子の中心に発生する特異点をどのようにして扱うかが大変難しいのである．原子の種類だけが変わる場合には，原子を変更することによる位相空間の変化に対して，位相空間の重なりの変化が小さいため，ポテンシャルエネルギーの線形補間で十分取扱うことができる．共有結合項の変化による分散は，一般的にはさほど大きな問題ではない．この場合は，エネルギー変化は大きいが，運動の時間スケールから，素早い収束が期待できる．

位相空間の経路をさらに最適化することで，計算の効率を上げることは可能である．しかし，経路での分散を最小にするには限度があるので，効率の向上はたかだか2倍程度であろう[105]．最適経路の研究は，熱力学積分における分散を小さくすることに焦点が当たっている[82],[105]．熱力学積分のために最適化された経路は，他の方法でも利用可能のようである．

牽引法

タンパク質-リガンド相互作用における自由エネルギーを計算する別の方法として，タンパク質からリガンド分子を物理的に引っ張る方法がある．最終構造におけるリガンドの位置がタンパク質から十分に離れているのならば，引き離す過程における自由エネルギーは，結合自由エネルギーに相当する．これは，Jarzynskiの関係を用いた非平衡シミュレーションか，結合部位から特定の距離における，互いに重なった異なる調和振動子のアンブレラサンプリングによる平均場ポテンシャル（PMF[a]）法によって計算することができる[107]〜[110]．

牽引法には，煩雑なところがいくつかある．タンパク質に埋まっているリガンドを引っ張り出す場合には問題が生じる．また，コンピューターシミュレーションが可能なシミュレーションボックスサイズの中では，リガンドを十分遠くに引き離すことができない．このような場合には，解析的な手法や平均場近似を導入することで，リガンドを無限遠まで引っ張った際の自由エネルギーを計算する．牽引法は荷電したリガンドを扱う際に，きわめて有効であるともいわれている[108]．

有効だが実装されていない方法

リガンドの結合計算がはるかに効率的に実行できる可能性がある数多くのおもしろい方法が，研究者によって実験されている．近い将来これらの多くの方法が，普通に利用できるようになるかもしれない．ここでは，これらの手法を関連論文とともに簡単に紹介する．

アンブレラサンプリングを用いた収束法

自由エネルギーをシミュレーションで求めるいずれの方法においても，重要な構造をサンプリングすることが問題となる．原子分解能のサンプリングを向上する標準的な方法の一つとして，アンブレラサンプリングがある[111]．これは，偏りを入れることでシミュレーションをある方向に拘束し，その後に偏りの影響を取除く手法である．この方法を用いると，エネルギー障壁を下げたり，結合親和性に関係する立体配置変化をもたらすゆっくりとした動き（たとえば，ねじれ角が異なる状態）にシミュレーションを拘束したりすることができ，各エネルギー項を正しく計算し足し合わせることができる[97],[112],[113]．他の適用法として，結合の自由エネルギーを計算する前に，遊離リガンドを結合しているコンホメーションに直接拘束して自由エネルギーを計算し，その後この拘束を外して計算することができる．この方法だと，中間状態をサンプリングするのに必要な時間を短くし，シミュレーションの効率を上げることができる[97],[108]．

拡張アンサンブル，ハミルトニアン交換，およびλダイナミクス

アルケミーシミュレーションは，たいていの場合いくつもの中間状態を取扱う．これらの中間状態を，一つのシミュレーション系に組み入れることができる．ハミルトニアン交換とよばれる方法では，中間状態のシミュレーションの組を並べたり，拡張アンサンブルシミュレーションとよばれる方法では，一つのシミュレーションですべての中間状態を訪れたりすることができる．いくつかの研究によると，ハミルトニアン交換法や拡張アンサンブルシミュレーション法は，アルケミー法により発生するエネルギー障壁の低い状態を通ることで，エネルギー障壁を迂回し，自由エネルギー計算のシミュレーションを高速化することができる[114]〜[120]．別の方法では，アルケミー法のパラメーターであるλを変動するパラメーターとみなして計算を実行する．そうすることで，λの自由度に対応する仮想的な質量を導入し計算を複雑にはしてしまうが，基本的

---

[a] potential of mean force

にはモンテカルロ法と同じことになる[118),121),123)]. λサンプリング法にはいくつかのやり方があり，展望がありそうな方法も存在するが，これらの方法はまだまだ開発段階である．

複数のリガンドに対するシミュレーション

一つのタンパク質に対して，複数のリガンドが結合する計算を一つのシミュレーションで行うことができたら，計算効率を格段に向上させることができる．これは，物理的には意味がない参照状態のシミュレーションを走らせ，EXPを用いて多くのリガンドの自由エネルギーを計算することで，いちばんうまくいっている[97),129),130)]．しかし，リガンドが互いに大きく異なっている場合は，この方法ではうまくいかない[131)]．より洗練された手法が待ち望まれている．

創薬に関連する系における最近のリガンド結合計算

MM-PBSA計算

MM-PBSAは，生物学的に意味がある分子の自由エネルギー計算によく使われており，構造と関係するけっして簡単ではないさまざまな問題を扱った文献をみることができる．初期の導入では，DNA[132)]やRNA[133)]の相対的な安定性を合理的に説明することに使われていたが，のちにタンパク質-リガンド相互作用を解析する試みが始まった．たとえば，ハプテンが48G7抗体Fabフラグメントと相互作用する際の駆動力は静電的相互作用であるという仮説の検証にMM-PBSAが使われた[134)]．タンパク質-リガンド相互作用において水素結合が重要な寄与をするという仮説を明らかにするためや[135)]，cAMP依存性プロテインキナーゼにおける疎水性相互作用の役割に示唆を与えるため[47)]，また，コンカナバリンの糖認識機構の研究[136)]にも使われた．これら以外にも，タンパク質-リガンド相互作用におけるpK_aのシフトを合理的に説明したり[137)]，活性部位における正確なプロトン化状態を選ぶことの重要性を示したり[138)]するために，MM-PBSAが使われている．構造に基づくリガンド設計もMM-PBSAの上に構築されている．コンピューターによるアラニン・スキャニングとよばれる技法では，受容体結合ポケットの相互作用の可能性がある部位を調べることができ，またよく似た手法として低分子用にフッ素・スキャニングも開発された[140)]．

文献で報告されるようになったMM-PBSAの広域にわたる利用は，科学分野にこの手法が浸透してきていることを意味する．Entrezが維持更新する生命科学分野における引用データベースを調べると，MM-PBSAを用いた結合解析の論文は，2001〜2002年の2年間に14件だったのが，2006〜2007年には50件に増えている．MM-PBSA利用の着実な伸びにはいくつかの理由がある．MM-PBSAは，他の，より厳密な自由エネルギー計算法に比べて，計算コストが安価であり，このために適用範囲が広がった．さらに，初期のMM-PBSAの報告の中には，この手法の潜在的価値を示しているものがあった．アビジンとビオチン類似体との非常によい結合予測結果が発表されている[141)]．その後の発表でも，他の系において非常によい結合予測結果が報告された[142)〜146)]．

これらの初期の成功を受けて，多くの研究グループがMM-PBSAをさまざまな系に適用した．このMM-PBSA利用の変遷は，2001〜2007年の間に発表された文献を調べることでわかる．図5・2に示すのは，論文の発表年に対する，報告された結合予測の平均二乗誤差である（この値は，先に述べたデータベースの検索によって見つかった論文に掲載されているデータから推定した）．

2000〜2003年の間に，論文で発表されたMM-PBSAの結果は，2004〜2007年の値と比較すると，平均二乗誤差が有意に小さい．この傾向にはいくつかの理由がある．初期のMM-PBSAの利用は，手法の検証のために，挙動のよい系にのみ限られていたが，その後は，さまざまな系に対して利用されたのかもしれない．あるいは，MM-PBSAが経験の少ない，手法の細かい取扱いになれていない研究者に利用されるようになったのかもしれないし，また，初期に比べて現在では，あまりうまくいっていない結果でも発表するようになったのかもしれない．この変遷の原因が何にあるにせよ，（発表されている報告に関しては）今日のMM-PBSAの結果と初期の結果とには，誤差の大きさに違いがあることは，間違いない．

MM-PBSAの信頼性を調べるにあたり，さまざまな系における結果を試験する必要がある．図5・3に示すのは，Abbott社で得た，実験で求めた結合親和性の（既知参照

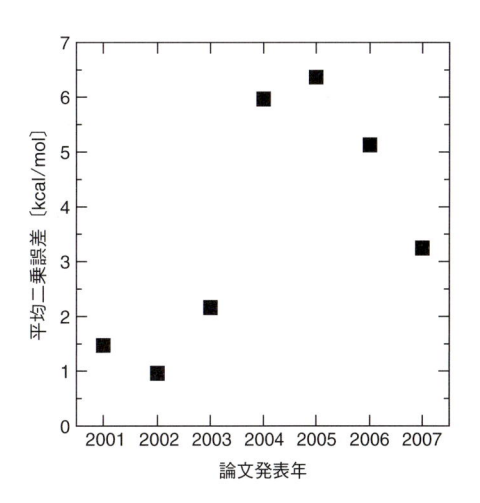

図5・2 論文から得られたMM-PBSAによる結合予測の平均二乗誤差の推移．

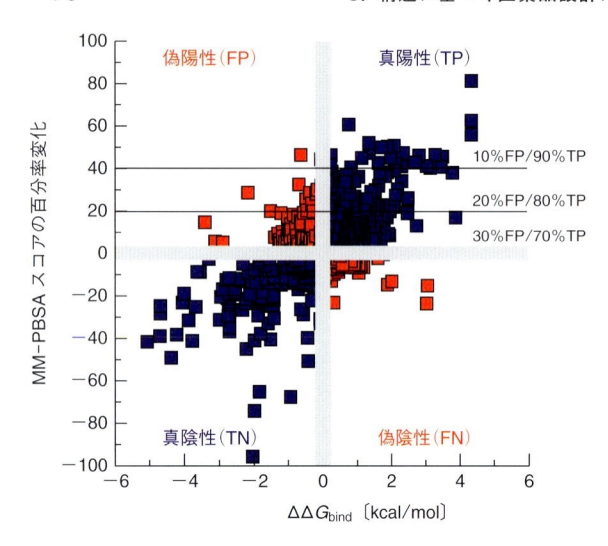

図5・3 実験により測定した参照化合物に対するある化合物の結合親和性の差と，MM-PBSA スコアの（上記と同じ参照化合物に対する）百分率変化とのプロット．480 個の化合物を 8 個の標的にわたって調べた．292 個の複合体 X 線結晶解析に基づく．

化合物に対する）差と MM-PBSA "スコア"の（上記と同じ参照化合物に対する）百分率変化とを，プロットしたものである．この計算に用いた方法の詳細は，科学雑誌に報告済みである[146]．計算方法を簡単にまとめると，暗溶媒法でコンホメーションサンプリングを行い，その過程でいくつかの構造を保存し，MM-PBSA の方法にしたがってエネルギーを計算した．これらの計算では，結合による溶媒のエントロピー変化はすべて無視した．MM-PBSAで求めたエネルギーは，実際の自由エネルギーではないので，"スコア" とよぶことにした．図5・3のデータを構築するために，480 個の構造（Abbott 社で行った X 線結晶構造解析 292 個に基づく）で MM-PBSA の計算を行った．構造解析は，キナーゼ，プロテアーゼ，ペプチドシグナルタンパク質，ホスファターゼのタンパク質ファミリーから選んだ 8 種のタンパク質で行った．結合状態の構造が X 線結晶解析で明らかになっていない化合物については，構造がわかっている類似の化合物に対して三次元で重ね合わせをすることで，結合様式を推定した．

図5・3のデータは偽陽性，偽陰性，真陽性，真陰性に分割することができる．計算によって得られた値に偽陰性の数が比較的少ないことは，注目に値する．偽陰性はチャンスを失ってしまうことを意味するため，創薬の過程では非常に好ましくない分類である．偽陽性が存在することは，さほど問題ではない．MM-PBSA スコアに設定する閾値を変えることで偽陽性の割合を変えることができる．このことを明示するために，図5・3に MM-PBSA スコア百分率変化の閾値をいくつか設定し，偽陽性と偽陽性の数が変わることを表した．偽陽性の割合を 10% より下げると，MM-PBSA スコアの変化が +40% よりも大きい化合物のみを対象とすることになる．ここで行った MM-PBSA の研究結果は，MM-PBSA が，バーチャルライブラリーに対して，見込みの高さに基づく化合物の順位付けをしてくることを示している．さまざまな閾値における $\Delta\Delta G_{bind}$ の広がりから，期待される誤差は 2〜3 kcal/mol 程度と推定できる．この値は，論文に発表されている値と大差ない（図5・2参照）．この章の導入で紹介した解析に基づくならば，メディシナルケミストの作業工程にこのレベルの計算を導入することは，合成しなければならない化合物の平均的な数を減らすことになり，十分貢献する．

最近の研究の中に，創薬過程で MM-PBSA をルーチンとして用いることを調査しているものがある．Kuhn らは，3〜4 kcal/mol よりも小さい違いを推定するには，MM-PBSA で予測した低分子の結合能力は，ほとんど使えないことを見いだしている[147]．このことは先の結論と整合する．さらに彼らは，ドッキングした後の選別に MM-PBSA が利用できることも見いだしている．別の研究として，Pearlman は MM-PBSA は成果が非常に悪く，直感に反する結果を出すことを見いだしている[148]．この研究では，低分子用の異なる力場が用いられており，また全データ点における基準振動解析によるエントロピー推定がなされているため，研究結果の解釈が難しい．その後の研究で，上記二つの研究では，分子の結合エネルギー範囲が十分ではないことが指摘されている[149]．しかし，Kuhn らおよび Pearlman が論文で用いている分子の結合エネルギーは 3 kcal/mol 程度であり，MM-PBSA は一般的には，2〜3 kcal/mol の解像度をもたないという筆者らの解析結果とは整合する．さまざまな結合エネルギーの分子を十分に選択し，MM-PBSA を正しく使えば，有効な化合物をよりうまく発見する助けになるであろう[150]．

文献で発表されている MM-PBSA の他の問題として，たとえば，結合部位に金属イオンが存在する系があげられている[151]．MM-PBSA は第一溶媒和殻の影響を正しく表現できないため，結合エネルギーの予測値に大きな誤差が発生してしまう[170]．しかし，この誤差にもかかわらず，リガンドの親和性における順位付けには成功している．

ここで，MM-PBSA は，創薬に対して利用できるという共通認識が生まれているようである．しかし，計算結果は，非常に有望なものから，全然だめ，解釈が難しいものまで，さまざまである．MM-PBSA の適用範囲と限界，および創薬産業に対する十分な信頼性を，自信をもって示すためのデータはまだそろっていないが，ここに示した研究は，MM-PBSA の開発にもっと力を注ぐだけの十分な価値があることを示している．

アルケミー計算

アルケミー自由エネルギー計算は，MM-PBSA 計算よ

りも根本的には厳密だが，より多くの計算時間が必要となる．この方法は，1980年代の初頭から中葉に，タンパク質-リガンド系に初めて用いられた．TembeとMcCammon[152]は，アルケミー計算をタンパク質-リガンド相互作用に適用するための基礎理論を構築し，1984年に，レナード・ジョーンズ球で満たされた小さな系の中で，二つのレナード・ジョーンズ球の"結合"を試すためにアルケミー計算を用いている．たぶんこれが，"アルケミー"による初めての自由エネルギー計算だが，言葉そのものはこの後に登場する．すぐ後に，本物のタンパク質-リガンド相互作用に対してアルケミー計算が用いられている．WongとMcCammonは，3種のトリプシン阻害剤の結合自由エネルギー計算[153]にある程度の成功を収め，HermansとSubramaniamは，ミオグロビンにキセノンが結合する際の自由エネルギーを計算した[154]．これらの研究および関連する研究が，1980年代後半から1990年代前半のアルケミー計算全盛の幕を切った．

しかし，アルケミー計算の初期の成功の中には，単なる幸運によるものがあることを，Pearlmanが最近の総説に"20年前に到達したと思ったところに，実際には今やっと到達した！[155]"と記している．少なくとも，正しくアルケミー計算を行うことは，初期に考えていたよりもはるかに困難であり，コンピューター資源も要することが明らかになった[8],[156]ことで，当初の熱は冷めてしまったが，2000年初頭に気運は再び盛り上がってきている．最近の動向変化は，"時がきた"からといえる[156]．アルケミー計算はこれから創薬に応用されはじめるであろう．

近年の自由エネルギー計算に対する意気込みは，EXP法からの脱却など，ここに記した方法論の発展によるところが大きいが，コンピューターの計算能力の向上により，問題が計算可能な領域になってきたことも大きい．これら二つの要因で，2000年初期以前のほとんどの手法は，完全に時代遅れになってしまったといえる．そのため，本書でも，おもに2000年以降の研究を取上げた．先に記したとおり，アルケミー自由エネルギーは熱力学積分，EXP，Bennett受容比法や他の方法で求めることができるが，基本的な考え方はいずれも同じである．ここでは，先にふれた方法論には注目せず，これらの方法を適用する重要な研究領域に焦点を当てる．

相対自由エネルギー

アルケミー計算は，早くから相対的な結合自由エネルギーの計算に用いられてきており，今でも古典的な適用領域と見なされている．相対自由エネルギーの計算には，あるリガンドを別のリガンドへ変換する過程を伴い，適切な熱力学サイクルを利用して，直接相対結合自由エネルギーを計算することができる．二つのリガンドが似ている場合には，この方法の方が，二つの状態の絶対的な自由エネルギーを計算し，その差を求めるよりも，はるかに効率的である．これは，二つのリガンドの変化がない部分から発生する統計的エラーを除去することができるためであろう．しかし，長時間にわたるタンパク質のコンホメーション変化が計算精度に大きく寄与するのであれば，相対自由エネルギー計算の効率は著しく下がってしまうであろう．

これらの計算にまつわるいくつかの成功物語が知られている．その中でも，よくまとまった興味深い研究として，Jorgensen研究室で行われたHIV-1型非ヌクレオシド系逆転写酵素阻害剤（NNRTI[a]）の結合実験があげられる[157]〜[163]．一連の研究の一つとして，ドッキングと分子動力学シミュレーションによる平衡化を用いて，エファビレンツ（商品名 Sustiva）[*6]とHIV-1逆転写酵素の複合体構造のモデルを構築し，モンテカルロ法によるコンホメーションサンプリングとアルケミー自由エネルギー計算法を用いて，薬剤耐性変異によるエファビレンツの結合親和性の変化を計算している．計算結果と実験結果とがよく一致したことより（相対自由エネルギーが1〜2 kcal/molの範囲で一致した），結合モデルはおおむね正しいことが示唆され，このことは後にX線結晶解析によって確かめられた[157]．阻害剤やその誘導体に対する既知薬剤耐性変異の影響を調べた研究がさらに二つあるが[158],[159]，これらの相対自由エネルギーも1 kcal/molの範囲で正しかったことが知られている．これらの計算における一つの問題点として，その近似の程度があげられている．この計算では，タンパク質の主鎖は固定されており，リガンドから15 Å以内にある側鎖だけが動くようになっていた．しかし，HIV-1のNNRTIは，結合部位の隣にある活性部位にアロステリック効果で影響を及ぼすことで，酵素活性を阻害することがわかっているため，近似には明らかに問題がある．他の三つの研究においては，リード化合物の最適化と，細胞を用いたアッセイでみられる活性とに自由エネルギー計算が利用されている．しかし，結合親和性の測定は行われていないため，精度の定量的な評価はできていない[160],[161],[163]．

その他の場合には，相対自由エネルギー計算がモデル構造の検証と機構の提案に用いられてきた．先に記したように，エファビレンツがHIV-1逆転写酵素に結合したモデル構造を検証するために，相対自由エネルギーの計算が用いられた．また相対自由エネルギー計算は，Gタンパク質共役型受容体（GPCR[b]）に，既知阻害剤[164]が結合したホモロジーモデル構造が正しいかを確かめるためにも利用さ

[*6] 訳注：日本ではストックリンとよばれる．
a) nonnucleoside reverse transcriptase inhibitor   b) G protein-coupled receptor

れ，1 kcal/mol 以下のエラーで結合親和性を計算することができている．この研究により，ホモロジーモデルされた構造は，この手法で正当性を確認するのがよいと考えられる[156]～[164]．結合機構に関してはYangらはF_1-ATPアーゼにおけるATPの強固な結合部位を見いだすために，相対自由エネルギー計算を用いており[165]，Banerjeeらは，DNA修復酵素がオキソグアニンを認識する機構の説明に，相対自由エネルギー計算を用いている[166]．

これらの他に，非常に多くの相対自由エネルギー計算が，エストロゲン受容体で行われてきている．多くは，人工的につくられた中間体を用いて，1～2回のシミュレーションで，異なる複数の阻害剤の自由エネルギーを素早く推定している[87],[129],[167]．この方法の欠点として，数少ないシミュレーションしか行っていないために，位相空間の重なりが発生し，結果の質が，0～20 kcal/mol のエラーと，参照状態の選び方で大きく変わってしまうことがあげられる[87]．

フルクトース-1,6-ビスホスファターゼに対しては，リード化合物の最適化にアルケミー自由エネルギー計算が長年利用され，ある程度うまくいっている．このタンパク質の最近の動向に関しては，ReddyとErion[168]が考察している．非常に短いシミュレーションが用いられ，用いられている方法論にも限界があるにもかかわらず，アルケミー計算がリード化合物の最適化の過程の助けになってきた．

アルケミー計算は好中球エステラーゼの阻害剤にも適用され成功を収めている．ドッキング，結合様式を明らかにするためのMM-PBSAによるスコアリング，そして相対自由エネルギーを求めるための熱力学的積分の多段階過程を経て得られた相対結合自由エネルギーは，エラーが1 kcal/molに収まっていた[169]．その後の研究で，阻害剤の結合親和性を上げるように導入する変異を予測するために，アルケミー計算が用いられた．その結果に基づいて分子を合成したところ，新しい阻害剤は，IC_{50}[a]値が3倍向上した[213]．

アルケミー計算は，RNAアプタマーに対するテオフィリンの相対自由エネルギーの測定値ともよく相関する[170],[171]．分極力場のもとで，二つのトリプシン阻害剤での研究や[172]トリプシン，トロンビンやウロキナーゼの阻害剤での研究でも，測定された相対的な結合親和性と，計算値との間に強い相関があることが示されている[173]．しかしSrc相同ドメインのSH2に対するペプチド性と非ペプチド性の阻害剤の相対自由エネルギー計算では，善し悪しが混ざった結果が得られている[174]～[177]．

この他に，自由エネルギー計算の実用性に注目した研究もなされている．PearlmanとCharifsonは，p38 MAPキナーゼでの創薬において，アルケミー自由エネルギー計算の結果を，より近似の高い方法の結果と比較した．その結果，アルケミー自由エネルギー計算が有益で，他の方法よりも予測精度がよいことを見いだした[178]．その後の研究でも，アルケミー計算の方が，MM-PBSAよりも，精度と計算効率の面で優れていることが示されている[148]．Chipotによる研究では，アルケミー計算の精度は，創薬に十分利用できるところまで達しており，広く利用されるためへの残された障壁は，計算準備の大変さであると述べている[156]．彼らは，アルケミー計算を非常に素早く行ってしまっても，正しい結合順位を得られることを示し[176]，アルケミー計算がもっと広く利用可能であることを明らかにしている．また，タンパク質-リガンド系では，ドッキング計算に必要な自由エネルギーを明溶媒を用いて計算するよりも，暗溶媒アルケミー自由エネルギー計算の方が圧倒的に早いので，この系もアルケミー計算の重要な適用例と考えられる[229]．

絶対自由エネルギー

アルケミー自由エネルギー計算は，ほとんどの場合相対的な自由エネルギー計算に限られている．あるタンパク質に対する，一つのリガンドの結合自由エネルギーの絶対量を計算することは，ふだん相対自由エネルギーを計算する際に遭遇することがない，二つのややこしい問題に直面する．タンパク質-リガンド結合に関する初期（1986年）の論文に，この二つが記されている[154]．第一は，絶対自由エネルギーは，標準状態またはリガンドの基準濃度に対して計算されるので，熱力学サイクルの中に，この濃度が何らかの形で反映されなければならない．第二は，リガンドがシステム内の他の分子と相互作用しないならば（ちょうどアルケミー法による結合自由エネルギーの計算時のように），収束させるためにシミュレーションボックス全体でサンプリングが必要となり，他著で詳述されているサンプリングの問題が発生する[153]．この問題に対しては，相互作用していないときでもリガンドを結合部位にとどめておく拘束と，拘束の影響が解析的にわかる場合には，標準状態を同時に導入することが必要である．この問題に対する非常にわかりやすくかつ詳細な考察が，Gilsonによるすばらしい総説にある[180]．この総説では，結合自由エネルギーに関する最近の利用に対する基盤を与えている．DengとRouxによる絶対自由エネルギー計算の総説も参考になる．

これらの問題点は1986年の研究で明らかにされていたにもかかわらず，それ以降の多くの"絶対"自由エネルギー計算の研究は，これらの指摘を無視してきた．それにもかかわらず，1990年代半ばには，絶対自由エネルギー

---

[a] 50 % inhibitory concentration；50 % 阻害濃度

計算の成功例が数多く登場する．これらの成果をつぎの3種類に分類して考察する．(1) タンパク質内部または結合部位に水が結合している場合，(2) T4ファージリゾチームに設計した結合用空洞に非極性リガンドが結合する場合，(3) FKBP[a] (FK506結合タンパク質) にリガンドが結合する場合．

水の結合 実験的に水分子の結合に関する熱力学的挙動を追いかけることは，非常に興味深いが難しい．そのため，水の結合に関しては，計算によってのみ重要かつおもしろい情報を得ることができる．これは，自由エネルギー計算がただ単に結合親和性を予測するだけでなく，結合過程に物理的な洞察を加え，分子設計のつぎの一歩に必要な示唆を与えることができるという重要な例である．ここでの計算における重要な課題は，結合部位から水分子が離れた際に，別の水分子によってその場が確実に埋まらないようにすることである．別の水分子で埋まってしまう場合には，バルク水から水1分子を移動させる自由エネルギーを計算しているだけになってしまう．この課題は，すべての研究において解決されているわけではなく，このことが起こっていると心配される場合もある．

水の結合に関する研究は，1995年のHelmsとWadeによる絶対自由エネルギーの研究に端を発する．ある阻害剤と結合したシトクロムP450$_{cam}$において，空洞に結合している結晶水の結合自由エネルギーが約-2.8 ± 1.6 kcal/molであるにもかかわらず，天然の基質（ショウノウ；camphor）と相互作用している場合では，水分子を空洞に移動させる際の自由エネルギー変化は3.8 ± 1.2 kcal/molであることを彼らは見いだした．その後の研究で，リガンドが結合していない場合には，空洞に特定の数の水分子が結合することが明らかになった[182]．水分子6個の場合が，5個や7〜8個に対して1〜2 kcal/mol熱力学的に望ましいことがわかった．さらにその後の研究では，結合部位に存在する6個の水分子をショウノウと置き換えることで，絶対自由エネルギーが計算された[183]．最近になって，DengとRouxがGCMC[b]（グランドカノニカルモンテカルロ）法の枠組みで，空洞からショウノウを移動させながらショウノウを水で置き換えて，アルケミー法で自由エネルギーを計算した[184]．計算されたショウノウの結合自由エネルギーは，HelmsとWadeによる値とそこそこ一致したが，空洞の中の水分子数については，多少異なる結果となった．

水の結合自由エネルギーに関する別の研究では，サチライシン*7 CarlsbergとエグリンCとの複合体に結合する結晶水を調べ，少数の水分子だけが望ましい状態で結合していることを明らかにした[185]．ウシ膵臓トリプシン阻害剤とバルナーゼ変異体における別の研究でも，結晶水に関して類似の結論に至っている[186]．より最近の研究でも，結晶水が都合の悪い結合エネルギーをもっていることが観測されている[187]．このような不具合が発生する理由は明らかではないが，結晶水が同じ複合体や結合部位で常に観測されることから，結晶構造そのものの不確定性ではなく，力場の限界[186],[187]が原因となっているのではないかと考えられている．

HIV-1プロテアーゼとKNI-272阻害剤との複合体に存在する特定の水（301番）の結合を調べた研究がいくつかある．そのうちの二つの研究では，この水の結合自由エネルギーが一致していた（プロテアーゼがプロトン化した状態で約-3.3 kcal/mol）[188],[189]が，もう一つの研究では，7 kcal/molと異なっており[187]，これはタンパク質の柔軟性をどのように扱うかの違いによると考えられている．活性部位のプロトン化がこの水分子の結合自由エネルギーを調節しているようである．

水のエネルギーに関しては，数多くの研究がなされている．Rouxらはバクテリオロドプシンの中に結合している数個の水分子を調べ，バルク水からプロトンチャネルに水分子を移動することが，熱力学的に有利なことを見いだしており（場合によっては6 kcal/mol），プロトン移動への重要性を示唆した[190]．De Simoneらは，プリオンタンパク質に結合する水分子を調べた[191]．6個のタンパク質において，リガンドのあるなしの両状態で，これらのうちの結合部位にある54個の水分子の結合自由エネルギーを調べた研究もある．いくつかの結果が，今までに報告されている結果と比較，検証されている．全体的にみて，水分子の結合自由エネルギーは，平均-6.7 kcal/molの周りで広く分布しているが，リガンドによって排除された水分子の結合自由エネルギー（-3.7 kcal/mol）よりは，はるかに有利なことがわかる．結合自由エネルギーはわずかに+の値から-10 kcal/molの間に分布している[187]．この結果，および関連する研究の結果から，水分子がリガンド結合の熱力学に及ぼす影響はさまざまであり，リガンド設計に水分子の効果を直感に頼って組入れることは難しく，計算科学的手法で，結合水のさまざまな効果を考慮する必要がある．

最後に，その新規性と創薬に適用できる可能性がある研究として，Panらの研究を紹介する．この研究では，GCMC法を使って，結合部位のそばで，水分子が簡単に外れる場所を定性的に予測しており，この情報はリード化合物の最適化に用いることができる[192]．この研究は，アルケミー計算による絶対自由エネルギー計算の応用ではないが，水分子の結合自由エネルギー計算の非常におもしろ

---

*7 訳注：ズブチリシンともいう．
a) FK506 binding protein b) grand canonical Monte Carlo

い応用であることは間違いない.

T4 ファージリゾチームのリガンド結合 結合自由エネルギーを研究するにあたって,重要なもう一つの系として,T4 ファージリゾチームに点突然変異によって人工的につくられた,二つの結合部位があげられる.L99A 変異によってつくられた第一番目の結合部位は,極性のない単純な空洞であり,L99A と M102Q の変異によってつくられた第二番目の結合部位では,空洞の縁に極性基を導入することで,水素結合を形成する可能性を生み出している.両方とも実験的によく調べられている[113],[193]〜[199].これらの結合部位は比較的単純でかつ硬いため,加えて構造のデータが簡単に手に入るため,絶対自由エネルギー計算法を開発し試す絶好の対象となってきた.ほとんどの研究は非極性の空洞に対して行われてきた.

1997 年に行われた初期の絶対自由エネルギー計算の研究では,ベンゼンを非極性の空洞へ結合することが試された[200].結果は計算方法の詳細に依存し,−4.0〜−5.1 kcal/mol の間に分布した.実験により得られた絶対自由エネルギーは−5.2 kcal/mol であった.その後,加圧下で貴ガス,特にキセノンが空洞に結合する際の研究がなされ,計算で求めた自由エネルギーとよく一致することがわかった[201].

リゾチームの空洞は,2003 年に Boresch らが行った方法論の研究においても,テスト系として用いられた.この研究では,実際には,結合自由エネルギーを計算することはできなかったが,結合自由エネルギーを計算するために必要な熱力学サイクルを明瞭に示している.ここでは熱力学サイクルの計算中にタンパク質とリガンド間の配向と距離に拘束をかけている[202].極性がある空洞の研究では,配向の拘束が盛んに考察され,運動性の障壁が,リガンドの配向を複数の状態に分割していることが明らかになった.そのため,絶対自由エネルギーを計算するにあたり,リガンドの複数の配向に対する考慮が大切であることが明らかになった[179].

Deng と Roux による最近の研究[203]では,リゾチームの空洞に結合する既知リガンドの結合自由エネルギーを計算し,出来不出来が混在した結果を得ている.うまくいかなかったものは,数 kcal/mol 程度小さく見積もられていた.同じ系に対して,タンパク質の柔軟性を考慮しない GCMC 法を用いた別の研究でも[204],出来不出来が混在した結果が得られている.さらに別の研究では,リガンドがリゾチームの空洞に結合する際に,側鎖の遅い運動がどの程度寄与するかを定量的に調べた.その結果,側鎖一つが位置を変えるだけでも,結合自由エネルギーに数 kcal/mol の影響を及ぼし,この違いが正確な結合自由エネルギーの値を得るためには不可欠であることを見いだしている[205].

今日までで最も徹底的になされている研究は,Mobley と Graves らによる理論と実験とを組合わせた研究である[113].彼らは,今までに測定されているさまざまなリガンドの自由エネルギーを計算し,リガンドの配向のサンプリングが遅いこと,タンパク質のコンホメーション変化,およびリガンドの静電的相互作用パラメーターに関する問題を克服することで,平均二乗誤差を約 1.9 kcal/mol にすることができている.この研究では,リガンドとタンパク質の複合体構造は,構造を比較するとき以外は,計算の初期構造としては用いていないところに特徴がある.その後,まだ試されていない低分子 5 個の絶対自由エネルギーを推定し,0.7 kcal/mol 以下の誤差で結合親和性を予測することに成功している.タンパク質の柔軟性がどの程度寄与するかも調べられ,結果の精度の重要な因子であることが明らかになっている.

結局のところ,リゾチームのリガンド結合研究から得られた教訓は,非常に単純な結合部位であったとしても,分子シミュレーションにおけるリガンドの配向とアミノ酸残基側鎖の自由度に関するサンプリングの問題がつきまとい,正しい結果を得るためには,正しい熱力学量のための適確な計数が鍵となることである.

FKBP の結合計算 FKBP は,主鎖が比較的硬いこともあって,絶対自由エネルギー計算を試すもう一つの系として広く用いられてきた.FKBP-12 は免疫抑制剤シクロスポリンの開発に重要であるとともに,ケミカルバイオロジー分野の発展にも貢献してきた.Holt らによって実験的に研究されてきた一連のリガンドが,広く多くの研究者によって詳細に研究されてきたのである[206].

この系へのアルケミー法による絶対自由エネルギー計算法適用は,Shirts によって初めてなされ[207],平均二乗誤差が 2.0 kcal/mol,相関係数 (r^2) が 0.75 という値を得ている.Fujitani らのその後の研究では,直線当てはめによる平均二乗誤差がわずか 0.4 kcal/mol という結果を得ている[208].ただし,実験値に対して,−3.2 kcal/mol の補正が必要であった.先に示したとおり[10],この成果を他の絶対自由エネルギー計算結果と直接比較するには注意を要する.この計算では,標準状態が考慮されておらず,このことが補正の原因と考えることもできる[179].

Wang, Deng, Roux が Shirts と同じパラメーターを用いて行ったその後の研究では,平均二乗誤差が 2.0〜2.5 kcal/mol 程度になり[97],Shirts が用いたパラメーターと同じパラメーターを用いたにもかかわらず,平均二乗誤差が大きく異なってしまった[207].このことは計算の手続きや,計算の収束のさせ方に違いがあったことを示唆している.Jayachandran らによる別の研究では,運動状態が異なるリガンドの配向を複数個取込むことができる新規の自由エネルギー計算法により,平均二乗誤差が 1.6 kcal/mol の結果を得ている[209].

この他にも,アルケミー法以外の手法を用いて,小規模ながら系の絶対自由エネルギーを計算した研究が二つあ

る．LeeとOlsonは，PMF法を用いて二つの阻害剤の結合自由エネルギー計算し，溶媒条件に応じて，1〜2 kcal/molの精度の値を得ている[106]．またYtrebergは非平衡牽引法を二つの阻害剤に適用し，約1 kcal/molの精度の値を得ている[109]．

多くの場合，計算した値は同じパラメーターを用いたとしても大きく振れる．たぶん，計算が収束仕切っていないのであろう．つまり，非常に柔軟なコンホメーションをもつ多くの系の計算には注意が必要であり，あまり研究されていない系でみられる高精度の結果は，偶然の産物である可能性が否定できない．

興味深い他の結合計算　絶対自由エネルギー計算は，他の興味深い系にも適用されているが，上述の仕事に比べると例は少ない．近年，Jiaoらはベンズアミジンがトリプシンに結合する際の絶対自由エネルギーを，分極可能な力場であるAMOEBAを用いて計算し，さらにベンズアミジン誘導体の相対自由エネルギーを0.5 kcal/mol以内の精度で計算した[172]．研究の規模が小さいため，高精度の結果が得られたのは偶然なのか，分極可能な力場のおかげなのかは明らかではない．

DixitとChipotは，ビオチンとストレプトアビジンとの結合自由エネルギー計算に絶対自由エネルギー計算法を適用し，実験値である−18.3 kcal/molに対して，−16.6±1.9 kcal/molの値を得た．

溶媒和自由エネルギー

アルケミー自由エネルギー計算手法は，しばしば，アミノ酸側鎖の類似体や中性の低分子の水和自由エネルギーで検証され，それらの値の計算に用いられてきた[81],[205],[211]．ときには，予測にも用いられてきた[212]．これらの検証によって，現在の力場を用いてどの程度の精度が期待できるかが明らかになるとともに，力場を向上するための道筋も得られる．また，いくつかの研究によって，低分子の溶媒和が，結合自由エネルギーを決める重要な役割を担っていることも明らかになった．最近の研究では，異なる二つのトリプシン阻害剤では，水に対する親和性がまったく違っているにもかかわらず，結合部位における違いによって，この違いはほとんど相殺されることを見いだしている[172]．別の研究では，フルクトース-1,6-ビスホスファターゼの阻害剤を最適化する過程で，溶媒和自由エネルギーが結合親和性の変化にかなりの寄与をしていることが示唆されている[168]．

予測テスト

アルケミー自由エネルギー計算の予測テストはあまり行われていないが，予測は以下の二つの理由で特に大切である．第一に，創薬の過程にアルケミー計算を適用するのであるならば，アルケミー計算で予測ができなければならない．つまり，予測という文脈でアルケミー計算を試験するのがより現実的である．第二には，測定結果の後追い研究では，意図せずとも，実験結果の影響を受けやすい．たとえば，異なるパラメーターによる自由エネルギー計算をいくつかの組に対して行い，実験結果といちばんよく合致した組が"正しい"組と結論するかもしれないが，パラメーターの違いによる結果の違いは，（a）パラメーターの違いそのもののためか，あるいは，（b）収束が悪いための誤差が原因かはわからない．また，このような手続きは，予測という文脈では適用することができない．

アルケミー自由エネルギー計算は，数少ない例ではあるが，予測に（測定と一緒に，または先んじて）用いられていることがある．ここでは，実験結果がわかっている場合に集中し，計算結果を確かめることができる実験結果が，存在しない場合は考えないこととする．

多くの研究において，リード化合物の最適化のためにアルケミー計算が用いられてきた．Jorgensenの研究室におけるHIV-1 NNRTIに関する研究のいくつかは予測であり[157],[160],[161]，自由エネルギー計算が，結合様式を明らかにするために利用され，リード化合物の最適化の指針となった．同様に，フルクトース-1,6-ビスホスファターゼに対する研究も予測であり，創薬に適用された[168]．アルケミー計算は，好中球エラスターゼ阻害剤の予測と最適化にも使われて成功を収め，後に阻害剤が合成され，治験にまわった[213]．この他にも，GCMC法を用いてリード化合物の最適化が行われている[192]．

アルケミー自由エネルギー計算は，ベンズアミジン誘導体とトリプシンとの相互作用における理論と実験の共同研究においても，予測的役割を果たしている[214]．計算結果には，定量的な精度はなかったが，実験で得られた傾向を正確にとらえることができていた．GPCRに対する阻害剤の相対自由エネルギーを求める研究では，理論と実験との共同研究によって，ホモロジーモデリングの精度が確かめられた．コンピューターによって1 kcal/molよりも小さなエラーでその精度を確かめることができた[164]．アルケミー自由エネルギー計算によって，F_1-ATPアーゼのATPを強力に結合する部位も予測されており[165]，この予測は後に実験的に確かめられている[215]．

絶対自由エネルギーを予測した研究は，知る限りでは，MobleyとGraveらによるT4ファージリゾチームに関するものしかない．この研究では，いくつかの新規リガンドの結合親和性と結合状態を，絶対自由エネルギーを用いて予測している[113]．

落とし穴と誤った結果

うまくいかなかった結果と間違いは，場合によっては非常に多くの情報を含んでいる．特に，うまくいかなかった理由が明確になっている場合はそうである．間違いによっ

て，重要な要因が浮き彫りになるからである．残念なことに，うまくいかなかった結果と間違いは公表されることが少ないため，この情報を集めるのは大変難しい．さらには，うまくいかなかった結果から，その原因を突き止める方が，もっと難しい．このような困難にもかかわらず，原因を突き止めた，または落とし穴を明確にしたことで，論文発表している場合もある．

よくある落とし穴として，計算をする際の初期構造依存性がある．結合自由エネルギーとは，分配関数の割合に他ならないので，関係する立体配置での積分が必要となり，この計算が初期立体配置に依存してはならない．しかし残念ながら，計算結果はしばしば初期立体配置に依存してしまう．たとえば，リガンドの初期配向が異なっていたり，タンパク質の初期構造が異なっていたりすると，異なる結果が得られることは，多くの研究で示されている．構造変化のエネルギー障壁が高い場合には，このように動的構造の途中に捕まってしまうことは避けられない[217]．Mobleyらは，計算結果はリガンドの初期配向に強く依存する（場合によっては1 kcal/molよりも大きな違いを生む）ことを示している[179]．FKBPにおいて，Shirts[206]とWangら[97]は，結合自由エネルギーの計算値には，タンパク質とリガンドの初期立体配置によって，1 kcal/molよりも大きな差異があることを示しており，初期構造による違いは，Fujitaniらも見いだしている[208]．リゾチームでは，より大きな初期コンホメーション依存性が見いだされており，バリンの側鎖の初期立体配置の違いによって，計算値に3〜5 kcal/molの違いが出ることが明らかになっている[112],[113],[203]．HIV-1 NNRTIの研究では，触媒部位近傍残基の側鎖回転配向が異なる結晶構造を初期構造とすると，相対自由エネルギーの符号が逆になる（約4 kcal/molのエラー）ことが示されている[63]．先に示したとおり，これらは単純にタンパク質の構造が間違っているということではない．リガンドの結合に伴ってタンパク質のコンホメーションが変化する場合には，複数の準安定状態が関与することになる[112]．このことにより，これらの問題に対しては，位相空間の異なる場所からシミュレーションを開始することが提唱され[111],[155]，実際にこのことを行った例もある[112],[155]．

もう一つの落とし穴は，意味のあるリガンド結合様式が複数あり，おのおのがエネルギー障壁で隔離されている場合である[179]．このことは，解釈と解析が容易なリゾチームの絶対自由エネルギー計算の場合のみならず[113],[179]，好中球エラスターゼ[169]やエストロゲン受容体[129]へのリガンド結合の相対自由エネルギーを計算する場合にも起こっている．リガンドに対称性がある場合には，さらに複雑なことがある[167],[179]．

多くの場合，失敗を解釈する方が難しい．最近行われたスクアレン-ホペンシクラーゼ阻害剤の研究では，単一段階摂動法によって求めた相対自由エネルギーの結果は大きく間違っており，ときには符号が異なっていた[131]．同様なことがホスホジエステラーゼ阻害剤に対する，同じ研究者による研究でも起こっている[216]．単一段階摂動法による別の研究では，参照構造の選び方によっては，収束が悪く[87]，ときには非常に大きなエラーを含むため，さまざまな質の結果が得られることが示されている．これらのエラーは，単一段階摂動法における位相空間の重なりが十分ではないことに起因するのであろう．

相対自由エネルギー計算を行うときには，同一の熱力学サイクルを異なる経路で計算することで，エラーを確かめることができる．de Graafらはこの方法を用いて，選ぶ経路によって結果が大きく異なること（つまり，経路によっては収束の問題があること）を見いだしている[218]．熱力学サイクルを閉じるためのエラーが最大4.9 kcal/molあり，経路によっては，相対自由エネルギーの符号が間違っていた．van den Boschらの研究でも熱力学サイクルを閉じるためのエラーが大きい[219]．もちろん，熱力学サイクルを閉じることでは，エラーの下限を与えるだけで，実際のエラーはもっと大きくなる場合もある．Dolencらの研究では，熱力学サイクルを閉じるためのエラーが大きい上に，実際のエラーはさらに大きくなっていた[220]．

多くの場合，行っている研究に少々無理がある場合もある．DonniniとJufferは，ペプチドとタンパク質の結合自由エネルギーを調べるために絶対自由エネルギー計算を用いたが，"いくつかのタンパク質ファミリーにおいては，実験で得られた自由エネルギーの順位は再現できたが，一般的に，絶対自由エネルギーを計算することは難しく，……"と結論している[221]．

その他の結合自由エネルギー研究

ここまでにあげていない，結合自由エネルギーを厳密に求める別の方法が，生体高分子のおもしろい問題に適用されている例は数多くある．GCMC法が，リガンドを挿入する際の自由エネルギー計算に用いられている．結合部位の中にあるリガンドの周りから，水分子をはがしやすい場所を計算する[192]場合や，リゾチームの人工結合部位にリガンドが結合する際の結合自由エネルギーを推定する場合（ただし，タンパク質の動きは考慮していない）[204]に用いられている．最近では，リガンドをアルケミー法で消しながら，グランドカノニカル法でリガンド結合部位に水分子を導入し，計算の収束を速めることも行われている[184]．PMF法もタンパク質-リガンド系，たとえば，FKBP阻害剤の結合親和性[107]やLck SH2ドメインに対するホスホチロシンペプチドの結合親和性[108]の計算に導入されている．非平衡自由エネルギー計算法もFKBP阻害剤やSH3ドメインに結合するペプチドに対して適用されている[109],[110]．

先に述べたとおり，Gilsonらにより極小値を埋めていく方法は興味深く，ホストとゲストがあるシステムの自由エネルギー計算[66]と人工受容体のリガンドの自由エネルギー計算[164]では，将来に展望がありそうな結果を出している．しかし，計算能力の限界のために，創薬にとって重要なタンパク質-リガンド系にこの手法を適用するのは難しい．しかし，HIVプロテアーゼ阻害剤の構造エントロピーが結合に際してどの程度変化するかを推定するために，この方法を用いた研究が最近発表されている[68]．

考えられる改良の方向

自由エネルギーがより高い精度で，より高い信頼性で計算できるようになるためには，さまざまな面を向上しなければならない．その中でも，タンパク質-リガンド系の環境をより現実的に取扱えるようにすることが，最も重要である．多くのリガンド結合シミュレーションには，タンパク質，リガンド，水分子，そして電荷を中和するためのわずかなイオンが含まれているだけである．しかし，多くのリガンド結合親和性は，pHや塩濃度，金属イオン濃度に強く依存する．このような点を考慮したリガンド結合自由エネルギー計算法はなく，これからきちんと取扱わなければならない要素である．

原子力場パラメーターの向上も必要であろう．多くの溶媒和自由エネルギー計算の結果は，現在の力場では，1 kcal/molのエラーを含む結合自由エネルギーを得るのが精一杯であることを示している[81],[104],[205],[222]．よく使われている力場は，開発から10〜15年以上経過しており，共有結合の回転のみが改良されているにすぎない[223],[224]．タンパク質用のパラメーターは，適切な構造をとることを基準としているが，これだけでは，タンパク質とリガンドとの結合を計算するためには，十分な精度がないと考えられる．最新のGROMOS力場53A6は，水とシクロヘキサンとの間を移動する際の自由エネルギーにあわせたパラメーターとなっており，原子力場としては初めての試みである[232]．相転移に関するパラメーターを調節すれば，リガンド結合の計算精度は上がることが期待されるが，本質的には不均一な液相に対する転移であり，精度向上を示す比較はまだ行われていない．

もっと大きな問題としては，リガンドの正確なパラメーターがあげられる．タンパク質の系に比べるとリガンドの官能基の数は膨大であり，パラメーターを構築するために投入できる時間はわずかしかない．典型的なリガンドのパラメーターはAMBERとともに配付されているANTECHAMBERを利用して一般化AMBER力場（GAFF[a]）[225]から入手できるが，手動で得る必要も多く，電荷はさまざまなソフトウエアに取込まれているAM1-BCC法[226],[227]を用いて決定しなければならない．Schrödinger社のソフトウエアにも，OPLS-AAパラメーターを利用して，新規化合物に原子種を自動的に帰属するツールがある．しかし十分に利用可能な（検証されている）リガンド用パラメーターをつくるアルゴリズムやツールを提供している力場はほとんどない[228]．

多くの研究グループが分極可能なポテンシャル関数の開発を精力的に行っている[228]．このことによって，物理的な詳細をさらに加えることができ，高分子用力場が結合能をより高精度で予測できる可能性がある．しかし現状では，電荷を固定した計算方法よりも，定量的に精度が上がるかははっきりしていない．誘電体計算の結果は，固定電荷の計算ほどはまだその有効性が検証されていないからである．分極モデルの計算は固定電荷モデルの計算よりも遅く，そのために，分極モデルの力場の改良と自由エネルギー計算を行うためのツールの開発が，固定電荷の力場の場合に比べて，顕著に遅れている．

まとめ

この章で示したように，自由エネルギー計算は，現在のところは，結合親和性の予測を高い信頼性で行うことができるものではなく，構造に基づく医薬品設計の一部にはなっていない．さらに現在のところ，そして近い将来においても，自由エネルギー計算法は，系の物理化学や生物学をよく調べなくても"自動的に"自由エネルギーを算出する"ブラックボックス"ではけっしてない．後付け的に自由エネルギーを計算した研究の文献は数多く発表されているが，多くのさまざまな系に対する，比較研究が十分なされておらず，また純粋に予測を行っている研究はほとんどない．このようなことも原因となって，筆者らが知る限りにおいて，定量的な自由エネルギー計算が，製薬ワークフローの重要な位置を占めていることは，大手製薬企業ではない．

しかし，定量的な自由エネルギー計算が，過去に思われていたよりもずっと実用に近づいていることもまた間違いない．特に，この章で紹介した最近のアルケミー相対自由エネルギー計算は，MM-PBSAやドッキングの近似法に比べて，有意性が明らかである[130],[178],[229]．アルケミー計算はリード化合物の最適化にも適用され成功を収めている[161],[230]（これらの中の引用文献も参照のこと）．アルケミー計算の適用範囲においては，自由エネルギー計算が十分実用的になってきているが，もっと広い範囲で適用するには，乗り越えなければならない障害が残されている．この障害には，結果を得るために必要な膨大な計算時間の短縮

---

[a] generalized AMBER force field

のみならず，このようなシミュレーションを準備するために費やさなければならい人間の時間と生化学的知識の省力化が含まれている[156),176),218),229)]．

この章で紹介したように，自由エネルギー計算に用いられる手法は，つぎつぎに変化している．よく使われているシミュレーションソフトウエアである AMBER，CHARMM，NAMD および GROMACS では，自由エネルギーの計算方法が大々的に変化した．これらの変化によって，自由エネルギー計算が大幅に向上したが，変更が継続的になされるために，従事する人の莫大な努力なしでは，ワークフローの中にリガンドの準備と構造のシミュレーションを入れた，理想的な自由エネルギー計算を行うプロトコルをつくることができない．また現段階では，使いやすさをもって，いずれかのソフトウエアを推薦することもできない．最近 Schrödinger 社から MCPRO+ として配付されるようになった Jorgensen の研究室で開発されてきた MCPRO は，最新の方法（たとえば，Bennett 受容比法やソフトコアアルケミー経路法）すべてを含んでいるわけではないが，あらゆるソフトウエアのうち準備と取扱いがたぶん最も簡単である．本章で説明した Jorgensen らによる HIV-1 NNRTI の研究は，このソフトウエアを用いてうまく行われた．

継続的に存在する問題として，実験的に求めた高精度のリガンド結合親和性データがないことがあげられる．先に考察したとおり，自由エネルギー計算の理想的な終着点は，1 kcal/mol の精度に到達することである．しかし多くの測定は，ITC や SPR または非常によく調整された競合結合親和性試験でない限りは，これだけの精度はないため，計算手法の大規模な精度検証は大変難しい．数多くのタンパク質-リガンド複合体の構造と相互作用の学術データベースがつくられてきた．たとえば，ミシガン大学の http://www.bindingmoad.org/ や http://lpdb.chem.lsa.umich.edu/，ジョンズホプキンス大学の http://www.bindingdb.org，フィリップ大学マルブルグの http://pc1664.pharmazie.uni-marburg.de/affinity/[230)] などがあげられる．しかしこれらデータベースの検証と有用性の程度は，明確になっていない．

開発，検証，およびコンピュータースクリーニングとドッキングおよび予測を試すために必要な，結晶構造と実験による結合親和性測定値を含む高精度の実験データの利用を促進するために，Drug Docking and Screening Data Resource の設置の公募が米国国立衛生研究所（NIH[a)]）と国立一般医科学研究所（NIGMS[b)]）からなされた（NIH NIGMS RFA-GM-08-008 および RFA-GM-14-010 参照[*8)]．米国国立標準技術研究所（NIST[c)]）も，近年このようなデータの収集に興味を示しはじめている．さらに重要なこととして，製薬会社所有のデータベースには，知的所有権としての価値は失ってしまった膨大なデータが埋まっており，これらのデータを社会に還元するシステムがあれば，よりよい創薬手法の開発に計り知れない恩恵を与えるに違いない．

自由エネルギー計算法開発におけるもう一つの問題として，ほとんどの大規模な検証と比較が後付けで行われていることがある．これからのことを大規模に検証する機会がほとんどない．これは，コンピューターによる定量的予測に対して，実験家が高精度の実験で検証しようとするだけの自信がないためである．

1994 年に CASP[d)] が始まってから，タンパク質構造予測の質は，向上してきた．このプログラムに対する批判はあるものの[232)]，コンピューターによる構造予測法開発に重要な役割を果たしてきたことは間違いない．これ以外にも，コンピューターによる予測コンテストとして，タンパク質-タンパク質複合体を予測する CAPRI[e),233)] や，IFPSC[f)]（http://www.fluidproperties.org），ケンブリッジ結晶構造データベースによるブラインドテスト低分子結晶構造予測[234)]，McMasters ハイスループットスクリーニング競争[235)] などがあげられる．化学的および生物学的な性質をブラインドテストする機会が，コンピューターを用いた手法を開発する研究分野にとっては，有益であることは明白である．リガンド結合親和性を予測するための同様な試みが行われることが期待されるのは，当然のことである．

そのような試みとして CATFEE[g)] が 2000 年に行われたが，実験データが集まらなかったため，失敗に終わってしまった[236)]．最近では，SAMPL[h)] が，2007 年終盤から 2008 年初頭に OpenEye Software 社によって開催された．二つのタンパク質標的（Abbott 社がデータを提供したウロキナーゼと，Vertex 社がデータを提供した JNK3）と，同じアッセイ法によって得られた IC_{50} による 63 個の結合データが用いられた．競技では，結晶構造を用いて，デコイに対するバーチャルスクリーニング，既知結合部位に対するリガンドの結合様式予測，および結合親和性の予測が行われた．結果の総括はまだ行われていないが，ほとんどの測定において残念な結果になっており，特に物理的手法においては平均二乗誤差が 1 kcal/mol よりもずっと悪かった．興味深いことには，いちばんよかった方法は，コンピューター能力をさほど使わず，エントロピーの寄与を無視した MM-PBSA であったが，この手法にしても信頼性は高く

---

*8 訳注：設置は 2014 年 7 月以降

a) National Institutes of Health　b) National Institute of General Medical Sciences　c) National Institute of Standards and Technology　d) Critical Assessment of Structure Prediction　e) Critical Assessment of PRedicted Interactions　f) Industrial Fluid Properties Simulation Collective　g) Critical Assessment of Techniques for Free Energy Evaluation　h) Statistical Assessment of the Modeling of Proteins and Ligands

はなかった．第1回目のSAMPLは大いに関心を集め，多くの参加者が集ったことから，今後も継続されるであろう*9．

近い将来には，全原子レベルの自由エネルギー計算法が，結合親和性の信頼できる予測のみならず，実験や他の近似的方法からは観測できない結合状態の構造をとっている確率や，結合部位にある水分子の構造などの原子解像度の豊富な情報の供給源として，重要になるであろう．将来，自由エネルギー計算が，CLOGPなどの一般的に利用されるルールに基づくアルゴリズムに代わって，オクタノールと水との間の分配係数の計算や，膜浸透性のシミュレーションに使われるようになるかもしれない．互変異性体の自由エネルギー（安定性）の計算もまた，完全に物理的なシミュレーションの重要な標的である．リガンド結合の特異性の問題は，望む標的への結合を最大化し，それ以外の標的への結合を最小化する，多変量最適化問題ととらえることもできる．

さらに詳細を知りたい読者には，最近発表された自由エネルギー計算に関する多くの総説[8)~11),13),238)~240)]，教科書[15)~17),231)]，および歴史的な観点を知る上から，古い総説と教科書[32),241),242)]にあたることをお勧めする．

1980年代後半以降のリガンド結合の自由エネルギー計算を主題とした多くの総説では，リガンド結合の自由エネルギー計算法は，ついにさまざまな問題を克服し，過去の間違いも訂正し，製薬業界で自由エネルギー計算を利用する時代が迫っている，またはすでに到来していると結論づけている．ここで著者らは，そのような強い主張をするつもりはない．最新の結果を徹底的に調査した結果はさまざまであり，これらの結果が近い将来に製薬業界のワークフローの一部として重要な位置を占めるかは，はなはだ疑問である．場合によっては，コンピューターシミュレーションが，リード化合物の最適化のある場面で有益な情報を提供できるだけの精度になっているかもしれない．しかし，本章で紹介した手法の精度と速度は，まだまだ改善されなければならない．産業界で活躍している多くの化学者に質問をしてみると，厳密な自由エネルギー計算法は，いつかは創薬のルーチンに加わるであろうが，それは20年以上先のことであろうと考えている．

コンピューターの能力向上と計算手法の改善が，人の努力を伴って，高い信頼性をもつ相対および絶対自由エネルギー計算を可能としてきたことは間違いない．技術のさらなる向上が，物理学にのっとった手法をより魅力的にし，シミュレーションツールの向上につながり，やがては創薬ワークフローの重要な位置を占めることになるであろう．

文　献

1) Houston, J. G.; Banks, M. N.; Binnie, A.; Brenner, S.; O'Connell, J.; Petrillo, E. W. Case study: impact of technology investment on lead discovery at Bristol Myers Squibb, 1998-2006. *Drug Discov. Today* 2008, *13*, 44-51.
2) Keseru, G. M.; Makara, G. M. Hit discovery and hit-to-lead approaches. *Drug Discov. Today* 2006, *11*, 741-748.
3) Koppitz, M.; Eis, K. Automated medicinal chemistry. *Drug Discov. Today* 2006, *11*, 561-568.
4) Perola, E.; Walters, W.; Charifson, P. S. A detailed comparison of current docking and scoring methods on systems of pharmaceutical relevance. *Proteins* 2004, *56*, 235-249.
5) Warren, G. L.; Andrews, C. W.; Capelli, A.-M.; Clarke, B.; LaLonde, J.; Lambert, M. H.; Lindvall, M.; Nevins, N.; Semus, S. F.; Sender, S.; Tedesco, G.; Wall, I. D.; Woolven, J. M.; Peishoff, C. E.; Head, M. S. A critical assessment of docking programs and scoring functions. *J. Med. Chem.* 2006, *49* (20), 5912-5931.
6) Enyedy, I.; Egan, W. Can we use docking and scoring for hi-to-lead optimization? *J. Comput. Aided Mol. Des.* 2008, *22*, 161-168.
7) Hajduk, P. J.; Sauer, D. R. Statistical analysis of the effects of common chemical substituents on ligand potency. *J. Med. Chem.* 2008, *51*, 553-564.
8) Shirts, M. R.; Mobley, D. L.; Chodera, J. D. Alchemical free energy calculations: ready for prime time? *Annu. Rep. Comput. Chem.* 2007, *3*, 41-59.
9) Huang, N.; Jacobson, M. P. Physics-based methods for studying protein-ligand interactions. *Curr. Opin. Drug Di. De.* 2007, *10*, 325-331.
10) Gilson, M. K.; Zhou, H.-X. Calculation of protein-ligand binding affinities. *Annu. Rev. Biophys. Biophys, Struct.* 2007, *36*, 21-42.
11) Meirovitch, H. Recent developments in methodologies for calculating the entropy and free energy of biological systems by computer simulation. *Curr. Opin. Struc. Biol.* 2007, *17*, 181-186.
12) Ytreberg, F. M.; Swendsen, R. H.; Zuckerman, D. M. Comparison of free energy methods for molecular systems. *J. Chem. Phys.* 2006, *125*, 184114.
13) Rodinger, T.; Pomès, R. Enhancing the accuracy, the efficiency and the scope of free energy simulations. *Curr. Opin. Struc. Biol.* 2005, *15*, 164-170.
14) Brandsdal, B. O.; Österberg, F.; Almlöf, M.; Feierberg, I.; Luzhkov, V. B.; Åqvist, J. Free energy calculations and ligand binding. *Adv. Prot. Chem.* 2003, *66*, 123-158.
15) Chipot, C.; Pohorille, A.; Eds. *Free Energy Calculations: Theory and Applications in Chemistry and Biology*, Vol. 86. New York: Springer, 2007.
16) Frenkel, D.; Smit, B. *Understanding Molecular Simulation: from Algorithms to Applications*. San Diego, CA: Academic Press; 2001.
17) Leach, A. R. *Molecular Modelling: Principles and Applications*. Harlow, Essex, England: Addison Wesley Longman Limited; 1996.
18) Allen, M. P.; Tildesley, D. J. *Computer Simulation of Liquids*. New York: Oxford University Press; 1987.
19) Woods, C. J.; Manby, F. R.; Mulholland, A. J. An efficient

---

*9 訳注：2013年夏にはSAMPL4が行われた．詳細はhttp://sampl.eyesopen.com/を参照．

19) method for the calculation of quantum mechanics/molecular mechanics free energies. *J. Chem. Phys.* 2008, *128*(1), 014109.
20) Kollman, P. A.; Massova, I.; Reyes, C.; Kuhn, B.; Huo, S.; Chong, L.; Lee, M.; Lee, T.; Duan, Y.; Wang, W.; Donini, O.; Cieplak, P.; Srinivasan, J.; Case, D. A.; Cheatham, T. E. Calculating structures and free energies of complex molecules: combining molecular mechanics and continuum models. *Acc. Chem. Res.* 2000, *33*, 889-897.
21) Lee, M. S.; Olson, M. A. Calculation of absolute protein-ligand binding affinity using path and endpoint approaches. *Biophys J.* 2006, *90*, 864-877.
22) Gohlke, H.; Case, D. A. Converging free energy estimates: Mm-pb（gb）sa studies on the protein-protein complex ras-raf. *J. Comput. Chem.* 2004, *25*, 238-250.
23) Swanson, J. M. J.; Henchman, R. H.; McCammon, J. A. Revisiting free energy calculations: a theoretical connection to MM/PBSA and direct calculation of the association free energy. *Biophys J.* 2004, *86*, 67-74.
24) Daggett, V. Long timescale simulations. *Curr. Opin. Struc. Biol.* 2000, *10*, 160-164.
25) Sitkoff, D.; Sharp, K.; Honig, B. H. Accurate calculation of hydration free energies using macroscopic solvent models. *J. Phys. Chem.* 1994, *98*, 1978-1988.
26) Honig, B. H.; Nicholls, A. Classical electrostatics in biology and chemistry. *Science* 1995, *268*, 1144-1149.
27) Gilson, M. K.; Sharp, K.; Honig, B. H. Calculating the electrostatic potential of molecules in solution: method and error assessment. *J. Comput. Chem.* 1988, *9*, 327-335.
28) Gilson, M. K.; Honig, B. H. Calculation of the total electrostatic energy of a macromolecular system: solvation energies, binding energies, and conformational analysis. *Proteins* 1988, *4*, 7-18.
29) Rubinstein, A.; Sherman, S. Influence of the solvent structure on the electrostatic interactions in proteins. *Biophys J.* 2004, *87*, 1544-1557.
30) Swanson, J. M. J.; Mongan, J.; McCammon, J. A. Limitations of atom-centered dielectric functions in implicit solvent models. *J. Phys. Chem. B* 2005, *109*, 14769-14772.
31) Schutz, C. N.; Warshel, A. What are the dielectric "constants" of proteins and how to validate electrostatic models? *Proteins* 2001, *44*, 400-417.
32) Archontis, G.; Simonson, T.; Karplus, M. Binding free energies and free energy components from molecular dynamics and Poisson-Boltzmann calculations: Application to amino acid recognition by aspartyl-tRNA. *J. Mol. Biol.* 2001, *306*, 307-327.
33) Sharp, K.; Honig, B. H. Electrostatic interactions in macromolecules: theory and applications. *Annu. Rev. Biophys. Biophys. Chem.* 1990, 19, 301-332.
34) Richards, F. M. Areas, volumes, packing and protein structure. *Annu. Rev. Biophys. Bioeng.* 1977, *6*, 151-176.
35) Sharp, K.; Nicholls, A.; Fine, R. F.; Honig, B. H. Reconciling the magnitude of the microscopic and macroscopic hydrophobic effects. *Science* 1991, *252*, 106-109.
36) Hermann, R. B. Theory of hydrophobic bonding. II. The correlation of hydrocarbon solubility in water with solvent cavity surface area. *J. Phys. Chem.* 1972, *76*, 2754-2759.
37) Reynolds, J. A.; Gilbert, D. B.; Tanford, C. Empirical correlation between hydrophobic free energy and aqueous cavity surface area. *Proc. Natl. Acad. Sci. U.S.A.* 1974, *71*, 2925-2927.
38) Gallicchio, E.; Kubo, M. M.; Levy, R. M. Enthalpy-entropy and cavity decomposition of alkane hydration free energies: Numerical results and implications for theories of hydrophobic solvation. *J. Phys. Chem. B* 2000, *104*, 6271-6285.
39) Wagoner, J. A.; Baker, N. A. Assessing implicit models for nonpolar mean solvation forces: the importance of dispersion and volume terms. *P. Natl. Acad. Sci. U.S.A.* 2006, *103*, 8331-8336.
40) Tan, C.; Tan, Y.-H.; Luo, R. Implicit nonpolar solvent models. *J. Phys. Chem. B* 2007, *111*, 12263-12274.
41) Levy, R. M.; Zhang, L. Y.; Gallicchio, E.; Felts, T. On the nonpolar hydration free energy of proteins: surface area andcontinuum solvent models for the solute-solvent interaction energy. *J. Am. Chem. Soc.* 2003, *125*, 9523-9530.
42) Luo, H.; Sharp, K. On the calculation of absolute macromolecular binding free energies. *Proc. Natl. Acad. Sci. U.S.A.* 2002, *99*, 10399-10404.
43) Brooks, B. R.; Janezic, D.; Karplus, M. Harmonic analysis of large systems. I. Methodology. *J. Comput. Chem.* 2004, *16*, 1522-1542.
44) Bohm, H. J. The development of a simple empirical scoring function to estimate the binding constant for a protein-ligand complex of known three-dimensional structure. *J. Comput. Aid. Mol. Des.* 1994, *8*, 243-256.
45) Hnizdo, V.; Tan, J.; Killian, B. J.; Gilson, M. K. Efficient calculation of configurational entropy from molecular simulations by combining the mutual-information expansion and nearestneighbor methods. *J. Comput. Chem.* 2008, *29*(10), 1605-1614.
46) Froloff, N.; Windemuth, A.; Honig, B. H. On the calculation of binding free energies using continuum methods: application to MHC class I protein-peptide interactions. *Protein Sci.* 1997, *6*, 1293-301.
47) Hünenberger, P. H.; Helms, V.; Narayana, N.; Taylor, S. S.; McCammon, J. A. Determinants of ligand binding to cAMP-dependent protein kinase. *Biochemistry* 1999, *38*, 2358-2366.
48) Jian Shen, J. W. Electrostatic binding energy calculation using the finite difference solution to the linearized Poisson-Boltzmann equation: assessment of its accuracy. *J. Comput. Chem.* 1996, *17*, 350-357.
49) Schapira, M.; Torrv, M. Prediction of the binding energy for small molecules, peptides and proteins. *J. Mol. Recognit.* 1999, *12*, 177-190.
50) Mobley, D. L.; Dill, K. A.; Chodera, J. D. Treating entropy and conformational changes in implicit solvent simulations of small molecules. *J. Phys. Chem. B* 2008, *112*, 938-946.
51) Olson, M. A. Modeling loop reorganization free energies of acetylcholinesterase: a comparison of explicit and implicit solvent models. *Proteins* 2004, *57*, 645-650.
52) Brown, S. P.; Muchmore, S. W. High-throughput calculation of protein-ligand binding affinities: modification and adaptation of the MM-PBSA protocol to enterprise grid computing. *J. Chem. Inf. Model.* 2006, *46*, 999-1005.
53) Bashford, D.; Case, D. A. Generalized born models of macromolecular solvation effects. *Annu. Rev. Phys. Chem.* 2000, *51*, 129-152.
54) Onufriev, A.; Bashford, D.; Case, D. A. Modification of the generalized Born model suitable for macromolecules. *J. Phys. Chem. B* 2000, *104*, 3712-3720.
55) Onufriev, A.; Case, D. A.; Bashford, D. Effective Born radii in the generalized Born approximation: the importance of being perfect. *J. Comput. Chem.* 2002, *23*, 1297-1304.
56) Feig, M.; Onufriev, A.; Lee, M. S.; Im, W.; Case, D. A.; Brooks,

56) C. L., III. Performance comparison of generalized Born and Poisson methods in the calculation of electrostatic solvation energies for protein structures. *J. Comput. Chem.* 2004, *25*, 265-284.

57) Geney, R.; Layten, M.; Gomperts, R.; Hornak, V.; Simmerling, C. Investigation of salt bridge stability in a generalized born solvent model. *J. Chem. Theory Comput.* 2006, *2*, 115-127.

58) Nymeyer, H.; Garcia, A. E. Simulation of the folding equilibrium of alpha-helical peptides: a comparison of the generalized born approximation with explicit solvent. *Proc. Natl. Acad. Sci. U.S.A.* 2003, *100*, 13934-13939.

59) Gilson, M. K.; Honig, B. H. The inclusion of electrostatic hydration energies in molecular mechanics calculations. *J. Comput. Aid. Mol. Des.* 1991, *5*, 5-20.

60) Head, M. S.; Given, J. A.; Gilson, M. K. "MiningMinima": direct computation of conformational free energy. *J. Phys. Chem. A* 1997, *101*, 1609-1618.

61) Kolossváry, I. Evaluation of the molecular configuration integral in all degrees of freedom for the direct calculation of conformational free energies: prediction of the anomeric free energy of monosaccharides. *J. Phys. Chem. A* 1997, *101*(51), 9900-9905.

62) Ragusa, A.; Hayes, J. M.; Light, M. E.; Kilburn, J. D. Predicting enantioselectivity: computation as an efficient experimental tool for probing enantioselectivity. *Eur. J. Org. Chem.* 2006, *2006*(16), 3545-3549.

63) Ragusa, A.; Hayes, J. M.; Light, M. E.; Kilburn, J. D. A combined computational and experimental approach for the analysis of the enantioselective potential of a new macrocyclic receptor for n-protected α-amino acids. *Chem. Eur. J.* 2007, *13*(9), 2717-2728.

64) Potter, M. J.; Gilson, M. K. Coordinate systems and the calculation of molecular properties. *J. Phys. Chem. A* 2002, *106*(3), 563-566.

65) Chang, C.-E. A.; Gilson, M. K. Free energy, entropy, and induced fit in host-guest recognition: calculations with the second-generation mining minima algorithm. *J. Am. Chem. Soc.* 2004, *126*(40), 13156-13164.

66) Chang, C.-E.; Chen, W.; Gilson, M. K. Calculation of cyclodextrin binding affinities: energy, entropy, and implications for drug design. *Biophys. J.* 2004, *87*, 3035-3049.

67) Chen, W.; Chang, C.-E. A.; Gilson, M. K. Concepts in receptor optimization: Targeting the rgd peptide. *J. Am. Chem. Soc.* 2006, *128*(14), 4675-4684.

68) Chang, C.-E. A.; Chen, W.; Gilson, M. K. Ligand configurational entropy and protein binding. *Proc. Natl. Acad. Sci. U.S.A.* 2007, *104*(5), 1534-1539.

69) Killian, B. J.; Yundenfreund Kravitz, J.; Gilson, M. K. Extraction of configurational entropy from molecular simulations via an expansion approximation. *J. Chem. Phys.* 2007, *127*(2), 024107.

70) Chang, C.-E. A.; Chen, W.; Gilson, M. K. Evaluating the accuracy of the quasiharmonic approximation. *J. Chem. Theory Comput.* 2005, *1*(5), 1017-1028.

71) Young, T.; Abel, R.; Kim, B.; Berne, B. J.; Friesner, R. A. Motifs for molecular recognition exploiting hydrophobic enclosure in protein-ligand binding. *Proc. Natl. Acad. Sci. U.S.A.* 2007, *104*, 808-813.

72) Zwanzig, R. W. High-temperature equation of state by a perturbation method. I. Nonpolar gases. *J. Chem. Phys.* 1954, *22*(8), 1420-1426.

73) Shirts, M. R.; Pande, V. S. Comparison of efficiency and bias of free energies computed by exponential averaging, the Bennett acceptance ratio, and thermodynamic integration. *J. Chem. Phys.* 2005, *122*, 144107.

74) Lu, N. D.; Singh, J. K.; Kofke, D. A. Appropriate methods to combine forward and reverse free-energy perturbation averages. *J. Chem. Phys.* 2003, *118*(7), 2977-2984.

75) Wu, D.; Kofke, D. A. Asymmetric bias in free-energy perturbation measurements using two Hamiltonian-based models. *Phys. Rev. E* 2004, *70*, 066702.

76) Jarzynski, C. Rare events and the convergence of exponentially averaged work values. *Phys. Rev. E* 2006, *73*, 046105.

77) Widom, B. Some topics in the theory of fluids. *J. Chem. Phys.* 1963, *39*(11), 2808-2812.

78) Jorgensen, W. L.; Ravimohan, C. Monte Carlo simulation of differences in free energies of hydration. *J. Chem. Phys.* 1985, *83*(6), 3050-3054.

79) Resat, H.; Mezei, M. Studies on free energy calculations. I. Thermodynamic integration using a polynomial path. *J. Chem. Phys.* 1993, *99*(8), 6052-6061.

80) Pitera, J. W.; van Gunsteren, W. F. A comparison of non-bonded scaling approaches for free energy calculations. *Mol. Simulat.* 2002, *28*(1-2), 45-65.

81) Shirts, M. R.; Pitera, J. W.; Swope, W. C.; Pande, V. S. Extremely precise free energy calculations of amino acid side chain analogs: comparison of common molecular mechanics force fields for proteins. *J. Chem. Phys.* 2003, *119*(11), 5740-5761.

82) Beutler, T. C.; Mark, A. E.; van Schaik, R. C.; Gerber, P. R.; van Gunsteren, W. F. Avoiding singularities and numerical instabilities in free energy calculations based on molecular simulations. *Chem. Phys. Lett.* 1994, *222*, 529-539.

83) Mobley, D. L. Unpublished data.

84) Pearlman, D. A.; Kollman, P. A. The lag between the Hamiltonian and the system configuration in free-energy perturbation calculations. *J. Chem. Phys.* 1989, *91*(12), 7831-7839.

85) Hendrix, D. A.; Jarzynski, C. A "fast growth" method of computing free energy differences. *J. Chem. Phys.* 2001, *114*(14), 5974-5981.

86) Oostenbrink, C.; van Gunsteren, W. F. Calculating zeros: nonequilibrium free energy calculations. *Chem. Phys.* 2006, *323*, 102-108.

87) Oostenbrink, C.; van Gunsteren, W. F. Free energies of ligand binding for structurally diverse compounds. *Proc. Natl. Acad. Sci. U.S.A.* 2005, *102*(19), 6750-6754.

88) Crooks, G. E. Path-ensemble averages in systems driven far from equilibrium. *Phys. Rev. E* 2000, *61*(3), 2361-2366.

89) Bennett, C. H. Efficient estimation of free energy differences from Monte Carlo data. *J. Comput. Phys.* 1976, *22*, 245-268.

90) Shirts, M. R.; Bair, E.; Hooker, G.; Pande, V. S. Equilibrium free energies from nonequilibrium measurements using maximum-likelihood methods. *Phys. Rev. Lett.* 2003, *91*(14), 140601.

91) Rick, S. W. Increasing the efficiency of free energy calculations using parallel tempering and histogram reweighting. *J. Chem. Theory Comput.* 2006, *2*, 939-946.

92) Ferrenberg, A. M.; Swendsen, R. H. Optimized Monte Carlo data analysis. *Phys. Rev. Lett.* 1989, *63*(12), 1195-1198.

93) Kumar, S.; Bouzida, D.; Swendsen, R. H.; Kollman, P. A.; Rosenberg, J. M. The weighted histogram analysis method for

free-energy calculations on biomolecules. I. The method. *J. Comput. Chem*. 1992, *13*(8), 1011-1021.
94) Bartels, C.; Karplus, M. Multidimensional adaptive umbrella sampling: applications to main chain and side chain peptide conformations. *J. Comput. Chem*. 1997, *18*(12), 1450-1462.
95) Gallicchio, E.; Andrec, M.; Felts, A. K.; Levy, R. M. Temperature weighted histogram analysis method, replica exchange, and transition paths. *J. Phys. Chem. B* 2005, *109*, 6722-6731.
96) Souaille, M.; Roux, B. Extension to the weighted histogram analysis method: combining umbrella sampling with free energy calculations. *Comput. Phys. Commun*. 2001, *135*(1), 40-57.
97) Wang, J.; Deng, Y.; Roux, B. Absolute binding free energy calculations using molecular dynamics simulations with restraining potentials. *Biophys. J.* 2006, *91*, 2798-2814.
98) Shirts, M. R.; Chodera, J. D. Statistically optimal analysis of samples frommultiple equilibrium states. *J. Chem. Phys*. 2008, *129*, 124105.
99) Steinbrecher, T.; Mobley, D. L.; Case, D. A. Nonlinear scaling schemes for Lennard-Jones interactions in free energy calculations. *J. Chem. Phys*. 2007, *127*(21), 214108.
100) Pearlman, D. A.; Connelly, P. R. Determination of the differential effects of hydrogen bonding and water release on the binding of FK506 to native and TYR82→PHE82 FKBP-12 proteins using free energy simulations. *J. Mol. Biol*. 1995, *248*(3), 696-717.
101) Wang, L.; Hermans, J. Change of bond length in free-energy simulations: algorithmic improvements, but when is it necessary? *J. Chem. Phys*. 1994, *100*(12), 9129-9139.
102) Boresch, S.; Karplus, M. The Jacobian factor in free energy simulations. *J. Chem. Phys*. 1996, *105*(12), 5145-5154.
103) Zacharias, M.; Straatsma, T. P.; McCammon, J. A. Separation-shifted scaling, a new scaling method for lennard-jones interactions in thermodynamic integration. *J. Chem. Phys*. 1994, *100*(12), 9025-9031.
104) Shirts, M. R.; Pande, V. S. Solvation free energies of amino acid side chains for common molecular mechanics water models. *J. Chem. Phys*. 2005, *122*, 134508.
105) Blondel, A. Ensemble variance in free energy calculations by thermodynamic integration: theory, optimal alchemical path, and practical solutions. *J. Comput. Chem*. 2004, *25*(7), 985-993.
106) Rodinger, T.; Howell, P. L.; Pomès, R. Absolute free energy calcualtions by thermodynamic integration in four spatial dimensions. *J. Chem. Phys*. 2005, *123*, 034104.
107) Lee, M. S.; Olson, M. A. Calculation of absolute protein-ligand binding affinity using path and endpoint approaches. *Biophys. J.* 2006, *90*, 864-877.
108) Woo, H.-J.; Roux, B. Calculation of absolute protein-ligand binding free energy from computer simulation. *Proc. Natl. Acad. Sci. U.S.A*. 2005, *102*, 6825-6830.
109) Ytreberg, F. M. Absolute FKBP binding affinities obtained by nonequilibrium unbinding simulations. *J. Chem. Phys*. 2009, *130*, 164906-8.
110) Gan, W.; Roux, B. Binding specificity of SH2 domains: insight from free energy simulations. *Proteins* 2009, *74*, 996-1007.
111) Torrie, G. M.; Valleau, J. P. Non-physical sampling distributions in Monte-Carlo free-energy estimation: umbrella sampling. *J. Comput. Phys*. 1977, *23*(2), 187-199.
112) Mobley, D. L.; Chodera, J. D.; Dill, K. A. Confine-and-release method: obtaining correct binding free energies in the presence of protein conformational change. *J. Chem. Theory Comput*. 2007, *3*(4), 1231-1235.
113) Mobley, D. L.; Graves, A. P.; Chodera, J. D.; McReynolds, A. C.; Shoichet, B. K.; Dill, K. A. Predicting absolute ligand binding free energies to a simple model site. *J. Mol. Biol*. 2007, *371*(4), 1118-1134.
114) Okamoto, Y. Generalized-ensemble algorithms: enhanced sampling techniques for Monte Carlo and molecular dynamics simulations. *J. Mol. Graph. Model*. 2004, *22*, 425-439.
115) Pitera, J. W.; Kollman, P. A. Exhaustive mutagenesis in silico: multicoordinate free energy calculations in proteins and peptides. *Proteins* 2000, *41*, 385-397.
116) Roux, B.; Faraldo-Gómez, J. D. Characterization of conformational equilibria through hamiltonian and temperature replica-exchange simulations: assessing entropic and environmental effects. *J. Comput. Chem*. 2007, *28*(10), 1634-1647.
117) Woods, C. J.; Essex, J. W.; King, M. A. Enhanced configurational sampling in binding free energy calculations. *J. Phys. Chem. B* 2003, *107*, 13711-13718.
118) Banba, S.; Guo, Z.; Brooks, C. L., III. Efficient sampling of ligand orientations and conformations in free energy calculations using the lambda-dynamics method. *J. Phys. Chem. B*, 2000, *104*(29), 6903-6910.
119) Bitetti-Putzer, R.; Yang, W.; Karplus, M. Generalized ensembles serve to improve the convergence of free energy simulations. *Chem. Phys. Lett*. 2003, 377, 633-641.
120) Hritz, J.; Oostenbrink, C. Hamiltonian replica exchange molecular dynamics using soft-core interactions. *J. Chem. Phys*. 2008, *128*(14), 144121.
121) Guo, Z.; Brooks, C. L., III, Kong, X. Efficient and flexible algorithm for free energy calculations using the λ-dynamics approach. *J. Phys. Chem. B* 1998, *102*, 2032-2036.
122) Kong, X.; Brooks, C. L., III. λ-dynamics: a new approach to free energy calculations. *J. Chem. Phys*. 1996, *105*(6), 2414-2423.
123) Li, H.; Fajer, M.; Yang, W. Simulated scaling method for localized enhanced sampling and simultaneous "alchemical" free energy simulations: a general method for molecular mechanical, quantum mechanical, and quantum mechanical/molecular mechanical simulations. *J. Chem. Phys*. 2007, *126*, 024106.
124) Zheng, L.; Carbone, I. O.; Lugovskoy, A.; Berg, B. A.; Yang, W. A hybrid recursion method to robustly ensure convergence efficiencies in the simulated scaling based free energy simulations. *J. Chem. Phys*. 2008, *129*(3), 034105.
125) Zheng, L.; Yang, W. Essential energy space random walks to accelerate molecular dynamics simulations: convergence improvements via an adaptive-length self-healing strategy. *J. Chem. Phys*. 2008, *129*(1), 014105.
126) Min, D.; Yang, W. Energy difference space random walk to achieve fast free energy calculations. *J. Chem. Phys*. 2008, *128*(19), 191102.
127) Li, H.; Yang, W. Forging the missing link in free energy estimations: lambda-WHAM in thermodynamic integration, overlap histogramming, and free energy perturbation. *Chem. Phys. Lett*. 2007, *440*(1-3), 155-159.
128) Min, D.; Li, H.; Li, G.; Bitetti-Putzer, R.; Yang, W. Synergistic approach to improve "alchemical" free energy calculation in rugged energy surface. *J. Chem. Phys*. 2007, *126*(14), 144109.
129) Oostenbrink, C.; van Gunsteren, W. F. Free energies of binding of polychlorinated biphenyls to the estrogen receptor from a single simulation. *Proteins* 2004, *54*(2), 237-246.

130) Oostenbrink, C.; van Gunsteren, W. F. Single-step perturbations to calculate free energy differences from unphysical reference states: limits on size, flexibility, and character. *J. Comput. Chem.* 2003, *24*(14), 1730-1739.

131) Schwab, F.; van Gunsteren, W. F.; Zagrovic, B. Computational study of the mechanism and the relative free energies of binding of anticholesteremic inhibitors to squalene-hopene cyclase. *Biochemistry* 2008, *47*(9), 2945-2951.

132) Srinivasan, J. III; Cheatham, T. E.; Cieplak, P.; Kollman, P. A.; Case, D. A. Continuum solvent studies of the stability of DNA, RNA, and phosphoramidate-DNA helices. *J. Am. Chem. Soc.* 1998, *120*, 9401-9409.

133) Cheatham, T. E.; Srinivasan, J.; Case, D. A.; Kollman, P. A. Molecular dynamics and continuum solvent studies of the stability of polyG-polyC and polyA-polyT DNA duplexes in solution. *J. Biomol. Struct. Dyn.* 1998, *16*, 265-280.

134) Chong, L.; Duan, Y.; Wang, L.; Massova, I.; Kollman, P. A. Molecular dynamics and free-energy calculations applied to affinity maturation in antibody 48g7. *Proc. Natl. Acad. Sci. U.S.A.* 1995, *96*, 14330-14335.

135) Foloppe, N.; Fisher, L. M.; Howes, R.; Kierstan, P.; Potter, A.; Robertson, A. G.; Surgenor, A. E. Structure-based design of novel CHK1 inhibitors: insights into hydrogen bonding and protein-ligand affinity. *J. Med. Chem.* 2005, *48*, 4332-4345.

136) Bryce, R. A.; Hillier, I. H.; Naismith, J. H. Carbohydrate-protein recognition: molecular dynamics simulations and free energy analysis of oligosaccharide binding to concanavalin a. *Biophys J.*, 2001, *81*, 1373-1388.

137) Kuhn, B.; Kollman, P. A.; Stahl, M. Prediction of pKa shifts in proteins using a combination of molecular mechanical and continuum solvent calculations. *J. Comput. Chem.* 2004, *25*, 1865-1872.

138) Ferrara, P.; Gohlke, H.; Price, D. J.; Klebe, G.; Brooks, C. L., III. Assessing scoring functions for protein-ligand interactions. *J. Med. Chem.* 2004, *47*, 3032-3047.

139) Massova, I.; Kollman, P. A. Computational alanine scanning to probe protein-protein interactions: a novel approach to evaluate binding free energies. *J. Am. Chem. Soc.* 1999, *121*, 8133-8143.

140) Kuhn, B.; Kollman, P. A. A ligand that is predicted to bind better to avidin than biotin: insights from computational fluorine scanning. *J. Am. Chem. Soc.* 2000, *122*, 3909-3916.

141) Kuhn, B.; Kollman, P. A. Binding of a diverse set of ligands to avidin and streptavidin: an accurate quantitative prediction of their relative affinities by a combination of molecular mechanics and continuum solvent models. *J. Med. Chem.* 2000, *43*, 3786-3791.

142) Huo, S.; Wang, J.; Cieplak, P.; Kollman, P. A.; Kuntz, I. D. Molecular dynamics and free energy analyses of cathepsin d-inhibitor interactions: insight into structure-based ligand design. *J. Med. Chem.* 2002, *45*, 1412-1419.

143) Mardis, K. L.; Luo, R.; Gilson, M. K. Interpreting trends in the binding of cyclic ureas to HIV-1 protease. *J. Mol. Biol.* 2001, *309*, 507-517.

144) Schwarzl, S. M.; Tschopp, T. B.; Smith, J. C.; Fischer, S. Can the calculation of ligand binding free energies be improved with continuum solvent electrostatics and an ideal-gas entropy correction? *J. Comput. Chem.* 2002, *23*, 1143-1149.

145) Rizzo, R. C.; Toba, S; Kuntz, I. D. A molecular basis for the selectivity of thiadiazole urea inhibitors with stromelysin-1 and gelatinase-A from generalized born molecular dynamics simulations. *J. Med. Chem.* 2004, *47*, 3065-3074.

146) Brown, S. P.; Muchmore, S. W. Rapid estimation of relative protein-ligand binding affinities using a high-throughput version of MM-PBSA. *J. Chem. Inf. Model.* 2007, *47*, 1493-1503.

147) Kuhn, B.; Gerber, P. R.; Schulz-Gasch, T.; Stahl, M. Validation and use of the MM-PBSA approach for drug discovery. *J. Med. Chem.* 2005, *48*, 4040-4048.

148) Pearlman, D. A. Evaluating the molecular mechanics Poisson-Boltzmann surface area free energy method using a congeneric series of ligands to p38 map kinase. *J. Med. Chem.* 2005, *48*, 7796-7807.

149) Weis, A.; Katebzadeh, K.; Söderhjelm, P.; Nilsson, I.; Ryde, U. Ligand affinities predicted with the MM/PBSA method: dependence on the simulation method and the force field. *J. Med. Chem.* 2006, *49*, 6596-6606.

150) Rafi, S. B.; Cui, G; Song, K; Cheng, X; Tonge, P. J.; Simmerling, C. Insight through molecular mechanics Poisson-Boltzmann surface area calculations into the binding affinity of triclosan and three analogues for FabI, the *E. Coli* enoyl reductase. *J. Med. Chem.* 2006, *49*, 4574-4580.

151) Donini, O.; Kollman, P. A. Calculation and prediction of binding free energies for the matrix metalloproteinases. *J. Med. Chem.* 2000, *43*, 4180-4188.

152) Tembe, B. L.; McCammon, J. A. Ligand-receptor interactions. *Comput. Chem.* 1984, *8*(4), 281-283.

153) Wong, C. F.; McCammon, J. A. Dynamics and design of enzymes and inhibitors. *J. Am. Chem. Soc.* 1986, *108*(13), 3830-3832.

154) Hermans, J.; Subramaniam, S. The free energy of xenon binding to myoglobin from molecular dynamics simulation. *Israel J. Chem.* 1986, *27*, 225-227.

155) Pearlman, D. A. Free energy calculations: methods for estimating ligand binding affinities. In: *Free Energy Calculations in Rational Drug Design*, Rami Reddy, M.; Erion, M. D.; Eds. Academic/Plenum; New York, NY: Kluwer, 2001.

156) Chipot, C. Free energy calculations in biomolecular simulations: how useful are they in practice? In: *Lecture Notes in Computational Science and Engineering: New Algorithms for Molecular Simulation*, Leimkuhler, B.; Chipot, C.; Elber, R.; Laaksonen, A.; Mark, A. E.; Schlick, T.; Schütte, C.; Skeel, R.; Eds. Vol. 49. New York: Springer, 2005, 183-209.

157) Rizzo, R. C.; Wang, D. P.; Tirado-Rives, J.; Jorgensen, W. L. Validation of a model for the complex of HIV-1 reverse transcriptase with sustiva through computation of resistance profiles. *J. Am. Chem. Soc.* 2000, *122*(51), 12898-12900.

158) Wang, D.-P.; Rizzo, R. C.; Tirado-Rives, J.; Jorgensen, W. L. Antiviral drug design: computational analyses of the effects of the l100i mutation for HIV-RT on the binding of nnrtis. *Bioorgan. Med. Chem. Lett.* 2001, *11*(21), 2799-2802.

159) Udier-Blagovic, M.; Tirado-Rives, J.; Jorgensen, W. L. Structural and energetic analyses of the effects of the K103N mutation of HIV-1 reverse transcriptase on efavirenz analogues. *J. Med. Chem.* 2004, *47*(9), 2389-2392.

160) Kim, J. T.; Hamilton, A. D.; Bailey, C. M.; Domoal, R. A.; Wang, L.; Anderson, K. S.; Jorgensen, W. L. Fep-guided selection of bicyclic heterocycles in lead optimization for non-nucleoside inhibitors of HIV-1 reverse transcriptase. *J. Am. Chem. Soc.* 2006, *128*(48), 15372-15373.

161) Jorgensen, W. L.; Ruiz-Caro, J.; Tirado-Rives, J.; Basavapathruni, A.; Anderson, K. S.; Hamilton, A. D. Computer-aided design of non-nucleoside inhibitors of HIV-1 reverse tran-

scriptase. *Bioorg. Med. Chem. Lett.* 2006, *16*(3), 663-667.
162) Kroeger Smith, M. B.; Rader, L. H.; Franklin, A. M.; Taylor, E. V.; Smith, K. D.; Tirado-Rives, J.; Jorgensen, W. L. Energetic effects for observed and unobserved HIV-1 reverse transcriptase mutations of residues l100, v106, and y181 in the presence of nevirapine and efavirenz. *Bioorg. Med. Chem. Lett.* 2008, *18*(3), 969-972.
163) Zeevaart, J. G.; Wang, L.; Thakur, V. V.; Leung, C. S.; Tirado-Rives, J.; Bailey, C. M.; Domaoal, R. A.; Anderson, K. S.; Jorgensen, W. L. Optimization of azoles as anti-human immunodeficiency virus agents guided by free-energy calculations. *J. Am. Chem. Soc.* 2008, *130*, 9492-9499.
164) Henin, J.; Maigret, B.; Tarek, M.; Escrieut, C.; Fourmy, D.; Chipot, C. Probing a model of a GPCR/ligand complex in an explicit membrane environment: the human cholecystokinin-1 receptor. *Biophys. J.* 2006, *90*(4), 1232-1240.
165) Yang, W.; Gao, Y. Q.; Cui, Q.; Ma, J.; Karplus, M. The missing link between thermodynamics and structure in f1-atpase. *Proc. Natl. Acad. Sci. U.S.A.* 2003, *100*(3), 874-879.
166) Banerjee, A.; Yang, W.; Karplus, M.; Verdine, G. L. Structure of a repair enzyme interrogating undamaged DNA elucidates recognition of damaged DNA. *Nature* 2005, *434*, 612-618.
167) Oostenbrink, C.; Pitera, J. W.; van Lipzig, M. M. H.; Meerman, J. H. N.; van Gunsteren, W. F. Simulations of the estrogen receptor ligand-binding domain: affinity of natural ligands and xenoestrogens. *J. Med. Chem.* 2000, *43* (24), 4594-4605.
168) Rami Reddy, M.; Erion, M. D. Calculation of relative binding free energy differences for fructose 1, 6-bisphosphatase inhibitors using the thermodynamic cycle perturbation approach. *J. Am. Chem. Soc.* 2001, *123*, 6246-6252.
169) Steinbrecher, T.; Case, D. A.; Labahn, A. A multistep approach to structure-based drug design: studying ligand binding at the human neutrophil elastase. *J. Med. Chem.* 2006, *49*, 1837-1844.
170) Gouda, H.; Kuntz, I. D.; Case, D. A.; Kollman, P. A. Free energy calculations for theophylline binding to an RNA aptamer: comparison of MM-PBSA and thermodynamic integration methods. *Biopolymers* 2003, *68*, 16-34.
171) Tanida, Y.; Ito, M.; Fujitani, H. Calculation of absolute free energy of binding for theophylline and its analogs to RNA aptamer using nonequilibrium work values. *Chem. Phys.* 2007, *337*(1-3), 135-143.
172) Jiao, D.; Golubkov, P. A.; Darden, T. A.; Ren, P. Calculation of protein-ligand binding free energy using a polarizable potential. *Proc. Natl. Acad. Sci. U.S.A.* 2008, *105*(17), 6290-6295.
173) Khoruzhii, O.; Donchev, A. G.; Galkin, N.; Illarionov, A.; Olevanov, M.; Ozrin, V.; Queen, C.; Tarasov, V. Application of a polarizable force field to calculations of relative protein-ligand binding affinities. *Proc. Natl. Acad. Sci. U.S.A.* 2008, *105*(30), 10378-10383.
174) Price, D. J.; Jorgensen, W. L. Improved convergence of binding affinities with free energy perturbation: application to nonpeptide ligands with pp60src SH2 domain. *J. Comput. Aided. Mol. Des.* 2001, *15*, 681-695.
175) Fowler, P. W.; Jha, S.; Coveney, P. V. Grid-based steered thermodynamic integration accelerates the calculation of binding free energies. *Philos. Trans. R. Soc. A.*, 2005, *363*, 1999-2015.
176) Chipot, C.; Rozanska, X.; Dixit, S. B. Can free energy calculations be fast and accurate at the same time? Binding of low-affinity, non-peptide inhibitors to the SH2 domain of the src protein. *J. Comput. Aided Mol. Des.* 2005, *19*, 765-770.
177) Fowler, P. W.; Geroult, S.; Jha, S.; Waksman, G.; Coveney, P. V. Rapid, accurate, and precise calculation of relative binding affinities for the SH2 domain using a computational grid. *J. Chem. Theory Comput.* 2007, *3*(3), 1193-1202.
178) Pearlman, D. A.; Charifson, P. S. Are free energy calculations useful in practice? A comparison with rapid scoring functions for the p38 map kinase protein system. *J. Med. Chem.* 2001, *44*, 3417-3423.
179) Mobley, D. L.; Chodera, J. D.; Dill, K. A. On the use of orientational restraints and symmetry corrections in alchemical free energy calculations. *J. Chem. Phys.* 2006, *125*, 084902.
180) Gilson, M. K.; Given, J. A.; Bush, B. L., McCammon, J. A. A statistical-thermodynamic basis for computation of binding affinities: a critical review. *Biophys. J.* 1997, *72*(3), 1047-1069.
181) Deng, Y.; Roux, B. Computations of standard binding free energies with molecular dynamics simulations. *J. Phys. Chem. B* 2009, *113*(8), 2234-2246.
182) Helms, V.; Wade, R. C. Hydration energy landscape of the active site cavity in cytochrome P450cam. *Proteins* 1998, *32*(3), 381-396.
183) Helms, V.; Wade, R. C. Computational alchemy to calculate absolute protein-ligand binding free energy. *J. Am. Chem. Soc.* 1998, *120*(12), 2710-2713.
184) Deng Y.; Roux, B. Computation of binding free energy with molecular dynamics and grand canonical Monte Carlo simulations. *J. Chem. Phys.* 2008, *128* (11), 115103.
185) Zhang, L.; Hermans, J. Hydrophilicity of cavities in proteins. *Proteins* 1996, *24*(4), 433-438.
186) Olano, L. R.; Rick, S. W. Hydration free energies and entropies for water in protein interiors. *J. Am. Chem. Soc.* 2004, *126*(25), 7991-8000.
187) Barillari, C.; Taylor, J.; Viner, R.; Essex, J. W. Classification of water molecules in protein binding sites. *J. Am. Chem. Soc.* 2007, *129*(9), 2577-2587.
188) Hamelberg, D.; McCammon, J. A. Standard free energy of releasing a localized water molecule from the binding pockets of proteins: double-decoupling method. *J. Am. Chem. Soc.* 2004, *126*, 7683-7689.
189) Lu, Y.; Wang, C.-Y.; Wang, S. Binding free energy contributions of interfacial waters in HIV-1 protease/inhibitor complexes. *J. Am. Chem. Soc.* 2006, *128*, 11830-11839.
190) Roux, B.; Nina, M.; Pomès, R.; Smith, J. C. Thermodynamic stability of water molecules in the bacteriorhodopsin proton channel: a molecular dynamics free energy perturbation study. *Biophys. J.* 1996, *71*(2), 670-681.
191) De Simone, A.; Dobson, G. G.; Verma, C. S.; Zagari, A.; Fraternali, F. Prion and water: tight and dynamical hydration sites have a key role in structural stability. *Proc. Natl. Acad. Sci. U.S.A.* 2005, *102*(21), 7535-7540.
192) Pan, C.; Mezei, M.; Mujtaba, S.; Muller, M.; Zeng, L.; Li, J.; Wang, Z.; Zhou, M. M. Structure-guided optimization of small molecules inhibiting human immunodeficiency virus 1 tat association with the human coactivator p300/CREB binding protein-associated factor. *J. Med. Chem.* 2007, *50*(10), 2285-2288.
193) Eriksson, A. E.; Baase, W. A.; Zhang, X. J.; Heinz, D. W.; Blaber, M.; Baldwin; E. P.; Matthews, B. W. Response of a protein structure to cavity-creating mutations and its relation to

194) Eriksson, A. E.; Baase, W. A.; Matthews, B. W. Similar hydrophobic replacements of leu99 and phe153 within the core of T4 lysozyme have different structural and thermodynamic consequences. *J. Mol. Biol.* **1993**, *229*, 747-769.
195) Morton, A.; Matthews, B. W. Specificity of ligand binding in a buried nonpolar cavity of T4 lysozyme: linkage of dynamics and structural plasticity. *Biochemistry* **1995**, *34*, 8576-8588.
196) Morton, A.; Baase, W. A.; Matthews, B. W. Energetic origins of specificity of ligand binding in an interior nonpolar cavity of T4 lysozyme. *Biochemistry* **1995**, *34*, 8564-8575.
197) Wei, B. Q.; Baase, W. A.; Weaver, L. H.; Matthews, B. W.; Shoichet, B. K. A model binding site for testing scoring functions in molecular docking. *J. Mol. Biol.* **2002**, *322*, 339-355.
198) Wei, B. Q.; Weaver, L. H.; Ferrari, A. M.; Matthews, B. W.; Shoichet, B. K. Testing a flexible-receptor docking algorithm in amodel binding site. *J. Mol. Biol.* **2004**, *337*, 1161-1182.
199) Graves, A. P.; Brenk, R.; Shoichet, B. K. Decoys for docking. *J. Med. Chem.* **2005**, *48*, 3714-3728.
200) Hermans, J.; Wang, L. Inclusion of the loss of translational and rotational freedom in theoretical estimates of free energies of binding. Application to a complex of benzene and mutant T4 lysozyme. *J. Am. Chem. Soc.* **1997**, *119*, 2707-2714.
201) Mann, G.; Hermans, J. Modeling protein-small molecule interactions: structure and thermodynamics of noble gases binding in a cavity in mutant phage T4 lysozyme L99A. *J. Mol. Biol.* **2000**, *302*, 979-989.
202) Boresch, S.; Tettinger, F.; Leitgeb, M.; Karplus, M. Absolute binding free energies: a quantitative approach for their calculation. *J. Phys. Chem. B* **2003**, *107*(35), 9535-9551.
203) Deng, Y.; Roux B. Calculation of standard binding free energies: aromatic molecules in the T4 lysozyme l99A mutant. *J. Chem. Theory Comput.* **2006**, *2*, 1255-1273.
204) Clark, M.; Guarnieri, F.; Shkurko, I.; Wiseman, J. Grand canonical Monte Carlo simulation of ligand-protein binding. *J. Chem. Info. Model.* **2006**, *46*(1), 231-242.
205) Mobley, D. L.; Dumont, È.; Chodera, J. D.; Dill, K. A. Comparison of charge models for fixed-charge force fields: smallmolecule hydration free energies in explicit solvent. *J. Phys. Chem. B* **2007**, *111*(9), 2242-2254.
206) Holt, D. A.; Luengo, J. I.; Yamashita, D. S.; Oh, H. J.; Konialian, A. L.; Yen, H. K.; Rozamus, L. W.; Brandt, M.; Bossard, M. J.; Levy, M. A.; Eggleston, D. S.; Liang, J.; Schultz, L. W.; Stout, T. J.; Clardy, J. Design, synthesis, and kinetic evaluation of high-affinity FKBP ligands and the x-ray crystal structures of their complexes with FKBP12. *J. Am. Chem. Soc.* **1993**, *115*(22), 9925-9938.
207) Shirts, M. R. *Calculating precise and accurate free energies in biomolecular systems*. Ph. D. dissertation, Stanford, January **2005**.
208) Fujitani, H.; Tanida, Y.; Ito, M.; Shirts, M. R.; Jayachandran, G.; Snow, C. D.; Sorin E. J.; Pande, V. S. Direct calculation of the binding free energies of FKBP ligands. *J. Chem. Phys.* **2005**, *123*, 084108.
209) Jayachandran, G.; Shirts, M. R.; Park, S.; Pande, V. S. Parallelized-over-parts computation of absolute binding free energy with docking and molecular dynamics. *J. Chem. Phys.* **2006**, *125*, 084901.
210) Dixit, S. B.; Chipot, C. Can absolute free energies of association be estimated from molecular mechanical simulations? The biotin-streptavidin system revisited. *J. Phys. Chem. A* **2001**, *105*(42), 9795-9799.
211) Hess, B.; van der Vegt, N. F. A. Hydration thermodynamic properties of amino acid analogues: a comparison of biomolecular force fields and water models. *J. Phys. Chem. B* **2006**, *110*, 17616-17626.
212) Nicholls, A.; Mobley, D. L.; Guthrie, P. J.; Chodera, J. D.; Pande, V. S. Predicting small-molecule solvation free energies: an informal blind test for computational chemistry. *J. Med. Chem.* **2008**, *51*, 769-779.
213) Steinbrecher, T.; Hrenn, A.; Dormann, K. L.; Merfort, I.; Labahn, A. Bornyl (3, 4, 5-trihydroxy) -cinnamate: an optimized human neutrophil elastase inhibitor designed by free energy calculations. *Bioorgan. Med. Chem.* **2008**, *16*(5), 2385-2390.
214) Talhout, R.; Villa, A.; Mark, A. E.; Engberts, J. B. Understanding binding affinity: a combined isothermal titration calorimetry/molecular dynamics study of the binding of a series of hydrophobically modified benzamidinium chloride inhibitors to trypsin. *J. Am. Chem. Soc.* **2003**, *125*(35), 10570-10579.
215) Mao, H. Z.; Weber, J. Identification of the betatp site in the x-ray structure of f1-atpase as the high-affinity catalytic site. *Proc. Natl. Acad. Sci. U.S.A.* **2007**, *104*(47), 18478-18483.
216) Zagrovic, B.; van Gunsteren, W. F. Computational analysis of the mechanism and thermodynamics of inhibition of phosphodiesterase 5a by synthetic ligands. *J. Chem. Theory Comput.* **2007**, *3*, 301-311.
217) Leitgeb, M.; Schröder, C.; Boresch, S. Alchemical free energy calculations and multiple conformational substates. *J. Chem. Phys.* **2005**, *122*, 084109.
218) de Graaf, C.; Oostenbrink, C.; Keizers, P. H. J.; van Vugt-Lussenburg, B. M. A.; Commandeur, J. N. M.; Vermeulen, N. P. E. Free energies of binding of R- and S- propranolol to wild-type and f483a mutant cytochrome p450 d26 from molecular dynamics simulations. *Eur. Biophys. J.* **2007**, *36*(6), 589-599.
219) van den Bosch, M.; Swart, M.; Snijders, J. G.; Berendsen, H. J. C.; Mark, A. E.; Oostenbrink, C.; van Gunsteren, W. F.; Canters, G. W. Calculation of the redox potential of the protein azurin and some mutants. *ChemBioChem* **2005**, *6*(4), 738-746.
220) Dolenc, J.; Oostenbrink, C.; Koller, J.; van Gunsteren, W. F. Molecular dynamics simulations and free energy calculations of netropsin and distamycin binding to an aaaaa DNA binding site. *Nucleic Acids Res.* **2005**, *33*(2), 725-733.
221) Donnini, S.; Juffer, A. H. Calculations of affinities of peptides for proteins. *J. Comput. Chem.* **2004**, *25*, 393-411.
222) Oostenbrink, C.; Villa, A.; Mark, A. E.; van Gunsteren, W. F. A biomolecular force field based on the free enthalpy of hydration and solvation: the GROMOS force-field parameter sets 53a5 and 53a6. *J. Comput. Chem.* **2004**, *25*(13), 1656-1676.
223) Hornak, V.; Abel, R.; Okur, A.; Strockbine, B.; Roitberg, A. E.; Simmerling, C. Comparison of multiple amber force fields and development of improved protein backbone parameters. *Proteins* **2006**, *65*(3), 712-725.
224) Kaminski, G.; Friesner, R. A.; Rives, J.; Jorgensen, W. L. Evaluation and reparametrization of the opls-aa force field for proteins via comparison with accurate quantum chemical calculations onpeptides. *J. Phys. Chem. B* **2001**, *105*(28), 6474-6487.
225) Wang, J.; Wolf, R. M.; Caldwell, J. W.; Kollman, P. A.; Case, D. A. Development and testing of a general amber force field. *J. Comput. Chem.* **2004**, *25*(9), 1157-1174.
226) Jakalian, A.; Bush, B. L.; Jack, D. B.; Bayly, C. I. Fast,

227) Jakalian, A.; Jack, D. B.; Bayly, C. I. Fast, efficient generation of high-quality atomic charges, AM1-BCC model. I. Method. *J. Comput. Chem.* **2000**, *21*(2), 132-146.

227) Jakalian, A.; Jack, D. B.; Bayly, C. I. Fast, efficient generation of high-quality atomic charges, AM1-BCC model. II. Parameterization and validation. *J. Comput. Chem.* **2002**, *23*(16), 1623-1641.

228) Ponder, J. W.; Case, D. A. Force fields for protein simulations, in *Advances in Protein Chemistry*, Dagget, V.; Ed. San Diego, CA: Academic Press **2003**, *66*, 27-86.

229) Michel, J.; Verdonk, M. L.; Essex, J. W. Protein-ligand binding free energy predictions by implicit solvent simulation: a tool for lead optimization? *J. Med. Chem.* **2006**, *49*, 7427-7439.

230) Li, L.; Dantzer, J. J.; Nowacki, J.; O'Callaghan, B. J.; Meroueh, S. O. PDBCAL: a comprehensive dataset for receptor-ligand interactions with three-dimensional structures and binding thermodynamics fromisothermal titration calorimetry. *Chem. Biol. Drug Des.* **2008**, *71*(6), 529-532.

231) Rami Reddy, M.; Erion, M. D., Eds. *Free Energy Calculations in Rational Drug Design*. Amsterdam: Kluwer Academic, **2001**.

232) Marti-Renom, M. A.; Madhusudhan, M. S.; Fiser, A.; Rost, B.; Sali, A. Reliability of assessment of protein structure prediction methods. *Structure* **2002**, *10*(3), 435-440.

233) Méndez, R.; Leplae, R.; Lesink, M. F.; Wodak, S. J. Assessment of CAPRI predictions in rounds 3-5 shows progress in docking procedures. *Proteins* **2005**, *60*(2), 150-169.

234) Day, G. M.; Motherwell, W. D. S.; Ammon, H. L.; Boerrigter, S. X. M.; Della Valle, R. G.; Venuti, E.; Dzyabchenko, A.; Dunitz, J. D.; Schweizer, B.; van Eijck, B. P.; Erk, P.; Facelli, J. C.; Bazterra, V. E.; Ferraro, M. B.; Hofmann, D. W. M.; Leusen, F. J. J.; Liang, C.; Pantelides, C. C.; Karamertzanis, P. G.; Price, S. L.; Lewis, T. C.; Nowell, H.; Torrisi, A.; Scheraga, H. A.; Arnautova, Y. A., Schmidt, M. U.; and Verwer, P. A third blind test of crystal structure prediction. *Acta Crystall. B-Struc.*, **2005**, *61*(5), 511-527.

235) Parker, C. N. McMaster University data-mining and docking competition: computational models on the catwalk. *J. Biomol. Screen.* **2005**, *10*(7), 647-648.

236) Villa, A.; Zangi, R.; Pieffet, G.; Mark, A. E. Sampling and convergence in free energy calculations of protein-ligand interactions: the binding of triphenoxypyridine derivatives to factor xa and trypsin. *J. Comput. Aided Mol. Des.* **2003**, *17*(10), 673-686.

237) Naim, M.; Bhat, S.; Rankin, K. N.; Dennis, S.; Chowdhury, S. F.; Siddiqi, I.; Drabik, P.; Sulea, T.; Bayly, C. I.; Jakalian, A.; Purisima, E. O. Solvated interaction energy (sie) for scoring protein-ligand binding affinities. 1. Exploring the parameter space. *J. Chem. Info. Model.* **2007**, *47*(1), 122-133.

238) Jorgensen, W. L. The many roles of computation in drug discovery. *Science* **2004**, *303*(5665), 1813-1818.

239) Chipot, C.; Pearlman, D. A. Free energy calculations: the long and winding gilded road. *Mol. Simulat.* **2002**, *28*(1-2), 1-12.

240) Mobley, D. L.; Dill, K. A. Binding of small-molcule ligand to proteins. "What you see" is not always "what you get." *Structure* **2009**, *17*, 489-498.

241) Kollman, P. A. Free energy calculations: applications to chemical and biochemical phenomena. *Chem. Rev.* **1993**, *93*(7), 2395-2417.

242) Jorgensen, W. L. Free energy calculations: a breakthrough for modeling organic chemistry in solution. *Accounts Chem. Res.* **1989**, *22*(5), 184-189.

6

Fangyu Ding, Carlos Simmerling
(訳：田之倉 優・宮川拓也)

分子動力学シミュレーションによる HIVプロテアーゼの薬剤耐性と 動力学的挙動の解析

はじめに

ヒト免疫不全ウイルス（HIV[a]）は，1980年代初頭に，後天性免疫不全症候群（AIDS[b]）の原因となった血液製剤（非加熱製剤）から発見された[1),2)]．現在は，感染したHIVの複製を抑制するために，主として薬剤を用いた3種類の方法が適用されている．第一は，白血球細胞表面のCCR5等の受容体に結合する薬剤を用いて，宿主細胞に対するHIVの接触を防ぐことである[3,4)]．第二は，主要な抗AIDS薬であるアジドチミジン（AZT[c]），デラビルジン，ネビラピン等の逆転写酵素阻害剤により，HIV遺伝子の逆転写過程を遮断する[5)]．第三の方法は，HIVプロテアーゼ（HIV-PR[d]）の活性を阻害することに基づいている．HIV-PRは感染性ウイルスへの成熟化に必須なGag-Polポリタンパク質を切断する酵素であり，本章で詳しく述べるが，HIV-PR阻害剤はこの酵素の活性中心に結合し，基質結合部位のふたを閉じた状態に固定する作用を示す．現在までに，11種類のHIV-PR阻害剤がAIDS治療薬としてFDA[e]（米国食品医薬品局）の認可を受けている．具体的な商品名は，Agenerase（アンプレナビル），Aptivus（チプラナビル），Crixivan（インジナビル），Fortovase（サキナビルソフトゲル），Invirase（サキナビルハードゲル），Kaletra（ロピナビル-リトナビル配合剤），Lexiva（ホスアンプレナビル），Norvir（リトナビル），Prezista（ダルナビル），Reyataz（アタザナビル），Viracept（ネルフィナビル）である[6)]．これらすべての阻害剤は，薬剤耐性を伴う変異がHIV-PRに生じるとその効力を失う[7)]．したがって，HIV-PRの基質と阻害剤の作用機序を徹底的に理解することは，この酵素に対する新規阻害剤の設計において，薬理学的に重要な意味をもつ．阻害剤の結合と耐性に関しては，HIV-PRの柔軟性が重要な役割を果たしていることが証明されている[8),9)]．

本章では，HIV-PRのダイナミクスの理解とそれに基づく医薬品設計への新たなアプローチの可能性に関して，最近の進展と挑戦的な試みを紹介する．特に注目する内容は，HIV-PRの動力学的挙動に関する詳細な洞察を与える計算科学的手法とその応用である．HIV-PRの分子動力学シミュレーションは，この酵素のダイナミクスが活性にとって決定的に重要であることを示唆している．このため，たとえば，アロステリック阻害剤によりHIV-PRの柔軟性に影響を与える試みは，より強力な阻害剤を設計するための新たな契機となる．

HIVプロテアーゼの構造に関する実験データ： 結合に伴う大きな構造の変化

HIV-PRのX線結晶構造解析は，基質や阻害剤等のリガンド結合状態と非結合（アポ）状態の多数の構造を決定し[10)]，HIV-PRが二つの"グリシンリッチβヘアピン"または"フラップ"とよばれる構造で覆われた大きな基質結合ポケットをもつC_2対称のホモ二量体を形成することを明らかにした[11)~13)]．ほぼすべてのリガンド結合状態において，両方のフラップは活性部位の底に向かって引き込まれている〔"閉"構造，図6・1(a)〕．しかし，いくつかの結晶構造は，部分的に開いたフラップと完全に閉じたフラップをもつ"フラップ中間体"のコンホメーションで決定されている[14)]．これらの所見は，基質がフラップを通過してプロテアーゼの結合部位に入り，それに続くフラップの運動は片側のフラップが先に閉じる非同期的なものである，という仮説を実験的に支持する．リガンドを結合していない遊離型プロテアーゼの結晶構造はさらに不均一であり[15)]，"閉"構造，"準開"構造，そして"広開"構造とよばれるフラップの3種類のコンホメーションがとらえられている．コンホメーションの柔軟性と触媒活性の相関

---

a) Human immunodeficiency virus b) acquired immunodeficiency syndrome c) azidothymidine d) HIV protease e) Food and Drug Administration

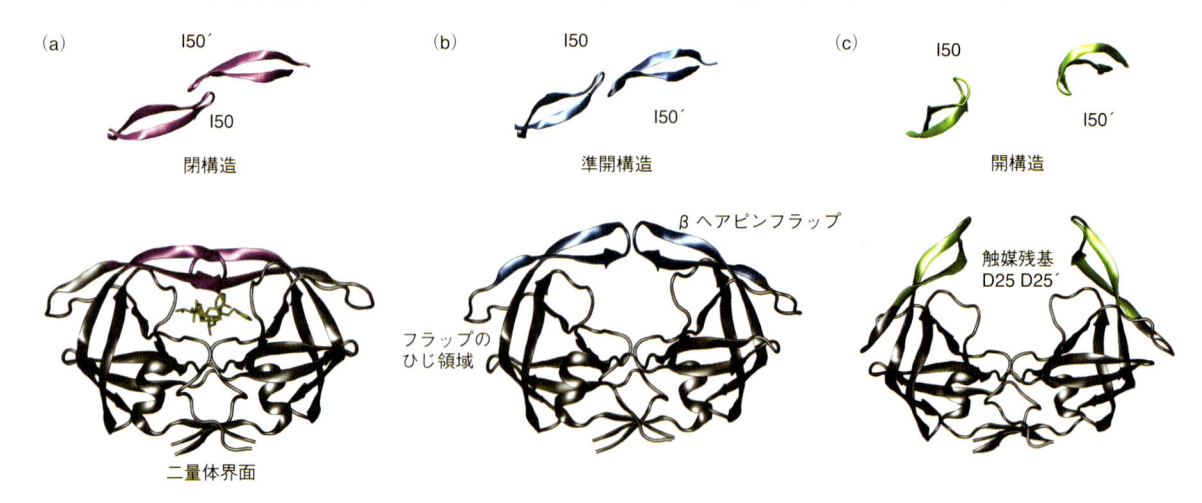

図 6・1 HIV-PR の 3 種類の重要なコンホメーションの上面図と側面図. (a) "閉" 構造は基質を結合した結晶構造 (PDB コード 1TSU) において観測されている. (b) 遊離型プロテアーゼのフラップは結晶構造 (PDB コード 1HHP) において "準開" 構造と想定される. (c) 活性部位が基質や阻害剤を受け入れられるほど十分に開いた "開" 構造は, 結晶構造において観測されていないが, NMR 実験から示唆されている. 図示した構造は MD シミュレーションにより得られた過渡的な開構造である. フラップの上面図は "閉" 構造と "準開" 構造のフラップにおける変化を示している. 筆者らの MD シミュレーションで見いだされた完全な "開" 構造のフラップは X 線結晶構造で観測された "広開" 構造 (PDB コード 1TW7)[19] とは異なる準開構造をとる.

は明らかではないが, 変異が非結合状態の酵素の柔軟性に影響する可能性が示唆されている. たとえば, M46I (Met46Ile) 変異はフラップの閉構造を安定化するようである[16]. 大部分の非結合状態の HIV-PR は準開構造をとり〔図 6・1(b)〕, フラップは活性部位から離れるように引き上げられて変化するが, 実質的にはまだ活性部位を覆っている. 非結合状態における準開構造と閉構造のより顕著な違いは, フラップの相対的な配向が逆転している点である〔図 6・1 上面図〕. 非結合状態の九つの結晶構造のうちの五つで準開構造が観測されているにもかかわらず[11]～[13],[15],[17]～[21], それが溶液中におけるフラップの好ましいコンホメーションであるのか, または結晶中での分子間接触の影響によるものであるのかは, 明らかにされていない[22]～[24]. また, 大きなフラップの開口が活性部位へ基質が接近するのにおそらく必要であるが, ある過渡的な開構造が分子動力学 (MD[a]) 研究においてのみ見いだされており[25],[26]〔図 6・1(c)〕, X 線結晶構造解析でとらえられた "広開" 構造は結晶中の分子間接触によるアーティファクト (人工産物) のようである[27]. 広開構造における各フラップの先端部は, 結晶中で隣接する二量体のフラップの "ひじ" 領域とコンホメーション変化の "支点" 領域の間に埋もれており (図 6・5 参照), 結晶学的対称関係にある隣接分子の五つの残基 (P39, R41, D60, Q61, I72) に囲まれて I50 と P81' (二量体のもう一方のプロトマー上の P81) が接触している. ひじ領域と支点領域のコンホメーションはフラップの開口と相関することが示されているため[13],[14], フラップ先端部がひじ領域と支点領域の間のくさびになることで, 結晶中でみられた開構造はさらに安定化されるだろう. このように, フラップは結晶学的に対称関係にある隣接分子にしばしば接触しているため, 非結合状態の結晶構造の不均一性が結晶中の分子間接触に起因する可能性に気づく. しかしながら, HIV-PR の非結合状態における不均一性は, 特にフラップ領域において, 非結合状態が結合状態よりも柔軟であることでも説明可能である. このことは, 核磁気共鳴 (NMR[b])[28]～[30] や電子スピン共鳴 (EPR[c])[31] から得られた実験結果と一致する. Torchia のグループが取得した遊離型プロテアーゼの溶液 NMR データは, フラップ先端部でナノ秒 (ns) 未満の揺らぎをもつ "準開" 構造が非結合状態のアンサンブルにおいて支配的であり, "閉" 構造はアンサンブルの少数要素であることを示唆した[29],[32],[33]. この準開構造は, 基質結合部位の空洞が溶媒に露出した開構造と遅い平衡状態 (約 100 μs) にある. Ishima と Louis は, 単量体と二量体の NMR 化学シフトと緩和データの比較によって, 二量体のフラップがとりうるコンホメーションを調べ[30], 遊離型プロテアーゼのフラップの先端が溶液中で互いに相互作用することを初めて証明した. また, Fanucci のグループは, EPR を用いて各フラップ上の K55C および K55'C にスピンラベルを導入し, そのニトロキシドラジカルの双極子カップリングを調べた. その結果, 結合状態と

---

a) molecular dynamics b) nuclear magnetic resonance c) electron paramagnetic resonance

非結合状態におけるフラップの異なる柔軟性が明確に示された．また，EPRデータは，非結合状態のフラップが結合状態よりも大きな分離度を示し，フラップ上の二つのスピンラベル間の距離は，非結合状態において26～48Åの範囲だと示唆した．これらのデータは，非結合状態のフラップが，準開構造，閉構造，開構造の間で揺らいだコンホメーションの多様なアンサンブルとして存在し，活性部位への基質の接近と生成物の放出を可能にするのに十分な柔軟性をもつことを強く支持する．こうした知見にもかかわらず，実験データは溶液中でのフラップ構造の間接的な証拠のみを提示するため，溶液中でのHIV-PRの構造とダイナミクスの多くの部分は未解決のままである．

HIVプロテアーゼのシミュレーション：フラップの柔軟性の探索

　X線結晶解析は高分解能の構造を与えるが，その構造は主として低温の結晶状態において，単一の低エネルギーコンホメーションの平均構造である．したがって，結晶構造は，溶液中における最も安定な状態を表現していないかもしれない．一方，NMRは生体により近い温度で，溶液中の動力学的挙動に関する情報を与える．阻害剤を結合したHIV-PRの構造は溶液NMRにより解析されているが，遊離型プロテアーゼは溶液中で高度の柔軟性をもつことに加えて自己分解を起こすため，NMRによる溶液中の非結合状態の構造情報は得られていない．すでに述べたように，部位特異的スピンラベル（SDSL[a]）を用いた電子-電子二重共鳴（DEER[b]）が，HIV-PRの結合状態と非結合状態におけるフラップのコンホメーションを研究するために適用されている．しかしながら，このEPR測定によって計測される距離は，タンパク質主鎖のα炭素から約7Åの距離に位置するニトロキシドラジカル間の双極子カップリングに基づいている．観測されたスピンラベルの分布は，それ自体の変化ではなくフラップのダイナミクスを反映しているようだが，明確な構造データが欠如しているため，リガンド結合に伴うフラップの特異的なコンホメーション変化に関して，EPRデータは詳細には解釈されていない．阻害剤の添加によるスピンラベルの分布の変化は，準開構造から閉構造への変化を反映しているか，またはフラップと阻害剤の直接的な相互作用によって運動性が低下したことに起因するだろう．SDSL-DEERデータの十分な解釈と薬剤耐性をもつHIV-PRへの応用には，フラップの特異的なコンホメーションが，ある範囲のスピンラベル間距離を生じることを観測したうえで，コンホメーションのアンサンブルが阻害剤の結合によってどのように影響されるかを示すデータの取得が必要である．重要なこととして，観測されたスピンラベル間距離の分布がさまざまな結晶構造において観測されたコンホメーションのアンサンブルによって説明されるかどうか，他のコンホメーションが溶液中のアンサンブルに有意に寄与するかどうか，については不明である．したがって，EPRデータの解釈と薬剤耐性を調べるためにEPRを利用するのには，EPRで測定されたスピンラベル間距離とフラップの動的な特徴との相関性を証明することが不可欠である．MDシミュレーションなどの計算科学的手法は，時間依存的な構造の多様性を理解するための原子分解能の詳細なモデルを与え，リガンド結合だけでなくコンホメーション変化に関わる熱力学的側面についての理解を深めるために役立つ．しかしながら，現実的なシミュレーションはモデルの記述と到達可能な時間スケールの制限により，これまで困難だった．

　多数の計算科学的研究が，フラップ開口のダイナミクスを理解するために試みられてきた．Collinsらは，閉構造の非フラップ領域の原子座標を準開構造に強制するような，気相におけるMDシミュレーションを行い，その結果として生じるフラップの開口を報告した[17]．ScottとSchiffer[34]は不可逆的なフラップの開口を観測したが，その開口の程度は定量的に記述されていない．その代わりに彼らは，フラップ先端部が開口に先立ってタンパク質構造の内部に"湾曲"し，いくつかの疎水性残基と接触することに注目した．このフラップが湾曲した構造は，続く大きなフラップの開口をひき起こすための必須なコンホメーションだと考えられた．しかしながら，Carlsonらによる研究[35]では，より長く溶媒の平衡化を実行した場合には同様の開口が観察されなかったことから，不可逆的なフラップの開口は系の不十分な平衡化に起因することが証明され，正確なシミュレーションデータを得る必要性が強調された．また，HamelbergとMcCammonは，活性化動力学を適用してHIV-PRにおけるフラップの開口をひき起こした[36]．この方法では，フラップ上のGly-Glyペプチド結合の trans から cis への異性化がフラップの開口を誘起すると推定された．一方，Perrymanらは，非結合状態の野生型HIV-PRと閉構造がわずかに開口するV82F/I84V変異体のダイナミクスを報告したが，フラップが非結合状態の結晶構造で観察された準開構造をとるかどうかは述べられていない[37],[38]．しかしながら，フラップの高度な柔軟性は，特に変異体において実験的に示されており，薬剤耐性変異体の活性部位を標的とした阻害剤の設計に利用されている[39]．これまでに述べた非結合状態に関する先行的な計算科学的研究において，フラップが開構造または閉構造から準開構造に変化することは明確には示されていないため，これらのシミュレーションで観測されたダイナミクスがHIV-PRの実際のダイナミクスを反映し

---

[a] site-directed spin labeling 　[b] double electron-electron resonance

ているかどうかは不確かである．これは，単にシミュレーションモデルが実験的な観測結果を再現できないためかもしれない．もしくは，準開構造は結晶中の分子間接触によるアーティファクトであり，シミュレーションで観測されたアンサンブルに寄与しないことを示唆しているかもしれない．

最近のいくつかの報告では，フラップの重要な複数の可逆的な開口が観測されており，酵素の機能に関して，シミュレーションが生体により近い反応の時間スケールの有用な情報を与える段階に到達したことが示された．McCammonとその共同研究者らは，HIV-PRのα炭素の位置に単一のビーズを置いてモデル化した粗視化モデルを用いた[40),41)]．このモデルは，系を単純化し，μsの時間スケールの挙動をシミュレーションすることを可能にした．その結果，フラップの多数の開口と閉鎖がみられ，主要な挙動として，基質結合部位の空洞を露出するようにフラップが大きく外方向に移動することが示された．しかしながら，この粗視化モデルは，原子の詳細を無視することによって長い時間スケールでの観測を可能にしており，結晶構造でみられた閉構造と準開構造の細かな違いを記述することはできない．これまでに，フラップのダイナミクスが側鎖の特異的な相互作用によってどのような影響を受けるのか，また溶媒がそのダイナミクスにどのように関与するのかを理解する直接的な方法は示されていない．

筆者らのグループは，マルチスケールモデルを利用してHIV-PRのダイナミクスをシミュレーションした．このモデルでは，HIV-PRの全原子が保たれており，連続体アプローチを用いて水溶媒をモデル化した暗溶媒モデルが適用された[25)]．このシミュレーションにより，結合状態と非結合状態の結晶構造間の自発的な変化が観測され，フラップの可逆的な開口が示された．阻害剤を結合した構造のシミュレーションでは，自発的なコンホメーション変化が起こらず非常に安定であったが〔図6・2(a), (f)〕，リガンドが存在しない場合には系の挙動が劇的に変化した．HIV-PRの結晶構造からリガンドを取除くと，フラップは閉構造から準開構造に自発的に変化した〔図6・2(b)〕．注目すべきことに，シミュレーションでみられたコンホメーション変化は，結晶構造と非常によく一致したフラップのコンホメーション変化を伴っていた（図6・1）．

このMDシミュレーションで発生した準開構造のアンサンブルの特徴は，閉構造のアンサンブルと比較して，フラップ領域が特に高い柔軟性を示すことである〔図6・2(b), (g)〕．これは，非結合状態の結晶構造から開始したシミュレーションにおいても観測されている．一方，より長時間のシミュレーションでは，大きな再配向を伴ったフラップの開口がみられ，基質が容易に侵入可能な20Å以上の距離にフラップ先端部が広がることが示された〔図6・2(c), (d)〕．重要なこととして，このような完全に開口した構造は一過的であり，再現性よく準開構造に戻った〔図6・2(e)〕．このことは，フラップの開口が系の不安定性やモデルの質の低さによるアーティファクトでないことを示している．シミュレーションにおけるフラップの完全な開口は，二量体界面付近にあたる中心軸周りの協奏的な下向きの回転によって起こり，結果的にフラップの大きな上向きの運動を伴った二つのプロトマーの相互回転をもたらす．これは，粗視化モデルにおいて観測されたフラップの外側への移動を介した開口[41)]とは対照的である．

暗溶媒シミュレーションは，明溶媒シミュレーションや実験データとよく一致する結果を示すが，不適切な疎水性相互作用，塩結合の安定性への影響，二次構造にバイアスをかけることなど，いくらかの矛盾点が報告されている[42)〜46)]．したがって，明溶媒モデルを用いたシミュレー

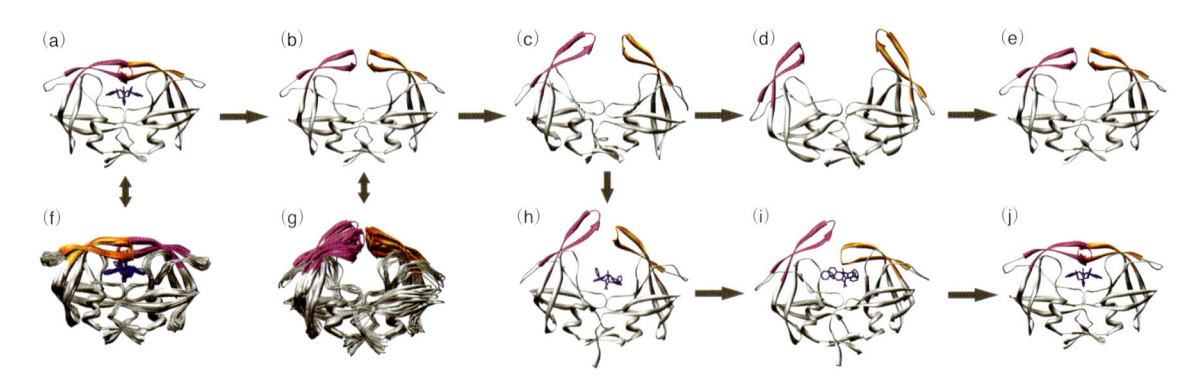

図6・2 阻害剤結合型および遊離型プロテアーゼの分子動力学シミュレーション過程，および結合部位への阻害剤の手動ドッキング後のシミュレーション過程のスナップショット．"閉"構造（a）は高い相同性をもった閉構造のアンサンブル（f）で表現される．対照的に，"準開"構造（b）はフラップの大きな揺らぎをもった柔軟なアンサンブル（g）を示す．これらのアンサンブルは，フラップの完全な開口（c, d）を導くが，それは過渡的であり，再び準開構造にもどる（e）．阻害剤が結合部位に手動で置かれた場合（h）には，始めに片方のフラップが閉じる非対称のフラップの閉鎖が誘導される（i）．最終的には，フラップが結合部位に向かって引き下ろされて完全に閉じた状態になる（j）．

ションは，酵素のダイナミクスの定量的な理解や関連した多くの基礎的な問題を解決するために不可欠である．筆者らは明溶媒モデルを用いた 1 μs の MD シミュレーションを行い，遊離型 HIV-PR の異なるフラップ構造間の自発的かつ複数の相互変換を明溶媒モデルにおいて初めて観測した．すでに述べた暗溶媒シミュレーションの結果と一致して，リガンドが存在しない場合には，フラップの適切な反転を伴って閉構造と準開構造の間で自発的かつ可逆的な変化が示された．これは，結晶構造でみられた閉構造と準開構造が溶液中における非結合状態のアンサンブルを構成することを支持し，リガンド結合に伴うコンホメーション変化が誘導適合ではなくコンホメーション選択であることを示唆する．さらに詳細な解析により，準開構造と閉構造の間の変化に連動して，分子内および分子間の疎水性クラスター〔I50 が含まれるのと同一の分子，または結晶学的対称関係にある分子のコアドメイン（非フラップ領域）において，複数の疎水性残基が密集した領域としてそれぞれ定義される〕の間で I50 が再配向することが明らかになった．したがって，これら二つの疎水性クラスターのダイナミクスは HIV-PR のコンホメーション変換機構と機能において重要な意味をもつ．この考えと一致して，新しいクラスの阻害剤は，準開構造の疎水性クラスター（またはフラップ認識部位）[47]を標的としており，フラップが適切な閉構造をとることを妨げる．この阻害剤が実験的に明確な阻害活性を示すことは，筆者らの MD シミュレーションで示された構造変換機構の証拠になるだけでなく，分子内および分子間の疎水性クラスターのダイナミクスを乱すことで HIV-PR のコンホメーションを調節できることを示唆する．一方，明溶媒シミュレーションはフラップの自発的かつ大きな開口もとらえており，これは暗溶媒シミュレーションにおいて観測されたコンホメーション変化と類似していた[48]．この MD シミュレーションでみられたフラップ開口のダイナミクスは，フラップの開口状態が二量体の解離過程における中間状態である可能性を示唆しており，実験的に示されている二量体の解離傾向に寄与するかもしれない［1］．このため，二量体界面を乱すことにより結合の安定性が低下し，その結果としてフラップの開口を含む HIV-PR の大きな再配向が起こる機構が推定される．この機構は，R87 と D29 が関与する分子内および分子間の塩結合形成や T26 が関与する分子間相互作用のような，二量体の安定化に関わる二量体界面の重要な構造基盤に関する実験結果からも支持される［2］．

原子レベルの詳細なシミュレーションにおいて，完全に開口した構造や異なるフラップ構造間の変化が観測されたが，開構造がどのようにリガンド結合に関与しているかについては未解決のままである．この問題に取組むために，筆者らは，HIV-PR の開構造の基質結合部位に手動で環状尿素阻害剤を置き，拘束条件を与えないで全原子の MD シミュレーションを行った〔図 6・2(h)〕[48]．その結果，阻害剤による自発的な閉構造への変化が再現性よくひき起こされた〔図 6・2(j)〕．この構造は阻害剤を結合した結晶構造において観測された閉構造と同様であった．一方，阻害剤を加えないで実行した対照シミュレーションでは，開いたフラップはつねに準開構造に変化することが示された．阻害剤がフラップの閉鎖を促進する典型的なトラジェクトリーの結果において，阻害剤は片側のフラップおよび触媒残基であるアスパラギン酸残基の一つと特異的な水素結合を形成し〔図 6・2(i)〕，続いて閉じたもう片方のフラップは阻害剤のナフチル基を結合ポケットに押し込む役割を果たしていた〔図 6・2(j)〕．重要なこととして，シミュレーションで見いだされたフラップの非対称な閉鎖を支持する中間体構造が，野生型の HIV-PR と薬剤耐性変異体の結晶構造で観測されている[14]．この中間体構造は一つの中間状態のフラップと一つの閉じたフラップをもつ．また，筆者らのシミュレーションはフラップの閉鎖だけでなく結合状態と非結合状態における他のフラップのコンホメーションもよく再現した．3 種類の構造間の変化は図 6・3 にまとめられている．以上のシミュレーションの結果は，HIV-PR の結合部位におけるコンホメーションのアンサンブルの再編成がリガンド結合に伴って生じることを裏付けるものである．

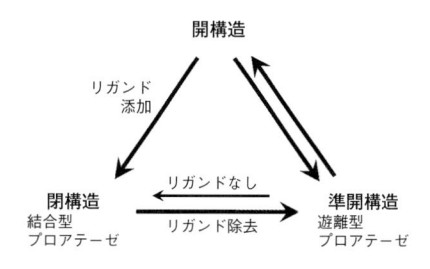

図 6・3 シミュレーションにより観測された 3 状態間の変化の模式図．閉じたフラップ構造はリガンドの除去により準開構造に遷移する．リガンドは開構造の閉鎖を誘導する．遊離型プロテアーゼは，おもに準開構造で存在するが，過渡的に完全に開いた構造に変化する．リガンドが存在しない場合においてもまれに閉構造に変化する．

分子動力学を用いた他の報告では，サンプリングを高速化するためにペプチド結合の二面角を制限した内部座標空間動力学が用いられている[52]．この手法では，準開構造と開構造の間の変化が観測されたが，準開構造は結晶構造でみられた構造とは明らかに異なっていた．これは二面角の制限による単純化に起因するかもしれない．また同様の手法で，基質結合により誘導されるフラップの閉鎖が解析されており[53]，フラップの非対称な閉鎖は筆者らの観測結果と一致していた．

これまでに述べたように，異なるシミュレーション手法

と力場を用いた MD シミュレーションにより，HIV-PR のダイナミクスにおける主要な特徴は，特別な系の設定によらず再現性よく得られることが証明された．このことは，HIV-PR の柔軟性と動力学的挙動が計算科学的解析に適していることを示しており，結果として得られたデータはこの酵素の柔軟性に基づいた医薬品設計に利用できる可能性を示唆している．

溶液中の HIV-PR 遊離型構造のアンサンブル

シミュレーションと NMR データは，フラップの広開構造がまれな現象であることを示している．しかしながら，溶液中の遊離型プロテアーゼにおいて，フラップが主としてどのようなコンホメーションをとるのかについては，シミュレーションと NMR データで必ずしも一致していない．溶液中の非結合状態の構造は，準開構造，閉構造，またはフラップ先端部の湾曲構造のアンサンブルとして説明できるのだろうか．フラップの準開構造は二量体の結晶構造において最もよく観測されるが，結晶中の分子間接触や結晶化に固有の溶液条件等により，フラップのコンホメーションが変化する可能性があるため，遊離型プロテアーゼは溶液中で準開構造とは異なるコンホメーションをとるかもしれない[54]〜[56]．この問題に取組むために，筆者らは結晶中の分子間接触を考慮して HIV-PR の一つの準開構造（PDB コード 2G69）を用いたシミュレーションを行った．その結果，結晶中の分子間接触がない場合では，閉構造を含むさまざまなコンホメーションを溶液中でとることが示された．一方，シミュレーションに結晶中の隣接する分子を組込むと，フラップ先端部の I50 と G51 が結晶中の隣接分子の Q92 または I93 と相互作用することにより，フラップのコンホメーション変化が起こらず，準開構造が安定化されていた（図 6・4）．こうして，結晶中の分子間接触はフラップのコンホメーションに影響を与えることが示されたが，エネルギー的に寄与の低い分子間接触が分子全体のアンサンブルにどの程度の影響を及ぼすかは不明である．

Ishima らは，核オーバーハウザー効果（NOE[a]）を検出する NOESY[b] スペクトル，二量体の NMR 緩和データ[32],[57] および結晶構造に基づいて，フラップが β ヘアピンを形成した準開構造のコンホメーションを主として示し，フラップの先端部（49〜52 残基の領域）では急速なコンホメーション変化が起こることを提案した．筆者らの MD シミュレーションで観測されたアンサンブルと EPR データの比較解析[26] および他のシミュレーションの結果[35],[37],[48] もまた，溶液中におけるフラップの支配的な構造が準開構造であることを予測している．しかしながら，

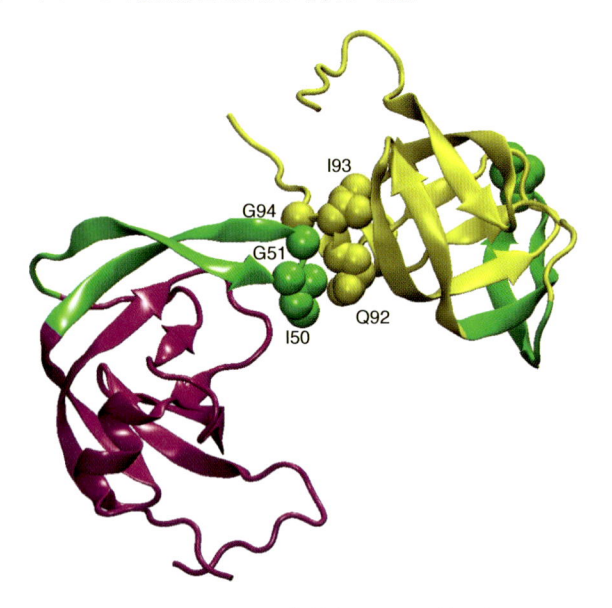

図 6・4 HIV-PR のフラップ（緑）が関わる結晶中の分子間接触（PDB コード 2G69）の詳細図．1 分子の単量体（紫）のフラップ先端部の I50 と G51 は隣接する二量体（黄）のヘリックス上の Q92 および I93 と相互作用する．

いくつかのシミュレーションの結果は，溶媒への活性部位の露出を伴うフラップの多様な湾曲構造も示唆した[34]．この湾曲構造を支持する直接的な証拠はないが，準開構造と湾曲構造の両方を予測したシミュレーションの一般化秩序パラメーターは NMR 緩和データから得られた値と定量的によく一致していたため，存在確率は低いけれども湾曲構造を無視すべきではない[48],[58]．また，シミュレーションでみられた湾曲構造と準開構造のモデルにおいて，フラップは β ヘアピンのコンホメーションをとるため，この 2 種類のモデルは特徴的な β ヘアピンを示す ^1H-^1H NOE データと定性的に一致している[32]．HIV-PR の非結合状態における構造の不均一性は，この酵素が，多様な基質の認識や他のタンパク質で観測されているような異なる結合相手に適した構造の形成[59]〜[61] に十分な柔軟性を保ったまま，可能な限り構造を強固にするように進化したことに起因するかもしれない．こうして，非結合状態の HIV-PR の真のアンサンブルは，結晶構造や MD シミュレーションにおいて観測されたすべての構造の不均一性を包含している可能性がある．また，HIV-PR が構造の不均一性を示すことは，リガンドの結合が誘導適合ではなくコンホメーション選択により行われていることを示唆している．この選択スキームは，まだ十分に理解されていないが，HIV-PR のリガンドに対する緩い"いい加減な"認識[62],[63] をよく説明するかもしれない．

---

a) nuclear Overhauser effect b) nuclear Overhauser effect spectroscopy

薬剤耐性の推定分子機構

　古典的な MD シミュレーションと第一原理（*ab initio*[a]）MD シミュレーションは，HIV-PR の柔軟性によって，酵素的切断反応の活性化自由エネルギー障壁が調節されていることを明らかにしている[64),65]．薬剤耐性変異体でみられる活性部位の変異は，酵素機能を部分的に修復する変異（代償変異）である．この代償変異は，活性部位から離れた領域においても頻繁に起こり，タンパク質の柔軟性に影響を与えることによって，触媒速度を促進させると考えらえている．触媒部位から離れた位置での代償変異がどのように酵素活性に影響するかについてのもっともらしい説明はされているが，HIV-PR の変異を回避するドラッグデザインに対してどのようにその理解を適用させるかについては議論されていない．

　Schiffer は，その初期の MD シミュレーション研究において，基質が活性部位に侵入可能な"湾曲"したフラップをもつ HIV-PR の構造を解析し，薬剤耐性を克服するためのモデルを提案した[34]．このモデルでは，フラップを"開"構造に固定するような阻害剤の設計が重要だと指摘されており，こうして設計された阻害剤は薬剤耐性変異体の進化に影響されにくいと考えられている．この考えに基づいて，"広開"構造のコンホメーションをもった，遊離型の野生型 HIV-PR（PDB コード 2PC0）と 2 種類の多剤耐性変異体（PDB コード 1RPI，1TW7）の結晶構造が報告されている[15),19),20]．これらの構造は，フラップの柔軟性とその動的な特徴，基質や阻害剤の結合におけるフラップの役割に関して重要な情報を与えた．しかし，これまでに報告された遊離型 HIV-PR の結晶構造とは異なり，二つのフラップがより大きく解離しているため，3 種類の"広開"構造の結合ポケットはより大きく溶媒に露出していた．これらの構造が Schiffer により提案された"開"構造とは異なるとしても，薬剤耐性に対する考えはおよそ同じであり，フラップのダイナミクスと基質および阻害剤の誘導適合認識における構造の柔軟性が，薬剤耐性の出現を可能にしていると指摘されている．一方，多剤耐性変異体の開構造（PDB コード 1TW7）から開始した MD シミュレーションが報告されている．結晶中の分子間接触を含むシミュレーションは結晶構造を再現したが，分子間接触を含まないシミュレーションはリガンドを結合した野生型 HIV-PR の結晶構造に一致した閉構造を示した[66]．多剤耐性変異体の一種の MDR 769 で観測された広開構造もまた，結晶中におけるフラップのひじ領域での分子間接触によるアーティファクトであることが指摘されている（図 6・5）．したがって，"広開"構造がフラップのダイナミクスと薬剤耐性に関与しているかどうかは疑問として残され

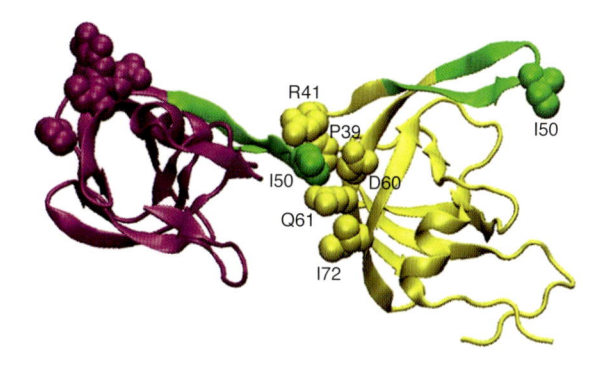

図 6・5　HIV-PR のフラップ（緑）が関わる結晶中の分子間接触（PDB コード 1TW7）の詳細図．1 分子の単量体（紫）のフラップ先端部は隣接する二量体（黄）のひじ領域に埋もれている．

たままである．

　Kollman とその共同研究者らは，薬剤耐性を研究するために，HIV-PR 阻害剤の自由エネルギー計算を利用した[67]．彼らは，結合親和性に対する触媒部位の各残基側鎖の寄与に注目して解析し，基質の親和性にとって重要でない側鎖との相互作用が結合親和性に有意な割合で寄与している阻害剤は，変異に影響されやすいことが示された．また，Kollman らは，阻害剤の自由エネルギー"認識プロファイル"を提案し，阻害剤がこのプロファイルに収まるように設計することにより，非保存性残基との相互作用を介した親和性の程度が大きく増大しないようにすべきだと指摘している．Schiffer のグループは，このアプローチに関して，基質外被仮説という興味深い変法を提案した[68]．彼らは，非対称性の基質の認識がその相補的な酵素の形状（たとえば，切断部位によく適合するかどうか）に基づいていることに着目し，さまざまな基質と阻害剤によって占められる立体領域を解析することにより，阻害剤がある"許容"体積を超えるときに変異がよく生じることを示した．したがって，HIV-PR の外被（立体領域）の範囲内に適合する阻害剤は薬剤耐性変異に影響されにくい．Schiffer らはまた，疎水性コアを形成する 19 の疎水性残基が HIV-PR のコンホメーション変化の促進に重要であることを観測し，薬剤耐性に関する別の機構を提案した[69]．これらの疎水性残基は互いにずれることで，多くの構造的に重要な水素結合を維持したまま，疎水的に接触する相手残基を交換できることが示唆されている．HIV-PR のこれら残基の変異は疎水性コアにおける各残基の接触を変化させ，その結果としてプロテアーゼのコンホメーションのダイナミクスに影響を与えるだろう．

　Freire らは薬剤耐性に関する他の機構を提案しており，それは微量熱量測定で観測されたプロテアーゼと基質等と

---

a) 非経験的

の結合の熱力学特性に基づいている[70],[71]．溶液中でペプチド基質は合成阻害剤よりも高い柔軟性をもつため，結合に伴ってコンホメーションエントロピーが大きく損なわれる．しかしながら，ペプチド基質はその高い柔軟性のために，主鎖の再配向や変異により誘導されるわずかなコンホメーション変化に対して順応することができる．一方，合成阻害剤はほとんど柔軟性をもたないため，結合ポケットの変化に順応する許容度はより制限される．

計算データと実験データにおいて，HIV-PR の各状態間の熱力学的安定性に違いがあることが示されている．過渡的な開構造は分子動力学研究においてのみ提案されているので，おもに閉構造と準開構造が解析されてきた．たとえば，反応経路法により計算された自由エネルギー変化 ΔG は，準開構造が閉構造よりも有利で，おもにエントロピー項の寄与により安定化していることを示唆している[72]．この解析結果は NMR 緩和データとよく一致し，フラップ先端部の高いグリシン含量によって解釈されている．微量熱量測定で示されたように，大きく有利なエントロピー変化は HIV-PR 阻害剤の高い結合親和性にとって主要な駆動力となる[73],[74]．一方，阻害剤の結合は HIV-PR の疎水性表面を減少させるため，その結果として有利な溶媒和エントロピーが生じる．野生型の HIV-PR と活性部位に変異をもつ薬剤耐性変異体（V82F/I84V）に関する詳細な熱力学的解析により[73]，この薬剤耐性変異体が二つの理由で阻害剤の結合親和性を低下させることが示唆されている．第一は，阻害剤とプロテアーゼ間の相互作用（結合のエンタルピーとエントロピー）を直接的に変化させるためである．第二は，非結合状態（準開構造）と結合状態（閉構造）の相対的な安定性を間接的に変化させるためである．重要なこととして，フラップの準開構造を安定化する変異は，基質または阻害剤の結合に伴うフラップの再配向に必要とされるエネルギー損失を増加させるため，結合親和性を弱めるだろう．したがって，結合親和性の正確な計算には，HIV-PR のコンホメーションのアンサンブル変化に関連した自由エネルギー損失が考慮されるべきである．

これまでに述べた薬剤耐性の推定機構の例は，いくつかの重要な点を示唆する．すなわち，変異体が機能（たとえば，ウイルスポリタンパク質の効率的な切断）を保持するためには，活性部位に変異が導入されても，ダイナミクスと柔軟性は保たれなければならず，活性部位の変化は基質の柔軟性によって代償されなければならない．合成阻害剤が基質と競合可能な強い結合能を示すためにはその剛直さが必要であるため，形状の変化を伴う結合ポケットに順応する能力を保ったまま天然の基質よりも強く結合する柔軟な阻害剤を設計することが重要である．KNI-764（またはJE-2147）は，そのような柔軟な阻害剤の例であり，ある種の多剤耐性変異体に対して強力に作用する[75]．これまでの阻害剤とは対照的に，これら第二世代の阻害剤は，おもに有利なエンタルピー変化のために強く結合することが熱量測定により示されている[76],[77]．

活性部位の変異を回避するための別の戦略は，変異が阻害剤の結合に影響しないように，活性部位を構成する残基の側鎖ではなく主鎖との相互作用をおもに形成する阻害剤を設計することである[78],[79]．また，概念的に異なる戦略が HIV-PR の柔軟性の考察から得られる．たとえば，形状変化や結合部位の親和性に適応させるのではなく，タンパク質のダイナミクスを妨げる試みがあるかもしれない．酵素のある特定のダイナミクスが重要だと仮定すると，ウイルスがプロテアーゼの機能的なダイナミクスを修復するための変異を進化させるには，活性部位の変異よりも長い時間を必要とするかもしれない．

タンパク質の柔軟性を標的とした医薬品設計：新たなアロステリック阻害剤

これまでの議論を考慮すると，HIV-PR 阻害剤を設計するためのアプローチは，閉構造，準開構造，そして開構造の熱力学的な平衡を標的とするものだろう．すなわち，同じ結合部位で基質と直接的に競合せず，3 状態の平衡をずらすように HIV-PR の柔軟性を間接的に変化させるアロステリック阻害剤を設計することである．

HIV-PR のアロステリック阻害剤の可能性はすでに示唆されている[37],[38]．フラップの開口とひじ領域が逆相関の挙動を示した MD シミュレーションに基づいて，アロステリック部位として HIV-PR のひじ領域を標的とすることが提案されている〔図 6・1(b)〕．この仮説を支持する実験的な証拠はまだ得られていないが，開いた結合ポケットをもつ結晶構造[80]（すでに議論された多剤耐性種の結晶構造，図 6・5）では，結晶中の分子間接触により隣接分子からの残基がひじ領域に接触しており[66]，このひじ領域の接触部位がアロステリック阻害剤のための候補になることを強く示唆している．

アロステリック阻害剤の他の標的部位は HIV-PR の二量体界面である〔図 6・1(b)〕．主鎖アミドの縦緩和速度を測定した NMR 実験[32]は，二量体界面に位置する四つのストランドから成る β シートの柔軟性が阻害剤の結合に伴って増大することを示した．これは，リガンド結合部位と二量体界面が互いに影響しあっていることを示唆する．このことは，二つの単量体の N 末端と C 末端がつなぎとめられた HIV-PR の非結合状態の結晶構造においても観測されている[81]．非結合状態の他のすべての結晶構造とは異なり，この"単量体"プロテアーゼの結晶構造はフラップの閉じたコンホメーションを示す．これまでに，HIV-PR 二量体の阻害剤の設計が試みられており[82],[83]，二量体形成を妨げるために初期に設計された阻害剤のいくつかが，実際には二量体界面を破壊しないものの，かなり

強い阻害活性を示すことが証明されている[84]．これらの化合物は二量体界面に結合するアロステリック阻害剤としてふるまい，間接的に基質の結合親和性を減少させると結論づけられている．

Rezacovaらは，二量体界面がアロステリック阻害剤の有効な標的部位であることを指摘している[85]．彼らはHIV-PRの機能を強力に阻害するモノクローナル抗体を開発した．この抗体は，HIV-PRの基質結合部位とは異なる二つの領域，1～6残基（二量体界面）と36～46残基（フラップのひじ領域），を標的としている．重要なこととして，この2種類の阻害抗体は，同じエキソサイト（触媒部位から離れた部位）の圧縮をひき起こした．これは，筆者らのシミュレーションにおいて観測されたフラップ開口とは逆の挙動である．したがって，これら阻害抗体は，HIV-PRのフォールドまたは二量体界面を破壊するアロステリック阻害剤として機能するかもしれない．別のアロステリック阻害剤の候補としてβ-ラクタム系化合物が報告されている[86]．この阻害剤は非競合的であり，リガンド結合型のHIV-PRにのみ相互作用することが示されている．また，β-ラクタム系化合物が酵素基質複合体の閉じたフラップ領域と相互作用する阻害機構が提案されている．

HIV-PRの疎水性コア（またはフラップ認識ポケット）を標的とする新規クラスの阻害剤が提案されている[47]．この疎水性コアへのリガンドの結合は，フラップ領域のコンホメーションを変化させ，活性部位への基質の接近を妨げ，不適切あるいは不完全なフラップの閉鎖のために基質の切断を妨げるかもしれない．このクラスの阻害剤は，異なるコンホメーションの安定性において，フラップとコアドメイン間の疎水的な接触が重要であることを示し，MDシミュレーションにより示唆されたフラップの過渡的な開口機構を支持する．

HIV-PRのアロステリック部位の存在は実験的にまだ十分に示されていないけれども，動的なタンパク質は一般的にアロステリック部位をもつという議論がある[87]．アロステリック阻害剤は天然の基質と競合しないため，それらの効果は高濃度の基質によっても低下しない．また，アロステリック阻害剤は好ましい選択性を示す可能性がある[87]．さらに，HIV-PRの活性部位の疎水的な特徴のために，活性部位を標的とした阻害剤は疎水的になる傾向があり，水に溶けにくいという薬剤として望ましくない性質となる[88],[89]．これまでに述べた三つのアロステリック部位を標的とした阻害剤は，高度に親水性であるため，バイオアベイラビリティーを改善できるだろう．

まとめ

結晶構造およびNMR研究において観測された結合状態と非結合状態の明白な違いは，HIV-PRの柔軟性がその機能において決定的な役割を演じていることを示している．本章で概説した多くの計算科学的研究は，基質および阻害剤の結合におけるダイナミクスの重要性を強調した．これは，コンピューターシミュレーションにより決定されたダイナミクスと柔軟性を標的とする，HIV-PR阻害剤の開発への新たな機会を与える．HIV-PRの3状態（閉構造，準開構造，開構造）の熱力学的な平衡に影響を与えることは，この酵素の機能を破壊するかもしれない．しかしながら，このアプローチが薬剤耐性変異の進化を遅らせるかどうかはまだ示されていない．

原子レベルのシミュレーションと粗視化シミュレーションがそれらの予測能力において互いに相補したとしても，HIV-PRのダイナミクスの正確かつ定量的な記述を目的としたコンピューターシミュレーションは，まだ挑戦的な段階にある．全原子シミュレーションは，実験的に観測された構造変化を再現し，実験データから推察された新たな開構造を予測し，すべての状態間の変化を示すことができるモデルを提供した．一方，粗視化モデルは，フラップ開口のより静的に妥当な熱力学的な記述を可能にし，HIV-PRの変異に起因する平衡の変化を定量的に評価した．しかし，これまでの粗視化モデルの精度では，リガンド結合に伴って起こる詳細なコンホメーション変化（たとえば，閉構造と準開構造の変化）が十分に再現されないようである．したがって，全原子モデルは粗視化モデルを改善し校正するためにも役立つ．

改善された計算科学モデルと生物学的な反応の時間スケールに拡張されたシミュレーション性能により，計算科学的手法は実験の観測結果を再現可能な段階に到達した．より重要なこととして，シミュレーションは，リガンド結合と薬剤耐性のエネルギー的側面だけでなく，動力学的事象に関する価値ある情報を与えることにより実験を補完することができる．

文　献

1) Barresinoussi, F.; et al. Isolation of a T-lymphotropic retrovirus from a patient at risk for acquired immune-deficiency syndrome (AIDS). *Science* **1983**, *220*(4599), 868-871.
2) Gallo, R. C.; et al. Isolation of human T-cell leukemia-virus in acquired immune-deficiency syndrome (AIDS). *Science* **1983**, *220*(4599), 865-867.
3) Blair, W. S.; et al. HIV-1 entry-an expanding portal for drug discovery. *Drug Discov. Today* **2000**, *5*(5), p. 183-194.
4) Moore, J. P.; Stevenson, M. New targets for inhibitors of HIV-1 replication. *Nat. Rev. Mol. Cell Biol.* **2000**, *1*(1), 40-49.
5) Ren, J. S.; et al. High-resolution structures of HIV-1 RT from 4 RT-inhibitor complexes. *Nat. Struct. Biol.* **1995**, *2*(4), 293-302.
6) Rhee, S. Y.; et al. Human immunodeficiency virus reverse transcriptase and protease sequence database. *Nucleic Acids Res.* **2003**, *31*(1), 298-303.
7) Condra, J. H.; et al. In-vivo emergence of HIV-1 variants resistant

8) Teague, S. J. Implications of protein flexibility for drug discovery. *Nat. Rev. Drug Discov.* 2003, *2*(7), 527-541.
9) McCammon, J. A. Target flexibility in molecular recognition. *Biochim. Biophys. Acta* 2005, *1754*(1-2), 221-224.
10) Vondrasek, J.; Wlodawer, A. HIVdb: a database of the structures of human immunodeficiency virus protease. *Proteins* 2002, *49*(4), 429-431.
11) Navia, M. A.; et al. 3-dimensional structure of aspartyl protease from human immunodeficiency virus HIV-1. *Nature* 1989, *337* (6208), 615-620.
12) Wlodawer, A.; et al. Conserved folding in retroviral proteases – crystal-structure of a synthetic HIV-1 protease. *Science* 1989, *245* (4918), 616-621.
13) Lapatto, R.; et al. X-ray-analysis of HIV-1 proteinase at 2.7 a resolution confirms structural homology among retroviral enzymes. *Nature* 1989, *342*(6247), 299-302.
14) Prabu-Jeyabalan, M.; et al. Mechanism of substrate recognition by drug-resistant human immunodeficiency virus type 1 protease variants revealed by a novel structural intermediate. *J. Virol.* 2006, *80*(7), 3607-3616.
15) Heaslet, H.; et al. Conformational flexibility in the flap domains of ligand-free HIV protease. *Acta Crystallogr. D Biol. Crystallogr.* 2007, *63*(Pt 8), 866-875.
16) Collins, J. R.; Burt, S. K.; Erickson, J. W. Flap opening in HIV-1 protease simulated by 'activated' molecular dynamics. *Nat. Struct. Mol. Biol.* 1995, *2*(4), 334-338.
17) Spinelli, S.; et al. The 3-dimensional structure of the aspartyl protease from the HIV-1 isolate Bru. *Biochimie* 1991, *73*(11), 1391-1396.
18) Liu, F. L.; et al. Mechanism of drug resistance revealed by the crystal structure of the unliganded HIV-1 protease with F53L mutation. *J. Mol. Biol.* 2006, *358*(5), 1191-1199.
19) Martin, P.; et al. "Wide-open" 1.3 A structure of a multidrug-resistant HIV-1 protease as a drug target. *Structure* 2005, *13* (12), 1887-1895.
20) Logsdon, B. C.; et al. Crystal structures of a multidrug-resistant human immunodeficiency virus type 1 protease reveal an expanded active-site cavity. *J. Virol.* 2004, *78*(6), 3123-3132.
21) Panchal, S. C.; et al. HIV-1 protease tethered heterodimer-pepstatin-A complex: NMR characterization. *Curr. Sci.* 2000, *79* (12), 1684-1695.
22) LangeSavage, G.; et al. Structure of HOE/BAY 793 complexed to human immunodeficiency virus (HIV-1) protease in two different crystal forms–structure/function relationship and influence of crystal packing. *Eur. J. Biochem.* 1997, *248*(2), 313-322.
23) Miller, M.; et al. Structure of complex of synthetic HIV-1 protease with a substrate-based inhibitor at 2.3-a resolution. *Science* 1989, *246*(4934), 1149-1152.
24) Wlodawer, A.; Vondrasek, J. Inhibitors of HIV-1 protease: a major success of structure-assisted drug design. *Annu. Rev. Biophys. Biomol. Struct.* 1998, *27*, 249-284.
25) Hornak, V.; et al. HIV-1 protease flaps spontaneously open and reclose in molecular dynamics simulations. *Proc. Natl. Acad. Sci. U. S. A.* 2006, *103*(4), 915-920.
26) Ding, F.; Layten, M.; Simmerling, C. Solution structure of HIV-1 protease flaps probed by comparison of molecular dynamics simulation ensembles and EPR experiments. *J. Am. Chem. Soc.* 2008, *130*(23), 7184-7185.
27) Layten, M.; Hornak, V.; Simmerling, C. The open structure of a multi-drug-resistant HIV-1 protease is stabilized by crystal packing contacts. *J. Am. Chem. Soc.* 2006, *128*(41), 13360-13361.
28) Nicholson, L. K.; et al. Flexibility and function in HIV-1 protease. *Nat. Struct. Biol.* 1995, *2*(4), 274-280.
29) Freedberg, D. I.; et al. Rapid structural fluctuations of the free HIV protease flaps in solution: relationship to crystal structures and comparison with predictions of dynamics calculations. *Protein Sci.* 2002, *11*(2), 221-232.
30) Ishima, R.; Louis, J. M. A diverse view of protein dynamics from NMR studies of HIV-1 protease flaps. *Proteins* 2007, *70*, 1408-1415.
31) Galiano, L.; Bonora, M.; Fanucci, G. E. Interflap distances in HIV-1 protease determined by pulsed EPR measurements. *J. Am. Chem. Soc.* 2007, *129*(36), 11004-11005.
32) Ishima, R.; et al. Flap opening and dimer-interface flexibility in the free and inhibitor-bound HIV protease, and their implications for function. *Structure* 1999, *7*(9), 1047-1055.
33) Katoh, E.; et al. A solution NMR study of the binding kinetics and the internal dynamics of an HIV-1 protease-substrate complex. *Protein Sci.* 2003, *12*(7), 1376-1385.
34) Scott, W. R. P.; Schiffer, C. A. Curling of flap tips in HIV-1 protease as a mechanism for substrate entry and tolerance of drug resistance. *Structure* 2000, *8*(12), 1259-1265.
35) Meagher, K. L.; Carlson, H. A. Solvation influences flap collapse in HIV-1 protease. *Proteins* 2005, *58*(1), 119-125.
36) Hamelberg, D.; McCammon, J. A. Fast peptidyl cis-trans isomerization within the flexible Gly-Rich flaps of HIV-1 protease. *J. Am. Chem. Soc.* 2005, *127*(40), 13778-13779.
37) Perryman, A. L.; Lin, J. H.; McCammon, J. A. HIV-1 protease molecular dynamics of a wild-type and of the V82F/I84V mutant: possible contributions to drug resistance and a potential new target site for drugs. *Protein Sci.* 2004, *13*(4), 1108-1123.
38) Perryman, A. L.; Lin, J. H.; McCammon, J. A. Restrained molecular dynamics simulations of HIV-1 protease: the first step in validating a new target for drug design. *Biopolymers* 2006, *82* (3), 272-284.
39) Perryman, A. L.; Lin, J. H.; McCammon, J. A. Optimization and computational evaluation of a series of potential active site inhibitors of the V82F/I84V drug-resistant mutant of HIV-1 protease: an application of the relaxed complex method of structure-based drug design. *Chem. Biol. Drug Des.* 2006, *67* (5), 336-345.
40) Chang, C. E.; et al. Gated binding of ligands to HIV-1 protease: Brownian dynamics simulations in a coarse-grained model. *Biophys. J.* 2006, *90*(11), 3880-3885.
41) Tozzini, V.; McCammon, J. A. A coarse grained model for the dynamics of flap opening in HIV-1 protease. *Chem. Phys. Lett.* 2005, *413*(1-3), 123-128.
42) Pitera, J. W.; Swope, W. Understanding folding and design: Replica-exchange simulations of "Trp-cage" miniproteins. *Proc. Natl. Acad. Sci. U. S. A.* 2003, *100*(13), 7587-7592.
43) Zhou, R. Free energy landscape of protein folding in water: explicit vs. implicit solvent. *Proteins* 2003, *53*(2), 148-161.
44) Zhou, R.; Berne, B. J. Can a continuum solvent model reproduce the free energy landscape of a β-hairpin folding in water? *Proc. Natl. Acad. Sci. U.S.A.* 2002, *99*, 12777-12782.
45) Roe, D. R.; et al. Secondary structure bias in generalized born solvent models: Comparison of conformational ensembles and free energy of solvent polarization from explicit and implicit solvation. *J. Phys. Chem. B* 2007, *111*(7), 1846-1857.

46) Geney, R.; et al. Investigation of salt bridge stability in a generalized born solvent model. *J. Chem. Theor. Comput.* **2006**, *2*(1), 115-127.
47) Damm, K. L.; Ung, P. M.; Quintero, J. J.; Gestwicki, J. E.; Carlson, H. A. A poke in the eye: inhibiting HIV-1 protease through its flap-recognition pocket. *Biopolymers* **2008**, *89*, 643-652.
48) Hornak, V.; et al. HIV-1 protease flaps spontaneously close to the correct structure in simulations following manual placement of an inhibitor into the open state. *J. Am. Chem. Soc.* **2006**, *128*(9), 2812-2813.
49) Krausslich, H. G. Human immunodeficiency virus proteinase dimer as component of the viral polyprotein prevents particle assembly and viral infectivity. *Proc. Natl. Acad. Sci. U.S.A.* **1991**, *88*(8), 3213-3217.
50) Sayer, J. M.; Liu, F.; Ishima, R.; Weber, I. T.; Louis, J. M. Effect of the active site D25N mutation on the structure, stability, and ligand binding of the mature HIV-1 protease. *J. Biol. Chem.* **2008**, *283*(19), 13459-13470.
51) Tyndall, J. D. A.; et al. Crystal structures of highly constrained substrate and hydrolysis products bound to HIV-1 protease: implications for the catalytic mechanism. *Biochemistry* **2008**, *47*(12), 3736-3744.
52) Toth, G.; Borics, A. Flap opening mechanism of HIV-1 protease. *J. Mol. Graph. Model.* **2006**, *24*(6), 465-474.
53) Toth, G.; Borics, A. Closing of the flaps of HIV-1 protease induced by substrate binding: amodel of a flap closing mechanism in retroviral aspartic proteases. *Biochemistry* **2006**, *45*(21), 6606-6614.
54) Spinelli, S.; et al. The three-dimensional structure of the aspartyl protease from the HIV-1 isolate BRU. *Biochimie* **1991**, *73*(11), 1391-1396.
55) Lapatto, R.; et al. X-ray analysis of HIV-1 proteinase at 2.7 [angst] resolution confirms structural homology among retroviral enzymes. *Nature* **1989**, *342*(6247), 299-302.
56) Marqusee, S.; Robbins, V. H.; Baldwin, R. L. Unusually stable helix formation in short alanine-based peptides. *Proc. Natl. Acad. Sci. U.S.A.* **1989**, *86*(14), 5286-5290.
57) Freedberg, D. I.; et al. Rapid structural fluctuations of the free HIV protease flaps in solution: relationship to crystal structures and comparison with predictions of dynamics calculations. *Protein Sci.* **2002**, *11*(2), 221-232.
58) Dmytro Kovalskyy, Dubyna, V.; Mark, A. E.; Kornelyuk, A. A molecular dynamics study of the structural stability of HIV-1 protease under physiological conditions: the role of Na+ ions in stabilizing the active site. *Proteins* **2005**, *58*(2), 450-458.
59) Eisenmesser, E. Z.; Bosco, D. A.; Akke, M.; Kern, D. Enzyme dynamics during catalysis. *Science* **2002**, *295*(5559), 1520-1523.
60) Huang, Y. J.; Montelione, G. T. Structural biology: proteins flex to function. *Nature* **2005**, *438*(7064), 36-37.
61) Lange, O. F.; Lakomek, N.-A.; Farès, C.; Schröder, G. F.; Walter, K. F. A.; Becker, S.; Meiler, J.; Grubmüller, H.; Griesinger, C.; de Groot, B. L. Recognition dynamics up to microseconds revealed from an RDC-derived ubiquitin ensemble in solution. *Protein*, **2008**, *320*(5882) 1471-1475.
62) Kohl, N. E.; et al. Active human immunodeficiency virus protease is required for viral infectivity. *Proc. Natl. Acad. Sci. U.S.A.* **1988**, *85*(13), 4686-4690.
63) O'Loughlin, T. L.; Greene, D. N.; Matsumura, I. Diversification and specialization of HIV protease function during in vitro evolution. *Mol. Biol. Evol.* **2006**, *23*(4), 764-772.

64) Piana, S.; Carloni, P.; Rothlisberger, U. Drug resistance in HIV-1 protease: flexibility-assisted mechanism of compensatory mutations. *Protein Sci.* **2002**, *11*(10), 2393-2402.
65) Piana, S.; Carloni, P.; Parrinello, M. Role of conformational fluctuations in the enzymatic reaction of HIV-1 protease. *J. Mol. Biol.* **2002**, *319*(2) 567-583.
66) Layten, M.; Hornak, V.; Simmerling, C. The open structure of a multi-drug-resistant HIV-1 protease is stabilized by crystal packing contacts. *J. Am. Chem. Soc.* **2006**, *128*(41), 13360-13361.
67) Wang, W.; Kollman, P. A. Computational study of protein specificity: the molecular basis of HIV-1 protease drug resistance. *Proc. Natl. Acad. Sci. U.S.A.* **2001**, *98*(26), 14937-14942.
68) Prabu-Jeyabalan, M.; Nalivaika, E.; Schiffer, C. A. Substrate shape determines specificity of recognition for HIV-1 protease: analysis of crystal structures of six substrate complexes. *Structure* **2002**, *10*(3), 369-381.
69) Foulkes-Murzycki, J. E.; Scott, W. R. P.; Schiffer, C. A. Hydrophobic sliding: a possible mechanism for drug resistance in human immunodeficiency virus type 1 protease. *Structure* **2007**, *15*(2), 225-233.
70) Luque, I.; et al. Molecular basis of resistance to HIV-1 protease inhibition: a plausible hypothesis. *Biochemistry* **1998**, *37*(17), 5791-5797.
71) Vega, S.; et al. A structural and thermodynamic escape mechanism from a drug resistant mutation of the HIV-1 protease. *Proteins* **2004**, *55*(3), 594-602.
72) Rick, S. W.; Erickson, J. W.; Burt, S. K. Reaction path and free energy calculations of the transition between alternate conformations of HIV-1 protease. *Proteins* **1998**, *32*(1), 7-16.
73) Todd, M. J.; et al. Thermodynamic basis of resistance to HIV-1 protease inhibition: calorimetric analysis of the V82F/I84V active site resistant mutant. *Biochemistry* **2000**, *39*(39) 11876-11883.
74) Ohtaka, H.; et al. Thermodynamic rules for the design of high affinity HIV-1 protease inhibitors with adaptability to mutations and high selectivity towards unwanted targets. *Int. J. Biochem. Cell Biol.* **2004**, *36*(9), 1787-1799.
75) Yoshimura, K.; et al., JE-2147: a dipeptide protease inhibitor (PI) that potently inhibits multi-PI-resistant HIV-1. *Proc. Natl. Acad. Sci. U. S. A.* **1999**, *96*(15), 8675-8680.
76) Velazquez-Campoy, A.; Freire, E. Incorporating target heterogeneity in drug design. *J. Cell. Biochem.* **2001**, *37*, 82-88.
77) Velazquez-Campoy, A.; Kiso, Y.; Freire, E. The binding energetics of first- and second-generation HIV-1 protease inhibitors: implications for drug design. *Arch. Biochem. Biophys.* **2001**, *390*(2), 169-175.
78) Ghosh, A. K.; et al. Structure-based design of novel HIV-1 protease inhibitors to combat drug resistance. *J. Med. Chem.* **2006**, *49*(17), 5252-5261.
79) Tie, Y. F.; et al. High resolution crystal structures of HIV-1 protease with a potent non-peptide inhibitor (UIC-94017) active against multi-drug-resistant clinical strains. *J. Mol. Biol.* **2004**, *338*(2), 341-352.
80) Martin, P.; et al. "Wide-open" 1.3 angstrom structure of a multidrug-resistant HIV-1 protease as a drug target. *Structure* **2005**, *13*(12), 1887-1895.
81) Pillai, B.; Kannan, K. K.; Hosur, M. V. 1.9 angstrom X-ray study shows closed flap conformation in crystals of tethered HIV-1PR. *Proteins* **2001**, *43*(1), 57-64.

82) Hwang, Y. S.; Chmielewski, J. Development of low molecular weight HIV-1 protease dimerization inhibitors. *J. Med. Chem.* **2005**, *48*(6), 2239-2242.

83) Shultz, M. D.; et al. Small-molecule dimerization inhibitors of wild-type and mutant HIV protease: a focused library approach. *J. Am. Chem. Soc.* **2004**, *126*(32), 9886-9887.

84) Bowman, M. J.; Byrne, S.; Chmielewski, J. Switching between allosteric and dimerization inhibition of HIV-1 protease. *Chem. Biol.* **2005**, *12*(4), 439-444.

85) Rezacova, P.; et al. Crystal structure of a cross-reaction complex between an anti-HIV-1 protease antibody and an HIV-2 protease peptide. *J. Struct. Biol.* **2005**, *149*(3), 332-337.

86) Sperka, T.; et al. Beta-lactam compounds as apparently uncompetitive inhibitors of HIV-1 protease. *Bioorg. Med. Chem. Lett.* **2005**, *15*(12), 3086-3090.

87) Gunasekaran, K.; Ma, B. Y.; Nussinov, R. Is allostery an intrinsic property of all dynamic proteins? *Proteins* **2004**, *57*(3), 433-443.

88) Fleisher, D.; Bong, R.; Stewart, B. H. Improved oral drug delivery: solubility limitations overcome by the use of prodrugs. *Adv. Drug Deliv. Rev.* **1996**, *19*(2), 115-130.

89) Sohma, Y.; et al. Development of water-soluble prodrugs of the HIV-1 protease inhibitor KNI-727: importance of the conversion time for higher gastrointestinal absorption of prodrugs based on spontaneous chemical cleavage. *J. Med. Chem.* **2003**, *46*(19), 4124-4135.

7

Martha S. Head
（訳：寺田　透）

ドッキング：ドゥームズデー風の報告

　1085年のこと，征服王ウィリアム1世は，おそらく税収を調査したいという欲求から，彼が治めるイングランドの土地と資産の調査を命じた[1]．その成果は，二つの書物，小ドゥームズデー（Domesday）と大ドゥームズデーとして現代に伝えられている．これらには，イングランド中の土地，人，建物，動産に関するおびただしい量のデータが記録されている．しかし，これは完全な記録などではまったくない．イングランドの都市部一帯，たとえばロンドンは含まれていなかったし，教会に対する人や資産の調査は行われなかった．したがって小ドゥームズデーと大ドゥームズデーは，調査した箇所では堪え難いほど詳細に調べ上げているのにもかかわらず，イングランド社会の重要な部分がすっぽり抜けている．完全さと不完全さが奇妙に入り混じった記録なのである．

　この章は同様に，ドッキングとスコアリングに関する完全かつ不完全な調査となっている．ドッキング技術に関する一般的な原理については，査読付き学術雑誌だけでもすでに十分な数の総説が出版されているので[2)〜20)]，ここでは扱わない．また，最先端のドッキングプログラムやスコア関数についても，現状の性能や限界について，慎重な評価が数多くなされているので[21)〜26)]，やはり扱わない．代わりに，以下の"ドッキング理論に関するコメント"の節では，ドッキングと非共有結合性相互作用の理論との間のつながりを明らかにする予定である．"ドッキングによる新規リード化合物の探索"の節では，この10年ほどの間に実施されたドッキングによるバーチャルスクリーニングの全数調査を行う．"ドッキングによる結合構造の予測"の節では，タンパク質に結合した低分子化合物のドッキング構造予測における，専門的知識の役割について述べる．一般論の概説と詳細な解析の両方の視点から眺めることで，薬を発見し設計するツールとして，ドッキングが製薬産業でどのように使われているのか，実像に迫ることができると期待している．

ドッキング理論に関するコメント

　定圧条件下における溶液中のタンパク質とリガンドの非共有結合性相互作用の標準自由エネルギーは，つぎのように書ける[27)]．

$$\Delta G°_{\text{sol, PL}} = -RT\ln\left(\frac{C°}{8\pi^2}\frac{\sigma_P\sigma_L}{\sigma_{PL}}\right) - RT\ln\left(\frac{Z_{PL}}{Z_P Z_L}\right) + P°\Delta\bar{V} \quad (7\cdot1)$$

ここで $C°$ は標準濃度（通常は1M），σ_X は各分子種の対称数，$P°$ は標準圧力（通常は1気圧），$\Delta\bar{V}$ は平衡状態体積の差，Z_X は各分子種の配置積分である．

$$Z_X \equiv \int e^{-\beta E(r)} dr \quad (7\cdot2)$$

平衡状態体積の複合体形成に伴う変化による仕事 $P°\Delta\bar{V}$ は通常無視できる．また，7・1式の第1項の，特定の標準濃度における値は，タンパク質-リガンド対が与えられれば一意に定まる．したがって，結合自由エネルギーの計算は，配置積分 Z_P，Z_L，Z_{PL} の計算に帰着する．このため，本章では，式をより簡単でコンパクトな形式，たとえば，以下の形式で書くことにする．

$$\Delta G°_{\text{sol, PL}} = -RT\ln\left(\frac{Z_{PL}}{Z_P Z_L}\right) \quad (7\cdot3)$$

ただし，ここには省略されている項があることを忘れないようにしなくてはならない．

　原理的には，7・1式を用いて，非共有結合性相互作用の自由エネルギーを正確に求めることができる．しかし，理論を実行に移そうとすると，多くの計算処理上の困難に直面する．第5章で，Shirts，Mobley，Brown が相対および絶対自由エネルギーを計算するためのいくつかの戦略[28)]について述べているが，これらの多くは，7・1式の根底にある理論と直接結び付いている．たとえば，同じタンパク質に結合した二つの関連したリガンド L_1，L_2 の間の相対的な自由エネルギーの差は，配置積分の比で表すことができる[27)]．

$$\Delta\Delta G = \Delta G_{PL_2} - \Delta G_{PL_1} = -RT\ln\left(\frac{Z_{PL_2}}{Z_{PL_1}}\right) + RT\ln\left(\frac{Z_{L_2}}{Z_{L_1}}\right) \quad (7\cdot4)$$

Shirtsらが論じていたZwanzigの関係は，これらの比を，リガンド L_1 のハミルトニアンのもとで行ったシミュレーションから求めた自由エネルギー差で置き換えることに対応する．

$$\frac{Z_{PL_2}}{Z_{PL_1}} = \langle \exp^{-\beta[H_{PL_2}(x)-H_{PL_1}(x)]} \rangle_{PL_1}$$
$$\frac{Z_{L_2}}{Z_{L_1}} = \langle \exp^{-\beta[H_{L_2}(x)-H_{L_1}(x)]} \rangle_{L_1}$$
(7・5)

また，Shirtsらが述べていた暗溶媒主要状態法[29)~31)]では，7・2式の全構造空間に対する配置積分を，ポテンシャルエネルギー表面上最も安定な M 個のエネルギー極小状態に対する配置積分の和に置き換えている．

$$Z_X = \sum_{i=1}^{M} z_i \quad (7・6)$$

個々の配置積分 z_i の値は，調和近似による見積もりや，調和的バイアスサンプリング，不偏モンテカルロ積分などの手法を用いて計算される．

ドッキングと7・1式の間も，同様に関係付けることができる．相対自由エネルギー計算法でもそうであったように，溶液中のタンパク質単体からの寄与は，同じタンパク質に結合するリガンドの間で一定である．タンパク質の配置積分は，相対自由エネルギー計算法における $\Delta\Delta G$ の式（7・4式）では打ち消されていたが，ドッキングでは Z_P は定数とみなされる．

$$\Delta G°_{sol, PL} \approx -RT \ln\left(\frac{Z_{PL}}{Z_L}\right) + K \quad (7・7)$$

ここで，定数 K をわざわざ書いたのは，これにタンパク質の配置積分 Z_P が，7・1式の対称数と標準濃度に依存する項とともに含まれていることを強調するためである．すべてではないが，多くのドッキング法では，溶液中のリガンド単体の寄与も定数として扱っている．最後に，主要状態法の極端な場合と同様に，ドッキング法では一般に，7・2式の全構造空間に対する配置積分を，エネルギー的に最も安定な一つの状態に対するもので置き換える．

$$\Delta G°_{sol, PL} \approx -RT \ln\left(\frac{z_{PL,0}}{z_{L,0}}\right) + K \quad (7・8)$$

この積分におけるエントロピーの成分は，以下のように無視されるか，

$$z_{X,0} \equiv \int \exp^{-\beta E_X(r_0)} dr_0 \approx \exp^{-\beta E_{X,0}} \quad (7・9)$$

リガンドがタンパク質の結合部位に閉じ込められることによるエントロピー的な損失を考慮した項を用いて近似的に計算される（Chang，Chen，Gilsonによる論文とその引用文献参照[32)]）．ドッキング計算に特有なすべての近似法を適用すると，7・1式は以下に帰着する．

$$\Delta G°_{sol, PL} \approx E_{PL} \quad (7・10)$$

ここでは，ドッキング"スコア" E_{PL} は，タンパク質の結合部位にドッキングしたリガンドの一つの構造について計算されたものである．スコアの複雑さは，ドッキングプログラムの個々の実装によって異なり，タンパク質とリガンドの間の有利な相互作用を数えるだけの簡単なものから，力場によるエネルギー計算に，溶液中のリガンドの自由エネルギーの見積もりや，単体と複合体の間の溶媒和の違い，リガンドを特定の場所に局在させることによるエントロピー的なコストを加える複雑なものまで存在する．

根底にある理論に対して施された近似の中身を知れば，多くの研究で，強く関連した分子に対するドッキングスコアと実際の親和性の間に相関がないことは，驚くことではない[24),33)]．もちろん親和性とドッキングスコア[34),35)]や相互作用エネルギー[36)]との間に相関がみられる研究報告も存在する．このため，経験を積んだ計算化学者は，習わしとして，設計や合成の指針となることを期待して，実際の親和性と相関するあらゆる指標を探し求める．しかし，意思決定を可能にするほど信頼に足るシグナルは見つからず，Shirtsらが述べたようなより計算コストの高い方法や，より発見的な方法，たとえば多数の類似化合物をドッキングすることでみえてくる相互作用パターンを評価する方法などに頼らざるをえないことの方が多い．

ドッキングによる新規リード化合物の探索

多数のタンパク質結晶構造が利用可能な状況〔2008年10月現在で，54,000近い構造が構造バイオインフォマティクス研究共同体（RCSB[a)]）で公開されている[37)]〕となり，特に構造生物学の人材や基盤設備にかなりの投資を行っている製薬企業では，こうした構造情報を有効に活用したいという欲求がますます高まっている．タンパク質の構造は，特に創薬の新しい出発点，すなわちリード化合物を見つけるのに役立つだろうと直感的に期待される．これらのタンパク質構造を用いた大規模低分子化合物データベースのバーチャルスクリーニングには，ドッキングとスコアリングの手法が特に適していると考えられてきた．なぜなら，ドッキングに基づくバーチャルスクリーニングは原理的に結合リガンドに関する事前の知識を必要としないし，既知のリガンドに類似したものに限定されることもないからである．確かに，ドッキング手法は進歩しており，バーチャルスクリーニングの成功は一般化しつつあると，

---

a) Research Collaboratory for Structural Bioinformatics

最近の多くの論文で強く主張されている．この節ではドッキング業界の現状を広く調査し，このような主張が地に足がついた現実主義からきたものなのか，あるいは根拠のない楽観主義からきたものなのかを見極めることにする．

ドッキングに基づくスクリーニングの全数調査
(2000～2008年)

2000年1月から2008年10月までに報告されたすべてのドッキングによるバーチャルスクリーニングについて，全数調査を行った．この調査は，この章の原稿を編集者に提出する時点までのすべての査読付き学術論文を網羅している．ここでは，"docking"，"virtual screening" といった用語で SciFinder[38] や PubMed[39]，Google Scholar[40] に対して文献検索を行った．要旨にバーチャルスクリーニングの過程と結果が十分に詳しく述べられている場合は，英語以外の学術雑誌も調査対象に含めた．これらの文献検索の結果に，ドッキングの総説から，単純なドッキング関係の用語を用いた検索では見つからなかった例を追加した．一連の文献検索の結果，1000を優に超える論文を集めることができた．

集められたバーチャルスクリーニングの報告から，DNAやRNAを対象としたスクリーニングを除き，タンパク質と相互作用する低分子化合物を識別するバーチャルスクリーニングのみを残した．ドッキングの対象となるタンパク質について分類は行わず，これが結晶構造かホモロジーモデルかも区別しなかった．さらに，特定のタンパク質に対して活性を示す，未知の低分子化合物を予測することを目的としたバーチャルスクリーニングの報告のみを集めた．ただし，評価のためのバーチャルスクリーニングであっても，未知のリード化合物を同定していれば調査対象に含めた．調査対象の多くの例で，化合物データベースから化合物を事前に選別したり，ドッキングの結果を後で再評価したりしていた．スクリーニングの専門家が，結果を目視で再評価することさえしない例はまれであった．ドッキングがバーチャルスクリーニングの主要な位置を占める報告を調査対象としたため，ファーマコフォアや分子形状，部分構造，二次元記述子などを用いたバーチャルスクリーニングのおまけとしてドッキングを行っている場合は，調査対象から除いた．使われたドッキングプログラムの分類も特に行わなかったが，全数調査の対象となったバーチャルスクリーニングで使われたプログラムには，すべてのメジャーなドッキングプログラムに加えて，多くのマイナーなドッキングプログラムが含まれていた．

この選別過程を経て残った報告から，バーチャルスクリーニングの結果を抽出した．驚くほど多くの査読付き論文で実験データの報告がなく，予測された阻害活性を実験で検証することなしに，計算されたドッキングスコアのみを報告していた．こうした報告はすべて，最終的な集計結果から除いた．実験を行っている場合でも，実験に供するために選択された低分子化合物の数は，わずか2個から500個以上まで論文によって大きく異なっていた．このため，最終的な集計結果に個々のバーチャルスクリーニングのすべての実験結果を含めることはせず，代わりに最も良い結果だけを含めることとした．いくつかの論文では，ヒット化合物から部分構造探索を行ったり，関連した分子を合成したりしているが，最終的な集計結果には，バーチャルスクリーニングのもともとの結果のみを含めた．多くの場合論文の著者らは，最初のアッセイの結果のみを報告し，この結果を検証する独立したアッセイを行っていない．こうした場合でも，個々の結果の妥当性をこちらで評価することはしていない．このため，ヒット化合物が会合をひき起こしたり，アッセイを妨害したりする性質をもっていたとしても，報告されたものを除くことはしなかった．もちろん，今回の文献検索と選別の方法で，ドッキングによる予測のためのバーチャルスクリーニングのすべての論文を，完全に余すところなく集められたわけではないが，リード化合物同定のためのドッキングの実際の使われ方の傾向を分析するのに十分な数の論文を集めることができた．

全数調査の結果の解析

文献検索と選別の結果，最終的な全数調査の対象は，実験データを伴う99例のドッキングに基づくバーチャルスクリーニングを報告する98報の論文となった[41]~[137]．各スクリーニングにおける最良の活性を表にし，活性に応じて $<1\,\mu M$，$1～10\,\mu M$，$10～100\,\mu M$，$>100\,\mu M$，活性なし，の五つの区分に分類した．これらの親和性に関する集計結果を表7・1にまとめた．$10～100\,\mu M$ の区間に入るヒット化合物が最も多く，この区間に入る化合物の IC_{50}[a] の平均値は $33\,\mu M$，中央値は $24\,\mu M$ であった．実験による活性が $1\,\mu M$ 未満となるヒット化合物も18件あり，全数調査の期間に，有効なヒットが年当たり2件あったこと

表7・1 実験的な結果が2000年1月と2008年10月の間に報告されている，ドッキングに基づくバーチャルスクリーニング．活性の区間ごとの度数を示す．

活性範囲	度　数	参考文献
$<1\,\mu M$	18	41)～58)
$1～10\,\mu M$	32	59)～89)
$10～100\,\mu M$	37	90)～126)
$>100\,\mu M$	9	104), 127)～134)
活性なし	3	135)～137)

---

a) 50% inhibitory concentration; 50% 阻害濃度

になる．活性が 100 μM を超える結果は非常に少なかったが，これは報告に偏りがあることと，否定的な結果が論文として採択されにくいことによると推測される．

この集計結果の，年ごとの内訳を図7・1に示す．このグラフでは，最後の二つの区分，">100 μM" と "活性なし"を一つの区分にまとめた．単純な平均から予想されたとおり，初期の二つの年を除き，全数調査の期間を通じてだいたい毎年2件の 1 μM 未満のヒットが報告されている．2007年にはドッキングに基づくバーチャルスクリーニングの論文数が，前年と比べても，2000～2005年の増加傾向と比べてもかなり増えている．IC_{50} 値の小さい二つの区分の間の実際の分布に多少違いがあるものの，10 μM 未満の活性をもつ化合物の数は，全数調査の期間を通じてほぼ一定である．このため，報告数が最も増えたのは IC_{50} 値が 10 μM より大きい化合物となる．活性の低いヒット化合物の数が増えたというデータを一見すると，ドッキングの性能が向上せず停滞している，あるいは悪化しているようにさえ感じてしまう．全数調査には，99例もの報告が含まれているので，効果が低い化合物が増える見かけ上の傾向が統計的に有意かどうか，より慎重に評価することができる．

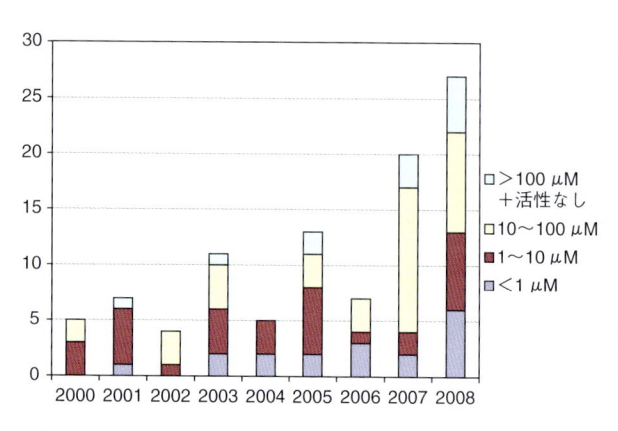

図7・1 実験的な結果が 2000 年 1 月と 2008 年 10 月の間に報告されている．ドッキングに基づくバーチャルスクリーニング．年ごとに分類した．

年ごとの報告数と活性の分布の変動，特に 2002 年，2004年，2006年における報告数の減少をならすために，全数調査のデータを二つの期間に分けて集計した．2000～2004年と 2005～2008 年のそれぞれの期間に分けて集計したデータを図7・2に示す．図7・2で赤紫の棒グラフで示されている 2000～2004 年の分布は，1～10 μM にピークをもつ，ほぼ対称な形をしている．一方，青紫の棒グラフで示されている 2005～2008 年の分布は，10～100 μM にピークをもっているが，より効果の高い，小さな IC_{50} 値を示す側に，かなり大きなすそを引いている．分布の形と活性の平均値の両方が，全数調査の期間の前半と後半で異

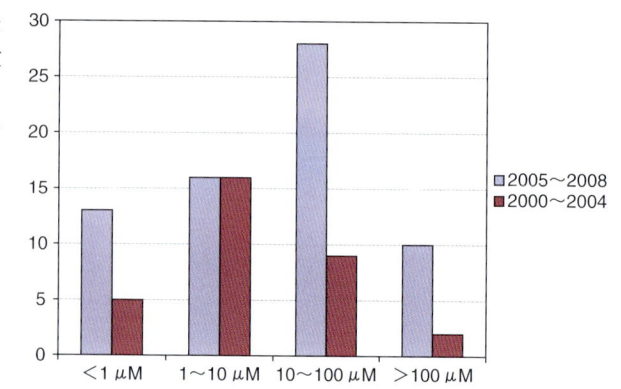

図7・2 実験的な結果が 2000 年 1 月と 2008 年 10 月の間に報告されている．ドッキングに基づくバーチャルスクリーニング．半分の期間ごとの効果の分布を示す．

なっているようにみえる．

二つの期間の間の分布と平均の見かけ上の違いの統計的有意性を評価するために，2種類の統計学的検定を行った．分布の違いは，2×K 分割表の適合度に対する χ^2 検定を用いて評価した[138]．この検定における帰無仮説は，図7・2の度数分布は同じ分布に従う二つの母集団から取出した標本を反映している，と主張するものである．χ^2 値が 0 よりかなり大きい場合は，二つの期間で分布が異なるという見た目の印象を支持することになる．二つの期間における頻度の期待値は，7・11 式に従って計算される．

$$e_{ij} = \frac{N_i(n_{1j}+n_{2j})}{N_1+N_2} \quad (7\cdot11)$$

ここで，i は期間を表す 1 か 2 の値をとり，j は度数分布における活性の区分を表す 1～4 の値をとる．また，n_{ij} は期間 i，区分 j における標本数であり，N_1 は 2000～2004 年の全標本数，N_2 は 2005～2008 年の全標本数である．この結果，図7・2にある各区分で実測された頻度の和を，各期間に報告されたバーチャルスクリーニングの数の割合に応じて正規化した新しい分布 e_{ij} が得られた．7・12 式に従って，これら正規化された頻度の期待値から，自由度3の χ_3^2 統計値を計算した．

$$\chi_3^2 = \sum_{j=1}^{4} \frac{(n_{1j}-e_{1j})^2}{e_{1j}} + \sum_{j=1}^{4} \frac{(n_{2j}-e_{2j})^2}{e_{2j}} \quad (7\cdot12)$$

図7・2の分布について計算された χ_3^2 統計値は 7.17 であり，これは累積確率で 0.93 に相当する[139]．したがって，$p<0.07$ の有意水準で帰無仮説を棄却することができ，2000～2004 年と 2005～2008 年の期間の間では，分布がおそらく異なると結論付けることができる．

2005～2008年の期間では，効果の高い "<1 μM" と効果が比較的低い "10～100 μM" の区分でヒット化合物の数が増えている．したがって，分布の形が異なっているけ

れども，平均的な活性値が各期間で同じという帰無仮説の妥当性は否定できないかもしれない．平均的な活性値の調査に際して，中央値を用いることにした．これは，中央値が，実験誤差（多くの異なる研究室で測定された多くの異なるタンパク質に対するデータを扱うので，問題になりそうである）や，活性が測定できなかった三つのヒットなしのような外れ値，分布の非正規性——これらのデータに正規分布を期待する理由は何もないが——に対して頑健であるためである．活性の中央値を，95％の信頼区間とともに計算した（表7・2）．全数調査の期間の後半では，前半に比べて活性の中央値がより効果が低い方向に変化しているが，真の平均値が存在する区間はかなり重なってもいる．それゆえ，平均的な親和性に統計的に有意な差があるかどうか評価するために，Wilcoxon-Mann-Whitney のノンパラメトリック順位検定を行った[140]．

$$Z = \frac{|T-\mu|}{\sigma} \tag{7.13}$$

ここで，

$$\mu = \frac{N_1(N_1+N_2+1)}{2}, \quad \sigma = \sqrt{\frac{N_2\mu}{6}}$$

であり，T は二つの期間の活性値を合わせて順番に並べたときの，標本1の順位の和である．この全数調査のデータでは，$T = 1468$，$N_1 = 32$，$N_2 = 67$ であるので，Z は 0.99 となる．正規分布の表を見ると，これは 68％ の信頼度で平均的な親和性が異なるということを意味する．報告されている高い効果の原因が十分に明らかになっていないヒットが3件ある（下記参照）ので，これらを除くと，2005〜2008年の平均的な親和性は2000〜2004年より低下しているといえる確率は，84％になる．

表7・2 実験的な結果が報告されている，ドッキングに基づくバーチャルスクリーニング．半分の期間ごとの平均 IC_{50} 値を示す．

期 間〔年〕	活性の中央値〔μM〕	95％ 信頼区間〔μM〕
2000〜2004	5	2〜20
2005〜2008	13	5〜20

全数調査の結果から推奨されること

前項では，ヒット化合物の活性の分布が2000〜2004年と2005〜2008年で異なること，後者の期間では，平均的な効果が減少していると68％の確率でいえるということをみてきた．これらの統計的な有意差を説明しうる仮説として，この期間の間にドッキングアルゴリズムが悪くなったという仮説が考えられる．しかし，10 μM 未満のヒットの数は，相対的に年によらず一定であり，ドッキングアルゴリズムは全体として，この期間を通じて一貫した水準の性能を発揮しているという仮説の方が，実際のデータに近い．個別のドッキングアルゴリズムに対しては，ほぼ確実に修正や改善があったと考えられるが，全数調査のデータは，こうした改善は漸増的なものに過ぎなかったということを示唆している．ヒット化合物の IC_{50} 値の平均が増加していることを説明する2番目の仮説として，期間の後半ではより難しい標的に対してドッキングが適用された，という仮説が考えられる．99例のバーチャルスクリーニングすべてについて，標的がどの種類に属するのかをきちんと分類したわけではないが，特定の標的についてざっと調べた限りでは，標的の種類の違いでは，活性の平均の差を説明することができなかった．キナーゼやプロテアーゼ，トランスフェラーゼ，ホスファターゼなどを含む酵素は，標的の最も代表的な種類であり，調査期間を通じて定期的にスクリーニングが行われていた．どちらかというと，期間の初めの方が難しいものを標的としていた．数人の勇敢な（無謀な？）研究者たちが，イオンチャネルやタンパク質-タンパク質相互作用，さらには G タンパク質共役型受容体（GPCR[a]）のリード化合物同定にまでドッキングを適用していた．また，2007年と2008年の活性値分布のパターンは特に，多少良くない結果でも論文にしようという気持ちが強くなったことによるようにもみえる．もしそうだとすると，多少結果が良くなくても論文を出すことは，過去にさかのぼる遡及テストよりも，予測のためのスクリーニングの実際の現場においてドッキングアルゴリズムがどの程度役に立っているのか，より正確な評価が可能になるので，この分野にとって貴重な実践であるといえる．最後に，ドッキングが不用意な状態でも使えるツールになってきたため，という仮説があげられる．ドッキングプログラムは使いやすくなり，個々のドッキングプログラムの性能も改善されてきた．より多くの構造データや，購入可能な化合物を集めた，より大きなデータベースが利用可能となった．これらはすべて，経験の少ないユーザーに，ドッキングを試してみる気にさせる要因となっている．異なる分布の根底にある説明が何であれ，表7・3に示した，全数調査において最も効果の高い18件のヒット化合物を詳しく調査すれば，ドッキングに基づくバーチャルスクリーニングの結果から 1 μM 未満の活性を示すヒット化合物を見つける可能性を高める戦略の示唆が得られるだろう．

1 μM 未満の活性を示すヒット化合物を同定する助けになるドッキング戦略を見いだすために，表7・3にある18の文献については，他の文献よりもずっと注意深く調査を行った．表7・3に示した18例のバーチャルスクリーニン

---

[a] G protein-coupled receptor

表 7・3 最も効果の高いヒット化合物の構造と活性値

化合物	IC$_{50}$ [nm]	標的	化合物	IC$_{50}$ [nm]	標的
1	0.5 [†1]	CatD[44]	10	450 [†4]	Chk1[55]
2	19	ERβ[53]	11	590	AChE[54]
3	40 [†2]	CK2[49]	12	600	hLigI[43]
4	54	ERα[48]	13	600	Hsp90[90]
5	80	CK2[57]	14	700	HIV RT-1[41]
6	91	Pim-1k[45]	15	700	NQO1[51]
7	99 [†2]	20α-HSD[47]	16	820	Cdc25A[42]
8	260	11β-HSD[46]	17	900	DHFR[56]
9	400 [†3]	DNMT1[50]	18	924	MTSP1[58]

†1 FRET アッセイとの干渉の可能性を排除できない.
†2 会合による阻害の可能性を排除できない.
†3 ゲル読み出しに基づく推定値.
†4 110 nM のヒット化合物の構造は開示されていない.

グの大部分で，酵素の阻害剤を探索していた．酵素以外を対象とした3例のうち，2例ではエストロゲン受容体に競争的に結合する物質を，残りの1例では，シャペロンHSP90に結合するATPと競合する拮抗薬を探索していた．18例のバーチャルスクリーニングでは，より難しい標的，イオンチャネルや，タンパク質-タンパク質相互作用，GPCRなどを対象としていなかった．酵素の標的のうち，最も多い種類はキナーゼ（4例）で，つぎはオキシドレダクターゼ（3例）であった．このため，ドッキングに基づくバーチャルスクリーニングの成功の秘訣は，標的にプロテインキナーゼを選ぶことだと思う人もいるかもしれない．この仮説をより詳細に検証すると，<1 μMの区分に含まれる標的の22%がキナーゼであるのに対して，1〜10 μMと10〜100 μMの二つの区分を合わせた区分に含まれる標的の20%がキナーゼであった．一方，>100 μMの区分にはキナーゼは含まれていなかった．このため，プロテインキナーゼのバーチャルスクリーニングは，実際にある程度の活性をもつヒット化合物を生み出しうるが，その活性は10 μMかもしれないし，10 nMかもしれない，という仮説がよりもっともらしい．むしろ，バーチャルスクリーニングを実行する方法の詳細そのものが，より活性の高いヒット化合物を見つける確率を高める重要な要因となっているように思われる．

- 表7・3のバーチャルスクリーニングの中で，探索対象となる化合物の情報源として，NCI[a]データベースやその派生物を使っているのは4例しかなかった．一方，活性の低いヒット化合物しか得られなかったスクリーニングでは，より高い割合で，この情報源由来のデータベースを探索していた．代わりに，1 μM未満の活性を示すヒット化合物が得られたバーチャルスクリーニングでは，登録する化合物を注意深く選別した社内データベースに対して探索をしていることが多かった．ZINCバーチャルスクリーニングデータベースの2005年の論文[141]を読むと，大きな社内データベースを利用できない研究者であっても，注意深く選別され，専門家によって吟味されたデータベースを使わない理由はもはやない．
- 探索対象となるデータベースを選んだ後，表7・3のバーチャルスクリーニングでは概して，このデータベースから見込みのない分子を取除くフィルタリングを行っていた．このフィルタリングで，単に反応性が高い分子や，ドラッグライクでない分子を取除いていただけのケースもあった．また，タンパク質の結合部位と合致しない化学的性質をもつ化合物，たとえば，負に帯電したアミノ酸を高い割合でもつ結合部位に対してスクリーニングを行う場合，アニオン（陰イオン）の化合物をデータベースから取除いていたケースもあった．さらに，二，三のケースでは，より洗練された，ファーマコフォアやSMARTSパターンを用いた予備的なスクリーニングを，望みの相互作用を形成する性質，たとえば，キナーゼの蝶番領域と水素結合する性質や，オキシドレダクターゼの触媒残基と静電的相互作用する性質をもつ化合物を濃縮するために使用していた．
- 表7・3のバーチャルスクリーニングのいくつかの例では，実際の予測のためのスクリーニングを始める前に妥当性を確認するためのドッキングを行っていた．これらのうちの2例では，選択されたドッキング手順で，既知のタンパク質-リガンド複合体の結晶構造におけるドッキング構造を，うまく再現できるかどうか確認を行っていた．多くのバーチャルスクリーニングでは，結合活性をもつことがすでに知られている化合物を少数，データベースに紛れ込ませ，試験的なドッキングを実行していた．ここでは，既知のヒット化合物が，ドッキングのヒット化合物リストの上位に現れるように，ドッキング手順や，ヒット化合物を選択する際のスコアの限界値を細かく調整していた．
- 予測のためのスクリーニングが完了し，ヒット化合物の可能性のある化合物をリストにまとめたら，表7・3のバーチャルスクリーニングでは，偽陽性の可能性のある化合物を取除くためにふるいにかける後処理を行っていた．表7・1のどの活性の区間に属するバーチャルスクリーニングでも，タンパク質と興味をひく相互作用をしていると予測された化合物のみを残すように，最上位のドッキングヒット化合物については，タンパク質との相互作用について少なくとも目視による検査をしていた．1 μM未満の活性を示すヒット化合物が得られたスクリーニングでは，ほとんどのケースで，別のスコアリング戦略（たとえば，コンセンサススコアリング，特定の望ましいタンパク質-リガンド相互作用の数値化，ゆがんだ構造をとる化合物の除去など）や，より計算コストの高いバーチャルスクリーニング手順を用いた2段階処理（たとえば，高速な剛体ドッキングに続いてより低速なフレキシブルドッキングを行う，ドッキング後にエネルギーに基づく精密化を行うなど），これらを組合わせたものなどを実施していた．
- これらのスクリーニング法の詳細のすべてが，実際の成功の役に立つわけではない．表7・3の少なくとも3例については，阻害が望ましいメカニズムで起きていることを確かめるために，追加的なアッセイを行う必要があった．たとえば，化合物1とその類似体は，アスパラギン酸プロテアーゼであるカテプシンDとプラスメプシンに対して非常に強い阻害活性を示すと報告されて

[a] National Cancer Institute

いる．これらのアクリジンを含む化合物は蛍光共鳴エネルギー移動（FRET[a]）アッセイで同定される[44]．しかし，アクリジン自体[142]，キナクリンのようなアクリジンの置換体と同様，蛍光を発するのに[143]，候補阻害剤の内部蛍光やFRETシグナルとの干渉の可能性を評価できるようなデータが示されていなかった．化合物3，エラグ酸は，^{33}P標識ATPを用いたリン酸化阻害アッセイに基づいて，プロテインキナーゼCK2をATPと競争的に，40 nMの活性値で阻害すると報告されている[49]．スクリーニングの結果は，バーチャル・実験ともに，この化合物についてのみ報告されている．一方，同じ化合物が，AmpC β-ラクタマーゼの活性を，界面活性剤非存在下で阻害することが報告されている[94],[144]．メカニズムのさらなる解析の結果，この論文の著者たちは，エラグ酸は界面活性剤に耐性をもつ無差別的な会合剤であり，この会合剤としてのふるまいが，β-ラクタマーゼやキモトリプシン，リンゴ酸デヒドロゲナーゼ，クルザインのアッセイにおいて阻害をひき起こしていたと結論付けた．報告された40 nMのIC_{50}値では，会合とは異なるメカニズムで阻害していると考えるのが普通だが，どのみち報告されたデータ[49]では判断できない．最後に，化合物7，ジョードサリチル酸は，20α-HSD[b]（20α-ヒドロキシステロイドデヒドロゲナーゼ）の99 nMの阻害剤であると報告されている．関連した化合物である，アスピリンとサリチル酸の活性値は，それぞれ21 μMと7.8 μMである[47]．これら三つの類似体はすべて金属のキレート剤であることが知られており[145],[146]，20α-HSDに対する阻害は，見かけ上，アセチルサリチル酸と，サリチル酸，ジョードサリチル酸のpK_aの傾向と相関していた．これを否定する追加データが存在しないため，阻害剤が，金属をキレートした状態で作用している可能性も，純粋な状態で作用している可能性と同程度あるといえる．

もちろん，研究者は絶対的に最善なやり方，すなわち，特徴がはっきりしたタンパク質系を標的とし，化学的に合理的な分子から成るデータベースを探索し，手順の妥当性を詳細に検討し，より高い水準の理論でドッキングヒット化合物を再スコア化する，といったやり方に従ってバーチャルスクリーニングを行っているだろう．それでも，1 μM未満の活性を示す化合物を実験的に同定することは困難である．一つの好例として，表7・3に示した標的の一つ，HIV-1逆転写酵素に対する，Barrieroら[136]による新規非ヌクレオシド系逆転写酵素阻害剤（NNRTI[c]）の同定を目指したバーチャルスクリーニングを取上げる．

Barrieroらはまず，既知のNNRTIと類似した化合物を見つけるために，類似性検索を行った．ついで，これらの類似化合物を，既知の阻害剤とともにNNRTI結合部位にドッキングした．ドッキングヒット化合物は，分子力学法と暗溶媒和モデルを用いて再スコア化した．上位20のうち，六つのヒット化合物を購入し，実験によるアッセイを行ったが，活性のある化合物は得られなかった．六つのヒット化合物のドッキング構造を目で確認した限りでは，六つのうち一つは有望な基本骨格をもっていたし，タンパク質とこのリガンドとの間には，活性を示すのに好都合な相互作用の存在が予測されていた．このため，Barrieroらは，二つのフェニル基の置換パターンが異なる類似体を少数合成し，この基本骨格の可能性を追求した．予測の信頼性を勘で評価する危険なギャンブルであったが，この例では成功した．新しく合成した類似体のうち，少なくとも一つは，310 nMのEC_{50}[d]値を示す抗HIV薬となった．この例では，最初のバーチャルスクリーニングでは活性のある阻害剤が得られなかったが，一般的には，最善の方法に従い，慎重にスクリーニングを行うことで，ドッキングに基づくバーチャルスクリーニングからより活性の高い化合物を見いだす確率を，少なくとも多少は高めることができそうである．

ドッキングによる結合構造の予測

前の二つの節では，ドッキングアルゴリズムの基礎となる理論的枠組みを示し，予測のためのバーチャルスクリーニングツールとしてのドッキングの，実際の現場での性能を調査した．しかし製薬産業でおもにドッキングが使われるのは，与えられた分子の結合構造を適度な信頼性で予測するため，というのが一般的な実情である．たとえば，ある人は，ハイスループットスクリーニング，あるいは進行中の創薬プロジェクトで活性があることがわかっている化合物について，標的のタンパク質とどのような相互作用を形成しているか理解したいと考えているかもしれない．またある人は，既知の活性化合物を集めたものについて，活性や選択性の違いを合理的に説明するためにタンパク質とリガンドの間の相補性を調べたいと考えているかもしれない．複数の系列の活性化合物を三次元的に重ね合わせることで，新規のハイブリッド化合物を設計したい，という人もいるかもしれない．メディシナルケミストあるいは計算化学者から合成の提案を受けて，効果を維持できるか評価したり，成功の確率を高めるために修正を提案したりしたい，という人もいるかもしれない．いずれの例でも，最初に行うべきことは，一つあるいは複数の分子の結合構造を

---

a) fluorescence resonance energy transfer　b) 20α-hydroxysteroid dehydorogenase　c) nonnucleoside reverse transcriptase inhibitor
d) 50 % effective concentration; 50 % 効果濃度

予測し，その予測の信頼性を見積もることである．

リード化合物の最適化を成功させるには，ドッキング構造がどの程度信頼できるか，計算化学者とメディシナルケミストが理解していることが特に重要である．予測された構造は，個々の原子のレベルで設計や合成の決断ができる程度に正確であると期待できるだろうか．あるいは，基本骨格の中核部分に導入する置換基の種類や位置について，おおまかな結論を引き出せる程度の正確さなのか．せいぜい複数の仮説が立てられる程度の信頼性しかなく，これらの仮説の妥当性を探るために新たな分子を設計するべきなのか．ドッキング構造予測の能力を評価する論文が数多く出版されているが[24),147)]，これらをまとめると，大体の結論はつぎのようになる．多くのドッキングプログラムは結晶構造に近い構造を生成しうるが，どのスコア関数を使っても，正しい構造が常に最高のスコアをとるようにできない．このため計算化学者はふだん，目視で検査するためにドッキングプログラムを使って構造を生成し，化学的な勘と手持ちの構造活性相関データと合致しているかどうかを根拠に，"最適"と思われる構造を選択している．実際問題として，私たちはみな予測の成功例を知っているので，人間の経験や専門知識に計算ツールを組合わせれば，十分に予測できると直感的に考えがちである．しかしこの主張は，ブラインド予測での成功確率を分析してみないと妥当性を判断できない．この節では，ブラインド予測チャレンジ，SAMPL1の，手動および自動ドッキング様式予測における暫定的な結果について述べる[148)]．最終的な結果と，SAMPL1の結晶構造データはまだ公開されていないので，自動ドッキングの結果について詳しく議論することはしない．その代わり，筆者が手動で予測した結果を，自動ドッキング全体の性能と対比して論じることにする．

SAMPLチャレンジ

SAMPLチャレンジは，Abbot社とVertex社が，それぞれウロキナーゼ型プラスミノーゲン活性化因子とJNK3プロテインキナーゼのタンパク質-リガンドデータセットを，惜しみなく提供してくれたことによって可能となった．このチャレンジは典型的な三つの創薬段階，(1) 活性のない化合物を多く含む化合物のプールから活性のある化合物を同定する，(2) 活性のある化合物について結合構造を予測する，(3) 活性のある化合物を親和性に基づいて順位付けする，に従って進められた．必要なデータは段階ごとに個々の予測者に提供された．たとえばある予測者が段階 (2) や (3) のデータを要求し，受取った場合，その予測者は後で段階 (1) のデータを受取ったり予測をしたりすることはできない．ここでは段階 (2)，ドッキング様式予測の結果のみについて議論する．

ドッキング様式予測の詳細　ドッキング様式予測の部門もまた，段階に分けて進められた．最初の段階は，"交差ドッキング"段階で，二つ目は"自己ドッキング"段階である．交差ドッキングは，創薬現場の状況をより強く模倣するものであるのに対して，二つ目の自己ドッキングは，タンパク質の柔軟性がどの程度予測の成否を左右するかを評価するためのものである．手動ドッキングは交差ドッキング段階でのみ実施したので，自己ドッキング段階の詳細は議論しない．交差ドッキングでは，SAMPL1の主催者から，ウロキナーゼの構造一つと，JNK3の構造二つが提供された．二つのJNK3構造の間の重要な違いは，"門番"メチオニンの側鎖構造の違いにあった．構造は三つとも結合リガンドを含んでいなかった．ちなみに，前段のバーチャルスクリーニング部門では，二つのウロキナーゼ構造と，二つのJNK3構造が，結合リガンドの構造とともに主催者から提供されていた．主催者はさらに，ウロキナーゼへのドッキング用に34の化合物を，JNK3へのドッキング用に62の化合物を，SDファイルの形で提供した．提供されたSDファイルに含まれる低分子化合物の構造は，二次元表示から生成されたもので，どの結晶構造とも異なっていた．活性のない化合物もそれぞれのファイルにいくつか含まれていたが，どの化合物が活性のないものなのかは，チャレンジのすべての段階が終了するまで秘密にされていた．交差ドッキングチャレンジを締め切った後，主催者は筆者に結果の生データを提供してくれた．このデータの中では，自動予測者の名前も使用したプログラムも伏せられていた．結果は，以下のように報告された．

$$\text{rmsd} - \text{DPI}; \quad \text{rmsd} > \text{DPI}$$
$$0; \quad \text{rmsd} \leq \text{DPI}$$

ここで，rmsd[a)]はドッキング構造と結晶構造の間の平均二乗偏差であり，DPI[b)]は結晶構造における座標の誤差である[149)~151)]．ウロキナーゼについては，34化合物のうち，27に活性があり，タンパク質との共結晶が得られている．JNK3については，62化合物のうち，52に活性があり，タンパク質との共結晶が得られている．ここでは，タンパク質-リガンド複合体の結晶構造が得られている79の化合物について結果を示す．

手動ドッキングの過程　ドッキングに携わる多くの研究者は，それぞれの段階で他の計算ツールを使っているであろうが，大体において，ここで使われている手動ドッキングの手順は，創薬チームを補佐する標準的な方法とよく合致している．実際のドッキングを開始する前に，利用可能な構造をすべて念入りに検討した．SAMPL1チャレンジでは，利用可能なデータは，バーチャルスクリーニング部門で提供された四つのリガンド結合構造と，交差ドッキ

---

a) root-mean-square deviation　　b) diffraction-component precision index

ング課題用に提供された三つのリガンド非結合構造である．公共データベースや，創薬プロジェクトの非公開データから構造情報を探すことはせず，利用もしなかった．各タンパク質標的それぞれについて，構造の向きをそろえ，タンパク質の柔軟性の程度を評価し，相互作用に重要そうなタンパク質の特徴を見つけ，結合部位内の残基のプロトン化状態や側鎖のコンホメーションを検討するために比較を行った．ドッキングに先立って，ドッキングされるリガンドの二次元表示についても念入りに検討した．ここでの目的は，似たように結合すると期待されるグループにリガンドを分類すること，タンパク質との相互作用に重要そうな特徴を見つけること，そしてリガンドの特徴，たとえば，珍しい官能基や，互変異性の可能性，プロトン化状態など，問題をひき起こしたり，ドッキングの際に特別な取扱いを必要としたりする特徴を見つけることにある．

半自動的なドッキングのための準備の中で，すべてのリガンドの三次元構造を OMEGA 2.1.0[152] を用いて生成した．ここでは，デフォルトのパラメーターと標準 omega フラグメント化合物ライブラリーを用い，提供された SD ファイルを入力として用いた．良いドッキングの出発点を得るために，Rocs 2.2[153] を用いて omega のリガンド構造を，バーチャルスクリーニング部門で提供されたタンパク質-リガンド複合体構造に含まれるリガンドに重ね合わせた．Rocs で提供されている Implicit Mills-Dean 色力場を用いて重ね合わせを最適化し，形・色組合わせスコアを用いてランク付けした．すべての重ね合わせについて目視による検査を行い，複数の構造をドッキングの出発点として選ぶとともに，どの分子を手作業で組立てる必要があるか決定した．JNK3 については，どちらの構造にリガンドをドッキングすべきか決めるために，提供されたタンパク質構造の中で，重ね合わせ構造の目視による検査を行った．

選択された Rocs による重ね合わせ構造を出発点として，交差ドッキングチャレンジの 97 のリガンドそれぞれについて，Flo/qxp の 2003 年 2 月版[154] を用いて構造空間を探索した．最初の重ね合わせだけで十分見込みがあり，結合部位の環境中で最適化するだけで足りたリガンドもいくつかあった．他のほとんどのリガンドについては，基本骨格のみ最適化を行い，Flo の mcdock アルゴリズムを用いて基本骨格上の置換基の配座空間を探索した．重ね合わせでは良い出発構造が得られなかったごく少数の分子については，mcdock を用いて 1000 または 2000 サイクルのドッキングをまるまる行った．残りの少数の分子は手作業で組立てた．基本骨格の中核部分をタンパク質の望ましい位置に手作業で置き，置換基を追加しながら立体配座を探索した．JNK3 については，ドッキングとエネルギー最小化の最中に束縛を課し，リガンドとキナーゼの蝶番領域にある主鎖原子との間に，期待される相互作用を形成させた．

最後の計算ステップは，MOE[a] を用いたエネルギー最小化により，選択された各リガンドのドッキング構造をきれいにすることである．タンパク質とリガンドに，すべての水素原子を順に付加した．JNK3 については，蝶番領域との相互作用に束縛を課した．JNK3，ウロキナーゼともに，MMFF[b] を用いたエネルギー最小化の間，タンパク質構造を固定した．必要に応じて，リガンド原子を固定し，タンパク質の選択された部分や側鎖構造を，CHARMM 力場を用いて最適化した例も少数あった．

半自動・半手動ドッキング過程の最後に，ウロキナーゼと JNK3 のデータセットの各リガンドについて，ドッキング構造を一つ選び精密化を行った．これら最終ドッキング構造をまとめ，ウロキナーゼや JNK3 のドッキングチームで働いていないメディシナルケミストに見てもらった．そのメディシナルケミストは，結合部位の環境中で，それぞれのドッキング構造を目視により検査し，予測された構造についてコメントや批評をした．限られた数のドッキング構造については，SAMPL1 の主催者に予測結果を提出する前に，これらのコメントに基づいてさらなる精密化を行った．

ウロキナーゼ型プラスミノーゲン活性化因子

ウロキナーゼはプラスミノーゲンをプラスミンに変換するセリンプロテアーゼである．筆者個人は，これや他のセリンプロテアーゼに関する in silico[c] 創薬に関わったことはないが，GSK 社 Computational Chemistry US グループの他のメンバーたちは，セリンプロテアーゼのプロジェクトへの支援業務に携わっていた．公開されている二つのウロキナーゼの構造（PDB コード 1O5C と PDB コード 1OWD）はバーチャルスクリーニングチャレンジの一環として提供され，三つ目の構造は交差ドッキングチャレンジの一環として提供された．これらの構造の配列-構造類似性に基づく重ね合わせを図 7・3 に示す．三つの構造の間に，結合部位の領域で主鎖構造に小さなばらつきがあり〔図 7・3(a)〕，いくつかの側鎖の向きが多少異なっていた（図には示していない）．また，結合ポケットの近くにある三つの残基で側鎖の立体配座が異なっていた（図には示していない）．これら三つのうち一つのみが，ウロキナーゼの結合部位へのリガンドの結合に，それなりの影響を及ぼしていると予想された．構造 1O5C と 1OWD はそれぞれ，タンパク質分解を触媒する活性部位にリガンドを結合していた〔図 7・3(b)，二次元構造を図 7・4 に示した〕．両方の構造で，アルギニンを模倣したアリールアミジンが深い S_1 ポケットに結合し，各阻害剤の大部分は，溶媒に露出

---

a) Molecular Operating Environment　b) Merck Molecular Force Field　c) 計算機上の

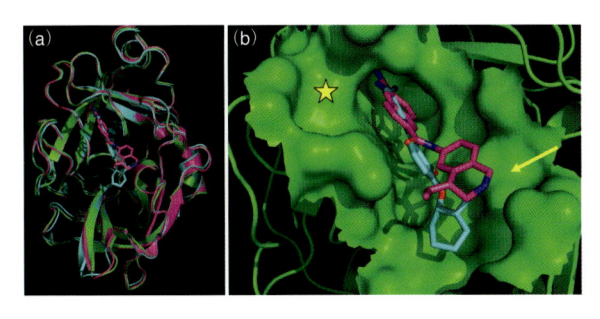

図7・3 (a) バーチャルスクリーニング用に提供されたウロキナーゼの結晶構造（水色と赤紫のリボン）と交差ドッキングチャレンジ用に提供された結晶構造（緑のリボンと分子表面）の重ね合わせ．(b) 結晶構造1O5Cに含まれるリガンド（炭素原子を水色で表す）と1OWDに含まれるリガンド（炭素原子を赤紫で表す）の交差ドッキング構造．

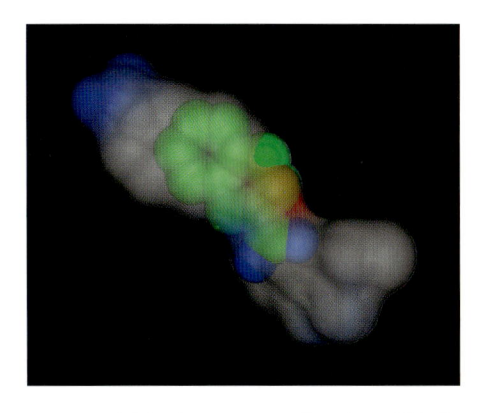

図7・5 Rocsを用いた1O5Cのリガンドへの重ね合わせでは，小さなフラグメント化合物をS$_1$結合ポケットに配置することができない．炭素原子を灰色で表した透明な表面は，1O5Cのリガンドの分子の形を表している．炭素原子を緑で表した不透明な表面は化合物uk.1-14の分子の形を表している．

図7・4 バーチャルスクリーニング用に提供されたウロキナーゼの結晶構造由来の低分子化合物

した結合ポケットの端から端までをふさいでいた．1OWDのアミンはタンパク質表面のアスパラギン酸と相互作用していた〔図7・3(b) 中で黄色い矢印で示した〕．両方の構造で，図7・3(b) で黄色い星で示した副ポケットは，リガンドのどの部分でもふさがれていなかった．アルギニンを模倣した官能基の近くに分岐した置換基をもつリガンドのドッキング構造を評価する際には，この副ポケットをふさいでいる結合構造を，そうでない構造より優先して選択した．

ドッキング対象のウロキナーゼリガンドはすべて，アルギニンを模倣したなんらかの官能基，一般的にはグアニジンやアリールアミジン，例外的に二つのリガンドはヘテロアリールアミン，を含んでいる．ドッキング対象のリガンドのほとんどは，結合ポケット全体に結合するのに十分な大きさをもっていたが，分子量250以下のフラグメント程度の大きさの分子も六つ存在していた．Rocsによる重ね合わせは，これら六つの分子ではうまくいかず，これらの分子をS$_1$ポケットに配置するのではなく，むしろ結合ポケットの中心部分に配置する傾向にあった（Rocsによる重ね合わせの例を図7・5に示す）．これら六つの低分子化合物のドッキング構造は，適切なS$_1$結合骨格を含む大き

な分子のドッキング構造から，余分な置換基を除き，小さくなったフラグメント化合物について結合部位中でエネルギーを最小化することによって生成した．

タンパク質との複合体の構造が決定されている各リガンドについて，すべての自動的な予測結果のrmsd-DPIの平均値を計算した．この平均値を図7・6のグラフに黒い太線で，95％信頼区間を黒い破線で示した．また，手動予測のrmsd-DPI値を赤紫の太線で示した．横軸の化合物は，手動予測のrmsd-DPI値が小さい順に並べられている．ただし，これには，手動予測結果を過度に強調するきらいがあることに注意されたい．自動予測の平均値のグラフが見かけ上ギザギザしているのは，この並べ方のせいで，本質的な意味はない．

筆者が特別専門としていないこのセリンプロテアーゼの標的では，手動予測の成績と，自動予測の成績は似たようなものとなった．手動予測結果は，すべてのリガンドにつ

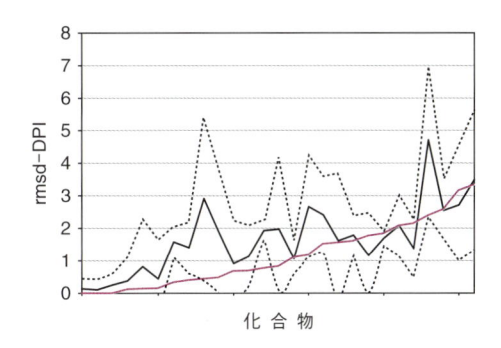

図7・6 ウロキナーゼのドッキング様式予測の結果．手動予測のrmsd-DPI値を赤紫の太線で示した．自動予測の平均rmsd-DPI値を黒い太線で，黒い破線の±2σ値とともに示した．

いて，95％信頼区間の中かそれよりも良く，三つの分子を除けば，すべてのリガンドで自動予測の平均値と同じかそれよりも良かった．これら三つのうまくドッキングできていない分子の中の一つは，アルギニン模倣基としてアシルグアニジンをもつ小さなフラグメントライク化合物である．アシルグアニジンを含む分子は，大きいものでもうまくドッキングできたものはなかったため，この小さなフラグメント化合物については，S_1 ポケットでの良い出発点となる構造が得られなかった．うまくドッキングできなかった二つ目の分子は，この分子の溶媒露出部分に対する予測構造が，図7・3(b) に示した結晶構造と比べて，結合部位の左側に傾いていた．このケースでは，リガンドセットに含まれる他のリガンドと，ドッキング構造をより注意深く比較していればきっと良い結果が得られたと思われる．うまくドッキングできなかった三つ目の分子は，正に荷電した窒素原子を含んでいた．Flo/qxp スコア関数では静電的相互作用の遮へい効果が考慮されていないため，これによって結合構造が左右され，アルギニン模倣基が S_1 ポケットから少し押し出されていた．この例では，Flo/qxp でドッキングする際に，塩基性の窒素原子をプロトン化していなければ，より良いドッキング構造を見いだすことができたと考えられる．

逆に，手動予測が，自動予測の平均よりも，2σ 以上良い分子も三つ存在していた．図7・7に示したそのうちの一つの分子は，分岐した構造をもち，図7・3(b) で強調した余分なポケットをふさいでいた．うまくドッキングできた残りの二つ（uk.1-2 および uk.1-19）は 1OWD のリガンドと類似していたため，Rocs による重ね合わせで生成された出発構造が，正解に近かったようだ．しかし奇妙なことに，1OWD のリガンド自身もドッキングセットに含まれていたが，この分子に対する予測は，uk.1-2 と uk.1-19 に対するものよりも悪かった．1OWD のリガンドも塩基性の窒素原子を含んでいるので，Flo/qxp スコア関数が静電的相互作用の遮へい効果を考慮していない問題がまた犯人で，アルギニン模倣基が S_1 ポケットの外に少し押し出されてしまったと予想している．

JNK3 プロテインキナーゼ

JNK3 は c-Jun の転写活性化ドメインの Ser63 と Ser73 をリン酸化する，セリン-トレオニンプロテインキナーゼである．筆者個人は，JNK3 に対する創薬プロジェクトを支援したことはないが，キナーゼに対する五つ以上の創薬計画で，*in silico* 医薬品設計をみずから行った．また，GSK 社 Computational Chemistry US グループのメンバーは，25 以上のキナーゼに対する創薬計画を支援している．このため，筆者はキナーゼに対する創薬でかなり経験を積んでおり，数千とはいわないまでも，数百のキナーゼ-リガンド複合体結晶構造やドッキングモデルを詳細にみてきた．

公開されている二つの JNK3 構造（PDB コード 1JNK と PDB コード 1PMQ）がバーチャルスクリーニングチャレンジの一環として提供された．また，二つの構造が交差ドッキングチャレンジの一環として，追加で提供された．これら四つの構造の，配列・構造類似性に基づく重ね合わせを図7・8(a) に示す．これらの構造は，蝶番領域の残基と触媒残基のリシン，さらに DFG（Asp-Phe-Gly）モチーフの重ね合わせを強調するように並べた．多くのキナーゼがそうであるように，四つの構造の間でも，主鎖構造にかなりの違いがみられた．特に活性化ループの構造は大きく変動していた．バーチャルスクリーニング用の構造では活性化ループはグリシンリッチループと接触し，ATP 結合部位の右側をふさいでいるが，交差ドッキング用の構造では，電子密度が観測できない領域があるため，活性化ループの構造が決まっていない．グリシンリッチループ自体もさまざまな構造をとる．バーチャルスクリーニング用の構造では，交差ドッキング用の構造に比べて，2本の β

図7・7 化合物 uk.1-7 のドッキング構造は，S_1 近くの余分な副ポケットをふさいでいる．

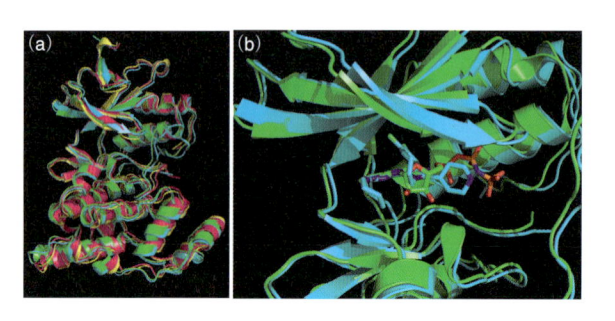

図7・8 (a) バーチャルスクリーニング用に提供された JNK3 結晶構造（緑と水色）と交差ドッキング用に提供された結晶構造（赤紫と黄色）の重ね合わせ．(b) 結晶構造 1JNK のリガンド（炭素原子を緑で表す）と 1PMQ のリガンド（炭素原子を水色で表す）の対応する結晶構造における構造．

1JNK

1PMQ

図7・9 結晶構造中のリガンド．

ストランドがATP結合部位から離れるように持ち上げられている．1JNKと1PMQはATP結合部位に結合したリガンドを含んでいる〔図7・8(b)，二次元構造を図7・9に示した〕．1JNKに含まれる非加水分解性のATP模倣化合物AMPPNPと，1PMQに含まれるアミノピリミジンは結合部位をふさぎ，蝶番領域の主鎖原子と水素結合を形成している．1PMQは，アミノピリミジンに加えてAMPPNPも結合した三重複合体となっているが，AMPPNPの結合位置は結晶化による人為的なものであると考えられるので，構造解析やJNK3阻害剤のRocsによる重ね合わせでは無視することにした．

交差ドッキングチャレンジに対しては二つの構造が提供された．筆者は，SAMPL1の主催者たちが背面のポケットが開いた構造〔図7・10(a)〕と，閉じた構造〔図7・10(b)〕の両方を提供したのを見て特にうれしく思った．これらの図では，参考のために1PMQのリガンドを結合部位の空洞に表示した．門番のメチオニン残基の立体配座の違いと結合ポケット近くの構造の違いによって，ATP結合部位の背面にはっきりした副ポケットが生じている．図7・10(a)を見てわかるように，1PMQおよび関連したリガンドにある m,p-ジクロロフェニル基が，背面のポケットをふさいでいる．一方背面のポケットが閉じた構造には，この官能基を収納する余裕がない．このため，ドッキング構造を生成する際に，背面のポケットに入る官能基があるかどうかによって，ドッキングするタンパク質構造を選択することにした．

リガンドセットは，少なくとも七つの異なる化合物クラスと，これらのクラスのどれにも適さない少数の単集合化合物から成る．化合物のほとんどは，JNK3の蝶番領域にある主鎖原子との相互作用が予想される性質をもっていた．また，多くの化合物は，ポケットが開いた構造に結合すると筆者が期待しているアリール置換基を含んでいた．Rocsによる1JNKのAMPPNPおよび1PMQのアミノピリミジンとの重ね合わせにより，初期構造候補が生成された．AMPPNPへの重ね合わせでは，ATP結合部位の環境中で意味をもつ初期構造を生成することができなかったため，人手で組立てた分子を除き，初期構造はすべて1PMQに重ね合わせて生成した構造から選択した．

複合体の結晶構造が存在するすべての化合物についての予測結果を図7・11に示す．先程と同様，自動予測のrmsd-DPI値の平均と95％信頼区間をそれぞれ黒い太線と黒い破線で示し，手動予測のrmsd-DPI値を赤紫の太線で示した．筆者がかなりの経験を積んでいるこのタンパク質標的の種類では，手動予測の方が，ほとんどすべてに

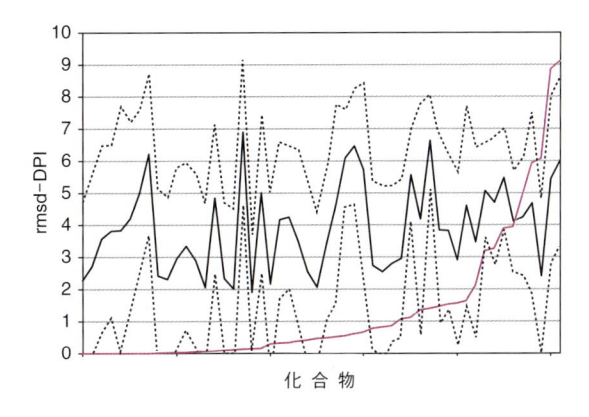

図7・11 JNK3のドッキング様式予測の結果．手動予測のrmsd-DPI値を赤紫の太線で示した．自動予測の平均rmsd-DPI値を黒い太線で，黒い破線の±2σ値とともに示した．

図7・10 交差ドッキングチャレンジにおけるJNK3構造．(a) 背面のポケットが開いた構造．(b) 背面のポケットが閉じた構造．参考のために，結晶構造1PMQのリガンドを含めた．

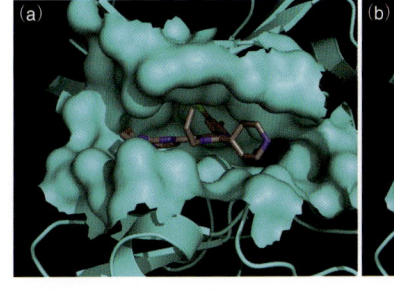

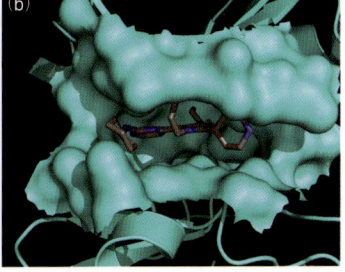

おいて平均的な自動予測より成績が良かった．手動予測の結果は，しばしば自動予測の 95% 信頼区間の下にきており，平均値+2σの境界より上にきているのは三つしかなかった．

アミノピリミジン類は，JNK3 の阻害剤の中でずば抜けて大きいクラスであり，ドッキング対象となっている 62 の化合物のうち 30 を占める．30 のアミノピリミジン類のうち，25 は図 7・12 に示した参照構造を用いて記述することができる．残りの 5 例は，単集合で，ピリミジンの 4 位に窒素を含んだ異なる五員環もしくは六員環の芳香環を結合していた．この化合物クラスと 1PMQ のリガンドの間に強い類似性があるので，Rocs による重ね合わせを用いて基本骨格に対する良い出発点が得られると期待された．30 のアミノピリミジン類のうち，一つを除くすべてが，背面のポケットに結合する芳香環を含んでいたので，これらの 29 の化合物に対するドッキング計算では，ポケットの開いた構造を用いた．残りの一つは，リガンド構造の当該領域にメチル基を結合していたため，ポケットの閉じた構造にドッキングした．この化合物クラスに対する最初の計算は，結合ポケットの中でも溶媒に近い側で，R^1 置換基の向きを最適化することであった．Flo/qxp の mcdock アルゴリズムを用いて，R^1 の配座空間を広く探索し，同時にエチル基より大きい R^2 置換基の構造も探索した．またこれら最適化のサイクルごとに，アミノピリミジン核構造のエネルギー最小化も行った．複数の立体配座状態をもつアスパラギンの側鎖が R^1 と R^2 が結合する領域の近くにあるため，ドッキング計算の間，この側鎖の構造が変化できるようにした．ドッキング構造を選ぶ際には，側鎖の立体配座に特に注意を払った．

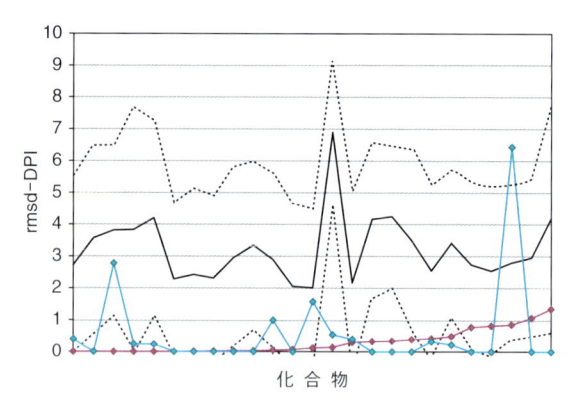

図 7・13 アミノピリミジンのドッキング様式予測の結果．手動予測の rmsd-DPI 値を赤紫の太線で示した．自動予測の平均 rmsd-DPI 値を黒い太線で，黒い破線の±2σ値とともに示した．この種類の化合物について，自動予測全体で最も良い成績を収めた予測者 (E220) の結果を水色の太線で示す．

る．これらの異常値のうち一つについてはコメントする価値があるだろう．この化合物 jnk.1-54 については，背面のポケットに結合する部分が 1PMQ のジクロロフェニル基よりも長く伸びていた．筆者は，この置換基の構造を手で組立てたので，タンパク質原子の間を縫うように，柔軟な置換基を背面のポケットに届けたり，通り抜けさせたりすることが比較的容易であったが（図 7・14），自動的な方法では，必要な置換基の立体配座が得られるまで，配座空間を十分に探索しなければならない．

2 番目の分子クラスは，SB-203580（図 7・15）と驚くほど似ていた．SB-203580 は p38 阻害剤で，筆者が 1997 年に SmithKline Beecham (SB) 社に入社後，最初に一緒

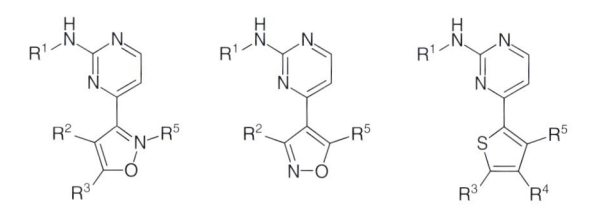

図 7・12 JNK3 阻害剤の中のアミノピリミジン類の構造．

全体の結果から，この化合物クラスに関するものを抜き出し，図 7・13 に示す．手動予測の rmsd-DPI 値，自動予測の平均 rmsd-DPI 値に加えて，最もうまくいった自動予測の値を水色の太線で示した．この化合物クラスで最も良い自動予測は，使われたプログラムが何であるかはわからないが，E220 である．アミノピリミジン類については，手動予測は，平均的な自動予測よりも常に良い結果を出しているが，この特定の自動予測は，手動よりも結果が悪い四つの異常値を除いて，非常に良い成績を収めてい

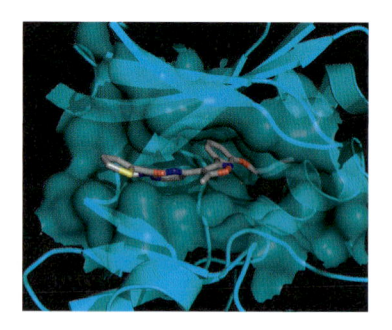

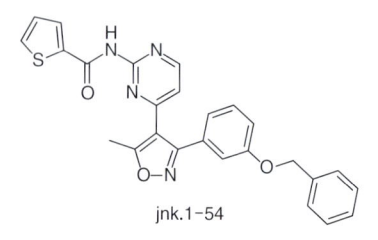

図 7・14 化合物 jnk.1-54 に対する手動ドッキング様式予測．

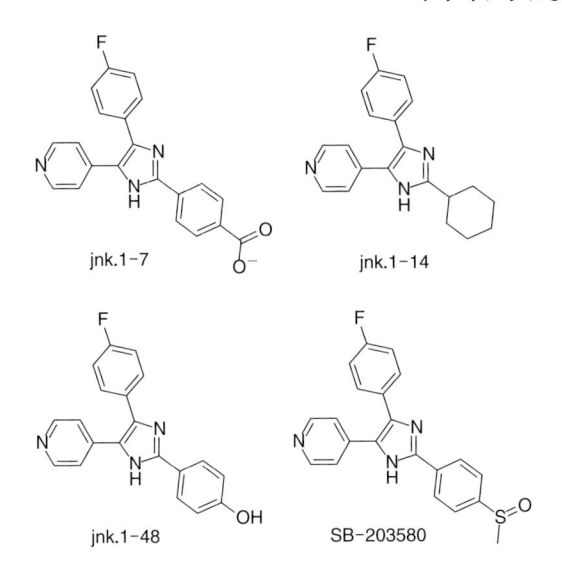

図7・15 JNK3阻害剤の中のピリジニルイミダゾール類の構造．参考のためにSB-203580の構造を示す．

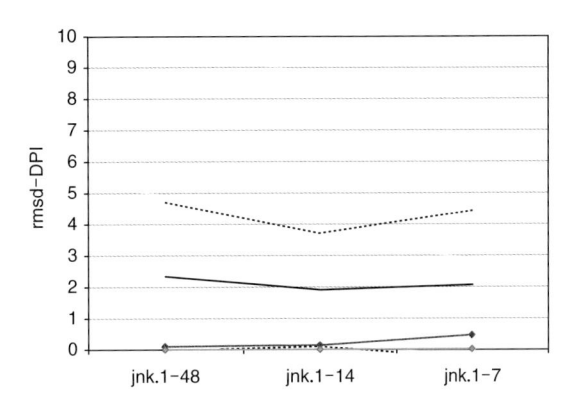

図7・16 ピリジンのドッキング様式予測の結果．手動予測のrmsd-DPI値を赤紫の太線で示した．自動予測の平均rmsd-DPI値を黒い太線で，黒い破線の±2σ値とともに示した．この種類の化合物について，自動予測全体で最も良い成績を収めた予測者（E252とE302）の結果を水色の太線で示す．

に仕事をした化学チームによって合成された．この化合物とp38との複合体の構造は1997年に決定されている[155]．初期のキナーゼ-リガンド複合体構造の一つとして，SB社における筆者の最初の1年間に，この構造はよく議論された．このため，SB-203580に類似した化合物なら，正確な結合構造をわざわざ調べなくても，これらの化合物がプロテインキナーゼのATP結合部位にどのように結合するかは，10年以上前からとっくに知っているので，良い予測ができなければ，筆者は非難されなければならない．筆者は，これらの化合物jnk.1-7, jnk.1-14, jnk.1-48に対するドッキングモデルを，ピリジン核の拘束つきドッキングに続いて，分子の残りの部分を手作業で組立て，背面のポケットにフルオロフェニル基を配置することにより作成した．

これら三つの化合物に対する予測の結果を図7・16に示す．二つの自動予測（E252とE302）は，予測のずれが結晶構造の座標の誤差以内という，並外れて良い成績を収めていた．予測者が誰で，ドッキングにどのプログラムを使ったかを特定するための情報はないが，p38阻害剤は，いくつかのよく使われるドッキングプログラムの学習セットに含まれている．このため，これらの予測で，ドッキングパラメーターとアルゴリズムの詳細を最適化するための学習セットにSB-203580が含まれているプログラムが使われたと考えても，そう間違いではないだろう．

図7・17に示したオキシム類は，このデータセットの中で2番目に大きいクラスであり，ドッキング対象となっている62の分子のうち9を占める．Rocsによる重ね合わせ

でも，1000サイクルのFlo/qxpによるドッキング探索でも，説得力のあるドッキング構造を，最も小さな分子についてさえ見つけることができなかった．このため，このクラスの基本骨格を手動でドッキングした後，九つの分子の置換基を手作業で組立てた．手動ドッキングではまず，筆者が仮定した低分子化合物の幾何学的構造の正しさを確認するために，オキシム核を含む化合物の低分子化合物結晶構造（CCDC[a]コードEOISOX，図7・17）を調査することから始めた．筆者は，オキシムのOH基が蝶番領域の主鎖のカルボニル基に水素結合を供与し，オキシムの窒素とカルボニル基の酸素原子の両方または一方が，蝶番領域の主鎖のNH基から水素結合を受容すると考えていた．このため，Flo/qxpを用いた計算では，これらの水素結合相互作用を形成させる拘束を課した．さらに，筆者の先入観に合致し，結合ポケットの中で溶媒に近い側にベンゾジオキシンの置換基を結合できるような向きにオキシム核を結合させる短いドッキング探索とエネルギー最小化を複数回実行した．多くのオキシム類の化合物は，背面のポケットが閉じた構造中に組立てたが，jnk.1-13, jnk.1-16, jnk.1-53については，開いた構造中に組立てた．

オキシム核のドッキング構造は蝶番領域と良好な相互作用を形成しており〔図7・18(a)〕，ベンゾジオキシンとタンパク質表面との間に魅力的な形の相補性も存在していた〔図7・18(b)〕．オキシム類の全セットについて，基本骨格をすべてうまく配置することができた．化合物jnk.1-46とjnk.1-62は，触媒残基のリシンやグリシンリッチループの主鎖と良好な相互作用を形成しており，化合物jnk.1-53の長い置換基は，jnk.1-54に対する予測と同様

a) Cambridge Crystallographic Data Centre

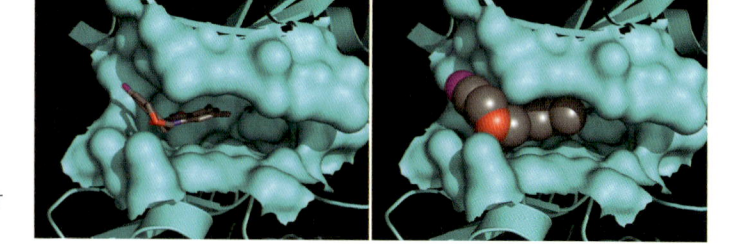

図 7・17 JNK3 阻害剤の中のオキシム類の構造．参考のために EOISOX の構造を示す．

図 7・18 ポケットが閉じた JNK3 構造に対する jnk.1-28 のドッキング様式予測．

に，背面のポケットの中を縫うように通り抜けさせた．専属のメディシナルケミストは筆者が予測したオキシム核の向きに完全に賛同した．このため，筆者はこの種類の九つの分子すべてについて，自らの予測に完全な自信をもつことができた．

これらオキシム類に対する予測の結果を図 7・19 に示す．全体の中で最も成績の良い自動予測（E219）を水色の太線で示した．手動予測の成績はすべて，どの自動予測の成績よりもかなり良かった．これは，基本骨格の良い予測が与えられれば，毎回結合ポケットの外から始めなければならない自動ドッキングに比べて，置換基を手作業で組立てるやり方がずっと有利であることを示す例となってい

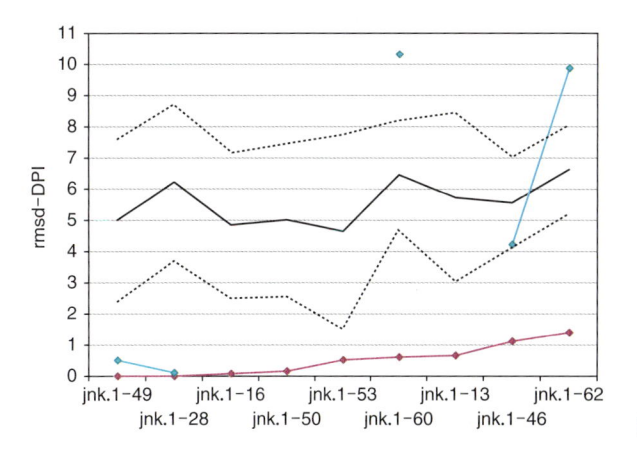

図7・19 オキシムのドッキング様式予測の結果．手動予測のrmsd-DPI値を赤紫の太線で示した．自動予測の平均rmsd-DPI値を黒い太線で，黒い破線の±2σ値とともに示した．この種類の化合物について，自動予測全体で最も良い成績を収めた予測者（E219）の結果を水色の太線で示す．

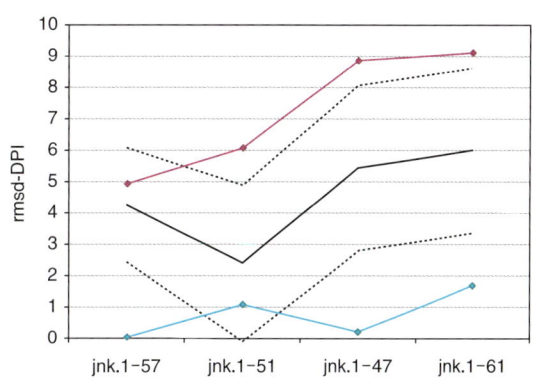

図7・21 ピラゾールのドッキング様式予測の結果．手動予測のrmsd-DPI値を赤紫の太線で示した．自動予測の平均rmsd-DPI値を黒い太線で，黒い破線の±2σ値とともに示した．この種類の化合物について，自動予測全体で最も良い成績を収めた予測者（E218）の結果を水色の太線で示す．

る．手動予測のrmsd-DPI値は，極性置換基をもつ長い分子，jnk.1-46とjnk.1-62に対してはあまり良くないが，これらの分子に対する予測精度の低下は，Flo/qxpが静電的相互作用の遮へい効果を考慮していないことと，基本骨格の配置における小さな誤差が，長い分子の先で増幅されたことの両方によると考えられる．

手動予測の成績がひどく悪い四つの分子はすべてピラゾール核を含んでいた（図7・20）．これらピラゾール類に対する予測の結果を図7・21に示す．最も成績のよかった自動予測（E218）を水色の太線で示す．手動予測のほとんどすべてで，自動予測の95％信頼区間の上にきている．一方，自動予測E218は四つの分子すべてで良い成績を収めており，うち二つでは結晶構造の座標の精度と同等

または近い値となっている．

手動ドッキングは，ピラゾール核を結合部位に配置し，蝶番領域と水素結合させる拘束を課すことによって進められた（図7・22）．交差ドッキングチャレンジが終わり，暫定的な結果が公開された後，筆者は，ピラゾール核のドッキング構造と，結晶構造解析によって決定されたこの核の位置を比較した．その結果，ピラゾール核の初期配置と結晶構造がよく重なっていたことが明らかとなった．ピラゾールの配置から出発して，化合物がタンパク質とどのように相互作用するか想定しながら，置換基を手作業で核の周りに組立てた．これらの想定は，キナーゼ-リガンド複合体の構造を詳細に調査した，長年の経験によって培われたものである．化合物jnk.1-57については，アミノピリミジンとの類推によって，フェニル基が背面の開いたポケットに結合し，ニトリル基の窒素原子が触媒残基のリシンの側鎖と相互作用すると想定した．化合物jnk.1-47とjnk.1-61については，アミドのカルボニル基が触媒残基のリシンと相互作用し，垂れ下がったベンゼン環はグリシンリッチループの内側の面に入り込むように巻き込んでいると想定した．

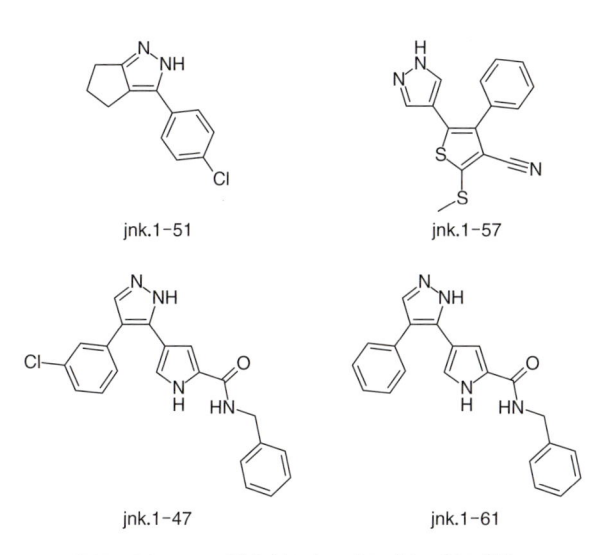

図7・20 JNK3阻害剤の中のピラゾール類の構造．

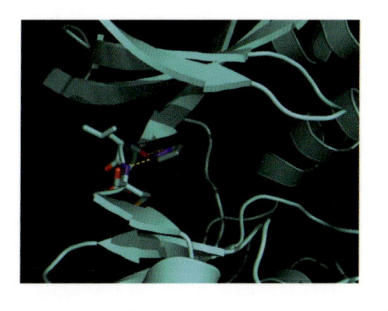

図7・22 ピラゾール核のドッキング様式予測．

図7・23 ポケットが開いたJNK3構造に対するjnk.1-47のドッキング様式予測.（a）この分子を結合したERK結晶構造との比較.（b）JNK3結晶構造との比較.両方の図において,予測された構造の炭素原子は灰色で表した.

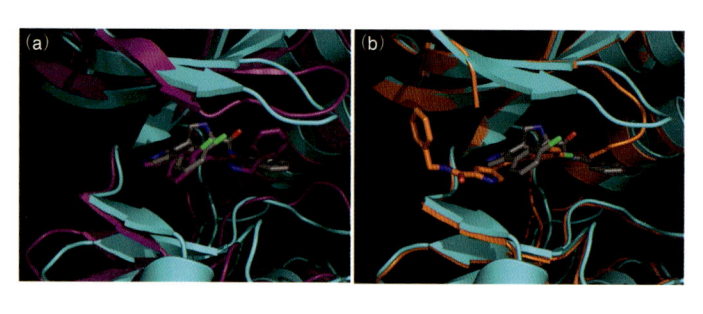

もし,筆者がキナーゼのERKにドッキングしていたら,これは完全ではないにしても良好な予測となっていただろう〔図7・23(a)〕.ドッキング様式の細かい部分についてはより注意深く精密化する必要があったが,意図したドッキングの特徴は公開されたERKの構造とほどよく一致していた.しかし,交差ドッキングチャレンジの対象はJNK3である.このタンパク質中では,この種類の化合物は,ピラゾール核が,別の互変異性体で蝶番領域と相互作用している.分子はERKでの向きに対して裏返っており〔図7・23(b)〕,フルオロフェニル基が,触媒残基のリシンと相互作用していた.ベンゼン環は結合部位の溶媒に露出した縁に沿ってタンパク質表面と接触していた.ERKのタンパク質−リガンド複合体結晶構造との比較から,筆者の予測は不合理なものではないと断言できる.ベンゼン環が結合部位から露出しているようなドッキング構造を選ぶには,化合物jnk.1-47とjnk.1-61に対する筆者の手動予測構造を退ける相当な構造活性相関の情報が必要であっただろう.

結合様式予測における手動と自動の比較に関するコメント

ここでは,ウロキナーゼ型プラスミノーゲン活性化因子とJNK3プロテインキナーゼの阻害剤の結合様式のブラインド予測に適用された,1人の手動ドッキング戦略と複数の自動ドッキング法を比較した.筆者は,自分にタンパク質に低分子化合物をドッキングする特別な能力があると主張するつもりはない.経験を積んだ計算化学者なら誰でも,ここで示した結果と同等かそれより良い結果を同じように生み出すことができると考えている.この特定のブラインドテストでは,全体的に最もうまくいった手動予測は,筆者がかなりの経験を積んでいるプロテインキナーゼを標的にしたものであった.一方,筆者が限られた経験しか積んでいないセリンプロテアーゼの系では,筆者の予測の成功確率は,自動予測と同程度でしかなかった.このため,SAMPL1における交差ドッキングチャレンジの結果は,専門的な知識に標準的なドッキング技術を組合わせれば,一般的に良い予測成功確率が得られる,という仮説を支持していると強く主張したい.手動による過程のおもな特徴を真似すれば自動的な方法の的中率も上がると思う人もいるかもしれない.実際にキナーゼの阻害剤のドッキング構造を,関連した基本骨格をキナーゼ−リガンド複合体結晶構造の既知のリガンド構造に重ね合わせることで生成する方法論が,すでに発表されている[156].このような自動的な手法は,特に複数の阻害剤が結合部位の残基と共通して特異的に相互作用しているタンパク質標的については,一般にうまくいくだろう.基本骨格を重ね合わせる自動的な手順が,ここで使われた自動的手法に含まれていたかどうかはわからないので,ブラインド予測におけるこのようなアルゴリズムの性能についてコメントすることはできない.しかし,ピラゾール類のドッキングの結果は,既知の結晶構造に強く依存する自動的な方法に対する重要な警告となっている.もし,ERKあるいはJNK3の一方しか結晶構造がなければ,他方のプロテインキナーゼへの結合構造を予測すると,間違った結果になるだろう.ドッキング様式予測が今後どのように発展していくかといった短期的な観点では,基本骨格の重ね合わせやこれと類似した自動的なアプローチが,標準的な手動ドッキングの方法と両立し,現実的に役に立つということが示されるであろう.しかし,タンパク質の結合部位への低分子化合物のドッキングの物理原理をさらに理解するといった長期的な観点では,この方法では完全な解とはなりえないだろう.

おわりに

ドッキングに関するこのドゥームズデー風の報告の中で,筆者らは,ドッキングと非共有結合性相互作用との間のつながりを探り,この10年ほどの間に行われたドッキングに基づくバーチャルスクリーニングのかなり詳しい全数調査を行い,タンパク質に結合したリガンド構造のブラインド予測に対する成績を,人手による方法と自動的な方法の間で,詳細に比較した.この報告で新しくわかったことは,悲観的なことばかりではない.1μMかそれよりも良い活性を示す化合物を見いだしているバーチャルスクリーニングは確かに存在し,手動予測も,自動予測もともに,リード化合物の最適化における意思決定を助けるのに足る精度で,ドッキング構造を予測することができていた.実際には,ドッキングは,注意深くかつ現実主義的に使われれば,構造に基づく医薬品設計にとって不可欠なものである.その一方で,ドッキングは,予測結果の誤差の

特徴がはっきりしている"ブラックボックス"技術ではない．ドッキング技術をうまく使うには，経験と専門知識をもつ人の介入が必要なのである．

さらに前に進めるためには，根底にある理論のうち，現在は見逃されているいくつかの理論を取り入れることを可能にするような戦略をとる必要がある．この際，新しい理論やアルゴリズムを取り入れることによる影響を，過去にさかのぼって，さらに将来にわたって検証することを可能にするようなやり方をとる必要がある．現在のドッキングアルゴリズムでおそらく見逃されている点のいくつかは，つぎのような問題に関係している．私たちは，タンパク質の結合部位への分子のドッキングにおいて，単一の構造が優勢であると仮定しているが，これは本当に良い近似なのであろうか．そうでなければ，私たちはどのようにすれば，他の構造や他のプロトン化状態，互変異性体などを含めることができるだろうか．私たちは概して，リガンドがタンパク質の結合部位に局在することによるエントロピーコストを無視するかせいぜい大雑把な見積もりしかしていないが，どうすればもっとよく扱うことができるだろうか．私たちは，ドッキングで使われるスコア関数が物理的な現実を反映してほしいと望んでいるが，私たちの計算をより的中させるには，スコア関数と力場にどんな変更を加える必要があるだろうか．これらや関連した問題に応えようとするならば，アルゴリズムの発展には，Abbott社とVertex社によってSAMPL1チャレンジに提供されたデータよりもっと多くのデータが必要となるだろう．それゆえ，Community Structure-Activity Resource[157]に予算をつけるという最近の発表には勇気づけられる．この産官学の連携によって，長期間にわたる十分な量のデータの利用が可能となる．これは，現在のドッキング技術の予測誤差の評価を可能にするだけでなく，新しい方法論の開発を支える力となるだろう．

謝　辞

この原稿や他の多くの話題について，継続的に有益な議論をしてくださった，GSK社のComputational Chemistry USグループのメンバーに感謝する．CC USは並外れた化学者の集まりであり，筆者はここから毎日新しいことを学んでいる．また，この章を執筆している間，有益な会話を交わしてくださったChristopher Bayly，Ajay Jain，Anthony Nicholls，Carleton Sage，Michael Shirts各氏に感謝する．SAMPL1チャレンジにおける筆者のドッキング様式予測結果を批判的に評価してくださったDennis Yamashita氏に感謝する．SAMPL1を計画し，運営したOpenEye Scientific社のGeoff Skillman氏に特に感謝する．この種のブラインドチャレンジは非常に有用であるが，主催者の方々の多大な苦労と努力を必要とするものである．

筆者は，Geoffが交差ドッキング課題の生の結果を提供してくださったことと，さまざまな予測者の成績について非常に有益な議論をしてくださったことについて，特に感謝している．

文　献

1) http://www.nationalarchives.gov.uk/domesday/.
2) Kontoyianni, M.; Madhav, P.; Suchanek, E.; Seibel, W. Theoretical and practical considerations in virtual screening: a beaten field? *Curr. Med. Chem.* **2008**, *15*, 107-116.
3) Cavasotto, C. N.; Orry, A. J. W. Ligand docking and structurebased virtual screening in drug discovery. *Curr. Top. Med. Chem.* **2007**, *7*, 1006-1014.
4) Zhong, S.; Macias, A. T.; MacKerell, A. D., Jr. Computational identification of inhibitors of protein-protein interactions. *Curr. Top. Med. Chem.* **2007**, *7*, 63-82.
5) Sousa, S. F.; Fernandes, P. A.; Ramos, M. J. Protein-ligand docking: current status and future challenges. *Proteins* **2006**, *65*, 15-26.
6) Rester, U. Dock around the clock: current status of small molecule docking and scoring. *QSAR Comb. Sci.* **2006**, *25*, 605-615.
7) Coupez, B.; Lewis, R. A. Docking and scoring: theoretically easy, practically impossible? *Curr. Med. Chem.* **2006**, *13*, 2995-3003.
8) Mohan, V.; Gibbs, A. C.; Cummings, M. D.; Jaeger, E. P.; DesJarlais, R. L. Docking: successes and challenges. *Curr. Pharm. Des.* **2005**, *11*, 323-333.
9) Schulz-Gasch, T.; Stahl, M. Scoring functions for proteinligand interactions: a critical perspective. *Drug Disc. Today* **2004**, *1*, 231-239.
10) Kitchen, D. B.; Decornez, H.; Furr, J. R.; Bajorath, J. Docking and scoring in virtual screening for drug discovery: methods and applications. *Nat. Rev. Drug Discov.* **2004**, *3*, 935-949.
11) Alvarez, J. C. High-throughput docking as a source of novel drug leads. *Curr. Opin. Chem. Biol.* **2004**, *8*, 365-370.
12) Muegge, I.; Enyedy, I. J. Virtual screening for kinase targets. *Curr. Med. Chem.* **2004**, *11*, 693-707.
13) Brooijmans, N.; Kuntz, I. D. Molecular recognition and docking algorithms. *Annu. Rev. Biophys. Biomol. Struct.* **2003**, *32* 335-373.
14) Glen, R. C.; Allen, S. C. Ligand-protein docking: cancer research at the interface between biology and chemistry. *Curr. Med. Chem.* **2003**, *10*, 763-777.
15) Taylor, R. D.; Jewsbury, P. J.; Essex; J. W. A review of proteinsmall molecule docking methods. *J. Comput. Aided Mol. Des.* **2002**, *16*, 151-166.
16) Lyne, P. D. Structure-based virtual screening: an overview. *Drug Disc. Today* **2002**, *7*, 1047-1055.
17) Shoichet, B. K.; McGovern, S. L.; Wei, B.; Irwin, J. J. Lead discovery using molecular docking. *Curr. Opin. Chem. Biol.* **2002**, *6*, 439-446.
18) Halperin, I.; Ma, B.; Wolfson, H.; Nussinov, R. Principles of docking: an overview of search algorithms and a guide to scoring functions. *Proteins* **2002**, *47*, 409-443.
19) Schneider, G.; Bohm, H. J. Virtual screening and fast automated docking methods. *Drug Disc. Today* **2002**, *7*, 64-70.
20) Abagyan, R.; Totrov, M. High-throughput docking for lead

generation. *Curr. Opin. Chem. Biol.* 2001, *5*, 375-382.
21) Sheridan, R. P.; McGaughey, G. B.; Cornell, W. D. Multiple protein structures and multiple ligands: effects on the apparent goodness of virtual screening results. *J. Comput. Aided Mol. Des.* 2008, *22*, 257-265.
22) McGaughey, G. B.; Sheridan, R. P.; Bayly, C. I.; Culberson, J. C.; Kreatsoulas, C.; Lindsley, S.; Maiorov, V.; Truchon, J. F.; Cornell, W. D. Comparison of topological, shape, and docking methods in virtual screening. *J. Chem. Inf. Model.* 2007, *47*, 1504-1519.
23) Cornell, W. D. Recent evaluations of high throughput docking methods for pharmaceutical lead finding: consensus and caveats. *Annu. Rep. Comp. Chem.* 2006, *2*, 297-323.
24) Warren, G. L.; Andrews, C. W.; Capelli, A. M.; Clarke, B.; LaLonde, J.; Lambert, M. H.; Lindvall, M.; Nevins, N.; Semus, S. F.; Senger, S.; Tedesco, G.; Wall, I. D.; Woolven, J. M.; Peishoff, C. E.; Head, M. S. A critical assessment of docking programs and scoring functions. *J. Med. Chem.* 2006, *49*, 5912-5931.
25) Cummings, M. D.; DesJarlais, R. L.; Gibbs, A. C.; Mohan, V.; Jaeger, E. P. Comparison of automated docking programs as virtual screening tools. *J. Med. Chem.* 2005, *48*, 962-976.
26) Perola, E.; Walters, W. P.; Charifson, P. S. A detailed comparison of current docking and scoring methods on systems of pharmaceutical relevance. *Proteins* 2004, *56*, 235-249.
27) Gilson, M. K.; Given, J. A.; Bush, B. L.; McCammon, J. A. The statistical-thermodynamic basis for computation of binding affinities: a critical review. *Biophys. J.* 1997, *72*, 1047-1069.
28) Shirts, M. R.; Mobley, D. L.; Brown, S. P. Free energy calculations. In: *Structure-Based Drug Design*, Merz, K. M.; Ringe, D.; Reynolds, C. H., Eds. New York: Cambridge University Press; 2010, 61-86.
29) Chang, C. E.; Potter, M. J.; Gilson, M. K. Calculation of molecular configuration integrals. *J. Phys. Chem. B* 2003, *107*, 1048-1055.
30) Kolossváry, I. Evaluation of the molecular configuration integral in all degrees of freedom for the direct calculation of conformational free energies: prediction of the anomeric free energy of monosaccharides. *J. Phys. Chem. A* 1997, *101* (51), 9900-9905.
31) Head, M. S.; Given, J. A.; Gilson, M. K. Mining minima: direct computation of conformational free energy. *J. Phys. Chem. A* 1997, *101*, 1609-1618.
32) Chang, C.-E.; Chen, W.; Gilson, M. K. Ligand configurational entropy and protein binding. *Proc. Natl. Acad. Sci. U.S.A.* 2007, *104*, 1534-1539.
33) Kim, R.; Skolnick, J. Assessment of programs for ligand binding affinity prediction. *J. Comp. Chem.* 2008, *29*, 1316-1331.
34) Manetti, F.; Falchi, F.; Crespan, E.; Schenone, S.; Maga, G.; Botta, M. N-(thiazol-2-yl)-2-thiophene carboxamide derivatives as Abl inhibitors identified by a pharmacophore-based database screening of commercially available compounds. *Bioorg. Med. Chem. Lett.* 2008, *18*, 4328-4331.
35) Olsen, L.; Pettersson, I.; Hemmingsen, L.; Adolph, H.-W.; Jørgensen, F. S. Docking and scoring of metallo-β-lactamase inhibitors. *J. Comput. Aided Mol. Des.* 2004, *18*, 287-302.
36) Holloway, M. K.; Wai, J. M.; Halgren, T. A.; Fitzgerald, P. M. D.; Vacca, J. P.; Dorsey, B. D.; Levin, R. B.; Thompson, W. J.; Chen, J.; deSolms, J.; Gaffin, N.; Ghosh, A. K.; Giuliani, E. A.; Graham, S. L.; Guare, J. P.; Hungate, R. W.; Lyle, T. A.; Sanders, W. M.; Tucker, T. J.; Wiggins, M.; Wiscount, C. M.; Woltersdorf, O. W.; Young, S. D.; Darke, P. L.; Zugay, J. A. *A priori* prediction of activity for HIV-1 protease inhibitors employing energy minimization in the active site. *J. Med. Chem.* 1995, *38*, 305-317.
37) http://www.rcsb.org/pdb/.
38) http://www.cas.org/products/scifindr/index.html.
39) http://www.ncbi.nlm.nih.gov/sites/entrez?db=pubmed.
40) http://scholar.google.com/.
41) Herschhorn, A.; Hizi, A. Virtual screening, identification, and biochemical characterization of novel inhibitors of the reverse transcriptase of human immunodeficiency virus type-1. *J. Med. Chem.* 2008, *51*, 5702-5713.
42) Park, H.; Bahn, Y. J.; Jung, S. K.; Jeong, D. G.; Lee, S.-H.; Seo, I.; Yoon, T.-S.; Kim, S. J.; Ryu, S. E. Discovery of novel Cdc25 phosphatase inhibitors with micromolar activity based on the structure-based virtual screening. *J. Med. Chem.* 2008, *51*, 5533-5541.
43) Zhong, S.; Chen, X.; Zhu, X.; Dziegielewska, B.; Bachman, K. E.; Ellenberger, T.; Ballin, J. D.; Wilson, G. M.; Tomkinson, A. E.; MacKerell, A. D., Jr. Identification and validation of human DNA ligase inhibitors using computer-aided drug design. *J. Med. Chem.* 2008, *51*, 4553-4562.
44) Azim, M. K.; Ahmed, W.; Khan, I. A.; Rao, N. A.; Khan, K. M. Identification of acridinyl hydrazides as potent aspartic protease inhibitors. *Bioorg. Med. Chem. Lett.* 2008, *18*, 3011-3015.
45) Pierce, A. C.; Jacobs, M.; Stuver-Moody, C. Docking study yields four novel inhibitors of the protooncogene Pim-1 kinase. *J. Med. Chem.* 2008, *51*, 1972-1975.
46) Yang, H.; Dou, W.; Lou, J.; Leng, Y.; Shen, J. Discovery of novel inhibitors of 11β-hydroxysteroid dehydrogenase type 1 by docking and pharmacophore modeling. *Bioorg. Med. Chem. Lett.* 2008, *18*, 1340-1345.
47) Dhagat, U.; Carbone, V.; Chung, R. P.-T.; Matsunaga, T.; Endo, S.; Hara, A.; El-Kabbani, O. A salicylic acid-based analogue discovered from virtual screening as a potent inhibitor of human 20α-hydroxysteroid dehydrogenase. *Med. Chem.* 2007, *3*, 546-550.
48) Knox, A. J. S.; Meegan, M. J.; Sobolev, V.; Frost, D.; Zisterer, D. M.; Williams, D. C.; Lloyd, D. G. Target specific virtual screening: optimization of an estrogen receptor screening platform. *J. Med. Chem.* 2007, *50*, 5301-5310.
49) Cozza, G.; Bonvini, P.; Zorzi, E.; Poletto, G.; Pagano, M. A.; Sarno, S.; Donella-Deana, A.; Zagotto, G.; Rosolen, A.; Pinna, L. A.; Meggio, F.; Moro, S. Identification of ellagic acid as potent inhibitor of protein kinase CK2: a successful example of a virtual screening application. *J. Med. Chem.* 2006, *49*, 2363-2366.
50) Siedlecki, P.; Garcia Boy, R.; Musch, T.; Brueckner, B.; Suhai, S.; Lyko, F.; Zielenkiewicz, P. Discovery of two novel, small-molecule inhibitors of DNA methylation. *J. Med. Chem.* 2006, *49*, 678-683.
51) Nolan, K. A.; Timson, D. J.; Stratford, I. J.; Bryce, R. A. In silico identification and biochemical characterization of novel inhibitors of NQO1. *Bioorg. Med. Chem. Lett.* 2006, *16*, 6246-6254.
52) Barril, X.; Brough, P.; Drysdale, M.; Hubbard, R. E.; Massey, A.; Surgenor, A.; Wright, L. Structure-based discovery of a new class of Hsp90 inhibitors. *Bioorg. Med. Chem. Lett.* 2005, *15*, 5187-5191.
53) Zhao, L.; Brinton, R. D. Structure-based virtual screening for plant-based ERβ-selective ligands as potential preventative therapy against age-related neurodegenerative diseases. *J. Med. Chem.* 2005, *48*, 3463-3466.
54) Mizutani, M. Y.; Itai, A. Efficient method for high-throughput

55) Lyne, P. D.; Kenny, P. W.; Cosgrove, D. A.; Deng, C.; Zabludoff, S.; Wendoloski, J. J.; Ashwell, S. Identification of compounds with nanomolar binding affinity for checkpoint kinase-1 using knowledge-based virtual screening. *J. Med. Chem.* 2004, *47*, 1962-1968.

56) Rastelli, G.; Pacchioni, S.; Sirawaraporn, W.; Sirawaraporn, R.; Parenti, M. D.; Ferrari, A. M. Docking and database screening reveal new classes of Plasmodium falciparum dihydrofolate reductase inhibitors. *J. Med. Chem.* 2003, *46*, 2834-2845.

57) Vangrevelinghe, E.; Zimmermann, K.; Schoepfer, J.; Portmann, R.; Fabbro, D.; Furet, P. Discovery of a potent and selective protein kinase CK2 inhibitor by high-throughput docking. *J. Med. Chem.* 2003, *46*, 2656-2662.

58) Enyedy, I. J.; Lee, S.-L.; Kuo, A. H.; Dickson, R. B.; Lin, C.-L.; Wang, S. Structure-based approach for the discovery of bisbenzamidines as novel inhibitors of matriptase. *J. Med. Chem.* 2001, *44*, 1349-1355.

59) Park, H.; Bahn, Y. J.; Jeong, D. G.; Woob, E. J.; Kwon, J. S.; Ryu, S. E. Identification of novel inhibitors of extracellular signal-regulated kinase 2 based on the structure-based virtual screening. *Bioorg. Med. Chem. Lett.* 2008, *18*, 5372-5376.

60) Identification of BRAF inhibitors through in silico screening. *J. Med. Chem.* 2008, *51*, 6121-6127.

61) Schlicker, C.; Rauch, A.; Hess, K. C.; Kachholz, B.; Levin, L. R.; Buck, J.; Steegborn, C. Structure-based development of novel adenylyl cyclase inhibitors. *J. Med. Chem.* 2008, *51*, 4456-4464.

62) Park, H.; Jung, S.-K.; Jeong, D. G.; Ryu, S. E.; Kim, S. J. Discovery of VHR phosphatase inhibitors with micromolar activity based on structure-based virtual screening. *ChemMedChem* 2008, *3*, 880-887.

63) Corbeil, C. R.; Englebienne, P.; Yannopoulos, C. G.; Chan, L.; Das, S. K.; Bilimoria, D.; L'Heureux, L.; Moitessier, N. Docking ligands into flexible and solvated macromolecules. 2. Development and application of FITTED 1.5 to the virtual screening of potential HCV polymerase inhibitors. *J. Chem. Inf. Model.* 2008, *48*, 902-909.

64) Kolb, P.; Huang, D.; Dey, F.; Caflisch, A. Discovery of kinase inhibitors by high-throughput docking and scoring based on a transferable linear interaction energy model. *J. Med. Chem.* 2008, *51*, 1179-1188.

65) Salam, N. K.; Huang, T. H-W.; Kota, B. P.; Kim, M. S.; Li, Y.; Hibbs, D. E. Novel PPAR-gamma agonists identified from a natural product library: a virtual screening, induced-fit docking and biological assay study. *Chem. Biol. Drug Des.* 2008, *71*, 57-70.

66) Katritch, V.; Byrd, C. M.; Tseitin, V.; Dai, D.; Raush, E.; Totrov, M.; Abagyan, R.; Jordan, R.; Hruby, D. E. Discovery of small molecule inhibitors of ubiquitin-like poxvirus proteinase I7L using homology modeling and covalent docking approaches. *J. Comput. Aided Mol. Des.* 2007, *21*, 549-558.

67) Hu, X.; Prehna, G.; Stebbins, C. E. Targeting plague virulence factors: a combined machine learning method and multiple conformational virtual screening for the discovery of Yersinia protein kinase A inhibitors. *J. Med. Chem.* 2007, *50*, 3980-3983.

68) Rummey, C.; Nordhoff, S.; Thiemannc, M.; Metz, G. In silico fragment-based discovery of DPP-IV S1 pocket binders. *Bioorg. Med. Chem. Lett.* 2006, *16*, 1405-1409.

69) Irwin, J. J.; Raushel, F. M.; Shoichet, B. K. Virtual screening against metalloenzymes for inhibitors and substrates. *Biochemistry* 2005, *44*, 12316-12328.

70) Hancock, C. N.; Macias, A.; Lee, E. K.; Yu, S. Y., Jr.; MacKerell, A. D.; Shapiro, P. Identification of novel extracellular signalregulated kinase docking domain inhibitors. *J. Med. Chem.* 2005, *48*, 4586-4595.

71) Toledo-Sherman, L.; Deretey, E.; Slon-Usakiewicz, J. J.; Ng, W.; Dai, J.-R.; Estelle Foster, J.; Redden, P. R.; Uger, M. D.; Liao, L. C.; Pasternak, A.; Reid, N. Frontal affinity chromatography with MS detection of EphB2 tyrosine kinase receptor. 2. Identification of small-molecule inhibitors via coupling with virtual screening. *J. Med. Chem.* 2005, *48*, 3221-3230.

72) Forino, M.; Jung, D.; Easton, J. B.; Houghton, P. J.; Pellecchia, M. Virtual docking approaches to protein kinase B inhibition. *J. Med. Chem.* 2005, *48*, 2278-2281.

73) Mozziconacci, J.-C.; Arnoult, E.; Bernard, P.; Do, Q. T.; Marot, C.; Morin-Allory, L. Optimization and validation of a docking-scoring protocol and application to virtual screening for COX-2 inhibitors. *J. Med. Chem.* 2005, *48*, 1055-1068.

74) Chen, L.; Gui, C.; Luo, X.; Yang, Q.; Guenther, S.; Scandella, E.; Drosten, C.; Bai, D.; He, X.; Ludewig, B.; Chen, J.; Luo, H.; Yang, Y.; Yang, Y.; Zou, J.; Thiel, V.; Chen, K.; Shen, J.; Shen, X.; Jiang, H. Cinanserin is an inhibitor of the 3C-like proteinase of severe acute respiratory syndrome coronavirus and strongly reduces virus replication in vitro. *J. Virol.* 2005, *79*, 7095-7103.

75) Li, C.; Xu, L.; Wolan, D. W.; Wilson, I. A.; Olson, A. J. Virtual screening of human 5-aminoimidazole-4-carboxamide ribonucleotide transformylase against the NCI diversity set by use of Autodock to identify novel nonfolate inhibitors. *J. Med. Chem.* 2004, *47*, 6681-6690.

76) Ferrari, A. M.; Wei, B. Q.; Costantino, L.; Shoichet, B. K. Soft docking and multiple receptor conformations in virtual screening. *J. Med. Chem.* 2004, *47*, 5076-5084.

77) Thurmond, R. L.; Beavers, M. P.; Cai, H.; Meduna, S. P.; Gustin, D. J.; Sun, S.; Almond, H. J.; Karlsson, L.; Edwards, J. P. Nonpeptidic, noncovalent inhibitors of the cysteine protease cathepsin S. *J. Med. Chem.* 2004, *47*, 4799-4801.

78) Schapira, M.; Raaka, B. M.; Das, S.; Fan, L.; Totrov, M.; Zhou, Z.; Wilson, S. R.; Abagyan, R.; Samuels, H. H. Discovery of diverse thyroid hormone receptor anagonists by high-throughput docking. *Proc. Natl. Acad. Sci. USA* 2003, *100*, 7354-7359.

79) Wu, S. Y.; McNae, I.; Kontopidis, G.; McClue, S. J.; McInnes, C.; Stewart, K. J.; Wang, S.; Zheleva, D. I.; Marriage, H.; Lane, D. P.; Taylor, P.; Fischer, P. M.; Walkinshaw, M. D. Discovery of a novel family of CDK inhibitors with the program LIDAEUS: structural basis for ligand-induced disordering of the activation loop. *Structure* 2003, *11*, 399-410.

80) Liu, H.; Li, Y.; Song, M.; Tan, X.; Cheng, F.; Zheng, S.; Shen, J.; Luo, X.; Ji, R.; Yue, J.; Hu, G.; Jiang, H.; Chen, K. Structure-based discovery of potassium channel blockers from natural products: virtual screening and electrophysiological assay testing. *Chemistry* 2003, *10*, 1103-1113.

81) Doman, T. N.; McGovern, S. L.; Witherbee, B. J.; Kasten, T. P.; Kurumbail, R.; Stallings, W. C.; Connolly, D. T.; Shoicht, B. K. Molecular docking and high-throughput screening for novel inhibitors of protein tyrosine phosphatase-1B. *J. Med. Chem.* 2002, *45*, 2213-2221.

82) Paiva, A. M.; Vanderwall, D. E.; Blanchard, J. S.; Kozarich, J. W.; Williamson, J. M.; Kelly, T. M. Inhibitors of dihydropicolinate reductase, a key enzyme of the diaminopimelate pathway of

Mycobacterium tuberculosis. Biochim. Biophys. Acta **2001**, *1545*, 67–77.

83) Enyedy, I. J.; Ling, Y.; Nacro, K.; Tomita, Y.; Wu, X.; Cao, Y.; Guo, R.; Li, B.; Zhu, X.; Huang, Y.; Long, Y.-Q.; Roller, P. P.; Yang, D.; Wang, S. Discovery of small-molecule inhibitors of Bcl-2 through structure-based computer screening. *J. Med. Chem.* **2001**, *44*, 4313–4234.

84) Iwata, Y.; Arisawa, M.; Hamada, R.; Kita, Y.; Mizutani, M. Y.; Tomioka, N.; Itai, A.; Miyamoto, S. Discovery of novel aldose reductase inhibitors using a protein structure-based approach: 3D-database search followed by design and synthesis. *J. Med. Chem.* **2001**, *44*, 1718–1728.

85) Gradler, U.; Gerber, H.-D.; Goodenough-Lashua, D. A. M.; Garcia, G. A.; Ficner, R.; Reuter, K.; Stubbs, M. T.; Klebe, G. A new target for shigellosis: rational design and crystallographic studies of inhibitors of tRNA-guanine transglycosylase. *J. Mol. Biol.* **2001**, *306*, 455–467.

86) Pang, Y.-P.; Xub, K.; Kollmeyer, T. M.; Perola, E.; McGrathe, W. J.; Greene, D. T.; Mangele, W. F. Discovery of a new inhibitor lead of adenovirus proteinase: steps toward selective, irreversible inhibitors of cysteine proteinases. *FEBS Lett.* **2001**, *502*, 93–97.

87) Hopkins, S. C.; Vale, R. D.; Kuntz, I. D. Inhibitors of kinesin activity from structure-based computer screening. *Biochemistry* **2000**, *39*, 2805–2814.

88) Freymann, D. M.; Wenck, M. A.; Engel, J. C.; Feng, J.; Focia, P. J.; Eakin, A. E.; Craig, S. P., III. Efficient identification of inhibitors targeting the closed active site conformation of the HPRT from *Trypanosoma cruzi*. *Chem. Biol.* **2000**, *7*, 957–968.

89) Wang, J.-L.; Liu, D.; Zhang, Z.-J.; Shan, S.; Han, X.; Srinivasula, S. M.; Croce, C. M.; Alnemri, E. S.; Huang, Z. Structure-based discovery of an organic compound that binds Bcl-2 protein and induces apoptosis of tumor cells. *Proc. Natl. Acad. Sci. USA* **2000**, *97*, 7124–7129.

90) Liu, J.-S.; Cheng, W.-C.; Wang, H.-J.; Chen, Y.-C.; Wang, W.-C. Structure-based inhibitor discovery of *Helicobacter pylori* dehydroquinate synthase. *Biochem. Biophys. Res. Commun.* **2008**, *373*, 1–7.

91) Mukherjee, P.; Desai, P.; Ross, L.; White, E. L.; Avery, M. A. Structure-based virtual screening against SARS-3CLpro to identify novel non-peptidic hits. *Bioorg. Med. Chem.* **2008**, *16*, 4138–4149.

92) Park, H.; Jung, S.-K.; Jeong, D. G.; Ryu, S. E.; Kim, S. J. Discovery of novel PRL-3 inhibitors based on the structure-based virtual screening. *Bioorg. Med. Chem. Lett.* **2008**, *18*, 2250–2255.

93) Ruiz, F. M.; Gil-Redondo, R.; Morreale, A.; Ortiz, A. R.; Fabrega, C.; Bravo, J. Structure-based discovery of novel non-nucleosidic DNA alkyltransferase inhibitors: virtual screening and in vitro and in vivo activities. *J. Chem. Inf. Model.* **2008**, *48*, 844–854.

94) Babaoglu, K.; Simeonov, A.; Irwin, J. J.; Nelson, M. E.; Feng, B.; Thomas, C. J.; Cancian, L.; Costi, M. P.; Maltby, D. A.; Jadhav, A.; Inglese, J.; Austin, C. P.; Shoichet, B. K. Comprehensive mechanistic analysis of hits from high-throughput and docking screens against β-lactamase. *J. Med. Chem.* **2008**, *51*, 2502–2511.

95) Park, H.; Hwang, K. Y.; Oh, K. H.; Kim, Y. H.; Lee, J. Y.; Kim, K. Discovery of novel α-glucosidase inhibitors based on the virtual screening with the homology-modeled protein structure. *Bioorg. Med. Chem.* **2008**, *16*, 284–292.

96) Montes, M.; Braud, E.; Miteva, M. A.; Goddard, M.-L.; Mondesert, O.; Kolb, S.; Brun, M.-P.; Ducommun, B.; Garbay, C.; Villoutreix, B. O. Receptor-based virtual ligand screening for the identification of novel CDC25 phosphatase inhibitors. *J. Chem. Inf. Model.* **2008**, *48*, 157–165.

97) Agarwal, S. M.; Jain, R.; Bhattacharya, A.; Azam, A. Inhibitors of *Escherichia coli* serine acetyltransferase block proliferation of *Entamoeba histolytica* trophozoites. *Int. J. Parasitol.* **2008**, *38*, 137–141.

98) Hellmuth, K.; Grosskopf, S.; Lum, C. T.; Wuertele, M.; Roeder, N.; von Kries, J. P.; Rosario, M.; Rademann, J.; Birchmeier, W. Specific inhibitors of the protein tyrosine phosphatase Shp2 identified by high-throughput docking. *Proc. Natl. Acad. Sci. USA* **2008**, *105*, 7275–7280.

99) Betzi, S.; Restouin, A.; Opi, S.; Arold, S. T.; Parrot, I.; Guerlesquin, F.; Morelli, X.; Collette, Y. Protein-protein interaction inhibition (2P2I) combining high throughput and virtual screening: application to the HIV-1 nef protein. *Proc. Natl. Acad. Sci. USA* **2007**, *104*, 19256–19261.

100) Wang, G.; Huang, N.; Meng, Z.; Liu, Q. Identification of novel inhibitors of the streptogramin group A acetyltransferase via virtual screening. *Yaoxue Xuebao* **2007**, *42*, 47–53.

101) Luzhkov, V. B.; Selisko, B.; Nordqvist, A.; Peyrane, F.; Decroly, E.; Alvarez, K.; Karlen, A.; Canard, B.; Aaqvist, J. Virtual screening and bioassay study of novel inhibitors for dengue virus mRNA cap (nucleoside-2'O)-methyltransferase. *Bioorg. Med. Chem.* **2007**, *15*, 7795–7802.

102) Ragno, R.; Mai, A.; Simeoni, S.; Caroli, A.; Caffarelli, E.; La Neve, P.; Gioia, U.; Bozzoni, I. Structure-based drug discovery of XendoU inhibitors through multi-docking virtual screening. In: *Frontiers in CNS and Oncology Medicinal Chemistry*, Vol. COMC-063. Washington, DC: American Chemical Society; 2007.

103) Park, H.; Kim, Y.-J.; Hahn, J.-S. A novel class of Hsp90 inhibitors isolated by structure-based virtual screening. *Bioorg. Med. Chem. Lett.* **2007**, *17*, 6345–6349.

104) Ostrov, D. A.; Hernandez Prada, J. A.; Corsino, P. E.; Finton, K. A.; Le, N.; Rowe, T. C. Discovery of novel DNA gyrase inhibitors by high-throughput virtual screening. *Antibac. Agents Chemother.* **2007**, *51*, 3688–3698.

105) Szewczuk, L. M.; Saldanha, S. A.; Ganguly, S.; Bowers, E. M.; Javoncov, M.; Karanam, B.; Culhane, J. C.; Holbert, M. A.; Klein, D. C.; Abagyan, R.; Cole, P. A. De novo discovery of serotonin *N*-acetyltransferase inhibitors. *J. Med. Chem.* **2007**, *50*, 5330–5338.

106) Liao, C.; Karki, R. G.; Marchand, C.; Pommier, Y.; Nicklaus, M. C. Virtual screening application of a model of full-length HIV-1 integrase complexed with viral DNA. *Bioorg. Med. Chem. Lett.* **2007**, *17*, 5361–5365.

107) Srivastava, S. K.; Dube, D.; Kukshal, V.; Jha, A. K.; Hajela, K.; Ramachandran, R. NAD+-dependent DNA ligase (Rv3014c) from *Mycobacterium tuberculosis*: novel structure-function relationship and identification of a specific inhibitor. *Proteins* **2007**, *69*, 97–111.

108) Brooks, W. H.; McCloskey, D. E.; Daniel, K. G.; Ealick, S. E., III; Secrist, J. A.; Waud, W. R.; Pegg, A. E.; Guida, W. C. In silico chemical library screening and experimental validation of a novel 9-aminoacridine based lead-inhibitor of human S-adenosylmethionine decarboxylase. *J. Chem. Inf. Model.* **2007**, *47*, 1897–1905.

109) Spannhoff, A.; Machmur, R.; Heinke, R.; Trojer, P.; Bauer, I.; Brosch, G.; Schuele, R.; Hanefeld, W.; Sippl, W.; Jung, M. A novel arginine methyltransferase inhibitor with cellular activity.

Bioorg. Med. Chem. Lett. 2007, *17*, 4150-4153.

110) Wang, J.-G.; Xiao, Y.-J.; Li, Y.-H.; Ma, Y.; Li, Z.-M. Identification of some novel AHAS inhibitors via molecular docking and virtual screening approach. *Bioorg. Med. Chem.* 2007, *15*, 374-380.

111) Hamilton, D.; Wu, J. H.; Batist, G. Structure-based identification of novel human-glutamylcysteine synthetase inhibitors. *Mol. Pharm.* 2007, *71*, 1140-1147.

112) Tsai, K.-C.; Chen, S.-Y.; Liang, P.-H.; Lu, I.-L.; Mahindroo, N.; Hsieh, H.-P.; Chao, Y.-S.; Liu, L.; Liu, D.; Lien, W.; Lin, T.-H.; Wu, S.-Y. Discovery of a novel family of SARS-CoV protease inhibitors by virtual screening and 3D-QSAR studies. *J. Med. Chem.* 2006, *49*, 3485-3495.

113) Cavasotto, C. N.; Ortiz, M. A.; Abagyan, R. A.; Piedrafita, F. J. In silico identification of novel EGFR inhibitors with antiproliferative activity against cancer cells. *Bioorg. Med. Chem. Lett.* 2006, *16*, 1969-1974.

114) Dooley, A. J.; Shindo, N.; Taggart, B.; Park, J.-G.; Pang, Y.-P. From genome to drug lead: identification of a small-molecule inhibitor of the SARS virus. *Bioorg. Med. Chem. Lett.* 2006, *16*, 830-833.

115) Prykhod'ko, A. O.; Yakovenko, O. Y.; Golub, A. G.; Bdzhola, V. G.; Yarmoluk, S. M. Evaluation of 4H-4-chromenone derivatives as inhibitors of protein kinase CCK. *Biopolimeri i Klitina* 2005, *21*, 287-292.

116) Huang, D.; Lüthi, U.; Kolb, P.; Edler, K.; Cecchini, M.; Audetat, S.; Barberis, A.; Caflisch, A. Discovery of cell-permeable nonpeptide inhibitors of β-secretase by high-throughput docking and continuum electrostatics calculations. *J. Med. Chem.* 2005, *48*, 5108-5111.

117) Liu, Z.; Huang, C.; Fan, K.; Wei, P.; Chen, H.; Liu, S.; Pei, J.; Shi, L.; Li, B.; Yang, K.; Liu, Y.; Lai, L. Virtual screening of novel noncovalent inhibitors for SARS-CoV 3C-like proteinase. *J. Chem. Inf. Model.* 2005, *45*, 10-17.

118) Soelaiman, S.; Wei, B. Q.; Bergson, P.; Lee, Y.-S.; Shen, Y.; Mrksich, M.; Shoichet, B. K.; Tang, W.-J. Structure-based inhibitor discovery against adenylyl cyclase toxins from pathogenic bacteria that cause anthrax and whooping cough. *J. Biol. Chem.* 2003, *278*, 25990-25997.

119) McNally, V. A.; Gbaj, A.; Douglas, K. T.; Stratford, I. J.; Jaffar, M.; Freemanan, S.; Bryce, R. A. Identification of a novel class of inhibitor of human and *Escherichia coli* thymidine phosphorylase by in silico screening. *Bioorg. Med. Chem. Lett.* 2003, *13*, 3705-3709.

120) Peng, H.; Huang, N.; Qi, J.; Xie, P.; Xu, C.; Wang, J.; Yang, C. Identification of novel inhibitors of BCR-Abl tyrosine kinase via virtual screening. *Bioorg. Med. Chem. Lett.* 2003, *13*, 3693-3699.

121) Pickett, S. D.; Sherborne, B. S.; Wilkinson, T.; Bennett, J.; Borkakoti, N.; Broadhurst, M.; Hurst, D.; Kilford, I.; McKinnell, M.; Jones, P. S. Discovery of novel low molecular weight inhibitors of IMPDH via virtual needle screening. *Bioorg. Med. Chem. Lett.* 2003, *13*, 1691-1694.

122) Powers, R. A.; Morandi, F.; Shoichet, B. K. Structure-based discovery of a novel, noncovalent inhibitor of AmpC β-lactamase. *Structure* 2002, *10*, 1013-1023.

123) Kamionka, M.; Rehm, T.; Beisel, H.-G.; Lang, K.; Engh, R. A.; Holak, T. A. In silico and NMR identification of inhibitors of the IGF-I and IGF-Binding Protein-5 interaction. *J. Med. Chem.* 2002, *45*, 5655-5660.

124) Iino, M.; Furugori, T.; Mori, T.; Moriyama, S.; Fukuzawa, A.; Shibano, T. Rational design and evaluation of new lead compound structures for selective β ARK1 inhibitors. *J. Med. Chem.* 2002, *45*, 2150-2159.

125) Perola, E.; Xu, K.; Kollmeyer, T. M.; Kaufmann, S. H.; Prendergast, F. G.; Pang, Y.-P. Successful virtual screening of a chemical database for farnesyltransferase inhibitor leads. *J. Med. Chem.* 2000, *43*, 401-408.

126) Sarmiento, M.; Wu, L.; Keng, Y.-F.; Song, L.; Luo, Z.; Huang, Z.; Wu, G.-Z.; Yuan, A. K.; Zhang, Z.-Y. Structure-based discovery of small molecule inhibitors targeted to protein tyrosine phosphatase 1B. *J. Med. Chem.* 2000, *43*, 146-155.

127) Nordqvist, A.; Nilsson, M. T.; Roettger, S.; Odell, L. R.; Krajewski, W. W.; Andersson, C. E.; Larhed, M.; Mowbray, S. L.; Karlen, A. Evaluation of the amino acid binding site of *Mycobacterium tuberculosis* glutamine synthetase for drug discovery. *Bioorg. Med. Chem.* 2008, *16*, 5501-5513.

128) Feder, M.; Purta, E.; Koscinski, L.; Cubrilo, S.; Vlahovicek, G. M.; Bujnicki, J. M. Virtual screening and experimental verification to identify potential inhibitors of the ErmC methyltransferase responsible for bacterial resistance against macrolide antibiotics. *ChemMedChem* 2008, *3*, 316-322.

129) Zeng, Z.; Qian, L.; Cao, L.; Tan, H.; Huang, Y.; Xue, X.; Shen, Y.; Zhou, S. Virtual screening for novel quorumsensing inhibitors to eradicate biofilm formation of *Pseudomonas aeruginosa*. *App. Microbiol. Biotechnol.* 2008, *79*, 119-126.

130) Kuo, C.-J.; Guo, R.-T.; Lu, I.-L.; Liu, H. G.; Wu, S.-Y.; Ko, T.-P.; Wang, A. H.-J.; Liang, P.-H. Structure-based inhibitors exhibit differential activities against *Helicobacter pylori* and *Escherichia coli* undecaprenyl pyrophosphate synthases. *J. Biomed. Biotechnol.* 2008, 841312.

131) Hirayama, K.; Aoki, S.; Nishikawa, K.; Matsumoto, T.; Wada, K. Identification of novel chemical inhibitors for ubiquitin C-terminal hydrolase-L3 by virtual screening. *Bioorg. Med. Chem.* 2007, *15*, 6810-6818.

132) Song, H.; Wang, R.; Wang, S.; Lin, J. A low-molecular-weight compound discovered through virtual database screening inhibits Stat3 function in breast cancer cells. *Proc. Natl. Acad. Sci. USA* 2005, *102*, 4700-4705.

133) Westerfors, M.; Tedebark, U.; Andersson, H. O.; Öhrman, S.; Choudhury, D.; Ersoy, O.; Shinohara, Y.; Axén, A.; Carredano, E.; Baumann, H. Structure-based discovery of a new affinity ligand to pancreatic -amylase. *J. Mol. Recognit.* 2003, *16*, 396-405.

134) Chowdhury, S. F.; Lucrezia, R. D.; Guerrero, R. H.; Brun, R.; Goodman, J.; Ruiz-Perez, L. M.; Pacanowska, D. G.; Gilbert, I. H. Novel inhibitors of leishmanial dihydrofolate reductase. *Bioorg. Med. Chem. Lett.* 2001, *11*, 977-980.

135) Malvezzi, A.; de Rezende, L.; Izidoro, M. A.; Cezari, M. H. S.; Juliano, L.; Amaral, A. T. Uncovering false positives on a virtual screening search for cruzain inhibitors. *Bioorg. Med. Chem. Lett.* 2008, *18*, 350-354.

136) Barreiro, G.; Guimaraes, C. R. W.; Tubert-Brohman, I.; Lyons, T. M.; Tirado-Rives, J.; Jorgensen, W. L. Search for nonnucleoside inhibitors of HIV-1 reverse transcriptase using chemical similarity, molecular docking, and MM-GB/SA scoring. *J. Chem. Inf. Model.* 2007, *47*, 2416-2428.

137) Brenk, R.; Irwin, J. J.; Shoichet, B. K. Here be dragons: docking and screening in an uncharted region of chemical space. *J. Biomol. Screen.* 2005, 10, 667-674.

138) Kanji., G. K. *100 Statistical Tests*, 3rd edition. Thousand Oaks, CA: Sage, 2006.

139) http://stattrek.com/Tables/ChiSquare.aspx.

140) Snedecor, G. W.; Cochran., W. G. *Statistical Methods, 8th edition*. Ames, IA: Iowa State University Press; **1989**, 135-148.

141) Irwin, J. J. Shoichet, B. K. ZINC-a free database of commercially vailable compounds for virtual screening. *J. Chem. Inf. Model.* **2005**, *45*, 177-182.

142) Negron-Encarnacion, I.; Arce, R.; Jimenez, M. Characterization of acridine species adsorbed on $(NH_4)_2SO_4$, SiO_2, Al_2O_3, and MgO by steady-state and time-resolved fluorescence and diffuse reflectance techniques. *J. Phys. Chem. A* **2005**, *109*, 787-797.

143) Turek-Etienne, T. C.; Small, E. C.; Soh, S. C.; Xin, T. A.; Gaitonde, P. V.; Barrabee, E. B.; Hart, R. F.; Bryant, R. W. Evaluation of fluorescent compound interference in 4 fluorescence polarization assays: 2 kinases, 1 protease, and 1 phosphatase. *J. Biomol. Screening* **2003**, *8*, 176-184.

144) Feng, B. Y.; Simeonov, A.; Jadhav, A.; Babaoglu, K.; Inglese, J.; Shoichet, B. K.; Austin, C. P. A high-throughput screen for aggregation-based inhibition in a large compound library. *J. Med. Chem.* **2007**, *50*, 2385-2390.

145) Mojumdar, S. C.; Martiska, L.; Valigura, D.; Melnik, M. Thermal and spectral properties of halogenosalicylato-Cu (II) complexes. *J. Therm. Analysis and Calor.* **2003**, *74*, 905-914.

146) Schwarz, K. B.; Arey, B. J.; Tolman, K.; Mahanty, S. Iron chelation as a possible mechanism for aspirin-induced malondialdehyde production by mouse liver microsomes and mitochondria. *J. Clin. Invest*. **1988**, *81*, 165-170.

147) Ha, S.; Andreani, R.; Robbins, A.; Muegge, I. Evaluation of docking/scoring approaches: a comparative study based on MMP3 inhibitors. *J. Comput. Aided Mol. Design* **2000**, *14*, 435-448.

148) http://sampl.eyesopen.com/.

149) Goto, J.; Kataoka, R.; Hirayama, N. Ph4Dock: pharmacophore-based protein-ligand docking. *J. Med. Chem.* **2004**, *47*, 6804-6811.

150) Blow, D. M. A rearrangement of Cruickshanks formulae for the diffraction-component precision index. *Acta Crystallogr., Sect. D* **2002**, *D58*, 792-797.

151) Cruickshank, D. W. J. Remarks about protein structure precision. *Acta Crystallogr., Sect. D* **1999**, *D55*, 583-601.

152) http://www.eyesopen.com/products/applications/omega.html.

153) http://www.eyesopen.com/products/applications/rocs.html.

154) Bohacek, R. S.; McMartin, C. Definition and display of steric, hydrophobic, and hydrogen-bonding properties of ligand binding sites in proteins using Lee and Richards accessible surface: validation of a high-resolution graphical tool for drug design. *J. Med. Chem.* **1992**, *35*, 1671-1684.

155) Wang, Z.; Canagarajah, B. J.; Boehm, J. C.; Kassisà, S.; Cobb, M. H.; Young, P. R.; Abdel-Meguid, S.; Adams, J. L.; Goldsmith, E. J. Structural basis of inhibitor selectivity in MAP kinases. *Structure* **1998**, *6*, 1117-1128.

156) Hare, B. J.; Walters, W. P.; Caron, P. R.; Bemis, G. W. CORES: An automated method for generating three-dimensional models of protein/ligand complexes. *J. Med. Chem.* **2004**, *47*, 4731-4740.

157) http://www.bioinform.com/issues/12_41/features/150096-1.html.

8

Kenneth M. Merz, Jr
（訳：奈良雅之）

構造に基づく医薬品設計における量子力学の役割

はじめに

 in silico[a]医薬品設計のあらゆる場面で量子力学（QM[b]）を日常的に利用できることが，この分野が発展するつぎの段階であることは間違いない．QM法の第一原理的な性質により，分子間の相互作用の性質をもっと正確に描写できるような発展がもたらされた．さらに，QM法を利用した化学的あるいは生物学的な問題を解けるような体系的な方法はかなり納得できるものであるが，in silico 医薬品設計におけるQM法の説得力のある特徴の多くの実際の利用は，コンピューターの限界のために，まだ認識されるようになったばかりである．最近になって，古典的なポテンシャル関数が限界に追い込まれていることが明らかになり，その利用の間違いやすい点がわかってくるにつれて，QM法による処理を追い求めるようになった．しかし，これはいささか世間知らずな見方であり，大規模なコンピューター作業でよく目の当たりにするのは，妥当なコンホメーション状態のサンプリングが，分子間相互作用あるいは分子内相互作用を正確に表現することと同じくらい重要であることを示すからである．したがって，QM法が生物システムのそれぞれの状態のエネルギーを計算できるような日常的なツールになったとしても，妥当なコンホメーション空間をサンプリングするという気の遠くなるような作業に直面することになり，当面は古典的なモデルに限られるであろうと考えられる．

 21世紀に入って，ドラッグデザインのあらゆる場面でQM法を利用することに関して著しい進歩がもたらされた[1],[2]．この進歩の原動力は，コンピューターの力がけた外れに向上し，CPU時間や保存領域のコストが大幅に削減されたことによるものであるが，それにより高分子系の波動関数を計算するためのさらに洗練されたアルゴリズムの発展と検証を加速した．そしてアルゴリズムやソフトウエアが劇的に向上したことにより，研究者がQMモデルを用いて大掛かりで生物学的な問題に取組むことができるようになった．続く節ではin silico 医薬品設計のあらゆる場面でQM法が果たす役割の進歩についてスポットを当てて，筆者らが重要な最近の進歩と考えていることについて述べる．この章の目的はドラッグデザインにおけるQM法の利用について焦点を当てることであるが，たとえば，酵素触媒の研究にもQM法が一般に利用されている．ここでは酵素触媒については述べないので，興味のある読者は酵素触媒のQM研究に関する最近の総説を当たってみるとよい[3],[4]．

 in silico 医薬品設計におけるQMの利用法は，大まかに，受容体もしくは構造に基づく方法とリガンドに基づく方法の二つに分類できる（図8・1）．構造に基づく医薬品設計（SBDD[c]）法は受容体ならびにその関連のリガンドを明確に表現し，QM法あるいは量子力学/分子力学（QM/MM[d]）法，（たとえばドッキング研究の前の）受容体のホモロジーモデリング，さらにCOMBINEのようなエネルギー分割法を含んでいる．エネルギー分割法は受容体と一連のリガンドの2対間相互作用エネルギーの定量的構造活性相関（QSAR[e]）に基づいている．SBDDには受容体と複合体をつくるリガンドのX線構造もしくはNMR[f]（核磁気共鳴）構造が欠かせない．この構造情報は図8・1ではインプットとして示される．構造決定プロセスにおける重要な場面は精密化のプロセスであり，以下で示すように量子力学に基づく方法によりその重要性が強調される．リガンドに基づく医薬品設計（LBDD[g]）法はさまざまなQSAR法を含むが，リガンド構造の知識だけに依存している．QSARは2D（二次元），2.5D（二次元から生じる構造）あるいは3D（三次元）構造を用いて実行し，リガンド構造はNMRもしくはX線の研究から得ることもできるが，ここでは純粋に計算科学的手法で得ている．しかし，QM法を使うときには，すべての原子にまつわる核とその関連した電子を描写しなければいけないため

---

[a] 計算機上で　[b] quantum mechanics　[c] structure-based drug design　[d] quantum mechanics/molecular mechanics　[e] quantitative structure‑activity relationship　[f] nuclear magnetic resonance　[g] ligand-based drug design

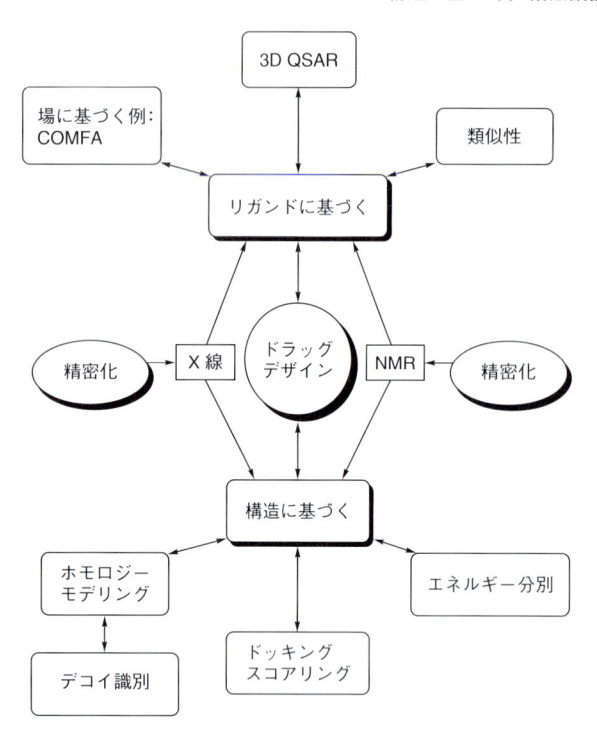

図 8・1 ドラッグデザインで用いられる量子力学による方法の階層.

に，三次元構造を用いなければならない．

X 線と NMR の精密化における量子力学

タンパク質-リガンド複合体の X 線精密化

臨床上の標的と，その結合した基質と阻害剤に関する三次元構造情報は，SBDD にとってきわめて重要である．今日までこの情報の大半が X 線結晶構造によって提供されたものであり，タンパク質-阻害剤複合体の静的なスナップショットを記録し，観測された結合親和性に相当する相互作用について仮説を立てることに利用されてきた．最近のタンパク質合成技術の発展に刺激されて，ハイスループットなやり方で X 線結晶構造の斬新な応用に関する関心が高まりつつある．たとえば，フラグメント化合物に基づく創薬におけるハイスループットの結晶構造が検索されてきた[5)~7)]．

創薬に役に立つこのようなハイスループットなアプローチにおいて，構造は迅速に決定されなければ，設計チームに適宜フィードバックすることができない．と同時に，複合体，とりわけリガンドの構造を正確に決定できないと，観測された結合に関する相互作用についての仮説が十分に信頼できるものではなくなってしまう．しかし，タンパク質結晶解析が，低分子について行われる結晶解析に比べて低い分解能で行われることがよく見落とされる．これがタンパク質構造の精密化でデータ/パラメーター比が低くなる要因である．特に，観測される X 線回折データの量はたいてい全原子の座標，占有率，温度因子を決められるほど十分ではない．2 Å の分解能ではデータ/パラメーター比は 2 よりも少しは良い．分解能が 2.7 Å に落ちると，この比は 1 よりも小さくなるが，ハイスループット結晶構造ではよくある分解能である．データ/パラメーター比が低いという問題は，エネルギー拘束条件付きの精密化（EREF[a)]）の形式で処理することにより，エネルギー拘束を設けることで X 線データを補うことができる[8)]．

$$E_{\text{total}} = E_{\text{chem}} + w_{\text{x-ray}} E_{\text{x-ray}} \quad (8 \cdot 1)$$

ここで，E_{total} は精密化で最小になる関数，E_{chem} は従来分子力学で近似されるエネルギー関数，$E_{\text{x-ray}}$ は X 線目的関数，そして，$w_{\text{x-ray}}$ は E_{chem} と $E_{\text{x-ray}}$ の寄与の釣り合いをとる重みである．X 線データからコンピューターで求められる電子密度は，大きなスケールで構造を決定するために用いられるが，8・1 式のエネルギー関数は，構造の立体化学的な詳細をコントロールするために必要である．しかし，あまり認識されていないことであるが，E_{chem} が十分に正確であれば，EREF 形式により，エネルギーに関する情報を活用して，起こりそうにない互変異性状態やプロトン化状態を排除することができる．さもなければ，これらの状態は非水素原子の座標だけでは明らかにはならないようなものである．逆にいえば，もし E_{chem} が近似レベルもしくは不正確なエネルギー関数で表されていると，精密化された構造はかなり偏ってしまう可能性が高い[9), 10)]．アミノ酸や核酸[11)~13)]で非常に正確なパラメーターが結合長，角度，ねじれについて活用できていても，低分子化合物に対するそれらのパラメーターは，特に，極端にまれで新しい化合物の一部分に直面したときに部分的に不足している[14)]．QM は E_{chem} に対する理想的な選択肢を構成し，MM よりも大幅に向上する．リガンドのポテンシャルエネルギー面に関する中途半端な知識をあらかじめ必要としないので，QM は一般的により正確で信頼できるものである．タンパク質[15), 16)]や複合体[17)~21)]の精密化の研究で，QM に基づいたエネルギー拘束は MM に基づいた方法に匹敵するか，場合によってはそれよりも勝っている．

共結晶構造に QM 精密化を取り入れた応用は，たいていは QM/MM 法で行われてきたが，それは二つのおもな領域に焦点を当ててきた．まず第一に，QM と QM/MM で計算された正確なエネルギーは，結晶環境下において鍵となるタンパク質残基のプロトン化が起きているかどうか，あるいは金属結合リガンドのプロトン化が起きている

---

a) energetically restrained refinement

どうか示唆するために利用されてきた．その例として，QM/MM X線精密化は，ヒトβ-セクレターゼにペプチド性阻害剤が結合した複合体の実際に起こりうる全原子モデルの構築に用いられた．さまざまなプロトン化状態に対して結果として得られた構造が相対的に安定かどうかをQM/SCRF[a]（自己無撞着反応場）計算で評価して，鍵となるアスパラギン酸の一つ，Asp32 が共結晶状態ではプロトン化していることが示唆された[22]．精密化された非水素原子座標は結晶構造のものからそれほどずれてはいないが，QM/MM X線精密化は構造に基づくバーチャルスクリーニングに対して理にかなった出発点として全原子モデルを提供し，β-セクレターゼ阻害剤の de novo[b] 医薬品設計を提供する．そのつぎに，高い水準のQM計算から導かれたエネルギー拘束は，低分解能の構造の質を高めるために，リガンドの幾何学的構造を精密化するのに用いられる．Ryde らはこのアプローチを用いて Bacillius pasteurii 由来のシトクロム c_{553} の 1.70 Å の構造を精密化した．精密化された構造は 0.97 Å で決定された結晶構造とよく一致し，低分解能の構造の R 値を 0.018 だけ減少させた（図 8・2）．

分子動力学（MD[c]）の平均場ポテンシャル（PMF[d]）とQM/MM X線精密化を組合わせた研究[24]は，1,6-ジヒドロキシナフタレンが Orf2 に選択的に結合することを理解するのに役に立った[25]．MD/PMF シミュレーションから三つの極小値が 1,6-ジヒドロキシナフタレンの Orf2 への結合で位置づけられた〔C1（X線構造），C2，C3〕．C1 は 1,6-ジヒドロキシナフタレンのプレニル化で優先的な主生成物に導くが，C3 はマイナーな副生成物に導く[25]．これらの構造のそれぞれは，半経験的な PM3 ハミルトニアンを用いた QM/MM X線精密化を前提としている．QM/MM X線精密化と標準的な CNS[e]（X線とNMRの）精密化（古典的な E_{chem} 項を用いた）の結果を，表8・1と図8・3に示す．表8・1において，QM/MM と CNS を用いて三つの構造を精密化したときの重み，最終的な R と R_{free} 値（R と R_{free} は精密化の質の指標となり，その数値が低いほど良い）はどの重みでも，QM/MM の方が CNS よりも勝っていることを示している．この研究の成果によれば，QM/MM X線精密化で構造の質の向上が可能であることが示されたことになるが，この他のタンパク質-リガンド系に対してはさらなる検証が必要である．

ハイスループット結晶学の発展により，従来の精密化法に改善が求められた．最近，Schiffer らはタンパク質結晶学の分野に影響を及ぼすようなシミュレーション技術の最先端の応用を概説し，QM による方法の活用が三つの大きな最先端の一つと理解された[26]．QM の可能性と効率性が向上していくにつれ，QM に基づく X線精密化方法論の発展と応用がたくさんの新しい興味深い可能性を提供するであろう．

タンパク質-リガンド複合体の NMR 精密化

この 10 年間で，NMR 分光法はタンパク質-リガンド相互作用の研究に有用でかつ使い道が多いことが証明された．タンパク質-リガンド複合体の三次元構造は，核オーバーハウザー効果（NOE[f]）から導かれるプロトン間の距

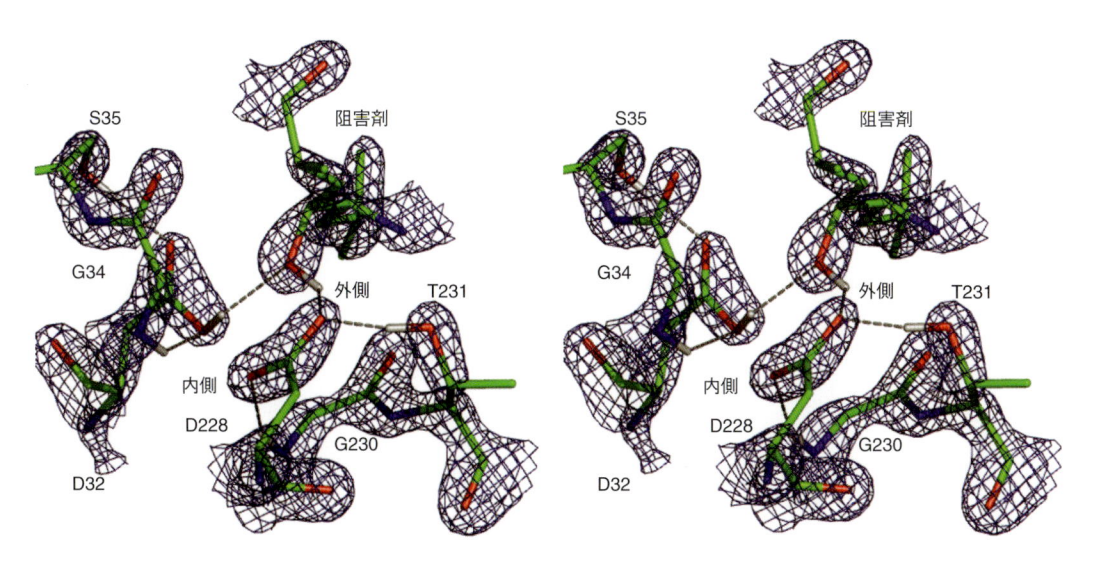

図 8・2 阻害剤が結合した β-セクレターゼの鍵となる残基のステレオ図．Asp32 はプロトン化し，Asp228 は脱プロトンしていることが QM/MM X線精密化によって予想された．2.7 σ レベルで σ_A に重みをつけた $2F_o-F_c$ 電子密度マップを重ね合わせた．

---

a) self-consistent reaction field   b) 新規の   c) molecular dynamics   d) potential of mean force   e) Crystallography and NMR System
f) nuclear Overhauser effect

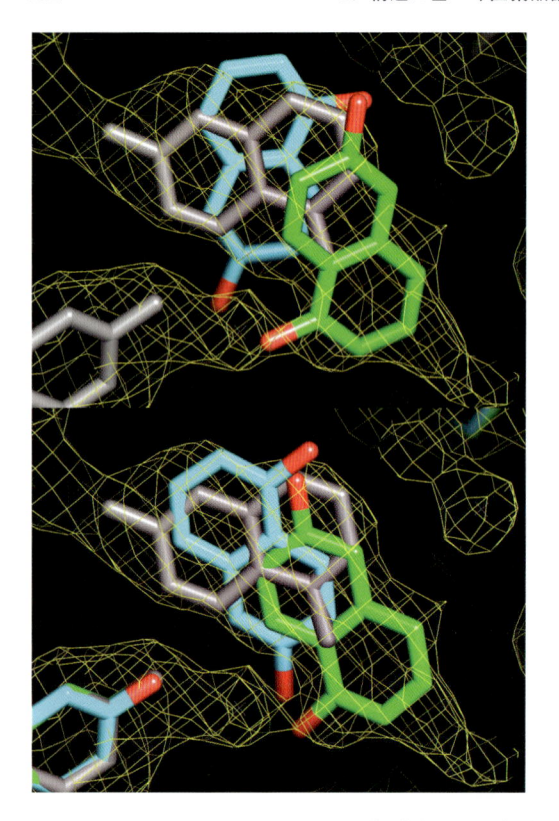

図8・3 1,6-ジヒドロキシナフタレン（上部）のC2（緑），C3（水色）の結合状態のスナップショットとQM/MM X線最適化（底部）から得られた結果．結晶構造1ZB6（灰色）の上に重ね書きされている．電子密度等高線は0.5σである．

離制限と結合定数（J），水素結合や残余双極子カップリングからの拘束の組合わせにより決定される．2006年11月までにタンパク質-リガンド複合体に関して800以上のNMR構造がプロテインデータバンクに登録された．しかし，正確なNMR拘束を得ることが難しいために，この構造決定過程は自動化，ハイスループットからは隔たったものである．Fesikとその共同研究者たちはNMRによるSAR[a]（構造活性相関）を導入したので[27]，NMRに基づくスクリーニング法は薬学研究（総説として，Homans，LepreらとMeyerとPetersを参照せよ[28]〜[30]）における潜在的な薬物分子の同定に発展してきた．NMRに基づくスクリーニング法の応用として最近特に興味深いものは，タンパク質新薬開発を予測することである[31],[32]．これらの技術はすべて，リガンドの結合に伴い，受容体もしくはリガンドのNMRパラメーターに有意な摂動が観測されることを利用している．この摂動は定性的には複合体形成を検出することに，また定量的には結合親和性を測定することに用いることができる．

このようなNMRパラメーターの中で，化学シフトは化合物の化学的環境にきわめて感度が高い．よって，リガンド結合に伴う化学シフト摂動（CSP[b]）の理論計算は分子レベルでタンパク質-リガンド相互作用に関する深い洞察を与えてくれる．NMR化学シフトを計算するためのコンピューターによるアプローチには，古典的モデルと量子力学の二つの種類がある．

古典的モデル[33]〜[36]には環電流，磁気異方性，NMR化

表8・1 Orf2に結合した1,6-ジヒドロキシナフタレンのC1, C2, C3配座異性体に関するCNSとQM/MM X線精密化

配座異性体	精密化の手順	拘束条件の重み	R	R_{free}	距離〔Å〕 D1	D2
C1	QM/MM	0.01	0.2540	0.2674	3.96	7.09
		0.2	0.2419	0.2629	3.97	7.12
		1.0	0.2290	0.2628	4.01	7.21
	CNS	0.01	0.3735	0.4015	5.03	8.17
		0.2	0.2606	0.3004	4.53	7.71
		1.0	0.2307	0.2754	4.10	7.17
C2	QM/MM	0.01	0.2604	0.2894	6.89	9.82
		0.2	0.2432	0.2798	6.78	9.73
		1.0	0.2285	0.2734	6.80	9.79
	CNS	0.01	0.3690	0.4021	8.15	10.48
		0.2	0.2617	0.3015	7.53	10.28
		1.0	0.2320	0.2763	7.10	10.11
C3	QM/MM	0.01	0.2496	0.2795	5.91	4.04
		0.2	0.2414	0.2749	5.81	3.96
		1.0	0.2283	0.2699	5.87	3.97
	CNS	0.01	0.3709	0.4018	7.36	5.27
		0.2	0.2642	0.3057	6.95	4.56
		1.0	0.2315	0.2777	6.42	4.20

a) structure-activity relationship b) chemical shift perturbation

学シフトに対する静電的効果が含まれるが，実験データあるいは高い水準の密度汎関数理論（DFT[a])の結果にパラメーター化される．このアプローチは計算上速いので，タンパク質やその他の生体分子系に簡単に適用できるが，NMR化学シフトと分子構造やコンホメーションとの関係について限られた理解しか与えてくれない．さらに，リガンドの化学構造は広大で多様性があるため，タンパク質-リガンド複合体にこのアプローチを当てはめることは難しい．にもかかわらず，McCoyとWyss[37]は古典的モデルに基づいてCSPを計算することにより，タンパク質にモデル分子をマップするようにJ表面分析を発展させた．*ab initio*[b]もしくはDFT法はNMR化学シフトを正確に予測するために用いられる．しかし，タンパク質-リガンド複合体のNMR化学シフトの計算は，いまだにとてもコストがかかる．

最近，比較的速くてしかも正確なアプローチが開発されたことで[38]，半経験レベルで分割統治法を用いてNMR化学シフトを計算できるようになった．この線形スケーリングのアプローチは，より大きな生体システムを量子力学で処理することを可能にした．タンパク質-リガンド相互作用を特徴づけるために，このアプローチが初めて行われたのは，FKBP[c]-GPI複合体（図8・4）である[39]．計算で

図8・4 GPI〔3-(3-ピリジル)-1-プロピル(2S)-1-(3,3-ジメチル-1,2-ジオキソペンチル)-2-ピロリジンカルボキシレート〕の構造式．

求まったリガンドのプロトンの化学シフトと実験データを比較することで，結合部位の構造を決定したり，複合体に結合している重要な水素結合を特定したりすることができた．さらに，複合体の天然構造は一連のデコイポーズから選ぶことができた（図8・5）．このアプローチはタンパク質-リガンド相互作用をスコアリングする新しい方法を切り開く．典型的なスコア関数は，古典的力場から導かれる知識に基づいた関数もしくは半経験的な関数から計算される結合エネルギーに基づいている[40]．これらの関数の限界の一つは，さまざまなポーズを信頼できるほど選別できていないことであり，特に天然構造に近いポーズはそうである．QM法によるCSPを用いて実験的なCSP分析を取り入れることで，この限界を回避することができる．このアプローチをさらに検証するために，さまざまなドッキングプログラムを用いてGPIの数百のポーズを発生させて，

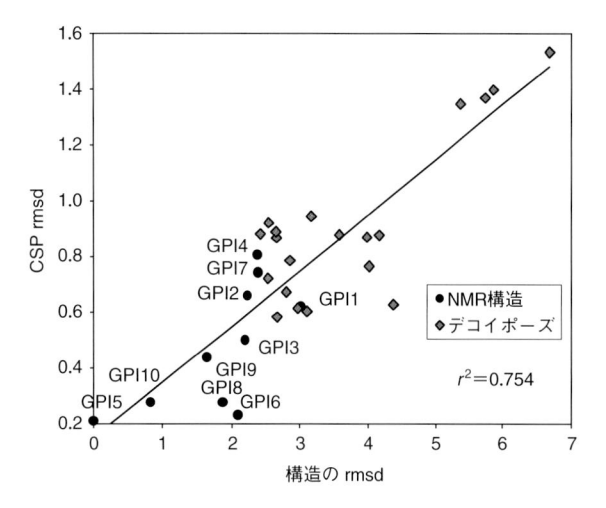

図8・5 NMR構造GPI5に関するCSPのrmsd（平均二乗偏差，ppm単位）と構造上のrmsd（Å単位）の相関プロット．9個のGPI NMR構造と20個のコンピューターで発生させた構造についてプロットしている．

CSPを計算して，それらと実験値を比較することにより，それらにスコアをつけた[41]．コンピューターで求まるCSPの実験からのずれは，ドッキング研究で用いられる典型的なスコア関数よりも，天然ポーズからデコイポーズを区別させていることがわかった．このことはCSPに基づいたアプローチが *in silico* NMRアプローチを用いてタンパク質-リガンド複合体を予測する正確な方法を与えることを示している．

結合定数はもう一つの重要なNMRパラメーターであり，分子のコンホメーションとダイナミクスに関する情報を豊富に提供してくれる．カープラスの式は，結合定数と分子の二面角の関係を表した式であるが，タンパク質の構造決定で広く使われている．量子化学の最近の発展により，NMRで観測されるものをかなり正確に計算で求めることができるようになった．筆者らは，溶液中の柔軟な分子の大半のコンホメーションが計算と実験の結合定数を比較することで決まることを示した[42]．ChouらはDFT計算に基づいたIle, Val, Thr残基のカープラスの式を再パラメーター化することにより，側鎖のダイナミクスに関する深い知見をもたらした[43]．最近，トランス型水素結合のスカラー結合が核酸やタンパク質で検出されるようになった．ペプチドモデルにおける結合定数に関するDFTの研究が，水素結合相互作用の協同的な性質を暗示した[44]．

NMR分光学はタンパク質，タンパク質-リガンド複合体の研究に欠かせない手法であり，新しいQMアプローチは実験的に観測されたNMRパラメーターの理解や解釈にこれからも影響を与えるであろう．

---

a) density functional theory　b) 非経験的　c) FK506-binding protein

タンパク質の構造モデルに量子力学を活用する

生物学における大きな未解決問題の一つは，配列からタンパク質構造を決めること（タンパク質フォールディング問題）である[45]〜[47]．SBDDの場合，構造からフォールドを予測することとホモロジーモデルを精密化することがこの問題に含まれる．現在，古典的で簡潔なポテンシャルがこの問題を解くために試みられて，膨大な数のとても創造的な努力が報告されてきたが[45]〜[47]，これはこの章の範囲を超えているので，その代わりに，QMの活用に焦点を当てて，半経験的QM法を用いて，天然構造からデコイタンパク質構造を識別することについて述べる．実際に，線形スケーリングQM法を導入すると，かなりのタンパク質の系でモデリングすることが可能になる．手短にタンパク質構造やフォールディングを研究するための大掛かりな検証について概説する．

タンパク質の幾何学的構造の検証

半経験的な方法が向いているか評価するには，タンパク質の実験的な幾何学的構造が半経験的なQM理論で再現されることを検証することが重要である．半経験的方法はさまざまな化学系を取扱うために，幅広い低分子をパラメーター化することにより発展した[48],[49]．タンパク質はユニークな官能基をもった大きな生体分子であるので，これらの特定の基に半経験的な処理を施すことによる誤差が，このタンパク質の系で拡大しているかもしれない．半経験的な方法はとてもよくパラメーター化されているが，アミノ酸に特定のパラメーターを当てる分子力学のような古典的なアプローチとは異なるものである[13]．

半経験的なパラメーターモデル3（PM3）を開発したStewartからのつぎの引用は，この問題の本質を上手にとらえている．"PM3のパラメーターセットには三つの限界がある．極限においても参照として用いたデータとせいぜい同じである．……パラメーター化においても，その後の調査においても，使われていない特性の予測に適用するときは，注意して使うべきである[49]"．PM3のパラメーター化で用いられるトレーニング化合物を解析してみると，アミノ酸に含まれる官能基がないことが目立つ．アラニン，グリシンはPM3のパラメーターに含まれていたが，グアニジル基やイミダゾール基のようなものは含まれていなかった．

半経験レベルでタンパク質の幾何学的構造を大がかりに最適化すると，真空中での最小化問題が目立つことになる．古典的方法と異なり，QM法はコンホメーション変化や結合立体配置の変化を経験することができる．真空中における半経験的方法で最適化するとき，結合の開裂と電荷をもった基のプロトン移動はよく起こることである．このようなアーティファクトは明溶媒モデルで最適化すると修正されるが，それは驚くことではない．

全般的に，半経験的な方法はタンパク質の幾何学的構造に驚くほど一致する．観測される最も大きな食い違いは，ねじれ角であるが，既報の実測値と一致している[49],[50]．さらに，半経験的方法で最適化することは，天然の配座異性体状態で側鎖の小さな分画を与えることになる．ねじれ角の摂動によるエネルギー差は微小であるために，このことが起こりうる．半経験的なエネルギー最小化による幾何学的構造では，タンパク質のC−N結合が0.06Åほど長くなっていることは注意しておく．一般にC−N結合はタンパク質の結晶構造で見いだされるものよりも長くなることが予想されていた．それでも，完璧でないにもかかわらず，最適化構造は実験的なX線の幾何学的構造が満足できるくらい再現した．

半経験的な幾何学的構造に近似する

QM計算は古典力学計算よりも構造の幾何学的構造に感度が高い．エネルギーの大きな変化は分子構造の小さな変化，特に結合長や結合角の変化により生じる．このことを考えると，まず系を最適化してからその構造にQM計算を適用することが望ましい．理想的には，結果的に得られた構造が用いられたQMによる処理と一致するように，QMレベルで構造を最適化することが望まれる．しかし，QMレベルで大きな生体分子を最小化するためのコンピューター計算にコストがかかるため，難しいことが多い．筆者らが開発したもっと計算上扱いやすいアプローチでは，幾何学的構造を再現できるようにパラメーター化したMMポテンシャルを用いて最適化することで，半経験的なQM処理でも一致する結果が得られる[51]．

AMBER力場が半経験的なQMアプローチに対応した幾何学的構造を産するように再パラメーター化されてきた．その幾何学的構造はparmAM1, parmPM3と名付けられて，半経験的な幾何学的構造の基準となる[51]．このパラメーターの良い点は二つあり，(1) MMの最小化を使ってより低いエネルギーの初期構造に到達させることにより，最適化の時間を削減できること，(2) 結合の開裂や他のアーティファクトにつながるQMの最小化の間にエネルギーやエネルギー勾配の不安定さを取除くことにより，系における全体的なひずみを取除くことである．

このアプローチは初期構造を生産するのに成功を収めてきたが，初期構造はそれに続くQMの最適化に一般的に安定で，QM法でスコアリングされたときにより低いエネルギーを示す．この様子は図8・6に示される．結晶構造，AMBERであらかじめ最小化した構造，parmPM3であらかじめ最小化した構造のそれぞれで出発したときの半経験的な最小化プロファイルを比較したもので，NS-1タンパク質のN末端フラグメント（PDBコード1AIL）に関するものである．parmPM3であらかじめ最小化した構造は，

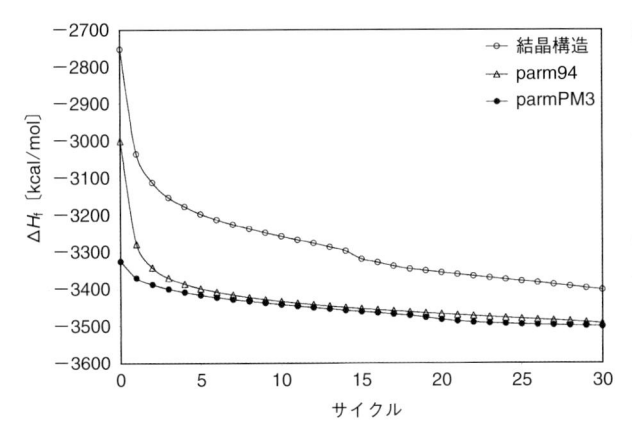

図8・6 結晶構造（○），AMBER（parm94；△）であらかじめ最小化した構造，parmPM3（●）であらかじめ最小化した構造から始めた NS-1 タンパク質（PDB コード 1AIL）の N 末端フラグメントの半経験的最小化プロファイル．

初期エネルギーがより低いものとなり，より円滑な最小化プロファイルを示す．

天然構造を識別する

タンパク質のポテンシャルのスコアリングを評価するのに用いられるもう一つの定石は，天然構造と非天然モデルから識別する性能を決定することである[52]．ab inito のフォールディングでは，たくさんの数のタンパク質モデルが発生し，スコア関数は天然に近い構造を非天然構造から識別することに用いられる．天然構造がエネルギー関数の全域にわたる最小値であることを仮定しているので[53]，正しく天然構造を同定できなければ，その方法に欠陥があり，タンパク質のモデリング研究に有用ではないと推論できる．何千ものタンパク質モデルのスコアリングが必要となるため，QM 法には特に難しい問題である．この研究はタンパク質フォールディング研究に半経験的 QM 法が有用であることを示した最初の大規模調査である．

コンピューターでつくり出したタンパク質の非天然構造，すなわちデコイの大きなデータベースは容易に利用することができる[54),55]．これらのデコイセットは ab initio のタンパク質の構造予測の計算で生じて，二次構造やパッキングなどのタンパク質の天然構造の特徴の多くを含んでいる．構造予測のシミュレーションで，多数の構造セットをコンピューターでつくる．目的は，天然構造との平均二乗偏差（rmsd[a]）がさらに小さな構造を確実に同定できることである．一般的にこのアプローチは不十分なサンプリングとエネルギー関数の欠陥により制限を受ける．つまり，大きなコンホメーション空間がサンプリングされなければならず，エネルギー関数は天然構造を非天然構造から識別できるくらいしっかりしたものでなければならない．

古典的な MM ポテンシャルはデコイの中から天然構造を同定することに関してとてもうまく働くが，あらゆる場合に天然構造を同定できるわけではない[56]．筆者らのアプローチとして，QM 計算から得られる生成熱，古典的なレナード・ジョーンズ引力項（LJ6），スコア関数において QM から誘導されるポアソン-ボルツマン（PB[b]）溶媒和項の線形結合を用いた．引力項には，半経験的方法による分散効果の取扱いの弱いところを補償することが含まれている．得られた"DivScore"法の個々の成分はさまざまなレベルの理論から取上げられるので，重みの係数はデコイに対してテストセットの天然構造の Z スコアが最大になるように適用されて，以下のように示される．

$$E_{\text{tot}} = 0.250 \times \Delta H_\text{f} + 0.225 \times \Delta G_{\text{solv}} + 0.525 \times \Delta LJ_6 \tag{8・2}$$

このアプローチは，4 状態の還元セットと Rosetta セットから抽出した多数デコイ 13 セットに関して用いられた．異なる方法で生成した構造を比較するときに偏りの可能性があるので，全原子型の勾配による最小化をすべてのデコイと天然構造で実行した．AMBER と parmPM3 の両方を用いることにより，あらゆる構造上の異常を整合的な方法で取除いた．さらに，結合距離と角度を一貫性のあるパラメーター化されたポテンシャルで最小化することで，天然構造，デコイに対して力場の偏りを取除いた．

"DivScore"を用いたスコアリングの結果は，このスコア関数がすべてのデコイの中から天然構造を同定するのに向いていることを示している．すべての 13 個のセットについて天然構造を正しく同定することができたが，興味深いことに，一般にスコアを最も下げるのは，X 線の構造であり，NMR の構造ではない．すべての天然構造の Z スコアは大きく，ポテンシャル関数はデコイのセットよりも天然構造をより良くスコアリングする．天然構造と最も良いスコアのデコイとのエネルギー差は 4 状態の還元セットに対して大きいが，Rosetta デコイに対しては顕著に小さい．得られた DivScore と天然構造との rmsd をプロットしたサンプルを図 8・7 に示す．

タンパク質の官能基の中には半経験的なハミルトニアン（AM1[48]と PM3[49]）で明確にパラメーター化されていないものがあることを考慮すると，半経験的な方法が非天然構造から天然構造を同定するのにうまく働いているというのは興味深いことである．さらに古典的なアプローチは，生体分子でみられる官能基の興味の対象となるセットにパラメーター化を施してきたという長所がある[13]．しかるに半経験的なパラメーターはそれぞれの元素のレベルで実行されている．さらに，非局在化ファンデルワールス相互

---

[a] root-mean-square deviation [b] Poisson-Boltzmann

8. 構造に基づく医薬品設計における量子力学の役割

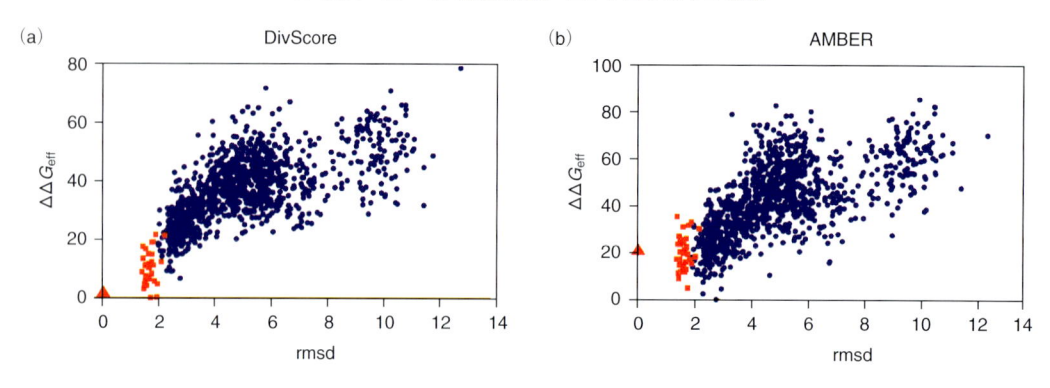

図 8・7 (a) DivScore ポテンシャルと，(b) AMBER を用いてスコアリングしたフルクトースリプレッサー DNA 結合ドメイン（PDB コード 1UXD）のエネルギー対 rmsd のプロット．（▲）NMR の最小平均（rmsd 計算を基準として用いた），（■）各 NMR モデル，（●）Rosetta デコイ．エネルギーは，デコイセットの最低エネルギーの構造と比較した状態のエネルギー差とした．AMBER ではいくつかのデコイのスコアの方が天然構造よりも良いが，DivScore ではいくつかの NMR モデルは天然構造と本来のとおり同程度である．

作用や多重電荷 - 電荷相互作用のような高分子の影響が重要になってくる．

半経験的な 1 点計算で天然構造を非天然構造から識別できるということは，これらの方法がタンパク質を含んだ応用に向いていて，タンパク質の安定性につながる重要な相互作用をとらえているからかもしれない．半経験的なモデルがどうしてタンパク質デコイをスコアリングするのか，現在の研究で筆者らが発見したことについて考えてみる価値はある．半経験的な方法は高水準の *ab initio* 結果と一致するような φ-ψ プロットを与えないことが知られているが[50]，力場はある程度正確にこれらのプロットを再現するようにパラメーター化されている．このことから二次構造成分のフォールディングで観測される長距離静電的相互作用や協同性効果のような他の因子が重要な役割を果たしていると思われる[57]．半経験的な方法を使って天然構造とデコイタンパク質構造をスコアリングするときに，これらの効果がコンホメーション効果を上回ってしまうこともありうる．このアプローチを用いて半経験的な方法を用いて考えることができ，ホモロジーモデルを検証したり，あるいはタンパク質のループ部分のとりやすいコンホメーションを研究するために利用したりすることができる．

構造に基づく医薬品設計

SBDD における量子力学の定性的な活用

QM を用いてタンパク質のような高分子を特徴づけるようになると，創薬の助けとなる新しい記述子の全体がみえてくる．これらの記述子の多くが古典的なポテンシャルの届く範囲を超えているので，その性質によってタンパク質 - リガンド相互作用を定性的に理解するのに用い，医薬品分子の合理的な設計に用いることができる．線形スケーリング QM 法により合理的なドラッグデザインの観点から臨床上重要な標的タンパク質を定性的に分析しやすくなった．このような定性的な洞察が低分子阻害剤の標的となりうるリガンド結合や金属結合などの "ホットスポット" を予測するのによく使われている．研究者たちは静電ポテンシャル（ESP[a]）マップ，局所的な硬軟の度合い，福井インデックス，フロンティア軌道分析，電子密度状態分析などの記述子を，タンパク質を調べるために活用してきた．以下に QM から生まれた記述子を用いた最新の研究に焦点を当ててみる．

ESP と相対的なプロトンポテンシャル

ESP マップは SBDD においてタンパク質あるいは DNA 結合部位を特徴づけるツールとして広く用いられてきた．しかし伝統的に，ESP マップは古典的な点電荷モデル（たとえば，PARSE）から導かれたものであり，線形もしくは非線形ポアソン - ボルツマン方程式を解くことにより，タンパク質の表面の静電ポテンシャルを計算するために用いられた．線形スケーリング QM アルゴリズムを発展させて，溶媒和をモデルするために自己無撞着反応場（SCRF）法を組合わせることにより，現在では ESP マップは量子力学的に計算されるようになった．Khandogin と York は線形スケーリング QM 法を用いて ESP マップをつくり，HIV-1 ヌクレオキャプシドタンパク質のような臨床上重要な標的タンパク質の性質を探索した[58),59]．彼らは，ヌクレオキャプシドの C 末端と N 末端の Zn フィンガー領域の電気陰性度を見極めるときに，PARSE/PB マップよりも PM3/COSMO で計算した分子静電ポテンシャル（MEP[b]）マップを使う方が優位であることを検

---

a) electrostatic potential b) molecular electrostatic potential

証した．初期の実験でも同じことが示唆されていたが，今回の結果はそれと一致している．

この研究でもう一つ注目に値するのは，相対的なプロトンポテンシャルを用いてオボムコイドの第三ドメインの滴定部位のプロトン親和性を予想した記述子（OMTYK3）である．実験的なpK_aとこれらの残基の相対的なプロトンポテンシャルの間の一致は，線形相関係数－0.996と非常に良い．他の臨床上重要な標的タンパク質に関しても実験的なpK_aデータとX線結晶構造データが豊富に利用できる．相対的なプロトンポテンシャルの予測可能性を検証するために，これらの標的すべてを系統的に研究することは適切である．関連研究として，RajamaniとReynoldsはコンピュータープログラムDivConに実装した，線形スケーリングQM法[60),61)]を用いてβ-セクレターゼの触媒活性のあるアスパラギン酸のプロトン化状態をモデル化した[62)]．阻害剤存在下ではアスパラギン酸はプロトン化状態にあるが，阻害剤非存在下では脱プロトン状態をとっている．RahaとMerzはこのDivConを再び用いてHIV-1プロテアーゼに結合する阻害剤の存在下および非存在下における触媒活性アスパラギン酸のプロトン親和性を計算するスキームを定式化し，結果を結合親和性の計算の観点から議論した[63)]．

分極と電荷移動

高分子相互作用における分極と電荷移動の役割はよく知られているが，SBDDにおいてQM法の使用によって定量化されたのはつい最近のことである．Hensenらのグループが QM/MM 法を用いて，HIV-1 プロテアーゼと3種類の高い親和性をもつ阻害剤，ネルフィナビル，モゼナビル，トリプナビルとの相互作用を研究した[64)]．その結果，酵素環境によってリガンドの分極が全静電的相互作用エネルギーの39％にまで寄与することがわかった．彼らは分析に基づいて，阻害剤に結合親和性が高くなるような修正があることを提案した．同じような研究で，Garcia-Vilocaらはジヒドロ葉酸レダクターゼが触媒する水素化物イオン転移反応のさまざまな段階で，基質テトラヒドロ葉酸と補酵素NADPHの分極の役割を調べた[65)]．その結果，分極が全静電的相互作用エネルギーの4％に寄与して，反応において遷移状態を9 kcal/mol安定化することを見いだした．

RahaとMerzはSBDDの中で受容体-リガンド相互作用における電荷移動をきわめて詳細に研究した[63)]．165個の非共有結合性のタンパク質-リガンド複合体の研究で，複合体の11％は0.1電荷単位以上がタンパク質からリガンドに移動していることを見いだした．49個の金属酵素複合体でタンパク質-リガンドの電荷移動が平均的に0.6電荷単位までであった．電荷移動の方向はタンパク質-リガンド複合体に依存し，たとえば，マトリックスメタロプロテアーゼ（MMP[a)]）では電荷はタンパク質からリガンドに移動するが，ヒト炭酸デヒドラターゼやカルボキシペプチターゼでは電荷はリガンドからタンパク質へ移動する．これらの研究はすべてQM効果がタンパク質-リガンド相互作用に重要であり，QM効果を無視してSBDDの研究に *in silico* 標的タンパク質の阻害剤としての候補を発見することは期待できないことを示している．

触媒，QM，SBDD

酵素が基質を認識して，触媒作用が働き，生成物ができるという機構は，酵素が臨床上潜在的な標的であるので，創薬業界からかなりの興味を抱かれた．その結果，触媒に関してその機構を徹底的に理解することは，効果的な阻害剤設計へとつながった．酵素機構学の複雑さゆえにQM法による研究がうってつけであるので，QMはこの領域では先導的な役割を担ってきた．この領域の最近の総説では，計算科学による酵素学の分野が台頭し，QM/MMやDFTに基づくアプローチを含む詳細なモデリング技術や重要な発展が記されている[3),4)]．

過去の文献を再考してみると，酵素の大多数がQMに基づく方法を用いて機構を解明することが主題であったことが示されるが，徹底的な再調査はこの章の全体的なトピックの範囲を超えている．しかし，ここでは詳細に調べられ，しかも重要なSBDDの標的である二つの酵素にふれておく．その酵素とはβ-ラクタマーゼとコリスミ酸ムターゼ[66)～70)]である．SBDDの見方からすると，β-ラクタマーゼはβ-ラクタム系抗生物質への耐性の機構を説明するのに特に適していた．そのような包括的な研究で，Hermannらは，半経験的なエネルギーを修正するために，半経験的QM/MMとハイブリッドDFTを用いてクラスAのβ-ラクタマーゼであるTEM1のアシル化の機構をモデリングした[71)]．この研究から集められた知見は，β-ラクタマーゼによって加水分解を受けないβ-ラクタム系抗生物質の設計において価値があるだろう．Merzとその共同研究者たちもまたQM/MM，DFT，量子化学溶媒和法を用いてこれらの酵素に対するβ-ラクタム系抗生物質の機構や結合の親和性について研究を行った[69),72)]．

SBDDにおけるQM法の定量的な活用

SBDDにおいて，QM法は受容体-リガンド相互作用に関して価値のある知見とさまざまな眺望をもたらしたが，コンピューター上での創薬の完全な目標達成は，タンパク質と低分子の阻害剤の結合自由エネルギーを正確に計算することにより，*in silico* で新しい阻害剤を発見できるよう

---

a) matrix metalloprotease

になることである．この問題には標的タンパク質に結合する阻害剤の正しい結合様式，つまり"ポーズ"を予測することが含まれている．いくつかのドッキングプログラムは正しい結合様式を得ることにほどよく成功してきた[73]．しかし，結合自由エネルギーや正しいスコアの計算が難題であることがわかってきた[74]．2分子系の結合自由エネルギーが2分子とその周りの溶媒との複雑な相互作用に依存することを考えると，これは驚くことではない．通常，結合自由エネルギーを計算する計算科学的手法は，"スコア関数"としても知られるエネルギー関数を利用するが，この関数は結合自由エネルギーに関連して，直接的あるいは間接的にスコアを計算する．スコア関数はもともと，統計学的方法を用いて単に観測量を結合自由エネルギーに関係づける経験的なもしくは統計的なポテンシャルであった．また，スコア関数は実際のところ非常に詳細で，分子のエネルギーを物理に基づいて記述するため，分子シミュレーションを通じて受容体–リガンド相互作用のサンプリングに用いられる．最近，筆者らはすべてのスコア関数を概説し，SBDDの観点から現状を議論した[75]．

最近までのSBDDにおける量子力学の活用は，前節で述べたように，定性的あるいは限られたものであった．たとえば，ドッキングプログラムを使ったデータベースの大規模なバーチャルスクリーニングにおいて，半経験的QM法はデータベースの準備で原子の電荷を計算するのに用いられた．QMにおいて電荷と脱溶媒和ペナルティーを用いた市販ドラッグライク分子のデータベース（ZINC）が公開されて利用可能である[76]．最近の研究で，IrwinらがこのZINCを利用して，事後的なドッキングスクリーニングに陥らずに，金属酵素に結合する既知のリガンドを増やすことに成功した．良質の電荷と脱溶媒和ペナルティーだけがこの成功の理由ではないが，これらが重要な役割を果たしたことは間違いない．

電荷の質の重要性を示すさらなる根拠は，Choらの別の研究で示された．QM/MM法を用いて計算されたリガンドの電荷が，阻害剤の正しい結合様式を得るためのドッキングプログラムの性能に重要な向上をもたらしたのである[78]．QM電荷を用いるドッキング法は，天然の結合様式が最良のポーズとしてランクされる力場の電荷よりも正確に遂行することができる．その違いは，rmsdで天然ポーズの0.5～1.0Å以内にあると予想されるポーズに対してより明確であった．RahaとMerzは古典的なスコア関数（分子認識モデル）を設計したが，使用されているCM2電荷は結合中の静電的相互作用と溶媒和効果をモデリングするために半経験的QM法を用いて計算されたものである[63]．この場合では，電荷を線形スケーリング法を用いてタンパク質–リガンド複合体全体にわたって計算し，分極や電荷移動を説明していることは注目に値する．分子認識モデルで計算することにより，HIV-1プロテアーゼの活性部位でモデル化される33種類の阻害剤のpK_iの実験値と一致する結果が得られる（相関係数$r^2 = 0.78$）．

QM/MM法と結合親和性計算

QM/MM法は，酵素触媒機構の観点や，上述の分子ドッキングの際の低分子の電荷計算などSBDDにおいて末梢的な観点から研究するのに広く用いられている．しかし，タンパク質とリガンドの結合自由エネルギーを計算するために，QM/MM法を直接的または間接的のいずれかで用いることを試みた研究は数少ない．初期の研究で，MlinsekらはQM/MM法を用いてトロンビンのファンデルワールス表面にMEPを発生させ，これをデータの消滅・結合に関する人工ニューラルネットワーク–遺伝アルゴリズムエンジンへの入力として用いることにより，トロンビン阻害剤のpK_iを予測した[79]．この研究では人工知能法が成功を示したが，一般的ではない．さらに，MEPが用いられているが，これは結合の他の面は無視した記述子である．

最近の研究でKhandelwalらは結合親和性を予測するためにドッキング，QM/MM最適化，MDシミュレーション，QM/MM相互作用エネルギー計算を取り入れた4段階アプローチを用いた[80]．彼らはファンデルワールス項と静電的相互作用の項が以下のQM/MM相互作用エネルギーで置き換えられた拡張型線形応答（ELR[a]）理論の修正版を用いている．

$$\Delta G_{\text{binding}} = \alpha \times \Delta \langle E_{\text{QM/MM}} \rangle + \gamma \times \Delta \langle SASA \rangle + \kappa \quad (8\cdot 3)$$

ここで，$\langle E_{\text{QM/MM}} \rangle$はMDシミュレーションから得られたQM/MM相互作用エネルギーの1点計算時間平均である．このアプローチでマトリックスメタロプロテアーゼ（MMM-9）の28個のヒドロキサム酸に基づく阻害剤の結合親和性について計算しているが，精度は非常に良い．pK_iの計算値と実験値の一致は優れている（$r^2=0.9$で交差検定$r^2=0.77～0.88$の範囲である）．また，特筆に値することとして，4段階アプローチの段階ごとで予測どおりに正確になっていくことが検証されたことである．図8･8に示すように，実験的なpK_iとの一致は初めのドッキングの段階では低かったが，最後のQM/MMの相互作用エネルギーの1点計算段階の後ではとても良くなっている（図8･8の緑丸$r^2=0.044$から黒丸$r^2=0.90$）．このことは正確な結合を予測する際に量子力学的な処理と活性型コンホメーションのサンプリングが重要であることを示してい

---

a）extended linear response

る．とりわけ，活性部位の QM/MM 処理は段階 3 でとても重要であるが，その理由はプロトンがヒドロキサム酸のヒドロキシ基から活性部位のグルタミンに転移されたことが示されたからである．古典的ポテンシャルを用いる限り，この現象をモデリングすることは困難である．

線形スケーリング QM 法と結合親和性計算

上述した QM/MM 法はタンパク質-リガンド相互作用に関する結合親和性を計算できる見込みをはっきり示している．しかし，上記の議論で，(1) このアプローチは分子シミュレーションを通してリガンド-受容体コンホメーションを大量にサンプリングする必要があり，時間がかかること，(2) 今日までに報告された SBDD QM/MM の研究ではすべて，タンパク質を部分的に扱うだけでも計算コストが膨れてしまうために，リガンドだけが量子力学的に取扱われたこと，(3) タンパク質-リガンド複合体の結合領域を QM と MM の二つの領域に分割して取扱うと，QM/MM 法の境界領域に関連してよく言及される落とし穴[81]にはまることが明らかになった．

このような問題は，この 10 年間の線形スケーリング QM 法の発展によって，ある程度は克服されてきた．AM1 や PM3 などの半経験的ハミルトニアンが活用できることにより，数千の原子を含むタンパク質の分子波動関数を計算できるようになった．線形スケーリング法が SBDD に応用された最初の 1 例は，Raha と Merz により報告されたもので，金属酵素のヒト炭酸デヒドラターゼとリガンドの結合親和性をそこそこの精度で計算した[82]．彼らが記したように，溶液中の結合自由エネルギーはつぎの方程式を用いて計算した．

$$\Delta G_{bind}^{sol} = \Delta G_b^g + \Delta G_{solv}^{PL} - \Delta G_{solv}^P - \Delta G_{solv}^L \quad (8\cdot 4)$$
$$\Delta G_b^g = \Delta H_b^g - T\Delta S_b^g$$

ここで，溶液中の結合自由エネルギーは，気相の相互作用エネルギーと溶媒和補正の総和として計算を行った．気相の相互作用エネルギーはエンタルピーの成分とエントロピー成分から成り立っている．エンタルピー成分の静電的な部分は半経験的ハミルトニアンを用いて DivCon で計算した．溶媒和補正は溶液中のタンパク質-リガンド複合体(PL)と溶液中で遊離したタンパク質(P)およびリガンド(L)の溶媒和自由エネルギーの差として計算した．溶媒和自由エネルギーはポアソン-ボルツマンに基づく自己無撞着反応場(PB-SCRF[a])法を用いて計算したが，この方法では溶媒の反応場の下での溶質電子密度の分極がQM-ハミルトニアンを用いて整合的に計算される[83]．この点が QM 計算に基づく溶媒和法を利用できる長所であり，この方法において溶媒反応場に応答するタンパク質の

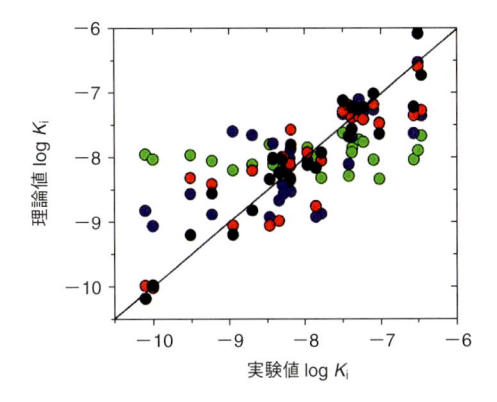

図 8・8 Khandelwal らが用いた 4 段階アプローチ．MMP-9 に対する一連のヒドロキサム酸の阻害定数について実験値と理論値の相関を記した．段階 1 における FlexX ドッキング（緑），QM/MM 最小化が段階 2（青），Zn 結合を拘束した MD 計算を行う段階 3（赤），MD シミュレーションから時間平均構造に対して QM/MM エネルギー計算を行う段階 4（黒）を記した．

誘電緩和（つまり内部誘電体）は存在しない．

それに続く研究で，Raha と Merz が結合親和性を予測するために QM スコアと名付けられた量子力学に基づくスコア関数を大がかりでしかも詳細に確認を行った．彼らは，165 の非共有結合複合体と 49 の金属酵素複合体から成る多様な範囲のタンパク質-リガンド複合体に対して相互作用エネルギーを計算した[63]．165 の非共有結合複合体に関して，相互作用エネルギーはフィッティングをまったく行わなくても，実験の結合相互作用エネルギーと 2.5 kcal/mol 以内で一致した．スコア関数のいろいろなところを結合自由エネルギーの実験値に回帰法を用いてフィッティングすると，2.0 kcal/mol 以内で一致した．金属酵素の場合，実測値との一致はフィッティングなしで 1.7 kcal/mol 以内，フィッティングありで 1.4 kcal/mol 以内であった．こうして，彼らは，この第一世代の完全に QM 計算に基づくスコア関数が，結合のあらゆる面を本来説明できるであろうことを実証した．

別の研究では，Nikitina らが線形スケーリング QM 法を用いて，PDB のタンパク質コンホメーションに結合する 8 個のリガンドの結合エンタルピーを計算した[84]．彼らはエンタルピーを選んで，半経験的ハミルトニアン PM3 が結合エンタルピーを計算する性能を調べた．結合自由エネルギーの代わりに結合エンタルピーを選択したことは，かなり思慮深い行為である．というのも，エントロピーを計算する方がはるかに困難であり，一般にかなり単純化した近似を用いているからである．この研究のもう一つの重要な側面は，エンタルピー計算に水分子を取り入れている点である．構造的な水分子がタンパク質とリガンドの基準状

---

a) Poisson-Bolzmann based self-consistent reaction field

態のエンタルピーの計算に含まれていた．彼らが行った二つのスキームでは，複合体においてタンパク質とリガンドの双方と水素結合している水分子をタンパク質とリガンドの基準状態の計算の際に考慮した．この研究の欠点の一つは溶媒和効果を排除しているか，結合エンタルピーの溶媒和補正を行っていることである．しかし，彼らははっきりと水分子を明溶媒として含むことで溶媒和効果をエンタルピー的にモデル化していると主張している．計算で求められたエンタルピーは実験的なエンタルピーと 2 kcal/mol 以内で一致した．

SBDD で線形スケーリング QM 法を用いた別の例として，Vasilyev と Bliznyuk の研究があるが，コンピュータープログラム MOZYME を用いて，別のドッキングプログラムで上位 100 位までに予測されたリガンドを再スコアした．彼らはこのような作業に線形スケーリング QM プログラムを用いることができることを評価した[85]．MOZYME の別の応用として，Ohno らは生殖細胞系抗体に結合するハプテンとその成熟型の結合自由エネルギーを計算することにより，抗体の親和性の成熟化を調べて[86]，成熟過程における分極と電荷移動の重要性を強調している．

線形スケーリング技術の最近の発展は高分子の波動関数を計算するために，ハートリー–フォック法や DFT のような高い理論レベルに焦点を当てている．Gao らは共役キャップを伴う分子分割（MFCC[a]）に基づいて密度行列スキームの発展と応用を記してきた[87]．この方法を用いると，密度行列は高分子のキャップされたフラグメントに対して高い理論レベルで計算される．全エネルギーはフラグメント密度行列を集積した完全密度行列から計算される．この方法の応用では，Chen と Zhang が高い理論レベルでリガンド–DNA/RNA 相互作用を計算した[88]．このような方法が結合自由エネルギーを計算できるか評価するにはさらなる検証が必要であるが，その潜在性は明らかである．

Fukuzawa らは，*ab initio* フラグメント分子軌道（FMO[b]）法という別のアプローチでヒトエストロゲン受容体に結合するリガンドの相互作用エネルギーを計算した[89]．結合親和性の計算値と実測値の一致はそれなりではあるが，リガンドを取囲むたった数残基だけで受容体をモデリングできるということを実験した．彼らは完全な受容体と，リガンドを取囲む数残基だけに切詰めた受容体の間の計算科学的相互作用エネルギーに意味のある違いはないということを見いだした．このことは計算にかかる時間を削減する戦略に向けてヒントを与えている．しかし，もっと徹底的な検証研究がまだ必要である[2]．

QM，QM/MM に関する相互作用エネルギー分割

結合親和性の実測から，阻害剤の活性結合状態のポーズと受容体との相互作用の関係について知見を与えることはほとんどない．そのような知見はリード化合物から医薬品へ向かう過程にとても有用である．計算科学的手法は一般的に，リガンドと受容体の相互作用エネルギーを分割する方法を提供する．しかし，QM 法を SBDD に応用してみると，このような知見は理論的根拠に基づくものであって，その正しさは実験によって検証されることもしばしば起こりうる．このような知見は創薬における μM 未満のリード化合物の可能性を増やすために予測とテストから成る設計サイクルで利用できるものである．

QM/MM 法も線形スケーリング QM 法も，いずれもリガンドと受容体の相互作用を詳細に分析するために使われてきた．Hensen らは QM/MM 法と線形スケーリング QM 法を用いて HIV-1 プロテアーゼと阻害剤の相互作用を詳細に分析した[64]．彼らは最も効果の高い阻害剤であるトリプナビルの 4-ヒドロキシジヒドロピロンのサブ構造が HIV-1 プロテアーゼの触媒部位のアスパラギン酸とイソロイシン残基と相互作用しやすいことを検証した．彼らは線形スケーリング MD-MFCC アプローチを用いて，HIV-1 逆転写酵素と阻害剤ネビラピンが入ったその薬剤耐性変異体との相互作用を詳細に分析した．彼らは逆転写酵素耐性の重要な局面に光を注ぐ QM 相互作用スペクトルを計算した[90]．

Raha らは線形スケーリング QM 法と 2 対間エネルギー分割（PWD[c]）のスキームを用いて，一連のフッ素置換体リガンド〔N-(4-スルファミルベンゾイル)ベンジルアミン；SBB[d]〕とヒト炭酸デヒドラターゼとの相互作用を詳細に分析した[91]．Raha らは酵素と阻害剤をサブシステムに分割して，密度行列の非対角とサブシステム間の 1 電子行列成分から成る交換エネルギーを計算した．

$$E_{AB} = \sum_\mu^A \sum_\nu^B P_{\mu\nu}^{AB} \left(2 H_{\mu\nu}^{AB} - \frac{1}{2} \sum_\lambda^B \sum_\sigma^A P_{\lambda\sigma}^{AB} (\mu^A \sigma^A | \lambda^B \nu^B) \right)$$

(8・5)

ここで，A と B は残基のサブシステムで，P と H はそれぞれ密度行列と 1 電子行列である．この PWD スキームを用いて，SBB 阻害剤の遠位の芳香環とヒト炭酸デヒドラターゼとの相互作用に対するフッ素置換の効果を調べた．Raha らはさまざまな 2 対間相互作用と阻害剤の結合自由エネルギーの関連性を調べた．遠位の基にフッ素置換したものは結合自由エネルギーに直接的には影響を与えないことがわかった．むしろ，阻害剤のスルホンアミドとタンパク質の Thr199 残基の相互作用が幾何学的構造として

---

[a] molecular fractionation with conjugate cap [b] fragment molecular orbital [c] pairwise energy decomposition [d] N-(4-sulfamylbenzoyl)benzylamine

最も強くなるような影響を与えた．この強い相互作用は，各阻害剤において化学的には同じものであるが，リガンドとの結合親和性と直接の相関があった．このような知見は新規で可能性を秘めた阻害剤を設計する際に有益である．PWD スキームは Ortiz のグループの比較結合エネルギー分析（COMBINE[a]）[92]方法論に組込まれて，Peters と Merz による SE-COMBINE をつくり出した[93]．この方法はトリプシンと一連のトリプシン阻害剤の最も重要な相互作用を説明した．多変量統計学的方法，主成分解析，部分最小二乗（PLS[b]）を用いて，QSAR モデルを生み出すために受容体残基とリガンドフラグメント化合物の相互作用を調べた．彼らはいわゆる IMM[c]（分子間相互作用マップ）を導入して，研究者が医薬品候補化合物の修正あるいは最適化に必要な箇所を視覚化できるようになった．

リガンドに基づく医薬品設計

合理的なドラッグデザインで用いられた最も古くからあるツールの一つが QSAR である．QSAR モデルは従属変数（活性値，たとえば，K_i や IC_{50}）と，分子特性の計算値，あるいは記述子とよばれる独立変数をもった化合物のセットに関して導き出されたものである．データセットの化合物は活性状態のコンホメーションをとっているものと仮定する．モデルの生成には多重線形回帰（MLR[d]），主成分回帰（PCR[e]），部分最小二乗回帰（PLSR[f]），コンピューターニューラルネットワーク（CNN[g]）などの技術を用いる．リガンドに基づく方法はさらに二つのカテゴリー，3D QSAR と場に基づく方法とに分けられる．両者とも，つぎの節でふれることにしよう．

QM 記述子を伴う 3D QSAR

3D QSAR で用いられる記述子はたいてい（1）電子状態〔たとえば最高被占軌道（HOMO[h]）と最低空軌道（LUMO[i]）エネルギー〕，（2）トポロジー（たとえば，結合インデックス），（3）幾何学的構造（たとえば慣性モーメント）の三つのカテゴリーに分類される．すべての場合のモデルは，多変量統計のツールを用いてつくられることが多いが，これは記述子間の多数かつ高水準の共線形性によるものである．Karelson, Lobanov, Katritzky による優れた総説に，CODESSA などの QSAR プログラムに QM 記述子が使われている詳細が述べられている[94]．それらの中には，双極子モーメントなどの実測可能なものや，原子の部分電荷などの実測不能なものが含まれる．Clark の

グループは最近，医薬品と非医薬品を区別したり，記述子とその物理特性の関係を理解するために AM1 に基づく記述子を用いた[95]．

たいていの記述子は AMPAC や MOPAC などの半経験的な理論レベルで計算を行っている．しかし，コンピューターのスピードが着実に向上していくと，ab initio と DFT 法の利用が一般的になってきている．これらの方法では記述子は第一原理から計算で求められるようになる．Yang らのグループはさまざまな DFT に基づく記述子を調べて，一連のプロトポルフィリノーゲンオキシダーゼ阻害剤をつくり出した．DFT に基づくモデルが PM3 に基づくモデルをしのいでいることが示された[96]．

場に基づく方法：CoMFA

CoMFA[j]（比較分子場解析）[97] と CoMSIA[k]（比較分子類似度指数解析）[98] は場あるいはグリッドに基づく方法であり，データのすべての化合物はお互いに上から順に並んでおり，立体的および静電的な記述子がプローブ原子を用いてそれぞれの格子点で計算される．その結果，分子よりも記述子の方が多くなり，それゆえに PLS データ解析が線形方程式を発生させるために使われる．Weaver のグループの研究では，CoMFA, CoMSIA を含めて QSAR に対してさまざまな場に基づく方法が比べられて，場に基づく方法がメディシナルケミストの助けとなる確固としたツールを提供することがわかった[99]．量子力学から導かれた電子構造の記述子には，伝統的な分子場解析アプローチはまったくない．QMQSAR は比較的新しい技術で，半経験的 QM 法を用いて量子的分子場に基づく QSAR 法が発展した[100]．配列された学習セットリガンドを細かく空間に位置づけられた格子に置くことにより，量子的分子場が生じて，それぞれのリガンドはプローブ相互作用エネルギー（PIE[l]）の値のセットで特徴づけられている．PIE は，"与えられた格子点に正に荷電した炭素の 2s 電子を置き，リガンド L の場で相互作用したとき，その電子が受ける引力ポテンシャルと斥力ポテンシャルを足し合わせることにより得られる静電的なポテンシャルエネルギー" として定義される．

$$\mathrm{PIE} = -\langle s_i s_i | V(\mathrm{L}) \rangle = \int_{r_1} \chi_{s_i}^*(r_1) \chi_{s_i}(r_2)$$

$$\times \left\{ \sum_{\alpha=1}^{N_{\mathrm{atoms}}} \left[\frac{z_\alpha}{|r_1 - r_\alpha|} - \sum_{\mu \in \alpha} \sum_{\mu' \in \alpha} P_{\mu\mu'} \int_{r_2} \frac{\chi_\mu^*(r_2) \chi_{\mu'}(r_1)}{|r_1 - r_2|} dr_2 \right] \right\} dr_1$$

(8·6)

---

a) comparative binding energy analysis b) partial least squares c) intermolecular interaction map d) multiple linear regression e) principal component regression f) partial least squares regression g) computer neural network h) highest occupied molecular orbital i) lowest unoccupied molecular orbital j) comparative molecular field analysis k) comparative molecular similarity indices analysis l) probe interaction energy

核の電荷 z_α は単に原子 α の価電子の数であり，表記 $\mu\in\alpha$ は原子 α を中心とする原子価軌道のセットを示している．密度行列成分 $P_{\mu\mu'}$ は占有分子軌道に関するつぎのような総計で与えられる．

$$P_{\mu\mu'} = 2\sum_{k=1}^{N_{\text{occ}}} c_{\mu k} c_{\mu' k} \tag{8・7}$$

コルチコステロイド，エンドセリン拮抗薬，セロトニン拮抗薬を含むデータセットに適用すると，さまざまな CoMFA モデルと比べて同様な予測率で線形回帰モデルが生成される．

分光学的 3D QSAR

分光学的な QSAR 法には EVA (分子振動周波数)[101]，EEVA (分子軌道エネルギー)[102]，CoSA (NMR 化学シフト)[103] が含まれる．研究対象となるすべての化合物に同じ数の記述子が含まれていることが 3D QSAR の必要要件であるが，上に述べた方法はいずれも記述子について何も与えない．分子振動周波数の数 ($3N-6$，直線において $3N-5$) は分子内の原子の数 N に依存している．NMR 化学シフトの数は N に依存するが，分子軌道の数も基底セットの大きさに依存している．この問題の解はガウス関数による円滑化技術を用いて，情報を束縛されたスケールに当てはめることである．このスケールの上限と下限はデータセットにおけるすべての化合物に対して一貫している．標準偏差 σ をもつガウス関数の核をそれぞれの計算ポイント，EVA，EEVA，CoSA に置く．定義された範囲に，間隔 x で重ね合わされたガウス関数の強度を足し合わせることにより，それぞれの分子の記述子 $f(x)$ が得られる．

$$f(x) = \sum_{t=1}^{3N-6} \frac{1}{\sigma\sqrt{2\pi}} e^{-(x-f_t)^2/2\sigma^2} \tag{8・8}$$

方法の物理的な土台を考えると，これらの記述子にはたくさんの構造情報が含まれている．赤外分光法は分子の官能基の配置に関する情報を与え，NMR 化学シフトは同系列の化合物の置換基効果に高く依存している．しかし，分子軌道エネルギーは HOMO/LUMO エネルギーなどの分子の電子構造を与え，結合過程において重要な役割を果たす．

これらの記述子を計算するために用いる理論の選択は，データセットの化合物の数，必要とする精度に依存する．すべてが半経験的もしくは非経験的な方法を使って計算することができる．QSAR の結果もまた上記の方程式の σ と x の選択に依存する．

これらの方法は多くのデータセットに対して予測モデルを提供し，場に基づく方法に長所をもっている．というのはそれらは"アライメントフリー"で，いいかえればデータセットに構造を重ね合わせる必要がないからである．Asikainen のグループは最近の論文でこれらの方法を比較し，一連の化合物のエストロゲン様活性の研究を行った[104]．

量子 QSAR と分子量子類似性

Carbó の研究グループは 1980 年代から量子 QSAR の分野の発展に関わってきた[105]．ある二つの分子 A と B の量子類似性測度 (QSM[a]) は以下の式を用いて計算で求めることができる．

$$z_{AB} = \langle \rho_A | \Omega | \rho_B \rangle = \iint \rho_A(r_1) \Omega(r_1 r_2) \rho_B(r_2) \mathrm{d}r_1 \mathrm{d}r_2 \tag{8・9}$$

ここで Ω は正値の演算子 (たとえば，運動エネルギーもしくはクーロンエネルギー) で，ρ は電子密度である．QSM は以下の式を用いて 0 と 1 の間の指数に変換することができる．

$$r_{AB} = \frac{z_{AB}}{\sqrt{z_{AA}z_{BB}}} \tag{8・10}$$

その結果，いわゆる Carbó 類似性指数 (CSI[b]) を編み出した．あるデータセットのすべての分子対で QSM と CSI の配列を計算すると，量子 QSAR の記述子を与える[106]．

CoMFA に基づく方法の欠点は学習セットの分子を重ね合わせることが必要であることである．これは自由度 (剛体運動と内部運動) がたくさんあるために容易な作業ではない．しかし，通常の三次元の枠組みに分子構造の調整を行ってみると，分子のどの領域が活性化を与えるのか，どの領域がより望ましい性質をもった新しい化合物をつくり出すために発展できるかを決定する便利な方法を与えてくれる．QSM は古典的な CoMFA データセットと重ね合わせるために，量子類似性重ね合わせのアルゴリズム (QSSA[c]) とよばれるラマルク型遺伝アルゴリズムを伴って発展してきた．QSSA は分子の類似性が最大になるように実行されて，他の経験に基づく方法のように原子型には依存しない．

第一原理の電子構造計算に基づいて正確かつ効率的に分子を配列する技術は，関連する計算コストが高いため相当困難であることを意味している．それゆえ，QSM は近似の電子密度を用いることになる．Fusti-Molnar と Merz は最近，フーリエ変換 (FT[d]) 法を用いて分子の相対的な配向について量子類似性行列が最大になるような新しいス

---

a) quantum similarity measure b) Carbó similarity index c) quantum similarity superposition algorithm d) Fourier transform

キームを表現したが，その目的は，まず第一に真の *ab initio* 電子密度とクーロンポテンシャルを数値表現で構築し，そのつぎに，フーリエコンボルーション法を応用して，並進運動の自由度の最適化を促進することである．重要なこととして，補間による誤差を避けるために，必要となる分析公式は回転座標で *ab initio* 波動関数を変換することから導き出される．新しい配列法は一般に，重なり，クーロン，運動エネルギーの量子類似性の測度に適用できることが示され，QSM コンピューター計算から *ab initio* スコアリングを含めたドッキング問題を解くことに拡張されうる．

Popelier らのグループは Bader の AIM[a] 理論と量子分子類似性を組合わせて，量子トポロジー分子類似性 (QTMS[b]) を生み出した[109]．これは一連の分子に関してあらかじめ定義された結合の"結合臨界点"を記述子として用い，多変量統計による解析を行うものである．化合物の系列はコンピューター上取扱いやすい状態を維持しながら，この方法に共通の基本骨格をもっていなければならない．QTMS を用いてモデルを生成することにより，脂肪族のカルボン酸，アニリン，フェノールのセットの pK_a 値を見積もった[110]．

展望

簡潔な総説の中で最新の発展をすべて列挙するのは難しい．しかし，ドラッグデザインに関する問題でリガンドに基づくアプローチ，受容体に基づくアプローチの両方を用いて量子力学的アプローチを用いることは，この先大きな成長を遂げるものと思われる．QM 法が原理的に受容体とリガンドの相互作用エネルギーを非常に正確にとらえる能力があること，新奇の記述子の組を生じる能力があることが，構造に基づく医薬品設計における量子力学の利用をより魅力的なものにするに違いない．だが，QM 法の利用が標準になるには，もっと速い方法論の開拓が必要であり，古典的な方法論を凌駕する性能を証明する緻密な検証研究が必要である．SBDD の場合にエントロピーの取込みとコンホメーションダイナミクスの役割が古典的方法論と QM 方法論のいずれにも高いハードルとして立ちはだかっている．これらの問題を克服するために，研究者たちが精力的に SBDD に関わっていくことがこれらの大きな焦点となるであろう．

謝 辞

NIH (GM44974, GM066859) の寛大な援助に感謝する．

文 献

1) Cavalli, A.; Carloni, P.; Recanatini, M. Target-related applications of first principles quantum chemical methods in drug design. *Chem. Rev.* 2006, *106*, 3497-3519.
2) Fedorov, D. G.; Kitaura, K. Extending the power of quantum chemistry to large systems with the fragment molecular orbital method. *J. Phys. Chem. A* 2007, *111*, 6904-6914.
3) Mulholland, A. J. Modelling enzyme reaction mechanisms, specifity and catalysis. *Drug. Discov. Today* 2005, *10*, 1393-1402.
4) Friesner, R. A.; Gullar, V. Ab initio quantum chemical and mixed quantum mechanics/molecular mechanics (QM/MM) methods for studying enzymatic catalysis. *Ann. Rev. Phys. Chem.* 2005, *56*, 389-427.
5) Blundell, T. L.; Jhoti, H.; Abell, C. High-throughput crystallography for lead discovery in drug design. *Nat. Rev. Drug Discov.* 2002, *1*(1), 45-54.
6) Hartshorn, M. J.; Murray, C. W.; Cleasby, A.; Frederickson, M.; Tickle, I. J.; Jhoti, H. Fragment-based lead discovery using X-ray crystallography. *J. Med. Chem.* 2005, *48*(2), 403-413.
7) Nienaber, V. L.; Richardson, P. L.; Klighofer, V.; Bouska, J. J.; Giranda, V. L.; Greer, J. Discovering novel ligands for macromolecules using X-ray crystallographic screening. *Nat. Biotechnol.* 2000, *18*(10), 1105-1108.
8) Jack, A.; Levitt, M. Refinement of large structures by simultaneous minimization of energy and R factor. *Acta Crystallogr. A* 1978, *34*, 931-935.
9) Kleywegt, G. J.; Jones, T. A. Where freedom is given, liberties are taken. *Structure* 1995, *3*(6), 535-540.
10) Kleywegt, G. J.; Jones, T. A. Databases in protein crystallography. *Acta Crystallogr. D Biol. Crystallogr.* 1998, *54*, 1119-1131.
11) Brooks, B. R.; Bruccoleri, R. E.; Olafson, B. D.; States, D. J.; Swaminathan, S.; Karplus, M. CHARMM: A program for macromolecular energy, minimization, and dynamics calculations. *J. Comput. Chem.* 1983, *4*, 187-217.
12) Engh, R. A.; Huber, R. Accurate bond and angle parameters for x-ray protein-structure refinement. *Acta Crystallogr. A* 1991, *47*, 392-400.
13) Cornell, W. D.; Cieplak, P.; Bayly, C. I.; Gould, I. R.; Merz, K. M.; Ferguson, D. M.; Spellmeyer, D. C.; Fox, T.; Caldwell, J. W.; Kollman, P. A. A second generation force field for the simulation of proteins, nucleic acids, and organic molecules. *J. Am. Chem. Soc.* 1995, *117*(19), 5179-5197.
14) Davis, A. M.; Teague, S. J.; Kleywegt, G. J. Application and limitations of X-ray crystallographic data in structure-based ligand and drug design. *Angew. Chem. Int. Ed. Engl.* 2003, *42*(24), 2718-2736.
15) Yu, N.; Li, X.; Cui, G.; Hayik, S. A.; Merz, K. M. Critical assessment of quantum mechanics based energy restraints in protein crystal structure refinement. *Protein Sci.* 2006, *15*, 2773-2784.
16) Yu, N.; Yennawar, H. P.; Merz, K. M. Refinement of protein crystal structures using energy restraints derived from linearscaling quantum mechanics. *Acta Crystallogr. D Biol. Crystallogr.* 2005, *61*, 322-332.
17) Nilsson, K.; Ryde, U. Protonation status of metal-bound ligands can be determined by quantum refinement. *J. Inorg.*

---

a) atoms-in-molecules b) quantum topological molecular similarity

Biochem. 2004, *98*(9), 1539-1546.
18) Ryde, U.; Nilsson, K. Quantum chemistry can locally improve protein crystal structures. *J. Am. Chem. Soc.* 2003, *125*(47), 14232-14233.
19) Ryde, U.; Nilsson, K. Quantum refinement: a method to determine protonation and oxidation states of metal sites in protein crystal structures. *J. Inorg. Biochem.* 2003, *96*(1), 39-39.
20) Ryde, U.; Nilsson, K. Quantum refinement: a combination of quantum chemistry and protein crystallography. *J. Mol. Struct.* 2003, *632*, 259-275.
21) Ryde, U.; Olsen, L.; Nilsson, K. Quantum chemical geometry optimizations in proteins using crystallographic raw data. *J. Comput. Chem.* 2002, *23*(11), 1058-1070.
22) Yu, N.; Hayik, S. A.; Wang, B.; Liao, N.; Reynolds, C. H.; Merz, K. M. Assigning the protonation states of the key aspartates in beta-secretase using QM/MM x-ray structure refinement. *J. Chem. Theor. Comput.* 2006, *2*, 1057-1069.
23) Nilsson, K.; Hersleth, H. P.; Rod, T. H.; Andersson, K. K.; Ryde, U. The protonation status of compound II in myoglobin, studied by a combination of experimental data and quantum chemical calculations: quantum refinement. *Biophys. J.* 2004, *87*(5), 3437-3447.
24) Cui, G.; Xue, L.; Merz, J., K. M. Understanding the substrate selectivity and the product regioselectivity of orf2-catalyzed aromatic prenylations. *Biochemistry* 2007, *46*, 1303-1311.
25) Kuzuyama, T.; Noel, J. P.; Richard, S. B. Structural basis for the promiscuous biosynthetic prenylation of aromatic natural products. *Nature* 2005, *435*(7044), 983-987.
26) Schiffer, C.; Hermans, J. Promise of advances in simulation methods for protein crystallography: implicit solvent models, time-averaging refinement, and quantum mechanical modeling. *Methods Enzymol*, 2003, *374*, 412-461.
27) Shuker, S. B.; Hajduk, P. J.; Meadows, R. P.; Fesik, S. W. Discovering high-affinity ligands for proteins: SAR by NMR. *Science* 1996, *274*(5292), 1531-1534.
28) Homans, S. W. NMR spectroscopy tools for structure-aided drug design. *Angew. Chem. Int. Ed. Engl.* 2004, *43*(3), 290-300.
29) Lepre, C. A.; Moore, J. M.; Peng, J. W. Theory and applications of NMR-based screening in pharmaceutical research. *Chem. Rev.* 2004, *104*(8), 3641-3676.
30) Meyer, B.; Peters, T. NMR spectroscopy techniques for screening and identifying ligand binding to protein receptors. *Angew. Chem. Int. Ed. Engl.* 2003, *42*(8), 864-890.
31) Hajduk, P. J.; Huth, J. R.; Fesik, S. W. Druggability indices for protein targets derived from NMR-based screening data. *J. Med. Chem.* 2005, *48*(7), 2518-2525.
32) Hajduk, P. J.; Huth, J. R.; Tse, C. Predicting protein druggability. *Drug Discov. Today* 2005, *10*(23-24), 1675-1682.
33) Sitkoff, D.; Case, D. A. Density functional calculations of proton chemical shifts inmodel peptides. *J. Am. Chem. Soc.* 1997, *119*(50), 12262-12273.
34) Wishart, D. S.; Watson, M. S.; Boyko, R. F.; Sykes, B. D. Automated 1H and 13C chemical shift prediction using the BioMagResBank. *J. Biomol. NMR* 1997, *10*(4), 329-336.
35) Iwadate, M.; Asakura, T.; Williamson, M. P. C-alpha and C-beta carbon-13 chemical shifts in proteins from an empirical database. *J. Biomol. NMR* 1999, *13*(3), 199-211.
36) Xu, X. P.; Case, D. A. Automated prediction of 15N, 13Calpha, 13Cbeta and 13C' chemical shifts in proteins using a density functional database. *J. Biomol. NMR* 2001, *21*(4), 321-333.
37) McCoy, M. A.; Wyss, D. F., Spatial localization of ligand binding sites from electron current density surfaces calculated from NMR chemical shift perturbations. *J. Am. Chem. Soc.* 2002, *124*(39), 11758-11763.
38) Wang, B.; Brothers, E. N.; Van Der Vaart, A.; Merz, K. M. Fast semiempirical calculations for nuclear magnetic resonance chemical shifts: a divide-and-conquer approach. *J. Chem. Phys.* 2004, *120*(24), 11392-11400.
39) Wang, B.; Raha, K.; Merz, K. M., Jr. Pose scoring byNMR. *J. Am. Chem. Soc.* 2004, *126*(37), 11430-11431.
40) Abagyan, R.; Totrov, M. High-throughput docking for lead generation. *Curr. Opin. Chem. Biol.* 2001, *5*(4), 375-382.
41) Wang, B.; Westerhoff, L. M.; Merz, K. M., Jr. A critical assessment of the performance of protein-ligand scoring functions based on NMR chemical shift perturbations. *J. Med. Chem.* 2007, *50*(21), 5128-5134.
42) Cui, G.; Wang, B.; Merz, K. M., Jr. Computational studies of the farnesyltransferase ternary complex part I: substrate binding. *Biochemistry* 2005, *44*(50), 16513-16523.
43) Chou, J. J.; Case, D. A.; Bax, A. Insights into the mobility of methyl-bearing side chains in proteins from (3) J (CC) and (3) J (CN) couplings. *J. Am. Chem. Soc.* 2003, *125*(29), 8959-8966.
44) Salvador, P.; Dannenberg, J. J. Dependence upon basis sets of trans hydrogen-bond C-13-N-15 3-bond and other scalar J-couplings in amide dimers used as peptide models: a density functional theory study. *J. Phys. Chem. B* 2004, *108*(39), 15370-15375.
45) Fersht, A. R.; Daggett, V. Protein folding and unfolding at atomic resolution. *Cell* 2002, *108*, 1-20.
46) Baldwin, R. L. In search of the energetic role of peptide hydrogen bonds. *J. Biol. Chem.* 2003, *278*(20), 17581-17588.
47) Dill, K. A.; Ozkan, S. B.; Shell, M. S.; Weikl, T. R. The protein folding problem. *Annu. Rev. Biophys.* 2008, *37*, 289-316.
48) Dewar, M. J. S.; Zoebisch, E. G.; Healy, E. F.; Stewart, J. J. P. AM1: a new general purpose quantum mechanical molecular model. *J. Am. Chem. Soc.* 1985, *107*, 3902-3909.
49) Stewart, J. J. P. Optimization of parameters for semiempirical methods I. *Method. J. Comp. Chem.* 1989, *10*(2), 209-220.
50) Möhle, K.; Hofmann, H. J.; Thiel, W. Description of peptide and protein secondary structures employing semiempirical methods. *J. Comput. Chem.* 2001, *22*, 509-520.
51) Wollacott, A. M.; Merz, K. M. Development of a parameterized force field to reproduce semiempirical geometries. *J. Chem. Theory Comput.* 2006, *2*, 1070-1077.
52) Hendlich, M.; Lackner, P.; Weitckus, S.; Floeckner, H.; Froschauer, R.; Gottsbacher, K.; Casari, G.; Sippl, M. J. Identification of native protein folds amongst a large number of incorrect models: the calculation of lowenergy conformations from potentials of mean force. *J. Mol. Biol.* 1990, *216*(1), 167-180.
53) Lazaridis, T.; Karplus, M. Effective energy functions for protein structure prediction. *Curr. Opin. Struct. Biol.* 2000, *10*(2), 139-145.
54) Park, B.; Levitt, M. Energy functions that discriminate X-ray and near native folds from well-constructed decoys. *J. Mol. Biol.* 1996, *258*(2), 367-392.
55) Simons, K. T.; Kooperberg, C.; Huang, E.; Baker, D. Assembly of protein tertiary structures from fragments with similar local sequences using simulated annealing and Bayesian scoring functions. *J. Mol. Biol.* 1997, *268*(1), 209-225.
56) Lee, M. R.; Kollman, P. A. Free-energy calculations highlight differences in accuracy between X-ray and NMR structures and

57) Morozov, A. V.; Tsemekhman, K.; Baker, D. Electron density redistribution accounts for half the cooperativity of alpha helix formation. *J. Phys. Chem. B* 2006, *110*(10), 4503-4505.
58) Khandogin, J.; York, D. M. Quantum descriptors for biological macromolecules from linear-scaling electronic structure methods. *Proteins* 2004, *56*, 724-737.
59) Khandogin, J.; Musier-Forsyth, K.; York, D. M. Insights into the regioselectivity and RNA-binding affinity of HIV-1 nucleocapsid protein from linear-scaling quantum methods. *J. Mol. Biol*, 2003, *330*, 993-1004.
60) Dixon, S. L.; Merz, K. M. Semiempirical molecular orbital calculations with linear system size scaling. *J. Chem. Phys.* 1996, *104*(17), 6643-6649.
61) Dixon, S. L.; Merz, K. M. Fast, accurate semiempirical molecular orbital calculations for macromolecules. *J. Chem. Phys.* 1997, *107*(3), 879-893.
62) Rajamani, R.; Reynolds, C. H. Modeling the protonation states of catalytic aspartates in b-secretase. *J. Med. Chem.* 2004, *47*, 5159-5166.
63) Raha, K.; Merz, K. M., Jr. Large-scale validation of a quantum mechanics based scoring function: predicting the binding affinity and the binding mode of a diverse set of proteinligand complexes. *J. Med. Chem.* 2005, *48*, 4558-4575.
64) Hensen, C.; Hermann, J. C.; Nam, K.; Ma, S.; Gao, J.; Holtje, H. A combined QM/MM approach to protein-ligand interaction: polarization effects of HIV-1 protease on selected high affinity inhibitors. *J. Med. Chem.* 2004, *47*, 6673-6680.
65) Garcia-Viloca, M.; Truhlar, D. G.; Gao, J. Importance of substrate and cofactor polarization in the active site of dihydrofolate reductase. *J. Mol. Biol.* 2003, *372*(2), 549-560.
66) Claeyssens, F.; Ranaghan, K. E.; Manby, F. R.; Harvey, J. N.; Mulholland, A. J. Multiple high-level QM/MM reaction paths demonstrate transition-state stabilization in chorismate mutase: correlation of barrier height with transition-state stabilization. *Chem. Commun.* (Camb.) 2005, *40*, 5068-5070.
67) Xu, D.; Zhou, Y.; Xie, D.; Guo, H. Antibiotic binding to monozinc CphA beta-lactamase from Aeromonas hydropila: quantum mechanical/molecular mechanical and density functional theory studies. *J. Med. Chem.* 2005, *48*(21), 6679-6689.
68) Zhang, X.; Bruice, T. C. A definitive mechanism for chorismate mutase. *Biochemistry* 2005, *44*(31), 10443-10448.
69) Park, H.; Brothers, E. N.; Merz, K. M. Jr. Hybrid QM/MM and DFT investigations of the catalytic mechanism and inhibition of the dinuclear zinc metallo-beta-lactamase CcrA from Bacteroides fragilis. *J. Am. Chem. Soc.* 2005, *127*(12), 4232-4241.
70) Szefczyk, B.; Mulholland, A. J.; Ranaghan, K. E.; Sokalski, W. A. Differential transition-state stabilization in enzyme catalysis: quantum chemical analysis of interactions in the chorismate mutase reaction and prediction of the optimal catalytic field. *J. Am. Chem. Soc.* 2004, *126*(49), 16148-16159.
71) Hermann, J. C.; Hensen, C.; Ridder, L.; Mulholland, A. J.; Holtje, H. D. Mechanisms of antibiotic resistance: QM/MM modeling of the acylation reaction of a class A beta-lactamase with benzylpenicillin. *J. Am. Chem. Soc.* 2005, *127*(12), 4454-4465.
72) Diaz, N.; Suarez, D.; Merz, K. M., Jr.; Sordo, T. L. Molecular dynamics simulations of the TEM-1 beta-lactamase complexed with cephalothin. *J. Med. Chem.* 2005, *48*(3), 780-791.
73) Taylor, R.; Jewsbury, P. J.; Essex, J. W. A review of protein-small molecule docking methods. *J. Comput. Aided. Mol. Des.* 2002, *16*, 151-166.
74) Schneidman-Duhovny, D.; Nussinov, R.; Wolfson, H. J. Predicting molecular interactions in silico. II. Protein-protein and protein-drug docking. *Curr. Med. Chem.* 2004, *11*, 91-107.
75) Raha, K.; Merz, K. M., Jr. Calculating binding free energy in protein-ligand interaction. *Ann. Rep. Comput. Chem.* 2005, *1*, 113-130.
76) Irwin, J. J.; Shoichet, B. K. ZINC: a free database of commercially available compounds for virtual screening. *J. Chem. Inf. Model.* 2005, *45*(1), 177-182.
77) Irwin, J. J.; Raushel, F. M.; Shoichet, B. K. Virtual screening against metalloenzymes for inhibitors and substrates. *Biochemistry* 2005, *44*(37), 12316-12328.
78) Cho, A. E.; Guallar, V.; Berne, B. J.; Friesner, R. A. Importance of accurate charges in molecular docking: quantum mechanical/molecular mechanical approach. *J. Comp. Chem.* 2005, *29*, 917-930.
79) Mlinsek, G.; Novic, M.; Hodoscek, M.; Solmajer, T. Prediction of enzyme binding: human thrombin inhibition study by quantum chemical and artificial intelligence methods basedon X-ray structures. *J. Chem. Inf. Comput. Sci.* 2001, *41*(5), 1286-1294.
80) Khandelwal, A.; Lukacova, V.; Comez, D.; Kroll, D. M.; Raha, S.; Balaz, S. A combination of docking, QM/MM methods, and MD simulation for binding affinity estimation of metalloprotein ligands. *J. Med. Chem.* 2005, *48*(17), 5437-5447.
81) Klahn, M.; Braun-Sand, S.; Rosta, E.; Warshel, A. On possible pitfalls of ab initio quantum mechanics/molecular mechanics minimization approaches for studies of enzymatic reactions. *J. Phys. Chem. B* 2005, *109*, 15645-15650.
82) Raha, K.; Merz, K. M., Jr. A quantum mechanics based scoring function: study of zinc-ion mediated ligand binding. *J. Am. Chem. Soc.* 2004, *126*, 1020-1021.
83) Gogonea, V.; Merz, K. M., Jr. Fully quantum mechanical description of proteins in solution. combining linear scaling quantum mechanical methodologies with the Poisson-Boltzmann equation. *J. Phys. Chem. A* 1999, *103*, 5171-5188.
84) Nikitina, E.; Sulimov, D.; Zayets, V.; Zaitseva, N. Semiempirical calculations of binding enthalpy for protein-ligand complexes. *Int. J. Quantum Chem.* 2004, *97*(2), 747-763.
85) Vasilyev, V.; Bliznyuk, A. A. Application of semiempirical quantum chemical methods as a scoring function in docking. *Theor. Chem. Acc.* 2004, *112*, 313-317.
86) Ohno, K.; Mitsuthoshi, W.; Saito, S.; Inoue, Y.; Sakurai, M. Quantum chemical study of the affinity maturation of 48g7 antibody. *Theor. Chem. Acc.* 2005, *722*, 203-211.
87) Gao, A. M.; Zhang, D. W.; Zhang, J. Z. H.; Zhang, Y. K. An efficient linear scaling method for ab initio calculation of electron density of proteins. *Chem. Phys. Lett.* 2004, *394*(4-6), 293-297.
88) Chen, X. H.; Zhang, J. Z. H. Theoretical method for full ab initio calculation of DNA/RNA-ligand interaction energy. *J. Chem. Phys.* 2004, *120*, 11386-11391.
89) Fukuzawa, K.; Kitaura, K.; Uebayasi, M.; Nakata, K.; Kaminuma, T.; Nakano, T. Ab initio quantum mechanical study of the binding energies of human estrogen receptor alpha with its ligands: an application of fragment molecular orbitalmethod. *J. Comput. Chem.* 2005, *26*(1), 1-10.
90) He, X.; Mei, Y.; Xiang, Y.; Zhang, D. W.; Zhang, J. Z. H. Quantum computational analysis for drug resistance of HIV-1

reverse transcriptase to nevirapine through point mutations. *Proteins* 2005, *61*(2), 423-432.
91) Raha, K.; Van Der Vaart, A. J.; Riley, K. E.; Peters, M. B.; Westerhoff, L. M.; Kim, H.; Merz, K. M., Jr. Pairwise decomposition of residue interaction energies using semiempirical quantum mechanical methods in studies of protein-ligand interaction. *J. Am. Chem. Soc.* 2005, *127*(18), 6583-6594.
92) Ortiz, A. R.; Pisabarro, M. T.; Gago, F.; Wade, R. C. Prediction of drug-binding affinities by comparative binding-energy analysis. *J. Med. Chem.* 1995, *38*(14), 2681-2691.
93) Peters, M. B.; Merz, K. M. Semiempirical comparative binding energy analysis (SE-COMBINE) of a series of trypsin inhibitors. *J. Chem. Theor. Comput.* 2006, *2*(2), 383-399.
94) Karelson, M.; Lobanov, V. S.; Katritzky, A. R. Quantumchemical descriptors in QSAR/QSPR studies. *Chem. Rev.* 1996, *96*(3), 1027-1044.
95) Brüstle, M.; Beck, B.; Schindler, T.; King, W.; Mitchell, T.; Clark, T. Descriptors, physical properties, and drug-likeness. *J. Med. Chem.* 2002, *45*, 3345-3355.
96) Wan, J.; Zhang, L.; Yang, G.; Zhan, C. Quantitative structure-activity relationship for cyclic imide derivatives of protoporphyrinogen oxidase inhibitors: a study of quantum chemical descriptors from density functional theory. *J. Chem. Inf. Comput. Sci.* 2004, *44*, 2099-2105.
97) Cramer III, R. D.; Patterson, D. E.; Bunce, J. D. Comparative molecular field analysis (CoMFA). 1. Effect of shape on binding of steroids to carrier proteins. *J. Am. Chem. Soc.* 1988, *110*, 5959-5967.
98) Klebe, G. Comparative molecular similarity indices: CoMSIA. In: *3D QSAR in Drug Design*, Vol. 3, Kubinyi, H.; Folkers, G.; Martin, Y. C.; Eds. London: Kluwer Academic; 1998, 87.
99) Sutherland, J. J.; O'Brien, L. A.; Weaver, D. F. A comparison of methods for modeling quantitative structure-activity relationships. *J. Med. Chem.* 2004, *47*, 5541-5554.
100) Dixon, S.; Merz, K. M., Jr.; Lauri, G.; Ianni, J. C. QMQSAR: utilization of a semiempirical probe potential in a field-based qsar method. *J. Comput. Chem.* 2005, *26*, 23-34.
101) Turner, D. B.; Willett, P.; Ferguson, A. M.; Heritage, T. Evaluation of a novel infrared range vibration-based descriptor (EVA) for QSAR studies. 1. General application. *J. Comput. Aided Mol. Des.* 1997, *11*(4), 409-422.
102) Tuppurainen, K. EEVA (electronic eigenvalue): A new QSAR/QSPR descriptor for electronic substituent effects based on molecular orbital energies. *Sar and Qsar in Environ. Res.* 1999, *10* (1), 39-46.
103) Bursi, R.; Dao, T.; van Wijk, T.; de Gooyer, M.; Kellenbach, E.; Verwer, P. Comparative spectra analysis (CoSA): spectra as three-dimensional molecular descriptors for the prediction of biological activities. *J. Chem. Inf. Comput. Sci.* 1999, *39* (5), 861-867.
104) Asikainen, A.; Ruuskanen, J.; Tuppurainen, K. Spectroscopic QSAR methods and self-organizing molecular field analysis for relating molecular structure and estrogenic activity. *J. Chem. Inf. Comput. Sci.* 2003, *43*(6), 1974-1981.
105) Besalu, E.; Girones, X.; Amat, L.; Carbó-Dorca, R. Molecular quantum similarity and the fundamentals of QSAR. *Acc. Chem. Res.* 2002, *35*, 289-295.
106) Carbó-Dorca, R.; Gironés, X. Foundation of quantum similarity measures and their relationship to QSPR: density function structure, approximations, and application examples. *Int. J. Quantum Chem.* 2005, *101*, 8-20.
107) Bultinck, P.; Kuppens, T.; Gironés, X.; Carbó-Dorca, R. Quantum similarity superposition algorithm (QSSA): a consistent scheme for molecular alignment and molecular similarity based on quantum chemistry. *J. Chem. Inf. Comput. Sci.* 2003, *43*, 1143-1150.
108) Fusti-Molnar, L.; Merz, K. M., Jr. An efficient and accurate molecular alignment and docking technique using ab initio quality scoring. *J. Chem. Phys.* 2008, *129*, 25102-25113.
109) O'Brien, S. E.; Popelier, P. L. A. Quantum molecular similarity. 3. QTMS descriptors. *J. Chem. Inf. Comput. Sci.* 2001, *41*, 764-775.
110) Chaudry, U. A.; Popelier, P. L. A. Estimation of pKa using quantum topological molecular similarity descriptors: application to carboxylic acids, anilines and phenols. *J. Org. Chem.* 2004, *69*, 233-241.

9

Steven L. Dixon
(訳：本間光貴)

ファーマコフォア法

はじめに

1900年代初頭，Paul Ehrlich は，染料などの用途で合成された化合物の薬理活性を研究する過程で，ファーマコフォア（pharmacophore）という概念を考案した．ファーマコフォアという用語は，医薬品の薬理活性発現に重要な部分構造を示す目的でつくられた．医薬品を示す pharmacon と，発色団を意味するクロモフォア（chromophore）や毒性の原因となる部分を示すトキシコフォア（toxicophore）などにみられる接尾語である作用部位を表す -phore を組合わせてつくられている[1]．近年の最も受け入れられているファーマコフォアの定義は，1977年に Peter Gund によって提案された以下のものである．"受容体との結合に重要な役割を果たし，その分子の薬理活性の主要な原因となる構造上の特徴[2]．" 実際上の都合として，ファーマコフォアは，リガンド1分子と受容体タンパク質が特異的かつ非共有結合性の相互作用を形成している場合に限定して考える．したがって，共有結合や疎水性表面同士の特異性のない相互作用はファーマコフォアとは考えない．

ファーマコフォアモデルは，リガンドとその標的分子との間の相互作用を体系的に整理，分析して構築するが，そのためにタンパク質などの標的分子の構造は必ずしも必要ではない．したがって，ファーマコフォアに基づく創薬は，既知の情報が非常に限られている場合，たとえば，タンパク質の構造が未知で，わずかな数の阻害剤しか知られていないような場合に有効な選択肢となる[3]．より多くのデータが利用可能な場合にも，ファーマコフォア法は，創薬を加速するために有用であり，三次元定量的構造活性相関（3D QSAR[a]）解析の前処理の分子重ね合わせ[4]〜[7]や，ドッキングによる in silico スクリーニングを行う前に，巨大な化合物ライブラリーを効率よくフィルタリング[8]する目的などで使われる．

ファーマコフォア法は，実際にかなり広い範囲のコンピューター支援医薬品設計手法の基盤となっており，ファーマコフォア自動抽出[7],[9],[10]，構造重ね合わせ[11],[12]，立体的に許容されない領域の同定と表現方法[13],[14]，ファーマコフォアフィンガープリントによる3D類似性[15]〜[18]，3Dデータベース検索[2],[19]〜[21]などを含む．この章では，ファーマコフォアに基づく創薬について，開発の歴史と実際の応用例のエッセンスを紹介する．この分野については，すでに多くの総説や参考書があり，より深く勉強したい読者は，章末の参考論文，参考図書を参照してほしい[22]〜[27]．

ファーマコフォア法の歴史と発展

ファーマコフォアによるアプローチが創薬のツールとして現れる前の数十年間，メディシナルケミストは，創薬標的に対する，天然あるいは合成された化合物の薬理活性の強弱を説明できる妥当性のある説明を求め続けてきた．あるリガンドがどのような理由で薬理活性をもっているか解明することは非常に重要であり，解明した理由に基づいて，同じような活性をもちながら医薬品に必要な他の性質（構造の新奇性，優れた吸収性，低い毒性）をもつ化合物を設計することが可能となる．自動的，かつ大規模な解析を伴うファーマコフォア法の開発と応用は，FORTRAN などの高級プログラミング言語の普及により計算化学的手法が大きく発展しはじめた1970年代頃から行われるようになった．

1970年代の先駆的な研究において，Peter Gund は，受容体タンパク質と相補的に相互作用する化学的特徴を表現する方法として，同じ種類のファーマコフォア機能を発揮することができる原子タイプ，およびそれらの距離関係を解析する方法を開発した[2],[28]．この考え方は，ファーマコフォアパターンに適合する化学構造を探索するソフトウェアの開発につながり，現在では"3D検索"とよばれる汎用的な方法の最初の実例となった．

---

[a] quantitative structure-activity relationship

Gundらの方法は，二つの分子が同じファーマコフォアパターンをもつかどうかについて効率的に調べることができたが，自由度のあるリガンドがとりうる膨大なファーマコフォアモデルから，妥当な〔実際に受容体に結合する際の立体配座（活性配座）と考えられる〕モデルを絞り込むという問題が残った．このリガンド自由度を考慮して活性配座を予測する問題に対して多くの方法が提案されたが[7),9)〜12),21),29)〜31)]，その中で1970年代後半に最初に提案されたアクティブアナログアプローチ[3)]は，最も有名な方法である．実際の計算では，すべてのリガンドに共通する二面角のセットをグリッド検索[*1]を用いて検索するが，膨大な数になるので，さまざまな拘束条件をかけて配座空間を制限する（図9・1）．二面角のそれぞれの組合わせから，n個のファーマコフォア特性どうしの距離（$[n(n-1)]/2$個の距離）が決まる．それぞれのリガンドの配座空間において，存在しうる特性間の距離の組合わせを表にして，その表の比較からすべてのリガンドにおいて存在する距離の組合わせを見つけ出すことができる．

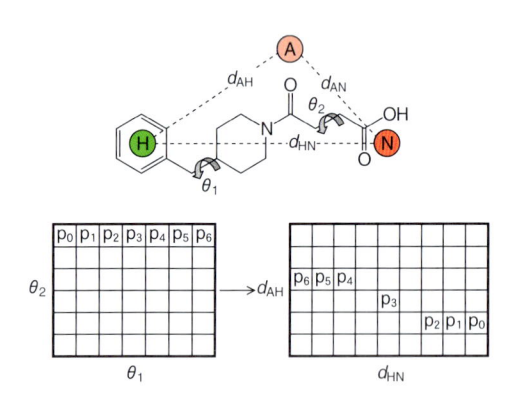

図9・1 アクティブアナログアプローチ[3)]の仕組み．すべての活性化合物に共通する二面角を回転させ，得られた配座（θ_1とθ_2の行列で表される）からファーマコフォア特性間距離の表を作成する．この表から，すべての活性化合物がとりうる特性間距離を調べることによって，共通ファーマコフォアが同定される．

1980年代半ば，Sheridanら[29)]は，ディスタンスジオメトリーの技術を使う新しい探索方法[32)]を考案した．この方法では，ファーマコフォア特性の中でも非常に重要な（すべての活性化合物に存在するような）特性について，特性間の距離に拘束（その距離から大きく外れないような設定）をかけた状態で化合物の配座探索を行う．Sheridanらのアンサンブルディスタンスジオメトリー法は，ニコチン受容体作動薬の研究に適用され，タンパク質との結合に必須な3個の相互作用を解析した．その研究では，手始めとしてファーマコフォア特性の個数は3個に限定されていたが，特性と距離の個数は多くすることもできる．

アクティブアナログアプローチとアンサンブルディスタンスジオメトリーが開発されたことによって，難しい配座探索問題に対処することができるようになったが，ユーザーが自分の標的で研究を行う場合，化合物セットの準備やその他多くの項目を自分で指定する必要があり，一部の熟練研究者を除き，実際に創薬の現場で利用するには敷居が高かった．このような状況の中，Yvonne Martinは，配座探索の計算を自動化したプログラムDISCO[a),9)]を開発した．それぞれの活性化合物の安定配座を計算したあと，DISCOは，"基準"となる化合物の代表配座を選択する．基準としては，自由度の少ない化合物を選び，その配座と他のすべての活性化合物の配座を比較する．配座の重ね合わせは，グラフ理論に基づいた高速なクリック検出アルゴリズム[33)]によって行われ，基準化合物とその他の化合物の間で共通するファーマコフォア特性の配置を検出する．その際に，すべての化合物で，最低1個は重ね合わせ可能な配座をもつファーマコフォア特性配置を，多少の位置のずれを許容しながら見つけ出す．もし，そのようなファーマコフォア特性配置（以後，ファーマコフォア特性の三次元的な配置仮説をファーマコフォアモデルともよぶ）がまったく見つからなかった場合，ずれの"許容範囲"を大きくするか，その特性配置を含む必要のある活性化合物の数を減らして条件を緩める．DISCOは，ユーザーが指定しなければならない項目を最小限にして，比較的少数の配座で代表される化合物に共通するファーマコフォアを抽出する．しかし，最初のバージョンのDISCOにも弱点があり，見いだされたそれぞれのファーマコフォアモデルの候補がランク付けされない．そのため，データセットから多くのファーマコフォアモデル候補が得られた場合，どのモデルが最も妥当かはユーザーが独自に判断しなければならない．

1990年代半ばには，自由度のある活性化合物間の共通ファーマコフォアの同定だけではなく，見いだされたファーマコフォア候補がどの程度意味のあるモデルとなっているか見積もることを目指して，CATALYST/HIPHOP[10)]が開発された．指標は"希少度"とよばれ，ファーマコフォア特性の数，種類，特性間の距離がそれぞれ大きいほど高得点となる．高い希少度スコアをもつファーマコフォアモデルは，多くの情報量をもつため，結合部位の特徴をきめ細かく表現することが可能であり，特異性の高い阻害剤を高い効率で検出するために役立つことが多い[21)]．

HIPHOPは，あらかじめ計算しておいた活性化合物配座のさまざまなセットの網羅的な探索によって，まず2個の

---

*1 訳注：各二面角を設定した値ごとに回転させて網羅的に探索する方法．
a) DIStance COmparisons

特性によって構成されるファーマコフォア特性のペアを同定し，それに基づいて3個以上の特性から成るファーマコフォアモデルを構築する．HIPHOPによって得られるファーマコフォアモデルは，すべての化合物で共通するファーマコフォア特性配置ではない場合も多いが，一部の活性化合物で共有される配置同士を統合したものとなっている．このようなファーマコフォアモデルは，結合部位の形状が複雑で，一つの活性化合物だけですべての相互作用を形成しにくい場合などに有効で，多様な相互作用を形成する多様な阻害剤をなるべく逃さないように検索する際に利用される．しかし，利用には注意が必要で，ファーマコフォアモデルを統合できるのは隣接した一続きの結合部位の場合であり，まったく異なる結合部位のファーマコフォアモデル同士は統合してはいけない．しかし，タンパク質構造が未知の場合には，結合部位が同じか異なるかを判断することは難しい．

CATALYSTは，この分野のパイオニア的なソフトウエアとなり，多くの製薬企業で使われたが，HIPHOPは，活性化合物検出能力の高いファーマコフォアモデルを見いだすことに失敗することが多く[34]，ユーザーが満足できない場合もあった．HIPHOPの原理的な問題もあるが，化合物中でファーマコフォアではない部分の重ね合わせを行うメカニズムが入っていないことも原因の一つだった．GASP[a),11)]は，この問題を，ファーマコフォア適合スコア関数に，体積の重なりを評価する項を入れることによって解決した．これによって，ファーマコフォア特性だけではなく，すべての部分構造の体積がどの程度重なるかを考慮することができるようになった．ファーマコフォアの探索，抽出は遺伝的アルゴリズム[35]によって行われ，一つの染色体[*2]がN個のリガンドの二面角によって構成され変異，組換えなどの操作によって変化させる．このようなアルゴリズムによって効率的に，基本となる活性化合物（最も特性数の少ない活性化合物）におけるファーマコフォア特性を他の化合物に重ね合わせて探索する．重ね合わせとファーマコフォアモデル候補は，重ね合わせを行う際に，体積の重なり度合い，重なった特性の類似度，ファンデルワールスエネルギーの類似度を考慮して決定する．GASPアルゴリズムの1回の実行によって，単一の候補が得られるので，通常は初期条件（初期二面角）をランダムに変えて複数実行し，多様なファーマコフォア候補を作成するが，それらは，適合度によってランク付けされる．欠点としては，網羅的な探索は行っていないので，いくつかの妥当な候補を見逃してしまう可能性がある．

これまで述べてきた方法は，比較的少数の高活性化合物を扱うことを前提としているが，ハイスループットスクリーニング（HTS[b)]）の結果など100～1000個のさまざまなレベルの活性値をもつ化合物セットを扱うこともある．1990年代の半ばから後半に，統計手法の再帰分割[36]（決定木ともよばれる）が，複雑な化合物データのパターン認識に利用されるようになり[37)~41)]，大規模データのファーマコフォアに基づく解析にも応用されるようになってきた．SCAMPI[c),42)]は，再帰分割の能力を活用し，化合物を，活性とファーマコフォアによって分類する決定木モデルを構築する．決定木のそれぞれのノードは，親ノードのファーマコフォアモデルへ特性を追加し，化合物は，それらの特性をもっているかどうかでどちらかに分類される．実験による活性値も，モデルを構築するうえで考慮されており，ファーマコフォアの有無の分類と同時に活性をもつかどうかを判別することができる．特定の枝へのファーマコフォア特性の分類条件の追加は，活性の判別能力がそれ以上向上しなくなるまで続けられる．SCAMPI決定木は，通常，2個または3個の特性をもつ多くのファーマコフォアモデルを作成し，活性値と相互作用パターンについての合理的な説明を提案する．

さらに最近では，GALAHAD[12)]，PHASE[7)]などのファーマコフォア抽出方法が開発されている．GALAHADは，GASPの方法論を拡張したもので，多目的離散値最適化のためのParetoスコア関数を用いて，必須条件を変動させながら，ファーマコフォアの一致，形状の一致，配座エネルギーをバランス良く最適化する．PHASEは，新規な距離に基づく分類アルゴリズムによってファーマコフォアモデルの探索を網羅的に行い，ユーザーがカスタマイズできるスコアによって取捨選択するアプローチで，ファーマコフォア特性の配置，形状の重なり，ファーマコフォアモデルの一意性，基準となる化合物の配座エネルギー安定性，基準化合物の活性などの項目を同時に最適化する．

これ以外にも，過去30年間に多くの重要なファーマコフォアに基づくソフトウエアシステムALADDIN[43)]，DANTE[21)]，CAVEAT[44)]，APEX-3D[31)]，CHEM-X[18)]が開発された．これらのシステムにおける原理の多くは，他のソフトウェアパッケージにも使われているものであり，この章の後の節においてふれる予定である．

ファーマコフォアモデルの構築

薬理活性をもつために重要なファーマコフォア特性の三次元的な配置をファーマコフォアモデルとよぶが，そのファーマコフォアモデルは，手作業，リガンド構造のみか

[*2] 訳注：このアルゴリズムでは，可変パラメーターの集合を"染色体"とよび，"遺伝子"である各可変パラメータを"変異"（変化）させながら，最適なパラメーターの数値パターンを効率よく探索する．
a) Genetic Algorithm Superposition Program   b) high-throughput screening   c) Statistical Classification of Activities of Molecules for Pharmacophore Identification

ら自動的に抽出する方法，結晶構造から受容体の結合部位の性質から予測する方法などから成るワークフローによって作成される．使用する手法とワークフローは，さまざまな状況を判断して選択する．たとえば，利用できる実験データの量と質，利用できるコンピューター資源，どのような目的でファーマコフォアを構築するかなどを判断して決めることになる．続くいくつかの節では，ファーマコフォアモデル構築のための方法の詳細とそれらの応用，実用性について説明していく．

手作業によるファーマコフォアモデル構築

単純で，最も広く使われているファーマコフォアモデル構築法は，既知の活性化合物の構造や性質に基づいて手作業で行うものである．図9・2にSeemanら[45]によるドーパミンD_2作動薬のファーマコフォアモデルの例を示す．このモデルでは，ヒドロキシ基をもつ芳香環と塩基性の窒素原子がファーマコフォア特性になっており，ヒドロキシ基と窒素はそれぞれ水素結合受容基，水素結合供与基となって8Å離れたタンパク質上の二つの相互作用部位（X_1およびX_2）と水素結合を形成すると予測している．3D検索などの実際の応用においては，検索する化合物をモデルに重ね合わせ，ファーマコフォア特性間の距離関係や特性の位置のずれの許容範囲を含めて設定するのが普通である．使っているソフトウエアの種類によって，ファーマコフォア特性の位置だけではなく，向き（角度）についても設定できるものがある．相互作用の中には水素結合やπ電子相互作用など，角度が非常に重要なものがあり，水素結合受容基の軸や環の平面の角度などの許容範囲を設定できると有用である．

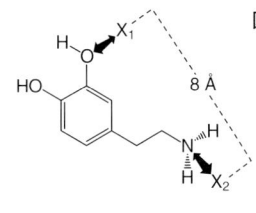

図9・2 SeemanらによるドーパミンD_2作動薬のファーマコフォアモデル[45]．8Å離れた二つのタンパク質側の相互作用部位X_1とX_2が，それぞれ，活性化合物上の水素結合受容基および塩基性部分と水素結合を形成する．

手作業によってファーマコフォアを構築する際に，タンパク質構造に結合している状態の活性化合物のX線構造が利用できるか，活性化合物の中に非常に固い骨格をもつ化合物がある場合は，作業が非常にやりやすい．それぞれの場合において，ファーマコフォア特性の配置は固定して考えることができ，化合物の配座自由度という最大の不確

定要因が発生しない．ただし，複数ある特性のうち，どの特性を必須の条件としてファーマコフォアモデルに採用するかという問題は残るので，他のタンパク質-化合物複合体構造，多くの誘導体から成る構造活性相関，変異導入実験の結果などの情報に基づいて，どの特性が薬理活性に重要なのかを分析する必要がある．

リガンド側の構造に基づいた自動的なファーマコフォア候補の抽出

自動的な共通ファーマコフォア抽出ソフトウエアの概要はすでに述べたので，ここではそれぞれのソフトウエアの詳細は繰返さないが，多くのソフトウエアに共通して採用されている仕組みについて，この分野での最近の議論を交えながら紹介したい．

活性化合物セットの準備

重要なタンパク質-リガンド相互作用の空間的な配置を正しく同定できるかどうかは，そのファーマコフォアモデルを導くために使う活性化合物のセットが妥当であるかどうかにかかっている[*3]．適切な化合物セットを設定したら，それらの化合物の3D構造モデルを作成する．エネルギー的に安定な配座群を発生させることが必要になるが，その前にそれぞれの化合物のイオン化状態，互変異性体，立体異性体を適切に処理しなければならない．

化合物のエネルギー的に安定な配座を探索する方法は，分子モデリングの最も古い問題の一つであり，この章で紹介する内容よりもはるかに多くの研究が行われている．しかし，ファーマコフォア法で好んで使われる配座探索方法としては，ファーマコフォア構築に特化した詳細な探索方法と，巨大な3Dデータベースを迅速に検索することを考慮にいれた簡易的な探索方法の2種類がある．ファーマコフォアソフトウエアでも，それぞれの使い道に応じて2種類の探索法を実装していることが多く，ファーマコフォアモデル構築には，各構造の網羅的な探索と時間をかけた最適化計算を行う[46),47)]一方，データベース検索用にはスピードが速い半面，若干粗い方法を使う[48)〜50)]というように使い分けることができる．

活性化合物のセットからファーマコフォアモデルを構築する際，配座発生の目的は，それぞれの化合物が生理的な条件下でとりうる構造のアンサンブルを作成することであり，実際の活性配座（X線複合体構造の中で化合物がとっている配座）に十分な精度（平均誤差でおおむね1〜2Å以下程度）で近い配座を最低1個は出力していることが求

[*3] 訳注：化合物セットとしては，多様な構造の活性化合物を含むセットが望ましい．また，配座探索の手間を減らすために，最低1個，回転可能結合の少ない固い活性化合物があれば，なお良い．

められる．活性配座をうまく出力することができるかどうかは，各化合物の初期配座とどのような分子力場（量子化学計算の場合にはハミルトニアン）を利用するかに依存する．もし，最初のサンプリングにおいて活性配座に十分に近い配座が得られなかった場合，続く最適化計算（分子力場での構造安定化計算）で状況が劇的に改善する見込みは非常に小さい．逆に，最初のサンプリングにおいて活性配座に近い配座があったとしても，生理的条件を表現するために妥当ではない設定の分子力場で最適化計算を行った場合，活性配座とまったく異なる配座に変化してしまうことがある．すでに述べたように，多くのファーマコフォアソフトウエアは，配座探索機能を実装しており，分子力場としてMMFF[a),51]やOPLS[b),52]，配座発生方法として，MacroModel MCMM[c),46]などが標準的に使われている．

活性化合物自身の構造安定性と，タンパク質との間の相互作用は，その構造のイオン化状態に大きく影響される．したがって，各化合物のイオン化部位を同定することは分子モデリングにおいて共通の課題である．正しいイオン化状態についての知識（プロトン化されることがわかっている特定の第二級アミンなど）をあらかじめもっている場合，その知識に基づいてイオン化状態を帰属することができる．しかし，イオン化状態について文献等の情報がない化合物の方が多く，そのような場合には，ソフトウエアはそれらの化合物の中性状態と，ルール[53]に基づいて可能性の高いイオン化処理をした構造を作成する．ただし，中性状態で始めるかイオン化状態で始めるかは，ファーマコフォア特性の帰属の際にはそれほど問題にならないこともある．たとえばカルボン酸については，COOHと中性状態の構造を入力したとしても，多くのファーマコフォアソフトウエアが，COOHの酸素原子をアニオンが出る可能性が非常に高い部分として自動的に帰属するためである．

ちなみに，タンパク質−リガンド間のドッキングを行う場合には，生理的条件下ですべての可能なイオン化状態を発生させなければ妥当なドッキングをすることができないので，注意してほしい．ファーマコフォア抽出の際には，ファーマコフォア特性帰属機能がその手間を省いてくれる．それぞれの化合物の配座群は，通常，1個の結合表（どの原子同士がどのような結合を形成しているかを表にしたもの）で座標のみが異なるデータとなり，ファーマコフォア特性の帰属もその結合表に基づいて1種類のみ帰属される．別のイオン化状態が追加される場合，それぞれのイオン化状態は，それぞれ別の結合表をもち，別のファーマコフォア特性が帰属される．共通するファーマコフォア特性を抽出する際，ある化合物でイオン化している状態と，イオン化されていない状態の両方があり，それぞれ別の化合物とうまく重なってしまう場合では，どちらのイオン化状態を採用すべきか，難しい判断を迫られる．そのような場合，有機化学の専門家などに相談してどちらが妥当か判断するとよい．

互変異性は，イオン化と同様の問題をひき起こす．多くのモデリング研究者がイオン化に比べて互変異性にはあまり注意を払わないが，その原因の一つは，よく知られた互変異性の問題（ケト形がエノール形よりも多く存在し，アミドがイミド酸よりも多いなど）はすでに考慮されているからである．しかし，どちらの互変異性体が多く存在するか明確でない場合（イミダゾール，ピラゾール，トリアゾールなど芳香環が関係する互変異性に多い）もあり，どの互変異性体を使うかによって結果が大きく変わるので注意が必要である．たとえば，ファーマコフォアモデルに水素結合供与基の特性があり，その供与基の位置が問題となる場合，研究者は，互変異性で移動する可能性のある水素結合供与基のそれぞれの位置について両方とも考慮するべきである．イオン化状態の際と同様に，互変異性体のより一般的な処理方法，特に別の結合表で特性の帰属を自動的に両方行うような方法が必要となるが，そのような方法の開発は最近行われるようになったばかりである．

分子力場の観点から，入力した化合物そのもの（親化合物とよぶ）と異なる立体配置の化合物の処理は，両方とも結合表は変わらないために，それほど難しいわけではない．必要な場合には，それらの立体異性体を含む配座は，まとめて一つの化合物として扱うこともできる．ラセミ体（二つの鏡像異性体の1：1の比率による混合物）の活性値のみが測定されている場合には，そのように扱った方がよいだろう．しかし，鏡像異性体のそれぞれがきちんと単離・精製され，活性も測定されている場合には，二つの鏡像異性体は別の化合物として扱うべきである．片方の鏡像異性体の活性がもう片方に比べて非常に低く，データセットの他の化合物は立体異性の問題がない場合，高活性化合物の配座はうまく重ね合わせることができるが，活性の低い鏡像異性体の配座は重ならず排除されるということはよくみられる．しかし，いつも都合良く低活性化合物が排除されるとは限らない．通常，決定していない立体化学はすべて考慮しなければいけないが，ファーマコフォア抽出の妨げとなるので，創薬化学者と相談し，可能であれば実験的な手段で分離し，絶対立体配置を決定しておくことが望ましい．

ファーマコフォア特性の帰属

データセットの各活性化合物における潜在的な相互作用部位の位置を帰属することは，自動的なファーマコフォア抽出法の基礎となる部分である．この段階に手抜かりや不

---

a) Merck Molecular Force Field b) Optimized Potential for Liquid Simulations c) Monte Carlo Multiple Minimum

適切な処理があると，正しい共通ファーマコフォアの同定が難しくなるだけではなく，まったく失敗することもある．したがって，それぞれの化合物がタンパク質に結合する際に形成しうるすべての相互作用を網羅する必要があり，ある程度のカスタマイズが可能で網羅的なファーマコフォア特性帰属ルールを作成する必要がある．

多くのファーマコフォアソフトウェアが実装している典型的な相互作用部位は，水素結合受容基（A），水素結合供与基（D），疎水性相互作用部位（H），アニオンまたはアニオン化可能部位（N），カチオンまたはカチオン化可能部位（P）である．"イオンまたはイオン化可能部位"は，入力した構造のその部位が，あらわにイオン化しているか，生理的条件下において高い確率でイオン化する部位のどちらであることを示す．カルボン酸やアミンなどがその例に該当する．いくつかのソフトウェアでは，疎水性相互作用部位の別のカテゴリーとして芳香環（R）を入れている場合がある．これらは単なる疎水性相互作用ではなく，タンパク質の該当する部分が非常に狭く平らな芳香環しか適合しなかったり，π電子相互作用が重要な役割を果たしているなどの理由で芳香環要求性が高い部分を表現する場合に用いられる．図9・3は，PHASE 3.0[7),55)]のデフォルト設定によって帰属したセロトニン受容体作動薬のファーマコフォア特性の配置を示す．

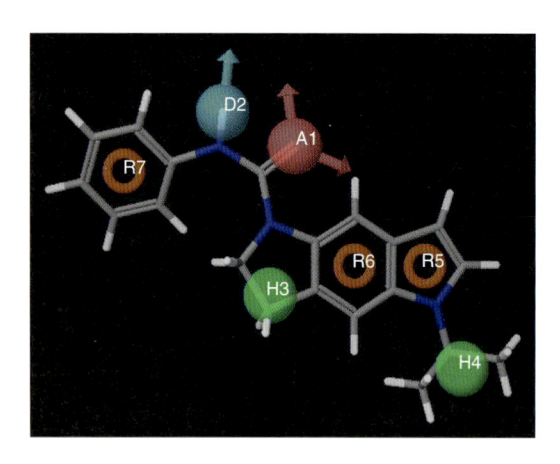

図9・3 PHASE 3.0[7),55)]のデフォルトの特性帰属ルールを用いて抽出したセロトニン拮抗薬のファーマコフォアモデル．

多くの帰属ルールは特性辞書という形で定式化されている．特性辞書には特定の原子や部分構造にどのファーマコフォア特性を帰属するかの対応表が保存されている．利便性とカスタマイズの容易さのために，特性辞書には帰属の手順を記述するか，Sybyl Line Notation[56)]やSMARTS[57)]といった方法でその特性に該当する部分構造の構造式を記載する．たとえば，SMARTSパターンで"[#1][O;X2]"は，すべてのヒドロキシ基を示し，水素結合供与基の特性辞書に登録されている．しかし，このままでは，中性で構造を入力した場合のカルボン酸も水素結合供与基として帰属されてしまう（実際はアニオン）．そのような場合には，追加条件を付加することができ，[#1]OC(=O)でカルボン酸かどうか判断し，[#1][O;X2]をもち[#1]OC(=O)をもたない構造のみ水素結合供与基として帰属する．

水素結合の方向性を表現するために，図9・4(a)のような"方向性"属性や，図9・4(b)のような水素結合を形成する場合の理想的な相手の"原子位置"を付加することができる．ファーマコフォア特性自体を，化合物側の特性位置ではなくタンパク質側の"特性位置"のみで表すこともある〔図9・4(c)〕．タンパク質側の特性位置のみを使う利点としては，二つのリガンド部位が同じ受容体側の部位と同時に水素結合する場合をモデル化できることである．

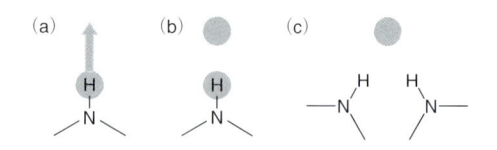

図9・4 方向性を含む水素結合特性を表す方法．(a) 水素結合する相手の原子の理想的な方向を特性に加える，(b) 水素結合する相手の理想的な原子位置を特性に加える，(c) 水素結合する相手の理想的な原子位置のみで特性を表す．(c)は，二つの化合物側の部位が同時に一つのタンパク質側の原子と水素結合を形成される場合に有用である．

イオン特性は，入力構造がイオンとなっている場合か，中性であった場合でも生理的条件下でイオン化する可能性が高い部分構造に帰属される．イオン特性の位置は，イオンが出ている原子（たとえば，アンモニウムイオンの窒素）と一致させるか，イオン化状態になる可能性のある複数の原子（たとえば，カルボン酸イオンの二つの酸素，アミジンイオンの二つの窒素）の中心に置くこともできる．イオンは，タンパク質とイオン結合だけではなく水素結合も形成するので，アニオンやカチオン部分をそれぞれ水素結合受容基や供与基に帰属することを好む研究者もいる．ファーマコフォアの抽出において，多くの場合情報不足でイオンが水素結合を形成するのかイオン結合を形成するのか判断することはできないため，そのようなイオンを水素結合受容基や供与基として扱うことに利点はないという議論もある．また，中性部位とイオン部位が同じタンパク質部位と水素結合を形成できるかという問題があり，たとえば，カルボン酸の酸素とピリジンの窒素は重ね合わせてよいかは議論の分かれるところである．この問題は，最終的にはユーザーが決めなければいけないが，タンパク質側の構造情報がない場合に，上記のような重ね合わせが通用する保証はないので，可能性を排除する必要はないものの，慎重に扱うべきである．

また，すべてのタイプのファーマコフォア特性が，特性辞書から簡単に帰属できるわけではない．疎水性相互作用部位の特性は，少数の部分構造やパターンだけで帰属することが難しい．特に環や鎖状の疎水性部分については，その一連の部分構造の中心を疎水特性として帰属する方法が利用されることが多い．Greeneらによって記述された帰属方法[20]が，HipHop[10]，SCAMPI[42]，Phase[7]に採用されており，この分野の標準となっている．この方法では，環，イソプロピル基，t-ブチル基，4個の炭素鎖が，一つの疎水特性として扱われる．5個以上の炭素鎖は2個から4個までの小さな炭素鎖に分割して，それぞれ独立した疎水特性にアサインする．それぞれの疎水特性の位置r_Hは，部分構造の非水素原子の位置r_iの重心をとるが，その際，各r_iにその溶媒接触表面積s_iと経験的に算出した各非水素原子の疎水性因子t_i（0～1の値をとる）を使って重み付けをする．

$$\mathbf{r}_H = \frac{\sum_i s_i t_i r_i}{\sum_i s_i t_i}$$

計算の結果得られた$\mathbf{r}_H$は，多くの溶媒接触面積をもつ原子の方向に近く，極性をもった原子から離れる位置に帰属される．

注意すべき点として，二つの異なるタイプのファーマコフォア特性の位置は，同じ場所か，非常に近い場所にあっても構わないということである．たとえば，芳香環は，疎水特性（H）と芳香環特性（R）の両方に帰属されても構わない．この重複帰属は，重要な疎水性相互作用を，ある化合物では鎖状の部分が形成し，他の化合物では芳香環が形成しているような場合でも共通ファーマコフォアとして抽出することを可能にする．しかし，π電子相互作用を形成する芳香環の方がその部分としてより好まれる可能性を消してしまうこともある．

共通ファーマコフォアの抽出

ここまでに議論した共通ファーマコフォア抽出方法は，それぞれ特徴があるが，いくつかの方法では，網羅的またはそれに近いレベルで，ファーマコフォアモデル候補をリストアップすることができる．そのような膨大なリストアップには，特性間距離の表記法が利用される〔図9・5(a)〕．特性間距離を使うことによって，二つのファーマコフォアモデルを実際に重ね合わせることなく比較することができる．分子の重ね合わせは，各原子または特性の点同士の重ね合わせが最小距離になるように最適化を繰返す必要があり[58),59)]，単純な距離の比較に比べてけた違いの計算量が必要となる．ただし，比較には，同じ特性の組合わせによる特性間距離の情報が必要であり，一部の特性のみ

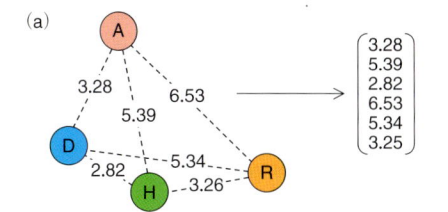

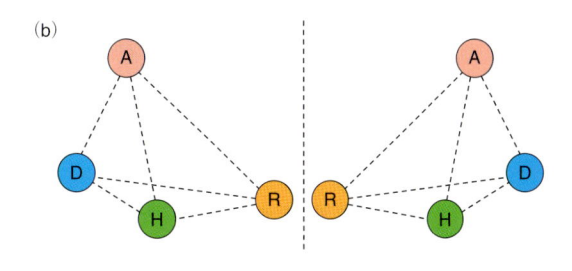

図9・5 (a) 4点ファーマコフォアの特性間距離の表現方法．(b) 同じ特性間距離をもつ二つの鏡像体．これらは特性間距離は一致するが，重ね合わせることはできない．

が重なるだけでは比較できないという点は注意しなければならない．また，図9・5(b)に示すように，距離の比較だけでは，ファーマコフォアモデルの鏡像体同士が同じと判断されるが，本来，両者は別のファーマコフォアモデルのはずである．したがって，特性間距離を用いて共通ファーマコフォアの抽出を行ったあと，問題のある候補を除くために重ね合わせの段階を入れなければならない．

化合物の自由度を考慮しつつ，基本骨格の違う場合でも共通ファーマコフォアを抜き出せるように位置のずれの"許容範囲"を導入する必要がある．たとえば，水素結合受容基と疎水特性の間の距離が5.2Åである化合物と5.5Åの別の化合物では，同じファーマコフォア特性配置であると考えるべきである．どれくらいの許容範囲を設定するのが適切かは，標的となるタンパク質の自由度や，相互作用の種類によって変わってくる．一般に，距離や角度によって結合エネルギーが大きく変わる水素結合などは小さめ（1～1.5Å程度），疎水特性などは大きめ（1.5～2Å程度）にすることが多いが，大きくすると当然のことながら抽出されてくる共通ファーマコフォア候補も増えてくるので，データセットや目的も考慮に入れて決定する．

DISCOでは，一つの基準化合物からファーマコフォアモデル候補を発生させる際，他の化合物との特性間距離の比較のための許容範囲をユーザーが設定することができる．一つの基準化合物と他の化合物の重ね合わせ（1対多の重ね合わせ）は比較的容易であるが，すべての化合物を総当たりで重ね合わせる場合には，工夫が必要となる．ファーマコフォアモデルにおける特性の数が比較的少ない場合，化合物セットの配座群から特性間距離表が正確に重なる部分を決める方法[21),30)]が実用的である（図9・6）．

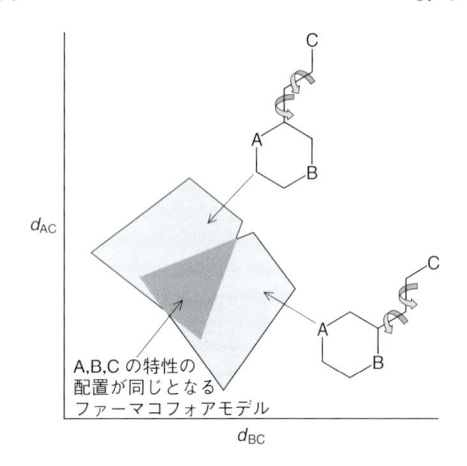

図9・6 二つの活性化合物がとりうる配座（配座空間）において、重ね合わせ可能な部分をとることによって3点ファーマコフォア候補を抽出する概念図[30]．d_{AC} は AC 間の距離，d_{BC} は BC 間の距離を表す．3点ファーマコフォアの場合，通常，配座空間は三次元になるが，この場合は A と B が同じ環状にあるので，AB 間の距離はほとんど変わらないため，d_{AB} を入れていない．

その他の例[7),18)]では，特性間距離の多様性が膨大になりすぎて扱いにくい場合に，特性間距離を距離の数値のまま扱わず，1Åきざみ程度の"区間"に分けて表現して重ね合わせる方法が用いられる場合もある．それぞれのファーマコフォアモデルの特性間距離を，各区間に該当する特性間距離が存在するかしないかで，0または1の2進数文字列（ビット列）[18)]で表し，比較を効率的に行うことができる．中間的な方法として，階層的に細かくした区間を用意して[7)]，各化合物が該当しない特性間距離を切り離しつつ共通ファーマコフォアを探索する方法もある（図9・7）．

ファーマコフォアモデルの評価

情報が少ない標的タンパク質の場合，ファーマコフォア解析のために用意できる化合物セットは，多様性が乏しく一つの基本骨格のみで構成されることも多い．その場合，その基本骨格に由来する共通ファーマコフォアがいくつか抽出されるが，それらのファーマコフォアが活性にどの程度必須かは判断できない（本当はその基本骨格は必須ではないが，単に創薬化学者が他の基本骨格を合成する気にならなかっただけかもしれない）．化合物セットに異なる基本骨格が混ざっている場合でさえ，特定のタンパク質の分子認識に特異的ではなく，多くの化合物にありふれた特徴（たとえば，数Åごとの三つの疎水特性など）を抽出してしまうことがある．また，ファーマコフォアモデルの中には，一部のファーマコフォア特性はうまく抽出しているものの不十分なため，それらのファーマコフォア特性だけで重ね合わせを行うと，それ以外の部分構造に著しいミスマッチを起こすことがある．たとえば，化合物の長い疎水性側鎖と他の化合物のカルボン酸が重なってしまうような場合である．したがって，リストアップされたファーマコフォアモデル候補の質を多くの観点から評価（スコアリング）することが望ましい．

CATALYST/HIPHOP[10)]，DANTE[21)]で使われているスコア関数は，選択性の観点から評価を行う．ユーザーが重み付けできる項を含む同様の関数は PHASE[7)]にも実装されている．

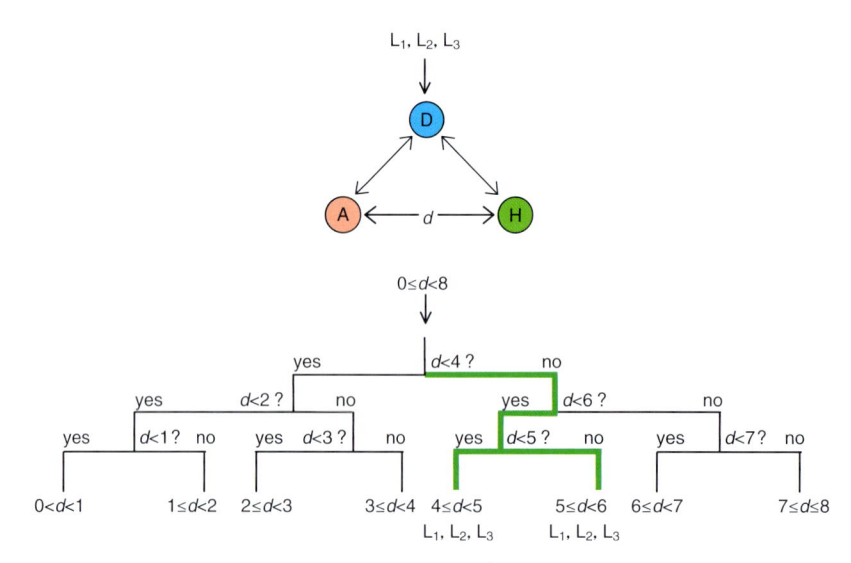

図9・7 共通ファーマコフォアを抽出するために PHASE[7)] で使われているアルゴリズム．この例では，L_1, L_2, L_3 の3個の活性化合物が，特性 A, D, H を含む3点ファーマコフォアをもつ場合の解析を示す．A−H 間距離を，段階的により細かい分類ルールで分けていく．すべての化合物がそれぞれ最低1個の重ね合わせ可能な配座をもつ枝（分類ルール）を緑，重ね合わせできる配座がない枝を黒で示す．

アプローチの仕方には多少の違いはあるものの，それぞれのスコア関数は，検索においてありふれた化合物ではなく，特定のユニークな特徴をもった化合物をヒットさせることができるファーマコフォアモデルに高いスコアを与える．ファーマコフォアモデルが，ランダムに選択したドラッグライク化合物をどの程度ヒットさせるかの指標 q を，どれだけ低くできるかが高いスコアを出す鍵となる．q を正確に算出するためには，各ファーマコフォア候補を用いて巨大な創薬用化合物データベースを実際に検索する必要があるが，膨大な計算時間がかかるので実用的ではない．その代わりに，あらかじめ用意した適度なサイズの検証用データ[21]を用いて見積もることが行われている．また，多くのファーマコフォア検索の結果を統計解析して決定した経験的な確率関数を用いて判断するソフトウェアもある[10]．

"選択性"に関連した概念として，ファーマコフォアモデルの"活性判別能力"があり，活性が既知の化合物セット（ある程度構造や性質が似ているが活性は大きく違う化合物を含んでいることが望ましい）を用いて検証し，活性化合物と不活性化合物をどの程度判別できるかを評価するものである．この場合，不活性化合物は，1個以上の重要なファーマコフォア特性が欠けているためにタンパク質に結合できないと仮定し，活性を下げる他の原因（たとえば，タンパク質への衝突，溶解度の低さ）などは無視する．SCAMPI[42]は，ファーマコフォアモデルを構築する際に，ファーマコフォア特性の選択プロセスにおいて，各特性の活性化合物と不活性化合物の判別への影響を t 検定によって検証している．APEX-3D[31]は，グラフ理論のクリック検出法を用いて非常に活性の高い化合物に共通するファーマコフォア特性を抽出し，ベイズ統計に基づいて活性化合物と不活性化合物の双方で出現頻度に有意差がない特性を除去する．CATALYST/HYPOGEN[6]は，化合物セットの中の学習セットにおいて非常に活性の高い化合物から HIPHOP ファーマコフォアモデルを構築し，セット中半数以上の不活性化合物をヒットさせてしまうモデルを除く．その後，それぞれのモデルを活性値との相関係数が良くなるように特性を足したり引いたりしながら改良する．これらの方法は，ファーマコフォアモデル選定の際に，実測の活性値を用いて一定以上活性判別能力のないモデルをあらかじめ除去してしまう．PHASE[7]は，より穏やかな方法として，不活性化合物をどの程度ヒットさせてしまうかの指標は示すものの，他の観点から評価したい場合もあるので，最終的なファーマコフォア選定はユーザーに任せている．

ファーマコフォアモデルと1個の化合物の妥当な重ね合わせを得ることは，通常は，それほど難しくはない．しかし，用意したすべての化合物の重ね合わせが成功するかどうかは別問題であり，いくつかの化合物はなかなかうまく重ならないことが多い．多くのファーマコフォア構築方法[7),11),12),29),60)]では，外部からあらかじめエネルギー的に安定な配座を選んだセットをインポートできる機能ももっているが，内部の機能として，エネルギー的に不安定な配座を除去したり，ペナルティーを与える機能も実装している[7),9),10),31)]．ファーマコフォアではない化学構造上の特徴の重ね合わせのために，スコア関数は，ファーマコフォアの重なりに加えて，化合物全体の体積の重なりが大きくなる配座により高いスコアを与えることもできる[7),11)]．体積は，原子そのものではなくカテゴリー分けされた原子タイプによって区別され，異なる化合物の類似の部分構造の重ね合わせを効率的に行うことができる[7)]．

タンパク質構造に基づくファーマコフォアモデル

これまでの節では，タンパク質のX線構造情報がなく，リガンド側の情報だけからファーマコフォアモデルを構築する方法について説明してきた．しかし，タンパク質の結合部位情報が得られると，妥当なファーマコフォアモデルを構築するうえで非常に大きな利点がある．タンパク質-リガンド複合体を画像で見ながら，重要な相互作用を特定し，手作業でそれらの相互作用をファーマコフォアモデルに組上げていくことができる．手作業での構築だけではなく，その手順を自動的に行いたいというニーズも大きく，化合物のドッキング[61),62)]，フラグメント（化合物の部分構造）のドッキング[63),64)]，分子動力学シミュレーション[65),66)]などを取り入れた多くのファーマコフォア構築方法がすでに報告されている．この節では，通常行われるタンパク質構造に基づく医薬品設計（SBDD[a)]）を交えながら，ファーマコフォアによるアプローチについて紹介する．

タンパク質構造に基づくファーマコフォアモデル構築において基本となる段階は，結合部位内での潜在的な相互作用点を特定するための解析である．それらの相互作用点は，タンパク質の結合部位中の重要な残基の周囲に特定の座標と半径をもった球で表すことが多い[67)]．LUDI[68)]の相互作用マップでは，リガンド側の原子が存在すると好ましい相互作用をする領域を表示することができ，その情報から相互作用モデルとよばれるファーマコフォア特性となることが可能なポイント（つまり相互作用点）のセットに変換することができる．相互作用モデルの相互作用点は，非常にたくさん発生させることができる（なぜなら，多少位置が変わってもアミノ酸残基と同等の強さの相互作用を形成できるので，それらの相互作用点のバリエーションは膨

---

a) structure-based drug design

大なものとなる）が，クラスタリングを行い，代表的な数十個程度を残すことが多い．そのようにして絞り込んだ後でも，一つの化合物程度の大きさの空間（結合部位）に対して非常に多くの相互作用点が残るので，ある程度以上離れた相互作用点どうしを組合わせた多くのファーマコフォアモデル候補を構築することができる．さらにタンパク質表面を表現するために排除体積（つぎの節で詳しく説明する）を加えて，既知の活性化合物の3Dデータベースを検索し，どのファーマコフォア候補が最も多くの活性化合物をヒットさせるか検証を行う．

LigandScout[69)]は，一つのタンパク質-リガンド複合体から，より直接的な方法でファーマコフォアモデルを構築する．化合物の中の不飽和結合，芳香環，およびそれらと共役している部分を特定した後，水素結合，疎水性相互作用，電荷移動に関係する部分の位置を解析する．ファーマコフォア特性は，Catalystと同じルールで帰属されるが，特定の原子グループが複数のファーマコフォア特性をもつようにカスタマイズすることもできる．それぞれの特性をファーマコフォアモデルに入れるかどうかは，タンパク質の結合部位側が，相互作用形成のための相補的な構造になっているかどうかで判断する．たとえば，化合物側の水素結合供与基X-H（N-HやO-Hなど）の非水素原子Xが，タンパク質側の水素結合受容基Yと2.5～3.8Åの距離にあり，X-H-Yの角度が直線上（180°）から±34°までのずれに収まっているような場合は，重要な特性と判断する．疎水性相互作用やイオン相互作用については水素結合と違い，角度などの方向性は相互作用の強さにあまり影響を与えないので，タンパク質の相互作用部位からユーザーが設定した距離で判断する．タンパク質の結合部位において疎水的な部分の近傍には，疎水的なファーマコフォア特性の他に，タンパク質側の立体的な障壁として排除体積を作成してファーマコフォアモデルに導入する．LigandScoutのファーマコフォアモデル作成機能では，既知活性化合物のヒット率や選択性を改善するために手作業による調整（特性の追加・除去，排除体積の追加）を行うことができる[70)]．

排除体積

活性に必要な特性を正しく表現しているファーマコフォアモデルは，活性化合物をヒットさせる能力はあるが，それだけでは活性化合物の検索条件として十分ではない．そのモデルのファーマコフォア特性をすべて備えた化合物でも，タンパク質に結合することに失敗することがある．そのようなことが起こる原因の一つは，その化合物が，ファーマコフォアモデルに合致するようにタンパク質に結合する際に，化合物の一部がタンパク質と立体的に衝突することである．排除体積は，ファーマコフォアモデルに合致するように化合物を重ねた場合に，その化合物が占有できない空間を表すために使われる．

タンパク質の結晶構造[13)]は，リガンドの接近によって形状を変える（誘導適合）[71)～73)]場合があるとはいえ，排除体積を決める際に，最も参考になる情報である．タンパク質の構造に基づく排除体積は，結合部位を構成する各原子中心にファンデルワールス半径を設定した球として設定するのが最も自然な形である．〔図9・8(a)〕しかし，このような原子の大きさと同じ固い球としての表現では，異なる活性化合物が入ってきたときにタンパク質が微妙に形状を変化させる場合でも，排除してしまう場合がある．化合物側の配座セットも完全というわけではないので，そのような固い原子球の表現では厳しすぎる．そこで，タンパク質の動きや，化合物配座の多少の違いを吸収できるように，若干の条件緩和を行うのが普通である．条件の緩和は，排除体積の半径を減らす，基準化合物に近すぎる排除体積を削除する，検索時に化合物と排除体積の重なりをある程度許容するなどの方法で行われる．

タンパク質構造が未知の場合（ファーマコフォア解析を

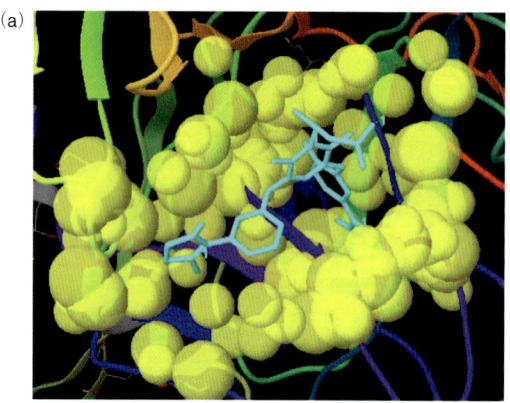

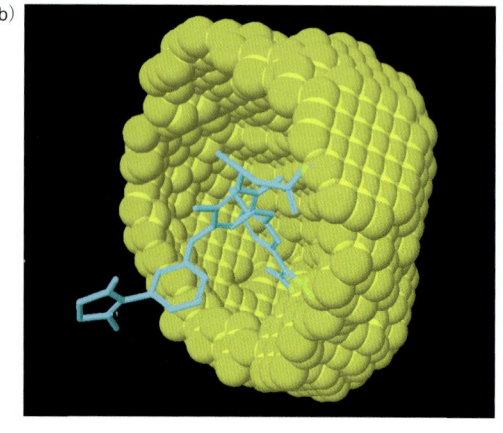

図9・8 (a) 血液凝固X_a因子と阻害剤の複合体構造（PDBコード1FJS）の阻害剤から5Å以内のタンパク質原子に基づいて発生させた排除体積．(b) 1FJS中の阻害剤の構造のみから発生させた排除体積殻の断面図．

行うタンパク質はしばしば構造が未知である．なぜなら，構造が既知の場合はドッキングなども可能だが，未知なときにこそファーマコフォア解析は非常に重要な手段として選択されるからである）は，設定する排除体積が本当に正しいかどうか判断することが難しく，排除体積の帰属は簡単ではない．一つの方法は，活性化合物セットが，タンパク質の結合部位の形状を反映していると仮定し，活性化合物の重ね合わせを参考にして排除体積を設定していくことである．たとえば，"シュリンクラップ（Shrink-Wrap）"法[14]では，ファーマコフォアモデルに重ね合わせた化合物の表面を解析し，その化合物を取囲むように連続したポリゴン（多角形）を排除体積として形成する．3Dデータベースを検索する際に，ファーマコフォアに重ね合わせたそれぞれの化合物に対して同様の表面を作成し，二つの表面の間の貫通部分を計算する．化合物の表面が完全にシュリンクラップ法による表面の中に入っていたり，衝突体積がある閾値以下の場合に，ヒットとして認める．

より単純な方法[7]として，重ね合わせた化合物の周りに格子点（グリッド）を配置して，化合物のファンデルワールス表面から十分に離れた格子点を排除体積として置く手法もある．図9・8(b)は，化合物から2Å離れた格子点に1Åの半径の排除体積を発生させた状態の一部を切り抜いて見せた図である．各排除球の半径と格子点の刻みを減らすことによって，より滑らかで精度の良い排除体積の殻を作成することができる．

排除体積の別の発生のさせ方として，不活性化合物のセットから推測する方法がある．化合物がファーマコフォアモデルにうまく重なるにも関わらず活性がない場合に，タンパク質と衝突している可能性がある．この仮説は，もちろん十分な根拠があるわけではないが，既知の不活性化合物のみによって占有され，既知の活性化合物は占有していない領域は，排除体積候補として検討することができる．多くのソフトウエアでは，排除体積の手作業による配置が可能であり，ユーザーは，重ね合わさった化合物を見ながら，排除体積を作成し位置を調整することができる．この作業を自動的に行う方法[7),74),75)]もあるが，不適切な排除体積が設定される懸念が大きく，不活性化合物から導かれる排除体積をそのまま使うのは賢明ではない．不活性化合物の活性が低下した原因は，タンパク質との衝突だけではないことに留意して，最終的にはユーザーがしっかり判断することが重要である．

ファーマコフォアフィンガープリント

化合物構造上のファーマコフォア情報は，各特性をもっているかいないか，あるいはその配置について0/1のビット列で表すことができる．これらのビット列はファーマコフォアフィンガープリント（ファーマコフォアkey，ファーマコフォアtupletともいう）とよばれる[15)〜17)]．多くのパッケージソフトウエアが，ファーマコフォアフィンガープリント機能を実装しているが，CHEM-Xソフトウエアシステム[18)]の機能は最も代表的なものである．

ファーマコフォアフィンガープリントは，通常，3個のファーマコフォア特性（3点ファーマコフォア），4個のファーマコフォア特性（4点ファーマコフォア）に基づいて記述される．フィンガープリントは，0または1（1より大きな整数値を使う場合もある）のビット列で構成されるが，各ビットは，特定の特性の組合わせ（受容基と供与基と疎水性部分など）をもち，かつ特定の特性間距離であるファーマコフォアをもっている場合は1，もっていない場合は0を割り当てる．（複数もっている場合に2，3……とカウントを使う場合もある）ビットの数を制限するために，距離は，1Åごとなどの区間ごとに表す．3点ファーマコフォアで，距離をn個の区間に区分した場合，$[n(n-1)]/2$個のビットが存在し，これが特性組合わせごとに設定される．区間は，等間隔で区切らないことも可能で，区間で区切る距離の上限は，すべてのデータセットの化合物のファーマコフォアがその上限内に収まるように設定するか，ある値を設定して，それより大きな特性間距離は無視するようにすることもできる[18)]．

図9・9は，3点ファーマコフォアを1Å刻みの区間で定義されるビット列で表現した例である．実際の距離の値（たとえば，3.34Åなど）を使うのではなく，区間で区切ること（3Åの区間が1となる）によって情報量は減ってしまうが，なるべく情報の損失を防ぐために，該当する区間のみに値を入れるだけではなく，近接する区間にも値を

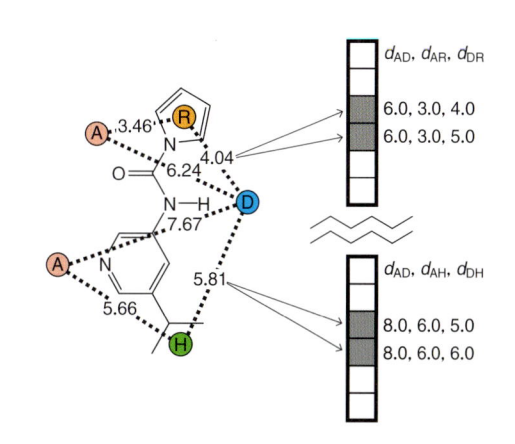

図9・9 3点ファーマコフォアの特性間距離を1Å刻みの区間に分けて解析し，ビット列に変換する方法．距離を離散的な値に分割することによる情報の損失を防ぐために，それぞれの3点ファーマコフォアにおいて，最も近い値の区間に割り付けるだけではなく，隣接した区間にも割り付ける．この図では簡便のために，3個の距離のうち，3番目について隣接した区間に割り付けているが，すべての距離において隣接する区間に割り付けることもできる．

入れるという方法もある（この例の場合，3Åだけではなく，2Åや4Åにも値を案分して入れる）．ちなみに，物理的に不可能な距離の組合わせ（たとえば，3点間の特性距離の組合わせが2Å-1Å-7Åはありえない）があるので[2),4),10)]，実際は使われることはないビットが相当数存在する．

ファーマコフォアフィンガープリントは，化合物の配座アンサンブルから作成し，その化合物が空間的に占めることができるファーマコフォア空間を表現することもできる．フィンガープリントは，通常，異なる配座それぞれのビット列の論理和であり（つまり，どれかの配座であるビットに1が入ると，他の配座がそのビットをもっているかどうかに関わらず，そのビットは1となる），もととなった配座がどのようなビット列になっていたかという情報は保持していない．ファーマコフォアフィンガープリントは，一つの配座由来か複数の配座由来かに関わらず，他の2Dビット列表現[76)～79)]（たとえば，構造フィンガープリント）と同じように類似性，多様性，クラスタリング[80)～84)]などの評価や操作に利用することができる．

ファーマコフォアフィンガープリントは，3Dデータベース検索を行う上で，多分最も効率の良い方法である．クエリー（検索条件）となる化合物のファーマコフォア特性と距離関係をフィンガープリントに変換する際，必要に応じて，多少距離関係の異なる複数のビット列を用意して通常のファーマコフォアモデルにおける許容範囲のように使うこともできる．クエリー化合物のビット列のパターンは，ファーマコフォア検索の際の必要条件であり，検索対象のデータベースの化合物のフィンガープリントを計算しておけば，非常に高速な論理演算で，フィンガープリントがクエリー化合物と検索対象化合物で共通しているか評価することができる．一般的に，フィンガープリントだけで検索した場合，ヒットした化合物のすべてがクエリー化合物のファーマコフォア特性の3D配置を完全に保持しているわけではないが（3点ないしは4点ファーマコフォア間の距離を区間に分けただけで表現できないものもあるので），多くの問題外の化合物を高速で除くことができる．フィンガープリントで検索した後，通常のファーマコフォアモデルでの評価を行えば，検索時間を節約しつつ，ファーマコフォア評価の正確度も確保できる．

3Dデータベース検索

ファーマコフォアモデルは，創薬化学者が活性に必要な構造上の特性を把握するという役割もあるが，最も期待される役割は，化合物データベースを検索することによって新規な活性化合物を発見することである．もし，そのファーマコフォアモデルが，結合に重要な相互作用を妥当に組合わせたものならば，データベース検索の結果そのモデルに適合する化合物（検索ヒットとよばれる）は，ランダムを上回る確率で活性をもつはずである．どの程度の確率で真のヒットが得られるかは，適合を判定する際のクライテリア，排除体積などを設定するか，データベースの品質などの多くの他の要因によっても左右される．

データベースの各化合物は，あらかじめ配座探索をしておき，一つまたは複数のエネルギー的に安定な構造を代表として選んでおくことが普通である．複数の配座を使用する場合，あらかじめ配座を発生させるのではなく，ファーマコフォア検索中に，クエリーに適合するようにシステマティック検索やストカスティック検索など[7),85),86)]の方法で配座探索する方法[87),88)]もある．あらかじめ配座探索を行っておく方が，スピードの点では有利であり，ファーマコフォア検索中に配座探索する方法に比べ，10～100倍程度速く検索を行うことができる．この方法の欠点としては，多くの配座を保存するために巨大な記憶容量を消費することであり，冗長なデータを節約することによって化合物数に比例するほどは増えないが，かなりの程度ディスク容量を圧迫する．

基本的に，ファーマコフォアモデルは，重要特性の配置を，単純に特性間の距離または各特性の座標（内部座標系や直交座標系が用いられる）で表している．このモデルをクエリーとして用いるためには，許容範囲などのさまざまな条件を付加する必要がある．多くのファーマコフォアソフトウエアでは，ユーザーが距離，位置，角度などの許容範囲を設定できる．実験データから推定したさまざまなガイドラインがすでに提案されており，それらを参考に設定することもできる[20),89)]．たとえば，結晶構造中の水素結合距離X-Yと水素結合角度X-H-Yのバリエーションを使って，水素結合供与基と受容基の位置許容範囲を検討すると，約2Åになる[20)]．既知の活性化合物と不活性化合物を使って特性間距離の許容範囲を適切な値に設定することもできる[21)]．この場合，多くの活性化合物は満たし，多くの不活性化合物は満たせないように許容範囲を調整する．多くの種類の特性の位置許容範囲として，1～2Åの間が一般的であるが，これより厳しい許容範囲が使われることもある[86),88)]．

自動的なファーマコフォア抽出機能を使う場合，位置の許容範囲を活性化合物の重ね合わせにおける特性位置の広がりから推定することもある．しかし，そのような特性位置の広がりは，化合物セットの性質や配座探索方法によってバイアスがかかっていることもあり，タンパク質の動きなどを表現しているとは限らない．たとえば，配座自由度の少ない共通骨格をもった化合物セットからファーマコフォアモデルを構築することを考えてみよう．そのような場合，ファーマコフォアモデルに活性化合物を重ね合わせると，化合物間での特性位置の変化はほとんど現れないため，それに基づいて許容範囲を設定すると非常に小さな値

となる．データベース検索の際に，そのような厳しい許容範囲を用いた場合，同じ基本骨格をもった化合物はヒットするかもしれないが，他の活性化合物は非常にヒットしにくくなる．この種の厳しい許容範囲は，ファーマコフォア検索に期待されている異なる基本骨格の活性化合物の発見[90]（scaffold hopping）の可能性を摘んでしまう．

図9・10に示すように，特性を表すために，特性位置の点だけではなく，ファーマコフォア特性を構成する置換基（たとえばベンゼン環）の面，面と面の間の角度，円錐（水素結合が最も強くなる位置を円錐上に表すなど）などの付加情報を付け加えることができる．しかし，これらの追加条件を適用する前に，まずは各特性位置の妥当な重ね合わせを行う必要があり，ファーマコフォアモデルにおける特性の配置と矛盾のない配置間距離の化合物を検索しながら，重ね合わせを行う．ファーマコフォアモデルに適合するかどうかの最初の基準は特性の数であり，モデルがもっている n 個の特性をすべてもっている化合物を選ぶ．その後，$n \times n$ 個の特性間距離行列が，モデルと化合物の間で十分に近いかを判断する．すでに述べたように，通常ユーザーが，特性位置と特性間距離の許容範囲を設定できる[58),59)]．

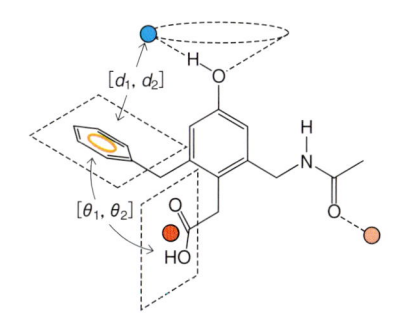

図9・10 付加条件のついたファーマコフォア特性による4点ファーマコフォアモデル．カルボン酸とベンゼン環の二つの面の角度，水素結合供与基とベンゼン環の面の距離が特定の範囲内であること，水素結合供与基の位置は円錐上であることの3条件が付加されている．

多くのファーマコフォアソフトウエアでは，クエリ中の n 個の特性すべてが適合しなくても，n 個中 m 個のような部分的なファーマコフォア適合をヒットして許容するよう設定できる．その際に，必ず適合しなければいけない特性と，いくつかのうち一つ適合すればよい特性を区別することができる．そのような部分適合の場合，特性間距離の評価の際には，$m \times m$ 型の距離行列のみ比較するように自動的に変更される．部分適合の設定は，同じ基本骨格をもつ化合物が共通にもつファーマコフォア特性だけでは活性に十分ではなく，さらに何個かの特性が必要だが，その追加の特性は，何箇所かのうち1箇所があればよい場合などに便利である．ファーマコフォアモデルを構築する際に，既知活性化合物における特性の出現パターンを解析して，このような部分適合の設定を行うことができる．n 個のうち m 個を適合させる際の組合わせは，2項係数 $n!/[m!(n-m)!]$ で表され，$m \approx n/2$ だとしても n が非常に大きい場合，かなりの計算量になる．さらに，特性点の部分集合の中には，ユニークではない，ありきたりのファーマコフォア配置も多く存在し，データベース検索で非常の多くの化合物がヒットしてしまう懸念もある．

実際には，ここで述べたような詳細な検索を行う場合は，事前に一つ以上の高速なスクリーニングを行い，問題外の化合物を除くとよい．事前のスクリーニングは，単純に，必須な特性をもっていないものを2D検索で除いたり，時間のかからない3D検索を組合わせてもよい．もし，利用するデータベースが，事前に配座探索を行っており，それに基づいて計算したファーマコフォアフィンガープリントをもっている場合，前の節で紹介したフィンガープリントによる高速な事前の3D検索を使うこともできる．事前のスクリーニングで効率的に不活性化合物を除くことができれば，それだけ全体の検索にかかる計算時間を短くすることができる．

最後に，データベース検索では，ソフトウエアの能力とユーザーが何を求めるかによって，異なる結果が出力される．ファーマコフォア検索をドッキングの前に行う際，ユーザーはクエリーに適合する化合物のID番号のみを知りたいと思うだろう．また，創薬化学者が行う場合には，ヒットした化合物がファーマコフォアにどのように合致しているかを3Dのグラフィックスとして見たいと思うかもしれない．また，複数の配座が検索される場合，その化合物は別々のモデルに複数回ヒットする可能性があり，ユーザーはそれらのヒットの全部または一部を選択することができる．高い適合度スコアの順に化合物を並べ，適度な数の高スコア化合物に焦点を合わせて，化合物の入手やアッセイを検討することもできる．

まとめ

過去数十年に渡って，ファーマコフォアモデリングにおいてさまざまな革新的な研究が行われ，継続的にこの手法の利用価値が向上してきている．近年，タンパク質構造情報が飛躍的増大し，モデリング研究の多くの部分がタンパク質構造に基づく設計（医薬品設計の場合にはSBDDとよばれる）に割かれるようになってきたが，ファーマコフォアによる方法は，複雑な構造活性相関の解析，タンパク質構造が未知の場合の重要なリガンド－タンパク質相互作用の解明，3D類似性の評価，大きな化合物ライブラリーの高速な検索に依然として威力を発揮しており，さらにタンパク質構造に基づく情報と知識を補完する役割もこ

なしている.

すでに多くの利用可能なファーマコフォアに基づく手法が提案されており，創薬のためのツールとして非常に便利であるが，ただ単にソフトウエアをデフォルトの条件で操作するだけで創薬に貢献できるわけではなく，それぞれの技術の制限をしっかりと把握しながら試行錯誤することが必要となる．手持ちの情報と手法を組合わせることによって，何ができて何ができないかについて，現実的な判断をすべきである．それぞれの手法は，多くの可能なファーマコフォアモデルを提案することは可能だが，それらの中から正解（あるいは妥当性の高い）モデルを選び出すのは，ユーザーである研究者に任されている．活性を出すためのすべての因子を一つのファーマコフォアモデルに入れるのは難しいので，ある研究者が作成した一つのモデルは完全無欠なファーマコフォアというわけではなく，一つの側面から見た場合に妥当なモデルにすぎない．ファーマコフォア法は，SBDDに比べると制限も多いが，化合物の構造活性相関情報を最大限活用できるという利点を生かすことによって，現在でも創薬研究で不可欠なツールとして研究者に利用されている．

文　献

1) Ehrlich, P. Present status of chemotherapy. *Chem. Ber.* **1909**, *42*, 17-47.
2) Gund, P. Three-dimensional pharmacophore pattern searching. In: *Progress in Molecular and Subcellular Biology*, Hahn, F. E.; Ed. Berlin: Springer-Verlag; **1977**, *5*, 117-143.
3) Marshall, G. R.; Barry, C. D.; Bosshard, H. E.; Dammkoehler, R. A.; Dunn, D. A. The conformational parameter in drug design: the active analog approach. In: *Computer-Assisted Drug Design*, Olson, E. C.; Christoffersen, R. E.; Eds. Washington, D. C.: American Chemical Society; **1979**, 205-226.
4) Cramer, R. D.; Patterson, D. E.; Bunce, J. D. Comparative molecular field analysis (CoMFA). 1. Effect of shape on binding of steroids to carrier proteins. *J. Am. Chem. Soc.* **1988**, *110*, 5959-5967.
5) Klebe, G.; Abraham, U.; Mietzner, T. Molecular similarity indices in comparative analysis (CoMSIA) of drug molecules to correlate and predict their biological activity. *J. Med. Chem.* **1994**, *37*, 4130-4146.
6) Li, H.; Sutter, J.; Hoffmann, R. HypoGen: an automated system for generating 3d predictive pharmacophore models. In: *Pharmacophore Perception, Development and Use in Drug Design*, Güner, O. F.; Ed. La Jolla, CA: International University Line; **2000**, 173-189.
7) Dixon, S. L.; Smondyrev, A. M.; Knoll, E. H.; Rao, S. N.; Shaw, D. E.; Friesner, R. A. PHASE: a new engine for pharmacophore perception, 3D QSAR model development, and 3d database screening. 1. Methodology and preliminary results. *J. Comput. Aided Mol. Des.* **2006**, *20*, 647-671.
8) Jacobsson, M.; Gäredal, M.; Schultz, J.; Karlén, A. Identification of plasmodium falciparum spermidine synthase active site binders through structure-based virtual screening. *J. Med. Chem.* **2008**, *51*, 2777-2786.
9) Martin, Y. C. Distance comparisons (DISCO): a new strategy for examining 3d structure-activity relationships. In: *Classical and 3D QSAR in Agrochemistry*, Hansch, C., Fujita, T.; Ed. Washington, D. C.: American Chemical Society; **1995**, 318-329.
10) Barnum, D.; Greene, J.; Smellie, A.; Sprague, P. Identification of common functional configurations among molecules. *J. Chem. Inf. Comput. Sci.* **1996**, *36*, 563-571.
11) Jones, G.; Willett, P.; Glen, R. C. A genetic algorithm for flexible molecular overlay and pharmacophore elucidation. *J. Comput. Aided Mol. Des.* **1995**, *9*, 532-549.
12) Richmond, N. J.; Abrams, C. A.; Wolohan, P. R. N.; Abrahamian, E.; Willet, P.; Clark, R. D. GALAHAD: 1. Pharmacophore identification by hypermolecular alignment of ligands in 3D. *J. Comput. Aided Mol. Des.* **2006**, *20*, 567-587.
13) Greenidge, P. A.; Carlsson, B.; Bladh, L.; Gillner, M. Pharmacophores incorporating numerous excluded volumes defined by x-ray crystallographic structure in three-dimensional database searching: application to the thyroid hormone receptor. *J. Med. Chem.* **1998**, *41*, 2503-2512.
14) Van Drie, J. H. "Shrink-Wrap" surfaces: a new method for incorporating shape into pharmacophoric 3d database searching. *J. Chem. Inf. Comput. Sci.* **1997**, *37*, 38-42.
15) Good, A. C.; Kuntz, I. D. Investigating the extension of pairwise distance pharmacophore measures to triplet-based descriptors. *J. Comput. Aided Mol. Des.* **1995**, *9*, 373-379.
16) Pickett, S. D.; Mason, J. S.; McLay, I. M. Diversity profiling and design using 3d pharmacophores: pharmacophore-derived queries (PDQ). *J. Chem. Inf. Comput. Sci.* **1996**, *36*, 1214-1223.
17) McGregor, M. J.; Muskal, S. M. Pharmacophore fingerprinting. 1. Application to QSAR and focused library design. *J. Chem. Inf. Comput. Sci.* **1999**, *39*, 569-574.
18) Cato, S. J. Exploring pharmacophores with CHEM-X. In: *Pharmacophore Perception, Development, and Use in Drug Design*, Güner, O. F.; Ed. La Jolla, CA: International University Line; **2000**, 110-125.
19) Güner, O. F.; Henry, D. R.; Pearlman, R. S. Use of flexible queries for searching conformationally flexible molecules in databases of three-dimensional structures. *J. Chem. Inf. Comput. Sci.* **1992**, *32*, 101-109.
20) Greene, J.; Kahn, S.; Savoj, H.; Sprague, P.; Teig, S. Chemical function queries for 3d database search. *J. Chem. Inf. Comput. Sci.* **1994**, *34*, 1297-1308.
21) Van Drie, J. H. Strategies for the determination of pharmacophoric 3d database queries. *J. Comput. Aided Mol. Des.* **1997**, *11*, 39-52.
22) Güner, O. F. *Pharmacophore Perception, Development, and Use in Drug Design*. La Jolla, CA: International University Line; **2000**.
23) Mason, J. S.; Good, A. C.; Martin, E. J. 3D pharmacophores in drug discovery. *Curr. Pharm. Des.* **2001**, *7*, 567-597.
24) Güner, O. F. History and evolution of the pharmacophore concept in computer-aided drug design. *Curr. Top. Med. Chem.* **2002**, *2*, 1321-1332.
25) Van Drie, J. H. Pharmacophore discovery: lessons learned. *Curr. Pharm. Des.* **2003**, *9*, 1649-1664.
26) Dror, O.; Shulman-Peleg, A.; Nussov, R.; Wolfson, H. J. Predicting molecular interaction in silico. I. A guide to pharmacophore identification and its applications to drug design. *Curr. Med. Chem.* **2004**, *11*, 71-90.
27) Van Drie, J. Pharmacophore-based virtual screening: A practical perspective. In: *Virtual Screening in Drug Discovery*, Alvarez, J.; Shoichet, B.; Ed. Boca Raton, FL: CRC Press; **2005**.

28) Gund, P.; Wipke, W. T.; Langridge, R. Computer *Searching of a Molecular Structure File for Pharmacophoric Patterns*, Amsterdam: Elsevier; **1974**, *3*, 33–39.
29) Sheridan, R. P.; Nilakantan, R.; Dixon, J. S.; Venkataraghavan, R. The ensemble approach to distance geometry: application to the nicotinic pharmacophore. *J. Med. Chem.* **1986**, *29*, 899–906.
30) Mayer, D.; Naylor, C. B.; Motoc, I.; Marshall, G. R. A unique geometry of the active site of angiotensin-converting enzyme consistent with structure-activity studies. *J. Comput. Aided Mol. Des.* **1987**, *1*, 3–16.
31) Golender, V. E.; Vorpagel, E. R. Computer-assisted pharmacophore identification. In: *3D QSAR in Drug Design: Theory, Methods and Applications*, Kubinyi, H.; Ed. Leiden: ESCOM Science Publishers; **1993**, 137–149.
32) Havel, T. F.; Kuntz, I. D.; Crippen, G. M. The theory and practice of distance geometry. *Bull. Math. Biol.* **1983**, *45*, 665–720.
33) Bron, C.; Kerbosch, J. Algorithm 457: finding all cliques of an undirected graph. *Commun. ACM* **1973**, *16*, 575–577.
34) Patel, Y.; Gillet, V. J.; Bravi, G.; Leach, A. R. A comparison of the pharmacophore identification programs: CATALYST, DISCO and GASP. *J. Comput. Aided Mol. Des.* **2002**, *16*, 653–681.
35) Goldberg, D. E. *Genetic Algorithms in Search, Optimization and Machine Learning*. Reading, MA: Addison-Wesley; **1989**.
36) Breiman, L.; Friedman, J. H.; Olshen, R. A.; Stone, C. J. *Classification and Regression Trees*. Belmont, CA: Wadsworth International Group; **1984**.
37) Young, S. S.; Hawkins, D. M. Analysis of a 29 full factorial chemical library. *J. Med. Chem.* **1995**, *38*, 2784–2788.
38) Hawkins, D. M.; Young, S. S.; Rusinko, A. Analysis of a large structure-activity data set using recursive partitioning. *Quant. Struct.-Act. Relat.* **1997**, *16*, 1–7.
39) Young, S. S.; Hawkins, D. M. Using recursive partitioning to analyze a large sar data set. *SAR QSAR. Eviron. Res.* **1998**, *8*, 183–193.
40) Chen, X.; Rusinko, A., III; Young, S. S. Recursive partitioning analysis of a large structure-activity data set using three-dimensional descriptors. *J. Chem. Inf. Comput. Sci.* **1998**, *38*, 1054–1062.
41) Dixon, S. L.; Villar, H. O. Investigation of classification methods for the prediction of activity in diverse chemical libraries. *J. Comput. Aided Mol. Des.* **1999**, *13*, 533–545.
42) Chen, X.; Rusinki, A., III; Tropsha, A.; Young, S. S. Automated pharmacophore identification for large chemical data sets. *J. Chem. Inf. Comput. Sci.* **1999**, *39*, 887–896.
43) Van Drie, J. H.; Weininger, D.; Martin, Y. C. ALADDIN: an integrated tool for computer-assisted molecular design and pharmacophoric pattern recognition from geometric, steric and substructure searching of three-dimensional molecular structures. *J. Comput. Aided Mol. Des.* **1989**, *3*, 225–251.
44) Lauri, G.; Bartlett, P. A. CAVEAT: a program to facilitate the design of organic molecules. *J. Comput. Aided Mol. Des.* **1994**, *8*, 51–66.
45) Seeman, P.; Watanabe, M.; Grigoriadis, D.; Tedesco, J. L.; George, S. R.; Svensson, U.; Nilsson, J. L. G.; Neumeyer, J. L. Dopamine D-2 receptor binding sites for agonists: a tetrahedral model. *Mol. Pharmacol.* **1985**, *28*, 391–399.
46) Chang, G.; Guida, W.; Still, W. C. An internal coordinate Monte Carlo method for searching conformational space. *J. Am. Chem. Soc.* **1989**, *111*, 4379–4386.

47) Smellie, A.; Teig, S. L.; Towbin, P. Poling: promoting conformational variation. *J. Comput. Chem.* **1995**, *16*, 171–187.
48) Catalyst/ConFirm. San Diego, CA Accelrys.
49) OMEGA. Sante Fe, NM OpenEye Scientific Software. September **2008**.
50) Li, J.; Ehlers, T.; Sutter, J.; Varma-O'Brien, S.; Kirchmair, J. CAESAR: a new conformer generation algorithm based on recursive buildup and local rotational consideration. *J. Chem. Inf. Model.* **2007**, *47*, 1923–1932.
51) Halgren, T. A. Merck molecular force field. I. Basis, form, scope, parameterization and performance of MMFF94. *J. Comput. Chem.* **1996**, *17*, 520–552.
52) Jorgensen, W. L.; Maxwell, D. S.; Tirado-Rives, J. Development and testing of the opls all-atom force field on conformational energetics and properties of organic liquids. *J. Am. Chem. Soc.* **1996**, *118*, 11225–11236.
53) Shelley, J.; Cholleti, A.; Frye, L. L.; Greenwood, J. R.; Timlin, M. R.; Uchimaya, M. EPIK: a software program for pKa prediction and protonation state generation for drug-like molecules. *J. Comput. Aided Mol. Des.* **2007**, *21*, 681–691.
54) Forbes, I. T.; Dabbs, S.; Duckworth, M. D.; Ham, P.; Jones, G. E.; King, F. D.; Saunders, D. V.; Blaney, F. E.; Naylor, C. B.; Baxter, G. S.; Blankburn, T. P.; Kennett, G. A.; Wood, M. D. Synthesis, biological activity, and molecular modeling studies of selective 5-HT2C/2B receptor antagonists. *J. Med. Chem.* **1996**, *39*, 4966–4977.
55) Phase 3.0. New York: Schrödinger, LLC; **2008**.
56) Ash, S.; Cline, M. A.; Homer, R. W.; Hurst, T.; Smith, G. B. SYBYL line notation (SLN): a versatile language for chemical structure representation. *J. Chem. Inf. Comput. Sci.* **1997**, *37*, 71–79.
57) SMARTS: Smiles ARbitrary Target Specification. Aliso Viejo, CA: Daylight Chemical Information Systems.
58) Schonemann, P. A generalized solution of the orthogonal procrustes problem. *Psychometrika* **1966**, *31*, 1–10.
59) Ferro, D.; Hermans, J. A. A different best rigid-body molecular fit routine. *Acta Crystallogr.* **1977**, *A33*, 345–347.
60) Beusen, D. D.; Marshall, G. R. Pharmacophore definition using the active analog approach. In: *Pharmacophore Perception, Development, and Use in Drug Design*, Güner, O. F.; Ed. La Jolla, CA: International University Line; **2000**, 23–45.
61) Griffith, R.; Bremner, J. B.; Coban, B. Docking-derived pharmacophores frommodels of receptor-ligand complexes. In: *Pharmacophore Perception, Development, and Use in Drug Design*, Güner, O. F.; Ed. La Jolla, CA: International University Line; **2000**, 387–408.
62) Claussen, H.; Gastreich, M.; Apelt, V.; Greene, J.; Hindle, S. A.; Lemmen, C. The FlexX database docking environment: rational extraction of receptor based pharmacophores. *Curr. Drug Discov. Technol.* **2004**, *1*, 49–60.
63) Tschinke, V.; Cohen, N. C. The NEWLEAD program: a new method for the design of candidate structures from pharmacophoric hypotheses. *J. Med. Chem.* **1993**, *36*, 3863–3870.
64) Gastreich, M.; Lilienthal, M.; Briem, H.; Claussen, H. Ultrafast de novo docking combining pharmacophores and combinatorics. *J. Comput. Aided Mol. Des.* **2006**, *20*, 717–734.
65) Carlson, H. A.; Masukawa, K. M.; Rubins, K.; D, B. F.; Jorgensen, W. L.; Lins, R. D.; Briggs, J. M.; McCammon, J. A. Developing a dynamic pharmacophore model for HIV-1 integrase. *J. Med. Chem.* **2000**, *43*, 2100–2114.
66) Deng, J.; Lee, K. W.; Sanchez, T.; Cui, M.; Neamati, N.;

Briggs, J. M. Dynamic receptor-based pharmacophore model development and its application in designing novel HIV-1 integrase inhibitors. *J. Med. Chem.* **2005**, *48*, 1496–1505.

67) Kirchhoff, P. D.; Brown, R.; Kahn, S.; Waldman, M. Application of structure-based focusing to the estrogen receptor. *J. Comput. Chem.* **2001**, *22*, 993–1003.

68) Böhm, H.-J. LUDI: rule-based automatic design of new substituents for enzyme inhibitor leads. *J. Comput. Aided Mol. Des.* **1992**, *6*, 593–606.

69) Wlber, G.; Langer, T. LigandScout: 3-D pharmacophores derived from protein-bound ligands and their use as virtual screening filters. *J. Chem. Inf. Model.* **2005**, *45*, 160–169.

70) Markt, P.; Schuster, D.; Kirchmair, J.; Laggner, C.; Langer, T. Pharmacophore modeling and parallel screening for PPAR ligands. *J. Comput. Aided Mol. Des.* **2007**, *21*, 575–590.

71) Murray, C. W.; Baxter, C. A.; Frenkel, A. D. The sensitivity of the results of molecular docking to induced fit effects: application to thrombin, thermolysin and neuraminidase. *J. Comput. Aided Mol. Des.* **1999**, *13*, 547–562.

72) Carlson, H. A.; McCammon, J. A. Accommodating protein flexibility in computational drug design. *Mol. Pharmacol.* **2000**, *57*, 213–218.

73) Sherman, W.; Day, T.; Jacobson, M. P.; Friesner, R. A.; Farid, R. Novel procedure for modeling ligand/receptor induced fit effects. *J. Med. Chem.* **2006**, *49*, 534–553.

74) Catalyst/HypoRefine. San Diego, CA: Accelrys.

75) Schuster, D.; Laggner, C.; Steindl, T. M.; Palusczak, A.; Hartmann, R.; Langer, T. Pharmacophore modeling and in silico screening for new P450 19 (aromatase) inhibitors. *J. Chem. Inf. Model.* **2006**, *46*, 1301–1311.

76) Brown, R. D.; Martin, Y. C. Use of structure-activity data to compare structure-based clustering methods and descriptors for use in compound selection. *J. Chem. Inf. Comput. Sci.* **1996**, *36*, 572–584.

77) Brown, R. D.; Martin, Y. C. The information content of 2D and 3D structural descriptors relevant to ligand-receptor binding. *J. Chem. Inf. Comput. Sci.* **1997**, *37*, 1–9.

78) Flower, D. R. On the properties of bit string-based measures of chemical similarities. *J. Chem. Inf. Comput. Sci.* **1998**, *38*, 379–386.

79) Dixon, S. L.; Koehler, R. T. The hidden component of size in two-dimensional fragment descriptors: side effects on sampling in bioactive libraries. *J. Med. Chem.* **1999**, *42*, 2287–2900.

80) Patterson, D. E.; Cramer, R. D.; Ferguson, A. M.; Clark, R. D.; Weinberger, L. E. Neighborhood behavior: a useful concept for validation of "molecular diversity" descriptors. *J. Med. Chem.* **1996**, 3049–3059.

81) Matter, H. Selecting optimally diverse compounds from structure databases: a validation study of two-dimensional and three-dimensional molecular descriptors. *J. Med. Chem.* **1997**, *40*, 1219–1229.

82) Lajiness, M. S. Dissimilarity-based compound selection techniques. *Perspect. Drug Discov. Des.* **1997**, *7/8*, 65–84.

83) Pötter, T.; Matter, H. Random or rational design? Evaluation of diverse compound subsets from chemical structure databases. *J. Med. Chem.* **1998**, *41*, 478–488.

84) Ajay, A.; Walters, W. P.; Murcko, M. A. Can we learn to distinguish between "drug-like" and "nondrug-like" molecules? *J. Med. Chem.* **1998**, *41*, 3314–3324.

85) Murrall, N. W.; Davies, E. K. Conformational freedom in 3-D databases. 1. Techniques. *J. Chem. Inf. Comput. Sci.* **1990**, *30*, 312–316.

86) Clark, D. E.; Jones, G.; Willett, P. Pharmacophoric pattern matching in files of three-dimensional chemical structures: comparison of conformational searching algorithms for flexible searching. *J. Chem. Inf. Comput. Sci.* **1994**, *34*, 197–206.

87) Moock, T. E.; Henry, D. R.; Ozkabak, A. G.; Alamgir, M. Conformational searching in ISIS/3D databases. *J. Chem. Inf. Comput. Sci.* **1994**, *34*, 184–189.

88) Hurst, T. Flexible 3D searching: the directed tweak technique. *J. Chem. Inf. Comput. Sci.* **1994**, *34*, 190–196.

89) Martin, Y.; Bures, M.; Danaher, E.; DeLazzer, J. New strategies that improve the efficiency of the 3D design of bioactive molecules. In: *Trends in QSAR and Molecular Modelling 92*, Wermuth, C.; Ed. Leiden: ESCOM; **1993**, 20–26.

90) Schneider, G.; Neidhart, W.; Giller, T.; Schmid, G. "Scaffold-hopping" by topological pharmacophore search: a contribution to virtual screening. *Angew. Chem. Int. Ed. Engl.* **1999**, *38*, 2894–2896.

10

Alexander Tropsha
（訳：中村周吾）

創薬における QSAR

はじめに

50年にわたる活発な方法論の開発とその応用の歴史を経て（1963年のHanschの論文[1]がこの分野のはじまりだと考えられている），定量的構造活性相関（QSAR[a]）モデリングは十分確立された研究分野となっている．コンピューターを使ったどの研究分野でもおそらくそうであるように，QSARモデリングはこれまで，文献の中で賞賛されたり，またときにはののしられたりしてきた．"*Reviews in Computational Chemistry*" という有名なシリーズの第1巻で，Boydは医薬品候補の中から最終的に市場に出された新規医薬品を発見するにあたり，QSARモデリングが貢献したことが文献に記述されている例をいくつか紹介している[2]．その頃までに使われていた方法は，物理化学的特性を表す少数の記述子と多重線形回帰のような統計学的手法を用いる比較的単純なものであり，QSARモデリングはリード化合物の最適化のための単なるツールとみなされていた．すなわち，比較的小規模の類似した化合物群において，構造と活性の関係性を明らかにし，活性の改善につながるような，やや小さな構造修飾を予測するのが目的であった．

1980年代後半になって，生物学的活性をもつ化合物に対する実験データが，大規模かつ複雑になり，また一般に利用できるようになったために，この分野は劇的な変化を遂げることになる．これらの変化は，ケモメトリックス（計量化学）の発展と相まって，QSAR研究において，用いる化学特性の記述子の数を大きく増大させ，また機械学習法と高度な統計モデリング手法の導入を加速した．当初は，用いる記述子の数が少数で単純な分，結果の解釈が容易である線形モデルに基づいていたQSARモデリングは，複雑で多変数であり，またほとんどの場合非線形に対応した方法に劇的に変化した．しかし，このようなQSARモデリングの内容あるいは複雑さの変化は，QSARモデリングを利用する多くのユーザーには認識されていない．さらに，QSAR分野はもともと物理有機化学に由来するが，現在のQSARモデリング手法の多くは，データマイニングやデータベース中の知識発見といった計算科学分野のカテゴリーに非常に近いものとなっている．最近Doweykoが論評[3]しているように，このパラダイムシフトが認識されていないことによって，モデルの適合度と予測能力を混同したり，モデルの検証（バリデーション）を行わなかったり，相関関係を因果関係と誤解したりしている多くの研究がなされ，Doweykoが"QSARは死んだか，それともまだ生きているか？"という疑問を提起したほどである．

QSAR分野が最近の複数の文献で厳しく批判されているのも無理ならぬことである．筆者らは，QSARモデルの統計的検証の重要性を初めて強調したグループの一つである[4]．もう一つの重要な論文では，*in silico*[b]による薬物動態/毒性モデル（吸収・分布・代謝・排泄，毒性の頭文字をとってADME[c]/Tox[d]モデルとよばれる）の失敗の原因を考察している[5]．残念なことに，QSARを正しく実行していない研究は多く，ケモインフォマティクス（化学情報学）分野の代表的な定期刊行誌 *Journal of Chemical Information and Modeling* は最近になって，QSARを用いた論文の品質を許容できるものにするための厳密な条件を示した論説を掲載するに至った[6]（*Journal of Medical Chemistry* 誌にも同じものが掲載された）．さらに別の論説では，QSARモデリングの限界と失敗の原因〔いわゆるアクティビティークリフ（活性の崖）に関係している〕のあらましを示している．ほとんどの場合，論文の著者らは考えられる失敗の原因を深く追求し，あるいはモデルの頑健性[*1]（ロバストネス）を改善する方法を示している[7]．しかし，2008年前半に発表された否定的な意見の短報は，残念なことに，モデルの統計的な品質に十分注意を払っていない一部の論文を，あたかもこの分野全体についてそうであるかのように述べている[8]．

[*1] 訳注：モデルの構築に用いるデータ等がわずかに変化してもモデルはほとんど変わらないこと．
a) quantitative structure-activity relationship　b) 計算機上で　c) absorption-distribution-metabolism-excretion　d) toxicity

後者の短報が指摘しているような，現在の QSAR モデリングの問題点は，（反証しないとすれば）現在の QSAR の性質と創薬において果たし続ける役割について，より深い解析を行う必要性を強調しているだけであり，本章ではそこに焦点を当てる．実際，ここまでにあげたいくつかの文献で示されたような QSAR モデリングの失敗への注目は，革新的な方法の開発と重要な応用によってこの分野がさらに発展する余地があるか否か，という重要かつおそらく本質的な疑問を必然的に投げかけている．そして QSAR 分野でこれまで行われてきた，あるいは現在行われている研究の大部分は，その疑問に対する答えが断固とした肯定であることを示唆している．大きな成果が得られなかった QSAR 研究の多くの例は，モデル検証にあまり注意を払わずに，限られたサイズのデータセットを探索したことによるものだと，筆者らは強く信じている．このために，モデルには疑わしい"メカニズム（作用機序）解釈能力"があるものの，モデル構築に用いられた学習セットの外側の領域を予測する能力はおそらくほとんどない，ということになってしまう．筆者らは，この外部領域に対する QSAR モデルの予測能力（外部予測能力）が，複雑な生物学的特徴が記述された化学的に多様なデータセットを探索する能力とともに，QSAR 研究における中心課題になるべきだと考えている．そのためには，新規の化学データマイニングアルゴリズムとモデル検証法の開発とともに，モデリングの成功条件の再評価が必要になる．PubChem[9] のようなプロジェクトのおかげで，実験によって得られた一般公開されている構造活性相関データ空間は急速に拡大しており，実際筆者らは，QSAR モデリングにおける最も興味深い時代が今まさに始まったところだと考えている．

本章では，現在の QSAR モデリング法の戦略とそこから得られるものを，特にますますより複雑になってきている生体分子データセットへの適用において検討する．まず，筆者らの研究室が開発したデータ解析モデリングワークフローについて議論する．この方法は，コンビナトリアル QSAR モデル構築（すなわち，利用できる記述子セットと統計的データモデリング手法の可能なすべての組合せを用いる），厳密なモデル検証，そして化学データベースに対するバーチャルスクリーニングを行って，生物学的活性をもつ新規化合物を同定するための手順要素を含む．筆者らの方法は，モデル検証と，化合物空間におけるモデル適用領域を定義する必要性を特に強調している．そして，バーチャルスクリーニングのための厳密に検証された QSAR モデルによって同定されたヒット化合物が，後に実験で実証された研究例を示す．QSAR モデリングを用いた標的特徴量の予測に新たに焦点を当てることは，QSAR モデリングを，既知のものを評価するのではなく，未知のものを予測する能力をもち，伝統的なリード化合物の最適化に加えてリード化合物探索にも適したモデリング手法に進化させることにつながる．

この章の以降の節では，一つ一つの方法の詳細に踏み込むことは避けつつ現在の QSAR モデリング分野を概観し，筆者らのグループが開発した QSAR 予測モデル構築のためのワークフローを紹介する．そしてこのワークフローをいくつかのデータセットに適用したときの成功例として，バーチャルスクリーニングによって生物学的活性をもつと予測された化合物が，後の実験で実証された例を示す．さらに，QSAR モデリング研究者たちが協力しながら QSAR モデリングを行うことで大きな成功事例となった実り多き共同研究について述べ，最後に今日の QSAR モデリングが直面している非常に重要な課題について総括する．

現在のデータセットの複雑さについて

QSAR モデリングが行われはじめた初期の頃は，実験データセットはかなり小さく，化合物は互いに化学的に類似していて，用いられる手法もあまり洗練されたものではなかった．そのとき以来，実験データセットのサイズと複雑さは劇的に増加し，データ解析は容易なものではなくなった．歴史的には，QSAR 法は一つの標的（たとえばある特定の酵素アッセイや受容体結合アッセイなど）に対するデータセットのモデリングに適用されてきた．近年，化合物ライブラリーに対するハイスループットスクリーニング（HTS[a]）や複数の標的に対する実験などの実験技術の発展により，筆者らが"複雑である"と定義する，生物学的活性をもつ化合物のデータセット（多くの場合一般公開されている）が確立された．複雑なデータセットは，複数の標的に対する化合物のライブラリーや，多数の遺伝子に対する遺伝子またはタンパク質の発現プロファイルの形式の標的特徴量〔ケミカルジェネティクス（化学遺伝学）〕が中に含まれていたり，また，たとえば発癌性や変異原性など，測定された反応に複数のメカニズムが関わる可能性があるような複雑なアッセイに対する，多様な化合物のデータにより構成されていたりする．複雑なデータセットの例としては，PubChem[9]，PDSP[10]，NCI[11]，U.S. FDA[12]，NIEHS[13]，EPA DSS-Tox[14] などがあげられる（さらに他の例については最近の総説[15]を参照のこと）．ほとんどの場合，生物学的なエンドポイント（たとえば毒性）は非常に複雑で，多くの生物学的メカニズムが関わっていると考えられる．複雑なデータセットは，必然的に，より洗練された計算手法と，メカニズムの解釈よりもむしろ統計学的なモデル検証および外部予測能力に特に重きをおいたモデルの構築を必要とする．

---

a) high-throughput screening

QSARの方法論に関する概要

現在のQSARモデリングは，非常に複雑で込み入った分野であり，頑健（ロバスト）なモデルの構築には深い理解と包括的な実践が必要となる．複数の型の化学特性の記述子や多数の統計学的なモデル構築手法については，専門の文献に記述されており，本章では議論しない．その代わりにここでは，事実上どのQSAR法にも関係する，いくつかの共通概念を示すことにする．

どのQSAR法も，一般に，$P_i = \hat{k}(D_1, D_2, \cdots, D_n)$という形で表される経験的な関係性（QSARモデル）を発見するための，数学と統計学の方法の応用と定義することができる．ここでP_iは，分子の生物学的活性やその他の着目する特徴量を表し，$D_1, D_2, \cdots, D_n$は計算された（あるいは場合によっては実際の実験で測定された），化合物の構造特徴量（分子特性の記述子）を表す．また，$\hat{k}$は経験的に構築された数学的な変換であり，すべての分子についての特徴量値を計算するために，記述子に適用される．記述子の値Dと標的特徴量値Pの間の関係性は，線形かもしれないし，非線形のこともある．前者の関係性の例は，Hansch QSAR法[16]に共通な多重線形回帰（MLR[a]）にみられる．この方法では，記述子の値から標的特徴量値を直接予測することができる．一方，最近傍QSAR法は，これとは逆に非線形の方法の例であり，記述子の値は，分子間の化学特性の類似関係を特徴づけ，化合物の活性を推測するために用いられる[17]．QSARモデリングの目標は，記述子の値の傾向を把握することであり，それは生物学的活性の傾向と対をなす．本質的には，すべてのQSAR法は，直接的であれ間接的であれ，似ている構造をもつ化合物は似ている生物学的活性をもつことが期待される，という単純な相似原理に基づいており，それは長きにわたって実験メディシナルケミストリーの基礎でありつづけてきた．

現在のQSAR法は，化学構造を表す複数の記述子と線形，非線形の最適化手法の組合わせ，そして頑健で予測能力の高いモデルであることを検証するための厳密なモデル検証の重要性の認識で特徴付けられる．上で述べたように，この分野での最も重要な最近の進展は，解析のための実験データセットのサイズの相当な拡大と，化学データベースやバーチャル化学ライブラリーの中から生物学的活性をもつ分子を発見するバーチャルスクリーニングツールとしてのQSARモデルの応用の拡大である[18]．この後者については，統計的有意性は高いが，化学構造と生物学的活性が既知である分子から成る学習セットにしか適用できない，いわゆる説明型QSARモデルの構築に重きを置く古典的なやり方とは，本質的に異なる．

さまざまなQSAR手法は，標的特徴量の値，記述子，そして記述子を標的特徴量に関係付け，統計的に有意なモデルを生成するための最適化アルゴリズムのタイプによって区別される．標的特徴量（統計的データモデリングの観点からは従属変数とみなされる）は，一般に，以下の三つのタイプに分類される．連続値のもの（IC_{50}[b]や結合定数のような，ある範囲にわたる実数値），関連ありカテゴリー変数[*2]あるいはランクに基づくもの（ある範囲にわたる標的特徴量の順序付けされたクラス．たとえば代謝的安定性の不安定，やや安定，安定，のクラスなど），関連なしカテゴリー変数[*3]のもの（連続値空間における関連が互いにない標的特徴量のクラス．たとえば異なる薬理学的クラスに属する化合物など）である．このタイプ分類自体は単純なものであるが，これを理解することは実際に非常に重要である．なぜなら，記述子のタイプとモデリング手法あるいはモデルの正確性を表す基準の選択は，多くの場合標的特徴量のタイプによって決定づけられるからである．したがって，一般に後者の二つのタイプには分類モデリングの手法が必要であり，また前者のタイプの標的特徴量には，線形回帰（あるいは多重線形回帰）タイプのモデリングを用いることができる．これらに対応するデータ解析法は，分類型特徴量QSARまたは連続型特徴量QSARとよばれる．

この数十年の間に，多くのQSAR法が開発されてきた[4),19]．さまざまな方法の主たる違いは，分子を特徴付ける構造パラメーター（記述子）の違いと，記述子の値と生物学的活性の間の相関を定義するために用いられる数学的手法の違いによる．モデリング法のほとんどは，分子特性の記述子と標的特徴量の間の線形関係を仮定しており，これは多くのデータセットにおいて妥当なものである．しかし，コンビナトリアルケミストリーとHTS技術の発展は，構造データと生物学データの爆発的な増加をもたらし，頑健なQSARモデルの構築はよりいっそう困難なものになった．この進展は，大規模で複雑なデータにおいても構造活性相関をとらえることができる，高速で非線形に対応したQSAR法の開発を促進させた．人工ニューラルネットワーク[20)〜23]，一般線形モデル[21),24)〜26]，分類木・回帰木[24),27)〜30]，ランダムフォレスト[31)〜33]，多変量適応的回帰スプライン（MARS[c])[33),34]，サポートベクターマシン[35)〜38]などの，さまざまな新しいタイプの非線形の多変量解析法が，QSAR研究の定番ツールとなっている．これらのすべてのタイプの方法について，興味深い応用例が

[*2] 訳注：順序尺度の変数．
[*3] 訳注：名義尺度の変数．
a) multiple linear regression　　b) 50 % inhibitory concentration　　c) multivariate adaptive regression spline

報告されている．同じデータセットに異なる方法を適用したときの比較もなされているが，一般にすべてのデータセットに対して最も良い QSAR モデルを生成できる統一的な QSAR 法はないようである．

モデル検証の本質的な重要性

検証は，どのモデル構築過程においてもごく当たり前の要素でなければならない，というのはもはや自明のことである．実際，QSAR のようなモデリング法の（究極の）目的が，有意な外部予測能力をもつモデル構築でないとしたら，いったい何であろうか．しかし残念なことに，筆者らや他のグループが多くの論文で指摘しているように[39]～[41]，QSAR モデリング分野では，外部検証（外部予測能力の検証）というテーマに対してこれまで十分な注意が払われてこなかった．実際ほとんどのユーザーは，利用可能な学習セットのデータから構築され，交差検定により内部的に検証されたモデルが，外部データに対しても予測性能をもつものだと思い込んでいる．"はじめに"の節で述べたように，多数の QSAR 文献で，モデルの生成に小規模あるいは中規模くらいのサイズのデータセットが用いられ，またモデルに統計的有意性がほとんどなかったことが，2006 年の Journal of Chemical Information and Modeling 誌での論説の掲載につながった．この論説は，研究者が"内部的にしか検証されていない"QSAR/QSPR[a]（定量的構造物性相関）論文を投稿することを明確に思いとどまらせ，そして"報告されているすべての QSAR/QSPR モデルについて，学習セットに含まれないデータを用いた適切な検証がなされている証拠"を求めている[6]．筆者らや他の研究グループは，leave-one-out 交差検定や leave-many-out 交差検定のような一般的な内部検証手法を学習セットに適用して得られた統計量は不十分であり，それらのモデルの定量的な性能指数は，QSAR モデルの外部予測能力に対して誤解を招く指標となることを示してきた（以下でその詳細を述べる）[40]．

筆者らの頻繁に引用される論文"q^2 に気をつけよ！ (Beware of q^2!)"の中で，筆者らは，外部予測能力をもつ QSAR モデルを構築する際の，学習セットに対する統計量の不十分さを示し，モデル検証法の主要原理を定式化した[39]．この論文が発表された 2002 年には，QSAR 解析の論文の大多数は，モデル構築の過程で行う交差検定の他に，モデルに対する検証を一切行っていなかった．何人かの研究者が，交差検定の際の高い相関係数 r^2 (q^2) は，モデルの高い予測能力に対する必要条件であるが十分条件ではない，と早い段階で警告していたにもかかわらず[42]～[44]，

多くの研究者は q^2 が QSAR モデルの予測能力を表す唯一の指標だと考え続けてきた．Golbraikh と Tropsha の論文(2002a) で，筆者らは，QSAR モデルの予測能力を主張できるのは，モデル構築のときに用いていない外部テストセットの化合物に対して，モデルが正しく予測できたときだけであることを示した[39]．筆者らは，高い q^2 値をもつモデルの多くが，外部テストセットの化合物に対する予測では，予測能力が低いことを示した．また別の文献では，厳密な検証が，モデル構築において重要で不可欠な要素であることを重ねて強調し[4]，これまで報告された QSPR モデルのうち，学習セットに対して高い精度をもつものの，厳密な検証テストの結果がよくないいくつかの例について考察している．この論文で筆者らは，検証済み QSPR 予測モデル構築のための簡単なガイドラインを示し，データセットを学習セットとテストセットに厳密に分けて行う応答変数のランダム化（Y ランダム化）による外部検証などの，いくつかの検証法について議論した．また筆者らは，化合物空間におけるモデルの適用領域を明確にし，予測が不正確である可能性のある分子を示す必要性を強調した．そしてこの目的に用いることができるいくつかのアルゴリズムについて議論した．筆者らはこれらのガイドラインを，QSPR 予測モデル構築に広く用いることを主張している[4],[45],[46]．

経済協力開発機構（OECD[b]）加盟諸国は，第 37 回化学品委員会および化学品・農薬・バイオテクノロジー作業部会合同会合（2004 年 11 月 17～19 日にパリにて開催）において，化学物質安全性の規制アセスメントへの使用許可を受けるために検証済み（Q）SAR モデルが従うべき以下の五つの原則を採択した．それは，(1) エンドポイントの定義，(2) あいまいさのないアルゴリズム，(3) 適用領域の定義，(4) 適合度，頑健性，予測性に対する適切な評価，(5)（可能であれば）メカニズムの解釈である．そのとき以来，QSAR 分野のヨーロッパの研究者のほとんどは，論文を発表するときに，モデルが OECD 原則に完全に従っていることに言及するようになった[47]～[50]．たとえば，OECD 原則によって示された二つの QSAR モデリングの側面が，Estrada と Patlewicz によって考察されている[51]．一つ目の側面は，一般に化学分野で，あるいは特に QSAR 分野で用いられる理論手法に関するもので，具体的には，理論研究において，より凝った複雑な方法とできるだけ単純な方法のどちらを選択するかという点である．彼らは，より凝った方法を用いた方が，常にずっと良い結果を生むに違いない，というありがちな考え方を批判している．そして，HOMO[c]（最高被占軌道）と LUMO[d]（最低空軌道）のエネルギーギャップ値が毒性に関係して

---

[a] quantitative structure-property relationship　[b] Organization for Economic Co-operation and Development　[c] highest occupied molecular orbital　[d] lowest unoccupied molecular orbital

いると考えられている多環芳香族炭化水素（PAH[a]）の例をあげて考察している．彼らは，凝った ab initio[b] 法と比べて 10^4〜10^7 倍高速に計算できる単純なヒュッケル分子軌道理論が，HOMO と LUMO について実質的に同じ値を与えることを示した．そして，より単純な方法が凝った方法と同等かそれ以上の結果を与えるなら，当然より単純な方法を用いるべきだ，という結論に達している．

また，いわゆるメカニズム QSAR のことについても言及しなければならない．メカニズムを解釈できるような記述子を好む研究者もいる[52]．しかし Estrada と Patlewicz は，多くの場合，生物学的反応は複数の異なるプロセスの結果であり，そのうちのいくつかは未知であるかもしれず，帰納的なメカニズムの解釈は，不可能とはいわないまでも困難なものであると主張している[51]．彼らは，生物システムをブラックボックスだと考え，背後に特定のメカニズムを仮定しない方法を提案している．また一方で，モデルに含まれる変数の中には，複数の異なる生物学的作用のメカニズムを同時に説明できるものもある（たとえば log P）．したがって多くの場合，QSAR モデルにこの指標を用いることによってなんらかのメカニズムの解釈が可能になったと主張することは意味がない[53]．さらに，モデルの予測能力を向上させる記述子が実際に有用であるということも付け加えたい．筆者らは，予測能力をもつモデルを構築することが QSAR 解析の主目的であると考えている．もちろん，モデルの解釈も重要であり，可能であれば是非行うべきである．しかし，高い予測性能をもつモデルが構築できたときですら，モデルの解釈は不可能であることが多い（たとえば，分子結合性指数を用いて構築されたモデルが最も良いとがわかっていても，それらのモデルがメカニズムの解釈ができないという理由で無視されてしまう場合もある[52]）．筆者らは，外部データセットを用いて検証された QSAR モデルに対するメカニズム解釈は，重要な帰納的課題であり，それはモデルが内部データセットおよび外部データセットを用いて検証された後で行われるべきだと考えている．そして，モデルの最も高い予測性能を実現する記述子が，常に優先的に用いられるべきだと考えている．

QSAR モデル検証は，依然として，QSAR 分野において最も重要な問題の一つとなっている．最近筆者らは，テストセットに対する予測をもとに統計的基準に従って選んだ複数の QSAR モデルを検証する際の必要項目を拡大した[54]．QSAR モデリングの主要な要素であるこのモデル検証についてさらに研究例を重ねることによって，信頼性が高く，より一般に受け入れられるモデル構築の"成功事例"を確立することができるだろう．

QSAR モデルの適用領域

QSAR 解析の最も重要な問題の一つは，化合物空間においてモデルの適用領域を定めることである．各モデルの適用領域がわからなければ，学習セットに含まれる構造とまったく異なる構造をもつ化合物についても，形式的にはその活性を予測できることになってしまう．したがって，モデルの適用領域を QSAR モデルの必須項目としなければ，化合物空間においてモデルの不適当な外挿が行われることになり，結果として，予測が不正確となる可能性が高くなってしまう．筆者らの研究では，いつもこのことについて特に注意を払っている[40],[55]〜[61]．各モデルについて適用領域を定めることが必要になると，モデル構築過程の複雑さがさらに増すことになる．

適用領域の問題については，多くの研究者が言及している．Mandel は，回帰式に含まれる記述子の範囲に基づいた，いわゆる実効予測領域を導入した[62]．Afantitis らは，アポトーシス剤データセットに対する多重線形回帰モデルを構築した[63]．その際，彼らは，ハット行列の対応する対角成分として定義されるてこ比（レバレッジ）として，各化合物の適用領域を定義した．実際のところ，これはてこ比の外れ値を同定するための方法である．もしある化合物のてこ比が $3K/N$ よりも大きければ（K は記述子の数，N は化合物の数），その化合物のてこ比は外れ値である．この方法を使うためには，外部データセットの化合物に対して，てこ比を計算しなおす必要がある．Netzeva らと Saliner らは，記述子の範囲（つまり，記述子空間の中で代表点が存在する部分空間）として適用領域を定義した[49],[64]．代表点が一様に分布しておらず，記述子範囲に対応する超平行六面体のごく狭い範囲にしか見つからない可能性があるため，この適用領域の定義には明らかな欠点がある．適用領域の同様の定義は Tong らによっても提案されている[65]．彼らは，決定フォレスト法を用いてエストロゲン受容体リガンドの二つのデータセットをもとに QSAR モデルを構築し，モデルの予測性能と適用領域の閾値の関係を解析した．適用領域内の予測精度は，その領域に含まれる化合物の総数に対する正しく予測できた化合物数の割合で定義される．予測精度は約 90％（もとの適用領域の場合）から，約 50％（適用領域を 30％ 増やした場合）まで変化した．興味深いことに，データセットの一つにおいては，適用領域を約 20％ 拡大したところまで予測精度が向上した．この研究のもう一つの重要な点は，Tong らが予測の信頼度を定義していることである．ある化合物があるクラスに属する確率は，その化合物が属する葉ノードの中で活性をもつ化合物の割合で定義される．彼らは（予想どおり）信頼度は予測精度と関係があることを

---

[a] polycyclic aromatic hydrocarbon　[b] 非経験的

明らかにした．

Helmaは，k近傍 (kNN[a]) 法に似た遅延学習法を，げっ歯類の発癌性とサルモネラ菌の変異原性の予測に用いた[66]．適用領域は，いわゆる信頼度指標で定義される．化合物は近傍データの重み付き多数決によって，2クラスのうちの一つに割り当てられる．信頼度指標は，重み付き多数決の数を近傍データ数で割ったものである．信頼度指標の絶対値が小さい（<0.05）場合，化合物は適用領域外ということになる．この適用領域の定義は，記述子空間において両クラスの化合物が互いに接近し，混在している可能性のある領域を同定することができる．そのような領域では，化合物の正確なクラス予測は不可能である．類似度指標にはTanimoto係数に似たものが用いられる．この指標が0.3より大きいところが近傍として定義され，これが過度の外挿をしてしまう可能性を抑えている．

筆者らのほとんどのQSAR研究では，適用領域をカットオフ距離 $D_{cutoff} = <D> + Zs$ で定義している．Zはユーザーが決める類似度閾値のパラメーターである．また$<D>$とsは，多次元記述子空間において，学習セット内のすべての化合物についての，その化合物と近傍化合物の間のユークリッド距離の平均と標準偏差をそれぞれ表す[46]．この適用領域の定義には，以下にあげるいくつかの大きな欠点があり，筆者らは現在進行中の研究の中で改善に取組み続けている．(1) 今のところ，適用領域は記述子空間内で方向に依存しない．記述子空間の中で，代表点の広がりが狭い方向は広い方向に比べて重要度が低いということを考慮すべきである．その場合，適用領域は主成分空間内の多次元楕円体として表現されるようになる．(2) 適用領域の定義が厳しすぎる．化合物がモデル適用領域外なら，現時点では活性を予測することはしない．本来，適用領域の上限と下限を設定すべきである．(3) 予測の信頼度を導入するべきである．予測対象の化合物と，学習セットの中でそれと最も近い化合物との間の距離に依存すると思われる．これらの考察は，QSARモデリング分野で現在行われている研究の重要性を示すほんのいくつかの例にすぎない．最近ルイジアナ州ニューオーリンズで開催された第235回アメリカ化学会の会議で，モデル適用領域が特別シンポジウムのテーマとなったことも驚くに値しない．

コンビナトリアルQSARとモデル受容基準

筆者らが最近の論文で紹介したコンビナトリアルQSAR法に関する最も重要な仮説は[67]～[70]，与えられたデータセットにおいて構造と活性の間に潜在的に関係が存在するなら，異なる記述子や最適化手順によって得られたさまざまなQSARモデルにその関係性が現れる可能性がある，というものである．筆者らの経験では，あらゆるデータセットに対して最も良い結果を与えることが保証されるただ一つのQSAR法というものは存在しない．したがって，筆者らは，各データセットについて，（いくつかの好みのQSAR法を用いた一つのモデルではなく）複数のQSARモデルを構築して，与えられたデータセットに対して最もうまくいく方法を見つけることが必要であると考えている．QSARモデリングはかなり高速な手法なので，外部データセットに対する予測を行う際，これらの複数のモデルを同時に探索することができる．テストセットの新規化合物に対して生物学的活性の予測を行う場合，複数のQSARモデルに基づいたコンセンサス予測は，特にそれらが収束するときには，より信頼性が高いと考えられ，また実際の実験でヒット化合物を確認するかどうかの判断に，よりよい根拠を与える．

筆者らが現在用いているコンビナトリアルQSARモデリング法をワークフローに示す（図10・1）．筆者らの経験からQSARは，どのQSARモデリング法が最もうまくいくかをあらかじめ決めることが不可能だという点で，統計データモデリングの中の非常に実験的な領域であるといえる．内部データセット，そしてもっと重要なこととして，外部データセットに対する予測精度が最も高いQSARモデルを得るために，コンビナトリアルQSAR法では，外部データセットを用いたモデル検証の際，可能なすべての記述子タイプと最適化法の組合わせを探索する．記述子セットと最適化法の一つ一つの組合わせは，構造活性相関のある特定の側面をとらえられると思われる．筆者らの究極の目標は，最終的に得られたモデルを，活性（あるいは特徴量）の信頼できる予測器として用いることであり，モデリング法と記述子セットの異なる組合わせを用いることで，うまくいく確率を上げることができると期待される．

筆者らは，いくつかの重要な論文の中で，予測モデルが満たさなければならない統計的基準のセットを提案し

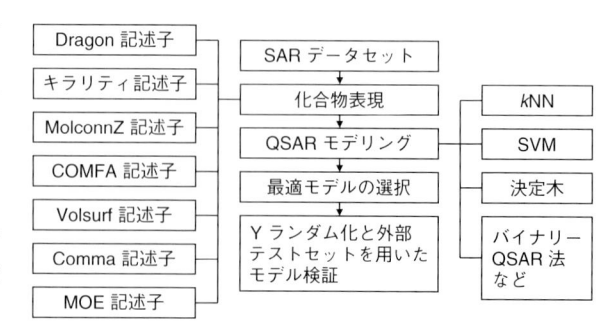

図10・1 コンビナトリアルQSAR法のワークフロー．現在筆者らの研究室が用いているすべての記述子セットと手法を列挙した．

---

[a] k-nearest-neighbor

た[4),39)]. 連続型QSARでは，筆者らは活性あるいは特徴量の予測器の構築において，以下のパラメーターを用いている．(1) 予測活性と実際に観測された活性の間の相関係数 r，(2) 決定係数[71)]（原点を通る回帰による．予測活性の実際の活性に対する r_0^2 および実際の活性の予測活性に対する $r_0'^2$），(3) 原点を通る回帰直線の傾き k および k'．筆者らは，以下の条件を満たすときにQSARモデルが予測性能をもつとしている．(i) $q^2 > 0.5$，(ii) $r^2 > 0.6$，(iii) $(r^2-r_0^2)/r^2 < 0.1$ かつ $0.85 \leq k \leq 1.15$，または $(r^2-r_0'^2)/r^2 < 0.1$ かつ $0.85 \leq k' \leq 1.15$，(iv) $|r_0^2-r_0'^2| < 0.3$．ただし q^2 は学習セットに対して計算した交差検定の相関係数である．その他の条件は，すべてテストセットに適用した場合である．

QSARモデル構築の"成功事例"とコンセンサス予測の重要性

以下に，水生毒性に関する最近の重要な研究結果を示す[72)]．筆者らの意見では，この研究は，現在のQSAR法の複雑さと性能を示す有用な例であり，協調的でコンセンサスに基づいたモデル構築の重要性をよく表している．

10年近くにわたって同じ研究室で調べられている，さまざまな種類の有機化合物の *Tetrahymena pyriformis*（テトラヒメナ・ピリフォルミス）に対する水生毒性に，コンビナトリアルQSARモデリング法を適用した[73)〜80)]．この研究のユニークな点は，ケモインフォマティクス（化学情報学）と計算毒物学が専門の六つの学術グループの共同研究でなされたということである．筆者らのバーチャル共同研究室の共通の目標は，この毒性エンドポイントに特化した，頑健で外部予測能力をもつモデルの構築に対する，さまざまなQSAR法の相対的な性能を調べることであった．筆者らは，統計的に最も頑健で，きちんと検証されていて，外部予測能力をもつ水生毒性のためのQSARモデルの構築に努めてきた．この共同研究室のメンバーは，米国のノースカロライナ大学チャペルヒル校，フランスのルイパスツール大学，イタリアのインスブリア大学，スウェーデンのカルマール大学，ドイツのバーチャル計算化学研究所，カナダのブリティッシュコロンビア大学である．各グループは同じモデリングセットを用いて，独自のQSARモデリング法で毒性モデルを構築した．そして，同じ外部検証セットを用いてモデルの現実的な性能評価を行うことに合意した（表10・1に方法の概要を記した）．

この研究で用いた *T. pyriformis* の毒性データセットは，Schultzグループの複数の文献のほかに，Tetratoxデータベースのウェブサイト（http://www.vet.utk.edu/TETRATOX/）で利用できるもので構成した．重複と，テスト結果に矛盾があった数個の化合物を除去し，またもとのデータのいくつかの化合物の構造を修正した．その結果，筆者らの最終的なデータセットには重複のない983個の化合物が含まれることとなった．このデータセットをランダムに以下の二つに分割した．(1) モデリング用の644個の化合物から成るセット，(2) 検証用の339個の化合物から成るセットである．前者のセットはそれぞれの参加グループがモデル構築をするのに用い，後者のセットは各モデルの性能を統一的に測るための，外部予測能力の見積もりに用いた．加えて，この共同研究が動き出した後で，Schultzグループの最新の文献から新しいデータセットが利用できるようになった[81)]．このセットを，すべてのQSARモデルの予測性能と信頼度を評価するための追加の外部データセットとした．このデータセットの化合物のうち，重複しなかったもの（つまり，もとの983個の中に含まれなかったもの）は110個であった．この110個の化合物を，筆者らの研究における独立した二つ目の検証セットとした[81)]．

すべてのモデルに対する統一的な性能指数

異なるグループは異なる技術を用いており，（ときには）モデリングセットとは独立して構築したモデルを評価するための，異なる統計パラメーターを用いている（以下に詳

表10・1 水生毒性の研究に参加した六つのケモインフォマティクスグループが用いたQSARモデリング法の概要

グループID[†]	モデリング法	記述子タイプ	適用領域の定義
UNC	kNN, SVM	MolconnZ, Dragon	テスト化合物とモデリングセット中の化合物の間のユークリッド距離による閾値
ULP	MLR, SVM, kNN	フラグメント (ISIDA)，分子 (CODESSA-Pro)	テスト化合物とモデリングセット中の化合物の間のユークリッド距離による閾値（範囲付き）
UI	MLR/OLS	Dragon	てこ比法
UK	PLS	Dragon	PLSRモデルの残差標準偏差とてこ比
VCCLAB	ASNN	E状態指標	モデル空間内におけるテスト化合物の学習セット中の化合物に対する最大相関係数
UBC	MLR, ANN, SVM, PLS	IND_I	未定義

† 略称: UNC; ノースカロライナ大学チャペルヒル校，ULP; ルイパスツール大学，UI; インスブリア大学，UK; カルマール大学，VCCLAB; バーチャル計算化学研究所，UBC; ブリティッシュコロンビア大学

細を述べる）．この研究の結果を統一的なものにするために，モデリングセットと外部テストセットに対する予測を行ったときの，各モデルの性能を表すいくつかの標準パラメーターを選択した．モデリングセットに対しては q_{abs}^2 (leave-one-out 交差検定相関係数の2乗) を，また外部検証セットに対しては，r_{abs}^2（しばしば決定係数とよばれる），および予測データ (Y_{pred}) と実測データ (Y_{exp}) の間の線形相関（ここでは $Y=$pIGC$_{50}$ である）を仮定したときの平均絶対誤差（MAE[a]）を用いた．これらのパラメーターは以下のように定義される．

$$q_{\mathrm{abs}}^2 = 1 - \frac{\sum_Y (Y_{\mathrm{exp}} - Y_{\mathrm{loo}})^2}{\sum_Y (Y_{\mathrm{exp}} - <Y>_{\mathrm{exp}})^2} \quad (10\cdot 1)$$

$$r_{\mathrm{abs}}^2 = 1 - \frac{\sum_Y (Y_{\mathrm{exp}} - Y_{\mathrm{pred}})^2}{\sum_Y (Y_{\mathrm{exp}} - <Y>_{\mathrm{exp}})^2} \quad (10\cdot 2)$$

$$\mathrm{MAE} = \frac{\sum_Y |Y_{\mathrm{exp}} - Y_{\mathrm{pred}}|}{n} \quad (10\cdot 3)$$

多くの他の統計量もモデル性能評価に用いることができる．しかし筆者らは，すべてのモデルの，テストセットにおける実際の実験データの傾向を再現する能力と，すべての実験値を予測したときの平均精度の両方を表すのに最小限かつ十分な情報をもたらすこれら三つのパラメーターのみを用いることにした．r_{abs}^2 が 0.5 を超えたモデルを，受容可能なモデルであるとした．

水生毒性に対するコンセンサス QSAR モデル：方法とモデルの相互比較

この研究の方法論的観点からの目的は，重要な毒性学的エンドポイントのデータセットを解析するための，異なる QSAR モデリングツールの適合性を調べるというものである．典型的には，このようなデータセットは，一つまたは数個のモデリング法を用いて解析され，学習セットに対するモデルの統計パラメーター（の高い値）に非常に大きな重きが置かれる．この研究では，いくつかの点で，もとの論文で報告されているモデリング研究を超えた評価を行った．第一に，*T. pyriformis* に対する化学毒性について報告されているすべてのデータを集めて一つの大きなデータセットを作成し，そのセット全体に対する包括的な QSAR モデルの構築を試みた．第二に，六つの共同研究グループの協力で，複数の QSAR モデル法を実行した．第三に，学習セットのデータだけでなく，さらに重要な，外部検証セット（よく用いられる交差検定とは異なり，モデル構築にいかなる形においても用いられていないもの）も使ってモデルの性能を表す基準の定義を試みた[82]．これによって，筆者らは，単純で客観的な外部予測の精度の統一的基準を用いて，すべてのモデルを評価し比較できるようになった．そしてこの外部予測の精度こそ，実験毒性研究者にとって実際に大きな意味をもつ，QSAR モデルの最も重要な単一性能指数である，というのが筆者らの意見である．第四に，筆者らは適用領域の重要性と，モデルの外部予測精度を最大化してくれるコンセンサスモデリングの性能を調査した．

筆者らは，これらの解析結果が，筆者らの戦略を強力に支持してくれると信じている．実際，すべてのモデルは学習セットに対して高い性能を示し，q_{abs}^2 は最も低いものでも 0.72 であった（表 10・2）．しかし検証セット I および II に適用した際，統一的かつ客観的な性能基準をみると，モデルによって大きなばらつきがあった（表 10・2）．

この研究で用いた 15 の QSAR 法のうち，九つは方法特異的な適用領域を用いていた．適用領域を定義していないモデルは，検証セット I においては妥当な結果を示していたものの，検証セット II において予測精度が低かった．CODESSA-MLR（適用領域を用いていない）だけが，適用領域を用いているモデルの精度の下限と同じレベルの $r_{\mathrm{abs}}^2 = 0.58$ であったが，MAE は最も大きな値の一つである 0.47 であった（表 10・2）．適用領域を用いているモデルの中では，*k*NN-MolconnZ だけが検証セット II においてやや低い精度（r_{abs}^2 が 0.5 未満）であり，その他のすべてのモデルは r_{abs}^2 が 0.55 から 0.83 までの値となった．総じて，適用領域を用いると，化合物空間のカバー率低下という代償を払うものの，各モデルの精度は改善した（表 10・2）．

ほとんどの場合，すべてのモデルは，特に適用領域を用いたときには，妥当な外部予測精度を示した．したがって，すべてのモデルを一度に用いてコンセンサス予測の性能を調べるのがよいと考えた．それぞれのモデルの適用領域を考慮しつつ，すべての利用可能な予測値を平均することで，コンセンサスモデルを構築した．この場合，15 のモデルのうち適用領域を定義している九つのモデルしか用いることができなかった．各モデルはそれぞれ別々のやり方で適用領域を定義しているため，外部データセットの化合物は，一つから九つまでのモデルの適用領域に入ることになる．そこで平均をとる際は，その化合物が適用領域に入ったモデルだけを用いた．このやり方の利点は，すべてのモデルについて適用領域外になる化合物はめったにないため，予測のカバー率を高く保つことができることである．表 10・2 に示す結果から，モデリングセットにおいて

---

[a] mean absolute error

表 10・2 すべての毒性 QSAR モデルをモデリングセットおよび外部検証セットに適用した結果の統計量

モデル	グループ ID[†1]	モデリングセット ($n=644$) q^2_{abs}	MAE	（カバー率%）	検証セット I ($n=339$) r^2_{abs}	MAE	（カバー率%）	検証セット II ($n=110$) r^2_{abs}	MAE	（カバー率%）
kNN-Dragon	UNC	0.92	0.22	100	0.85	0.27	80.2	0.72	0.33	52.7
kNN-MolconnZ	UNC	0.91	0.23	99.8	0.84	0.30	84.3	0.44	0.39	53.6
SVM-Dragon	UNC	0.93	0.21	100	0.81	0.31	80.2	0.83	0.27	52.7
SVM-MolconnZ	UNC	0.89	0.25	100	0.83	0.30	84.3	0.55	0.37	53.6
ISIDA-kNN	ULP	0.77	0.37	100	0.73	0.36	78.5	0.63	0.37	42.7
ISIDA-SVM	ULP	0.95	0.15	100	0.76	0.32	100	0.38	0.50	100
ISIDA-MLR	ULP	0.94	0.20	100	0.81	0.31	95.9	0.65	0.41	51.8
CODESSA-MLR	ULP	0.72	0.42	100	0.71	0.44	100	0.58	0.47	100
OLS	UI	0.86	0.30	92.1	0.77	0.35	97.0	0.59	0.43	98.2
PLS	UK	0.88	0.28	97.7	0.81	0.34	96.1	0.59	0.40	95.5
ASNN	VCCLAB	0.83	0.31	83.9	0.87	0.28	87.4	0.75	0.32	71.8
PLS-IND_I	UBC	0.76	0.39	100	0.74	0.39	99.7	0.45	0.54	100
MLR-IND_I	UBC	0.77	0.39	100	0.75	0.40	99.7	0.46	0.53	100
ANN-IND_I	UBC	0.77	0.39	100	0.76	0.39	99.7	0.46	0.53	100
SVM-IND_I	UBC	0.79	0.31	100	0.79	0.35	99.7	0.53	0.46	100
コンセンサスモデル[†2]	–	0.92	0.22	100	0.87	0.27	100	0.70	0.34	100

[†1] 表 10・1 脚注参照.
[†2] コンセンサスモデル: 九つのモデル (kNN-Dragon, kNN-MolconnZ, SVM-Dragon, SVM-MolconnZ, ISIDA-kNN, ISIDA-MLR, OLS, PLS, ASNN) について，それぞれの適用領域を用いたときの平均.

も（MAE＝0.22），検証セット I および II においても（MAE＝0.27, MAE＝0.34），予測精度はどの単独モデルよりも高いことがわかった．相関係数 r^2_{abs} についても同じ結論が得られた．このコンセンサスモデル II のカバー率は，三つのデータセットすべてについて 100% であった．このことから，コンセンサスモデルは，高い空間カバー率と高い予測精度をともに実現できることが示唆された．

以上をまとめると，この研究は，もっている技術と方法は異なるものの，QSAR モデル構築とその検証に対する考え方を共有していた研究者たちの国際的な協力により成果をあげることができた例である．特に，水生毒性について予想されているメカニズムに対する何の仮定も置かなかったにもかかわらず，すべての実測されたテスト化合物について統計的に有意なモデルを構築することができた．この点から，初期の論文で T. Schultz が述べた意見を引用するのは意味のあることだろう．"最初に毒性メカニズムを決めることなく，急性毒性を正確に予測できるモデルが大いに望まれている．"[80)] しかしながら，筆者らの研究の最も重要な結果は，すべてのモデルを同時に用い，個々のモデルの予測を平均するコンセンサスモデリング法の卓越した性能を明らかにしたことである．筆者らは，最終的なコンセンサス QSAR モデルが個々のモデルよりも，予測精度とカバー率の両方において上回っていることを示した．コンセンサスモデルは，低い予測精度のモデルの導入や適用領域の有無にあまり影響されないという点で，頑健であることが明らかとなった．この研究のもう一つの重要な結果は，独立した研究グループがバーチャル共同研究室を形成することによって，QSAR モデリングにおける複雑な問題に立ち向かおうとする力が，モデリングにおける大きな成功事例の定式化と実証的な検証につながったことである．この後者の試みは，環境リスク評価[83)] のための信頼性と予測性能が最も高いモデルを構築し，さらにそのようなモデルを一般公開することに対して，規制当局の関心が高まっている現状をふまえると，特に重要であるといえる．

QSAR 予測モデル構築ワークフローとバーチャルスクリーニングへの応用

QSAR モデル構築とその検証についての経験をもとに，筆者らは図 10・2 にまとめたような複雑な戦略を立てるに至った．これは，検証されたモデルと，最終的には，実際の実験による検証に供するための，計算によるヒット化合物の提供を目的とした QSAR 予測モデル構築のワークフローである．まず，適当な割合（10～15% がよく用いられる）の化合物をランダムに選んで，外部検証セットとする．残りの化合物は，これから詳細について述べる基準を用いて，モデル構築に用いる複数の学習セットと，検証に用いる複数のテストセットに分割する（分割には，筆者らの研究室で実装した sphere exclusion プロトコル[46)] を用いている）．可能なすべての記述子セットとさまざまな統計的データマイニング手法の組合わせを網羅的に探索するために，複数の QSAR 法を用いる（コンビナトリアル

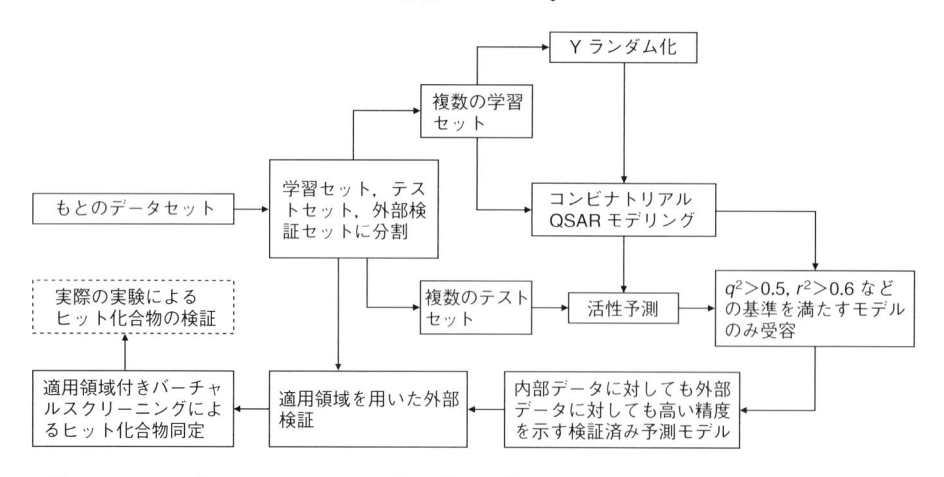

図 10・2 コンビナトリアル QSAR モデルの検証に基づく QSAR 予測モデル構築のワークフロー.

QSAR). そして学習セットとテストセットの両方に対する予測において高い精度を示したモデルを選ぶ. 検証されたモデルは, 最終的には外部検証セットを用いてテストされる. 外部検証の重要な段階は適用領域を用いるところである. もし外部検証でいくつかのモデルの予測性能が高いことが明らかになれば, そのようなすべてのモデルを, 利用可能な化学データベース (たとえば ZINC[84]) のバーチャルスクリーニングに適用する. そして活性をもつ化合物の候補を同定し, 共同研究者の協力を得て, 実際の実験でそれらのヒット化合物を検証する. この方法全体については, いくつかの最近の論文と総説でその詳細を説明している[18),19),40]。

最近の研究で, 筆者らは幸運にも, 抗けいれん剤[59], HIV-1 逆転写酵素阻害剤[85], ドーパミン D_1 受容体拮抗薬[37], 抗腫瘍化合物[86], β-ラクタマーゼ阻害剤[88]について, 筆者らがモデリングにより同定した化合物ヒットを検証してくれる実験研究者と共同研究を行うことができた. このワークフローによって得られたモデルは, 実際の実験による検証を行う際の化合物の優先順位を決めるのに用いることができる. しかし筆者らのモデリングによる予測結果がいつも実験によって検証できるとは限らないため, 図 10・2 のワークフローに, 実験による検証段階を必須のものとして含めることはできない. この理由から, 図の中ではこの段階を破線で示している. ここで, 筆者らの方法は, モデルが実験による既知データに (最も) よく適合することを保証するため, 生物学的活性をもつ化合物候補についての検証可能な仮説の生成に, 重点を移していることを述べておきたい. したがって, モデリングの出力は入力とまったく同じフォーマットとなっている〔つまり, 化学構造と (予測) 活性であり, メディシナルケミストはモデルの解釈と利用を完全にシームレスに行うことができる〕.

正しく検証された QSAR 予測モデルを構築することで, 化学データのマイニングやコンビナトリアルライブラリーデザインなど, それらの適用範囲を拡大していくことができる[88),89]. たとえば最近, QSAR モデリングに基づいた立体電子ファーマコフォアが, HIV-I 逆転写酵素を非ヌクレオシド結合部位で阻害する新規リード化合物探索のために, 米国国立癌研究所低分子レポジトリー[11] (National Cancer Institute Repository of Small Molecules) に適用された[90].

筆者らの研究は, QSAR モデルが, 化学データベースやバーチャルライブラリーの中から望みの生物学的活性をもつ化合物を発見するためのバーチャルスクリーニングツールとしてうまく利用できることを示した[18),37),59),86),87),91]. 生物学的活性をもつ新規化学物質の発見は, *in silico* 創薬の主要な目標であり, この目標達成には検証済み QSAR 予測モデルの構築が必要不可欠である. 以下に, QSAR モデルをリード化合物同定のためのバーチャルスクリーニングツールとして用いた例を示す.

QSAR 予測モデルワークフローのリード化合物の最適化への応用例

検証済み QSAR モデルのバーチャルスクリーニングツールとしての性能を示すために, 実際の実験で確認されたヒット化合物が得られた例を紹介する. このような研究は, 一連の化合物に対する十分な実験データが利用でき, 図 10・2 に示したようなワークフローを用いて頑健な検証済みモデルを構築できる場合にのみ実行できる.

最初の例は, 抗けいれん剤である. モデリングの最初の段階で, 筆者らは k 近傍法[17] およびシミュレーテッドアニーリング-部分最小二乗 (SA-PLS[a]) QSAR 法[89]を, 以

---

a) simulated annealing-partial least squares

前に合成した抗けいれん活性をもつ48個の，化学的に多様な機能化（官能化）アミノ酸（FAA[a]）に適用した．その結果，抗けいれんFAAのためのQSARモデルを構築することができた〔図10・3(a)にそれらの化学構造を示す〕[58]．どちらの方法も，分子結合指数や原子ペア記述子などの複数の記述子を用いている．これらの記述子は二次元分子トポロジーから得られたものである．内部データに対して高い精度〔leave-one-out交差検定のr^2 (q^2) = 0.6～0.8〕をもつQSARモデルが生成された．実際のデータセットに対するq^2値は，同じデータセットで活性値をランダムシャッフルした場合と比べて有意に高く，このことはモデルが統計的に有意であることを示している．もとのデータセットはさらに複数の学習セットと複数のテストセットに分割され，学習セットに対するq^2の値が0.5よりも大きく，テストセットに対するr^2の値が0.6よりも大きいモデルを"高い予測性能をもつ"とした．

モデリングの第二段階では，検証済みQSARモデルを利用可能な化学データベースに適用し，抗けいれん活性をもつ新規リードFAAのマイニングを行った．探索には二つのデータベースを用いた．一つはアメリカ国立癌研究所（NCI[b]）データベース[11]，もう一つはMaybridgeデータベース[92]である．登録されている化学構造数は，この研究を行った時点で，それぞれ237,771, 55,273であった．データマイニングは，頑健性と精度についての複数の基準を用いて徹底的に検証された10個の独立したQSARモデルを用いて行った．各モデルによる，独立したデータマイニングの結果として，いくつかのヒット化合物を選択した．すべてのモデルが選んだコンセンサスヒット化合物について，さらに実際の実験によって抗けいれん活性を調べた．NCIデータベースについては，27個の化合物を，抗けいれん剤の候補として実験の共同研究者に提供し，この27個のうち二つに対して，合成と評価を行った．この二つは，合成のしやすさと，それまでの活性をもつ化合物についての経験からは予想できない構造特徴をもつために選ばれた．さらに，文献から得られた，あるいはその共同研究者の研究室でデザインされた，この二つに近い類似化合物がいくつか追加された．合計七つの化合物が再合成され，米国国立衛生研究所（NIH[c]）で最大電気ショック（MES[d]）テスト（抗けいれん活性の標準テスト．学習セットの化合物についても同様に用いられた）にかけられた．生物学的結果から，最初および二つ目のスクリーニングにおいて，テストされた七つの化合物のうち五つが，ED_{50}[e]値が100 mg/kg未満の抗けいれん活性を示すことが明らかとなった〔図10・3(b)〕．これはNIH基準

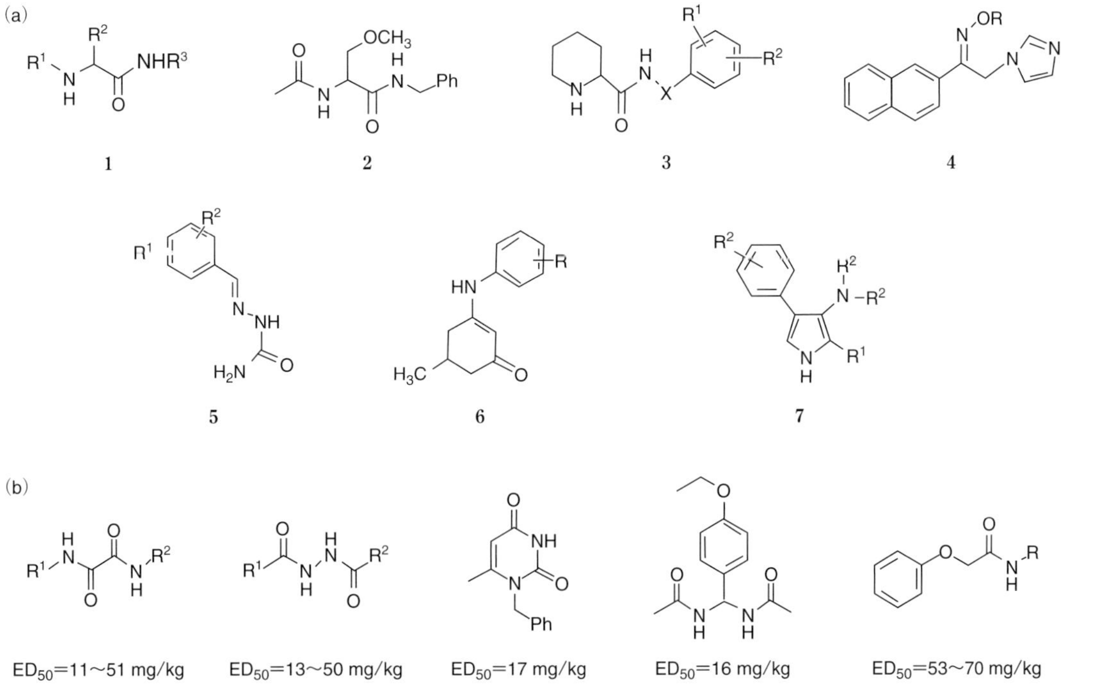

図10・3 実際の実験で確認されたQSARベースのバーチャルスクリーニングのヒット化合物（b）の基本骨格と，学習セットの化合物（a）との比較．

---

[a] functionalized amino acid [b] National Cancer Institute [c] National Institutes of Health [d] maximum electroshock [e] 50 % effective dose; 50 % 効果量

に照らし合わせると期待がもてる結果である．興味深いことに，ラットに対する同様のテストで，七つの化合物すべてが高い活性を示した（学習セットの中にラットについての完全な実験データは含まれておらず，ラットに対するQSARモデルは構築されていない）．

Maybridgeデータベースのマイニングからは，二つの有望な化合物が得られ，MES抗けいれんテストにかけるためにNIHに送付された．そのうち一つの化合物の抗けいれん活性は，ED_{50}値が（マウスにおいて）30〜100 mg/kgという中程度のものであったが，もう一方はED_{50}値がマウス（腹腔内）において18 mg/kgという非常に強い抗けいれん剤であることが明らかとなった．つまり，どちらの化合物もマウスとラットに対して強い活性を示した．図10・3に，検証済みQSARモデルを，抗けいれんデータセットに対するバーチャルスクリーニングに適用した結果をまとめた．これは，信頼性の高いQSARモデル構築に十分でさえあれば，いかなるデータセットに対しても共通に適用できる，QSAR予測モデル構築ワークフロー（図10・2参照）を利用した実際の例である．重要なのは，抗けいれん剤の候補となり，実際の実験で活性が確認された外部データベースの化合物のいずれも，FAA分子の同じクラスに属していなかった，という点である．このことは非常に興味深い．なぜなら，学習セットには含まれない新規化学物質区分の抗けいれん剤候補を同定する際の，筆者らの方法の能力を強調するものであるからである．これこそが，バーチャルスクリーニングの最も重要な目標の一つである．

抗癌剤

検証済みQSARモデルとバーチャルスクリーニングを組合わせた方法を，抗癌剤として有望な新規のチロホリン誘導体の発見に適用し，成果をあげた[86]．まず，実験でEC_{50}[a]値がすでに測定されている52個の化学的に多様なフェナントリン系チロホリン誘導体（PBT[b]）に対して，化学トポロジー記述子（MolConnZプログラムで求めた）と変数選択k近傍法を用いてQSARモデルを構築した．頑健なQSARモデルを得るために，複数の検証手順を適用した．もとのデータセットを複数の学習セットと複数のテストセットに分割し，学習セットに対するleave-one-out交差検定のr^2（q^2）値が0.5よりも大きく，テストセットに対する相関係数r^2値が0.6よりも大きい場合にのみ，モデルが受容可能であると判断した．さらに，実際のデータのq^2値は，同じデータセットにおいて標的特徴量をランダム化した場合（Yランダム化テスト）に比べて有意に高かった．このことは，モデルが統計的に有意であることを示している．最も性能が高かった10個のモデルを，商用のChemDivデータベース（登録されている化合物数は約500,000）のマイニングに適用した．その結果，予測活性が中程度のものから高いものまで，34個のコンセンサスヒット化合物が得られた．構造が互いに異なる10個のヒット化合物について実際の実験を行い，八つに活性があることが確認された（最も高いもので実測のEC_{50}値が1.8 μMであった）．ヒット率は80％と非常に高かったことになる．さらに，同じ10個のモデルを，四つの新規PBTのEC_{50}値の予測に適用したところ，これらの化合物および活性をもつ八つのコンセンサスヒット化合物に対する実測と予測のEC_{50}値の相関係数（r^2）は0.57であった．

AmpC型β-ラクタマーゼ阻害剤

この例では，QSARバーチャルスクリーニングと構造に基づくバーチャルスクリーニングの興味深い比較をみることができる[87]．ドッキングアルゴリズムにおいて不正確なスコア関数を用いると，予測結合親和性が高いにもかかわらず，実際の実験において標的の受容体に結合しないことがわかっている化合物を選んでしまう可能性がある．このように，結合すると誤って予測された化合物を"結合デコイ"とよぶ．筆者らは，真に結合する化合物とデコイを，リガンドに基づく医薬品設計の一般的な方法を用いて，構造特性または化学特性を表す記述子だけから区別することは可能か，という疑問を提起した．筆者らは，化合物が，AmpC型β-ラクタマーゼに結合するか結合デコイかで分類されているデータセットに，k近傍分類QSAR法を適用した．筆者らの標準的なワークフロー（図10・2）に従って，構築したモデルに，厳密な内部検証および外部検証を適用した．モデル構築には，このデータセット中の結合する化合物（阻害剤）と結合しない化合物の割合が1：4とアンバランスであることを考慮した，特殊なQSARモデリングスキームを適用した．その結果，学習セットおよびテストセットの両方において，分類精度（CCR[c]）が0.9以上である予測モデル342個が得られた．もとのデータセットからランダムに選んだ10個の化合物（5個の真に結合する化合物と5個のデコイ）から成る外部データセットに対しては，予測精度は100％（CCR＝1.00）であった．50個の既知のデコイから成る追加の外部データセットに対しては，非常に保守的にモデル適用領域を設定した場合で，CCRが0.87であった．さらに，検証済みのバイナリーk近傍QSARモデルを，NCGC AmpCスクリーニングデータセット（化合物数69,653）のマイニングに適用した．AmpC PubChemアッセイから抽出した64個の化合物にコンセンサス予測を適用した結果は，PubChemのアノテーションに合致しなかったが，第二の

---

a) 50 % effective concentration; 50 % 効果濃度　　b) phenanthrine-based tylophorine derivative　　c) correct classification rate

アッセイ[93]の結果とは一致するものであった．同時に，PubChem のアノテーションに反して，15 個の化合物に結合能がある可能性が予測された．そのうちの五つについて，実際の実験で mM のオーダー（最大結合定数 K_i = 135 μM）の阻害活性が確認された．筆者らの研究は，検証済み QSAR モデルが，分子ライブラリーのバーチャルスクリーニングによるヒット化合物候補の同定において，構造に基づくドッキングとスコア付けによる方法を補完できる可能性を示している．またこの研究は，頑健な QSAR モデルを HTS の偽陰性の発見に用いることができる可能性を示している．

まとめ：新規の QSAR 研究戦略とリード化合物探索への取組み

過去 15 年にわたって，高速の合成と大規模な化合物ライブラリーに対する HTS を可能にする革新的技術が，ほとんどの主要な製薬企業とバイオテクノロジー関連企業で用いられるようになった．その結果，新規標的あるいは新規パスウェイに対する新しい医薬品候補の探索のために，日常的に高速スクリーニングすることが可能な化合物の数は飛躍的に増大している．一方で，このような技術を学術研究共同体が利用できることはまれであり，大規模なケミカルジェネティクス（化学遺伝学）あるいはケミカルゲノミクス（化学ゲノミクス）の研究を行う際の制約となっている．NIH Molecular Libraries Roadmap Initiative が，MLSCN[a),94]を設立し，スクリーニングアッセイの結果を PubChem[9]を介して一般に公開したことにより，この状況が変化した．これらの努力はすでに，生物学的にテストされた化合物の利用可能なデータベース（筆者らは最近の総説で既知の生物学的活性に関する 20 のデータベースをあげている[15]）のかつてない拡大をもたらしている．

このデータベースの拡大は，QSAR モデリング分野において，たとえば大規模なスクリーニングデータのデータベースに対する解析および可視化の新しい手法，生物学的に関連のある化学的多様性，類似性の新しい指標，化合物ライブラリーに対する新規バーチャルスクリーニングのための高い期待ヒット率を保証するツールなどの開発といった新しい課題を生み出している．この章で述べた応用研究から，QSAR モデルを，化学データベースやバーチャルライブラリーから望みの生物学的活性をもつ化合物を発見するためのバーチャルスクリーニングツールとして用いることができることが明らかとなった[18),37),59),86),87),91]．生物学的活性をもつ新規化学物質の発見は，in silico 創薬の主要な目標であり，検証済み QSAR 予測モデルの構築は，この目標達成のために必要不可欠である．一般公開されている生物学的活性をもつ化合物のデータセットの最近の著しい拡大と，実際の実験による化合物スクリーニングを行った際のヒット率改善の喫緊の必要性のために，広く利用可能で，かつ信頼性の高い QSAR モデリング手法と，特定のエンドポイント予測ツールの開発が強く望まれている．

謝　辞

この総説に記述された研究の一部は，NIH Cheminformatics Center プランニンググラント P20-RR20751 とリサーチグラント R01GM066940 および R21GM076059 によって支援された．

文　献

1) Hansch, C.; Streich, M.; Geiger, F.; Muir, R. M.; Maloney, P. P.; Fujita, T. Correlation of biological activity of plant growth regulators and chloromycetin derivatives with Hammett constants and partition coefficients. *J. Am. Chem. Soc.* 1963, *85*, 2817-2824.
2) Boyd D) Successes of computer-assisted molecular design. In: *Reviews in Computational Chemistry*, Boyd, D.; Lipkowitz, K. B.; Eds. New York, NY: VCH; 1990, 355-371.
3) Doweyko, A. M. QSAR: dead or alive? *J. Comput. Aided. Mol. Des.* 2008, *22*, 81-89.
4) Tropsha A. Recent trends in quantitative structure-activity relationships. In: *Burger's Medicinal Chemistry and Drug Discovery*, Abraham, D.; Ed. New York, NY: John Wiley & Sons, 2003; 49-77.
5) Stouch, T. R.; Kenyon, J. R.; Johnson, S. R.; Chen, X. Q.; Doweyko, A.; Li, Y. In silico ADME/Tox: why models fail. *J. Comput. AidedMol. Des.* 2003, *17*, 83-92.
6) Jorgensen, W. L.; Tirado-Rives, J. QSAR/QSPR and proprietary data. *J. Chem. Inf. Model.* 2006, *46*, 937.
7) Maggiora, G. M. On outliers and activity cliffs: why QSAR often disappoints. *J. Chem. Inf. Model.* 2006, *46*, 1535.
8) Johnson, S. R. The trouble with QSAR (or how I learned to stop worrying and embrace fallacy). *J. Chem. Inf. Model.* 2008, *48*, 25-26.
9) PubChem. http://pubchem.ncbi.nlm.nih.gov/. 2008.
10) Roth, B. L.; KroezeW. K. Screening the receptorome yields validated molecular targets for drug discovery. *Curr. Pharm. Des.* 2006, *12*, 1785-1795.
11) NCI. http://dtp nci nih gov/docs/3d_database/structural_information/smiles strings html 2007.
12) FDA. http://www.fda.gov/cder/Offices/OPS IO/. 2005.
13) NTP. http://ntp.niehs.nih.gov/ntpweb/. 2005.
14) DSSTox. http://www.epa.gov/nheerl/dsstox/About.html. 2005.
15) Oprea, T.; Tropsha, A. Target, chemical and bioactivity databases: integration is key. *Drug Discov. Today* 2006, *3*, 357-365.
16) Hansch, C.; Fujita, T. r-s-p analysis: a method for the correlation of biological activity and chemical structure. *J. Am. Chem.*

[a) Molecular Library Screening Centers Network

Soc. 1964, 86, 1616-1626.
17) Zheng, W.; Tropsha, A. Novel variable selection quantitative structure–property relationship approach based on the k-nearest-neighbor principle. *J. Chem. Inf. Comput. Sci.* 2000, 40, 185-194.
18) Tropsha, A. Application of predictive QSAR models to database mining. In: *Cheminformatics in Drug Discovery*, Oprea, T.; Ed. Weinheim: Wiley-VCH; 2005, 437-455.
19) Tropsha, A. Predictive QSAR (quantitative structure activity relationships) modeling. In: *Comprehensive Medicinal Chemistry II*, Martin, Y. C.; Ed. Amsterdam: Elsevier, 2006; 113-126.
20) Papa, E.; Villa, F.; Gramatica, P. Statistically validated QSARs, based on theoretical descriptors, for modeling aquatic toxicity of organic chemicals in *Pimephales promelas* (fathead minnow). *J. Chem. Inf. Model.* 2005, 45, 1256-1266.
21) Tetko, I. V. Neural network studies. 4. Introduction to associative neural networks. *J. Chem. Inf. Comput. Sci.* 2002, 42, 717-728.
22) Zupan, J.; Novic, M.; Gasteiger, J. Neural networks with counter-propagation learning-strategy used for modeling. *Chemometrics Intelligent Lab. Syst.* 1995, 27(2), 175-187.
23) Devillers, J. Strengths andweaknesses of the back propagation neural network in QSAR and QSPR studies. In: *Genetic Algorithms in Molecular Modeling, Devillers*, J.; Ed. San Diego, CA: Academic Press; 1996; 1-24.
24) Engels, M. F. M.; Wouters, L.; Verbeeck, R.; Vanhoof, G. Outlier mining in high throughput screening experiments. *J. Biomol. Screen.* 2002; (7): 341-351.
25) Schuurmann, G.; Aptula, A. O.; Kuhne, R.; Ebert, R. U. Stepwise discrimination between four modes of toxic action of phenols in the *Tetrahymena pyriformis* assay. *Chem. Res. Toxicol.* 2003, 16, 974-987.
26) Xue, Y.; Li, H.; Ung, C. Y.; Yap, C. W.; Chen, Y. Z. Classification of a diverse set of *Tetrahymena pyriformis* toxicity chemical compounds from molecular descriptors by statistical learning methods. *Chem. Res. Toxicol.* 2006, 19, 1030-1039.
27) Breiman, L.; Friedman, J. H.; Olshen, R. A.; Stone, C. J. *Classification and Regression Trees*. Florence, KY: Wadsworth; 1984.
28) Deconinck, E.; Hancock, T.; Coomans, D.; Massart, D. L.; Vander Heyden, Y. Classification of drugs in absorption classes using the classification and regression trees (CART) methodology. *J. Pharm. Biomed. Anal.* 2005, 39, 91-103.
29) MOE. http://www.chemcomp.com/fdept/prodinfo.htm# Cheminformatics. 2005.
30) Put, R.; Perrin, C.; Questier, F.; Coomans, D.; Massart, D. L.; Vander Heyden, Y. V. Classification and regression tree analysis for molecular descriptor selection and retention prediction in chromatographic quantitative structure-retention relationship studies. *J. Chromatogr. A* 2003, 988, 261-276.
31) Breiman L. Random forests. *J. Mach. Learn. Res.* 2001, 45, 5-32.
32) Svetnik, V.; Liaw, A.; Tong, C.; Culberson, J. C.; Sheridan, R. P.; Feuston, B. P. Random forest: a classification and regression tool for compound classification and QSAR modeling. *J. Chem. Inf. Comput. Sci.* 2003, 43, 1947-1958.
33) Put, R.; Xu, Q. S.; Massart, D. L.; Heyden. Y. V. Multivariate adaptive regression splines (MARS) in chromatographic quantitative structure-retention relationship studies. *J. Chromatogr. A* 2004, 1055, 11-19.
34) Friedman, J. H. Multivariate adaptive regression splines. *Ann. Stat.* 1991, 19, 1-67.
35) Vapnik, V. N. *The Nature of Statistical Learning Theory*. New York, NY: Springer-Verlag; 1995.
36) Aires-de-Sousa, J.; Gasteiger, J. Prediction of enantiomeric excess in a combinatorial library of catalytic enantioselective reactions. *J. Comb. Chem.* 2005, 7, 298-301.
37) Oloff, S.; Mailman, R. B.; Tropsha, A. Application of validated QSAR models of D1 dopaminergic antagonists for database mining. *J. Med. Chem.* 2005, 48, 7322-7332.
38) Chohan, K. K.; Paine, S. W.; Waters, N. J. Quantitative structure activity relationships in drug metabolism. *Curr. Top. Med. Chem.* 2006, 6, 1569-1578.
39) Golbraikh, A.; Tropsha, A. Beware of q2! *J. Mol. Graph. Model.* 2002a, 20, 269-276.
40) Tropsha, A.; Gramatica, P.; Gombar, V. K. The importance of being earnest: validation is the absolute essential for successful application and interpretation of QSPR models. *QSAR Comb. Sci.* 2003 22, 69-77.
41) Kubinyi, H.; Hamprecht, F. A.; Mietzner, T. Three-dimensional quantitative similarity-activity relationships (3D QSiAR) from SEAL similarity matrices. *J. Med. Chem.* 1998, 41, 2553-2564.
42) Novellino, E.; Fattorusso, C.; Greco, G. Use of comparative molecular field analysis and cluster analysis in series design. *Pharm. Acta Helv.* 1995, 70, 149-154.
43) Norinder, U. Single and domain made variable selection in 3D QSAR applications. *J. Chemomet.* 1996, 10, 95-105.
44) Tropsha, A.; Cho, S. J. Cross-validated R2-guided region selection for CoMFA studies. In: *3D QSAR in Drug Design*, Vol. III, Kubinyi, H.; Folkers, G.; Martin, Y. C.; Eds. Dordrecht: Kluwer Academic; 1998, 57-69.
45) Golbraikh, A.; Tropsha, A. Predictive QSARmodeling based on diversity sampling of experimental datasets for the training and test set selection. *J. Comput. Aided Mol. Des.* 2002b, 16, 357-369.
46) Golbraikh, A.; Shen, M.; Xiao, Z.; Xiao, Y. D.; Lee, K. H.; Tropsha, A. Rational selection of training and test sets for the development of validated QSAR models. *J. Comput. Aided Mol. Des.* 2003b, 17, 241-253.
47) Pavan, M.; Netzeva, T. I.; Worth, A. P. Validation of a QSAR model for acute toxicity. *SAR QSAR Environ. Res.* 2006, 17, 147-171.
48) Vracko, M.; Bandelj, V.; Barbieri, P.; Benfenati, E.; Chaudhry, Q.; Cronin, M.; Devillers, J.; Gallegos, A.; Gini, G.; Gramatica, P.; Helma, C.; Mazzatorta, P.; Neagu, D.; Netzeva, T.; Pavan, M.; Patlewicz, G.; Randic, M.; Tsakovska, I.; Worth, A. Validation of counter propagation neural network models for predictive toxicology according to the OECD principles: a case study. *SAR QSAR Environ. Res.* 2006, 17, 265-284.
49) Saliner, A. G.; Netzeva, T. I.; Worth A. P. Prediction of estrogenicity: validation of a classification model. *SAR QSAR Environ. Res.* 2006, 17, 195-223.
50) Roberts, D. W.; Aptula, A. O.; Patlewicz, G. Mechanistic applicability domains for non-animal based prediction of toxicological endpoints: QSAR analysis of the schiff base applicability domain for skin sensitization. *Chem. Res. Toxicol.* 2006, 19, 1228-1233.
51) Estrada, E.; Patlewicz, G. On the usefulness of graph-theoretic descriptors in predicting theoretical parameters: phototoxicity of polycyclic aromatic hydrocarbons (PAHs). *Acta Clin. Croat.* 2004, 77, 203-211.
52) Moss, G. P.; Cronin, M. T. D. Quantitative structurepermeability

relationships for percutaneous absorption: re-analysis of steroid data. *Int. J. Pharm.* 2002, *238*, 105-109.
53) Leo, A. J.; Hansch, C. Role of hydrophobic effects in mechanistic QSAR. *Perspectives in Drug Discov. Des.* 1999, *17*, 1-25.
54) Zhang, S.; Golbraikh, A.; Tropsha, A. Development of quantitative structure-binding affinity relationship models based on novel geometrical chemical descriptors of the protein-ligand interfaces. *J. Med. Chem.* 2006b, *49*, 2713-2724.
55) Golbraikh, A.; Bonchev, D.; Tropsha, A. Novel chirality descriptors derived from molecular topology. *J. Chem. Inf. Comput. Sci.* 2001, *41*, 147-158.
56) Kovatcheva, A.; Buchbauer, G.; Golbraikh, A.; Wolschann, P. QSAR modeling of alpha-campholenic derivatives with sandalwood odor. *J. Chem. Inf. Comput. Sci.* 2003, *43*, 259-266.
57) Shen, M.; Xiao, Y.; Golbraikh, A.; Gombar, V. K.; Tropsha, A. Development and validation of k-nearest-neighbor QSPR models of metabolic stability of drug candidates. *J. Med. Chem.* 2003, *46*, 3013-3020.
58) Shen, M.; LeTiran, A.; Xiao, Y.; Golbraikh, A.; Kohn, H.; Tropsha, A. Quantitative structure-activity relationship analysis of functionalized amino acid anticonvulsant agents using k nearest neighbor and simulated annealing PLS methods. *J. Med. Chem.* 2002, *45*, 2811-2823.
59) Shen, M.; Beguin, C.; Golbraikh, A.; Stables, J. P.; Kohn, H.; Tropsha, A. Application of predictive QSAR models to database mining: identification and experimental validation of novel anticonvulsant compounds. *J. Med. Chem.* 2004, *47*, 2356-2364.
60) Zhang, S.; Golbraikh, A.; Oloff, S.; Kohn, H.; Tropsha, A. A novel automated lazy learning QSAR (ALL-QSAR) approach: method development, applications, and virtual screening of chemical databases using validated ALL-QSAR models. *J. Chem. Inf. Model.* 2006a, *46*, 1984-1995.
61) Golbraikh, A.; Shen, M.; Xiao, Z.; Xiao, Y. D.; Lee, K. H.; Tropsha, A. Rational selection of training and test sets for the development of validated QSAR models. *J. Comput. Aided. Mol. Des.* 2003a, *17*, 241-253.
62) Mandel, J. Use of the singular value decomposition in regression-analysis. *Am. Stat.* 1982, *36*, 15-24.
63) Afantitis, A.; Melagraki, G.; Sarimveis, H.; Koutentis, P. A.; Markopoulos, J.; Igglessi-Markopoulou, O. A novel QSAR model for predicting induction of apoptosis by 4-aryl-4H-chromenes. *Bioorg. Med. Chem.* 2006, *14*, 6686-6694.
64) Netzeva, T. I.; Gallegos, S. A.; Worth, A. P. Comparison of the applicability domain of a quantitative structure-activity relationship for estrogenicity with a large chemical inventory. *Environ. Toxicol. Chem.* 2006, *25*, 1223-1230.
65) Tong, W.; Xie, Q.; Hong, H.; Shi, L.; Fang, H.; Perkins, R. Assessment of prediction confidence and domain extrapolation of two structure-activity relationship models for predicting estrogen receptor binding activity. *Environ. Health Perspect.* 2004, *112*, 1249-1254.
66) Helma, C. Lazy structure-activity relationships (lazar) for the prediction of rodent carcinogenicity and *Salmonella* mutagenicity. *Mol. Divers.* 2006, *10*, 147-158.
67) Zhu, H.; Tropsha, A.; Fourches, D.; Varnek, A.; Papa, E.; Gramatica, P.; Oberg, T.; Dao, P.; Cherkasov, A.; Tetko, I. V. Combinatorial QSAR modeling of chemical toxicants tested against *Tetrahymena pyriformis*. *J. Chem. Inf. Model.* 2008, *48*, 766-784.
68) Wang, X. S.; Tang, H.; Golbraikh, A.; Tropsha, A. Combinatorial QSAR modeling of specificity and subtype selectivity of ligands binding to serotonin receptors 5HT1E and 5HT1F. *J. Chem. Inf. Model.* 2008, *48*, 997-1013.
69) de Cerqueira, L. P.; Golbraikh, A.; Oloff, S.; Xiao, Y.; Tropsha, A. Combinatorial QSAR modeling of P-glycoprotein substrates. *J. Chem. Inf. Model.* 2006, *46*, 1245-1254.
70) Kovatcheva, A.; Golbraikh, A.; Oloff, S.; Xiao, Y. D.; Zheng, W.; Wolschann, P.; Buchbauer, G.; Tropsha, A. Combinatorial QSAR of ambergris fragrance compounds. *J. Chem. Inf. Comput. Sci.* 2004, *44*, 582-595.
71) Sachs, L. *Handbook of Statistics*. New York, NY: Springer-Verlag; 1984.
72) Zhu, H.; Tropsha, A.; Fourches, D.; Varnek, A.; Papa, E.; Gramatica, P.; Oberg, T.; Dao, P.; Cherkasov, A.; Tetko, I. V. Combinatorial QSAR modeling of chemical toxicants tested against *Tetrahymena pyriformis*. *J. Chem. Inf. Model.* 2008, *48* (4), 766-784.
73) Aptula, A. O.; Roberts, D. W.; Cronin, M. T. D.; Schultz, T. W. Chemistry-toxicity relationships for the effects of di- and trihydroxybenzenes to *Tetrahymena pyriformis*. *Chem. Res. Toxicol.* 2005, *18*, 844-854.
74) Netzeva, T. I.; Schultz, T. W. QSARs for the aquatic toxicity of aromatic aldehydes from *Tetrahymena* data. *Chemosphere* 2005, *61*, 1632-1643.
75) Schultz, T. W.; Sinks, G. D.; Miller, L. A. Population growth impairment of sulfur-containing compounds to *Tetrahymena pyriformis*. *Environ. Toxicol.* 2001, *16*, 543-549.
76) Schultz, T. W.; Cronin, M. T.; Netzeva, T. I.; Aptula, A. O. Structure-toxicity relationships for aliphatic chemicals evaluated with *Tetrahymena pyriformis*. *Chem. Res. Toxicol.* 2002, *15*, 1602-1609.
77) Schultz, T. W.; Netzeva, T. I. Development and evaluation of QSARs for ecotoxic endpoints: the benzene response-surface model for *Tetrahymena* toxicity. In: *Modeling Environmental Fate and Toxicity*, Cronin, M. T. D.; Livingstone, D. J.; Eds. Boca Raton, FL: CRC Press; 2004, 265-284.
78) Schultz, T. W.; Netzeva, T. I.; Roberts, D. W.; Cronin, M. T. Structure-toxicity relationships for the effects to *Tetrahymena pyriformis* of aliphatic, carbonyl-containing alpha, beta-unsaturated chemicals. *Chem. Res. Toxicol.* 2005, *18*, 330-341.
79) Schultz, T. W.; Yarbrough, J. W.; Woldemeskel, M. Toxicity to Tetrahymena and abiotic thiol reactivity of aromatic isothiocyanates. *Cell Biol. Toxicol.* 2005, *21*, 181-189.
80) Schultz, T. W. Structure-toxicity relationships for benzenes evaluated with Tetrahymena pyriformis. *Chem. Res. Toxicol.* 1999, *12*, 1262-1267.
81) Schultz, T. W.; Hewitt, M.; Netzeva, T. I.; Cronin. M. T. D. Assessing applicability domains of toxicological QSARs: definition, confidence in predicted values, and the role of mechanisms of action. *QSAR Comb. Sci.* 2007, *26*, 238-254.
82) Gramatica P. Principles of QSAR models validation: internal and external. *QSAR Comb. Sci.* 2007, *26*, 694-701.
83) Yang, C.; Richard, A. M.; Cross, K. P. The art of data mining the minefields of toxicity databases to link chemistry to biology. *Curr. Comput. Aided Drug Des.* 2006, *2*, 135-150.
84) Irwin, J. J.; Shoichet, B. K. ZINC-a free database of commercially available compounds for virtual screening. *J. Chem. Inf. Model.* 2005, *45*, 177-182.
85) Medina-Franco, J. L.; Golbraikh, A.; Oloff, S.; Castillo, R.; Tropsha, A. Quantitative structure-activity relationship analysis of pyridinone HIV-1 reverse transcriptase inhibitors using the k nearest neighbor method and QSAR-based database mining. *J.*

Comput. Aided Mol. Des. 2005, *19*, 229-242.

86) Zhang, S.; Wei, L.; Bastow, K.; Zheng, W.; Brossi, A.; Lee, K. H.; Tropsha, A. Antitumor Agents 252. Application of validated QSAR models to database mining: discovery of novel tylophorine derivatives as potential anticancer agents. *J. Comput. Aided Mol. Des.* 2007, *21*, 97-112.

87) Hsieh, J. H.; Wang, X. S.; Teotico, D.; Golbraikh, A.; Tropsha, A. Differentiation of AmpC beta-lactamase binders vs. decoys using classification kNN QSAR modeling and application of the QSAR classifier to virtual screening. *J. Comput. Aided Mol. Des.* 2008, *22* (9), 593-609.

88) Tropsha, A.; Cho, S. J.; Zheng, W. "New tricks for an old dog": development and application of novel QSAR methods for rational design of combinatorial chemical libraries and database mining. In: *Rational Drug Design: Novel Methodology and Practical Applications*, Parrill, A. L.; Reddy, M. R.; Eds. Washington, DC: American Chemical Society; 1999, 198-211.

89) Cho, S. J.; Zheng, W.; Tropsha, A. Rational combinatorial library design. 2. Rational design of targeted combinatorial peptide libraries using chemical similarity probe and the inverse QSAR approaches. *J. Chem. Inf. Comput. Sci.* 1998, 38, 259-268.

90) Gussio, R.; Pattabiraman, N.; Kellogg, G. E.; Zaharevitz, D. W. Use of 3D QSAR methodology for data mining the National Cancer Institute Repository of Small Molecules: application to HIV-1 reverse transcriptase inhibition. *Methods* 1998, *14*, 255-263.

91) Tropsha, A.; Zheng, W. Identification of the descriptor pharmacophores using variable selection QSAR: applications to database mining. *Curr. Pharm. Des.* 2001, *7*, 599-612.

92) Maybridge. http://www.daylight.com/products/databases/Maybridge.html 2005.

93) Babaoglu, K.; Simeonov, A.; Irwin, J. J.; Nelson, M. E.; Feng, B.; Thomas, C. J.; Cancian, L.; Costi, M. P.; Maltby, D. A.; Jadhav, A.; Inglese, J.; Austin, C. P.; Shoichet, B. K. Comprehensive mechanistic analysis of hits from high-throughput and docking screens against beta-lactamase. *J. Med. Chem.* 2008, *51*, 2502-2511.

94) Austin, C. P.; Brady, L. S.; Insel, T. R.; Collins, F. S. NIHMolecular Libraries Initiative. *Science* 2004, *306*, 1138-1139.

William J. Egan
(訳：小島正樹)

創薬における ADME 特性の予測

はじめに

創薬は非常にリスクの大きい仕事である．これまでの創薬研究プロジェクトで合成された分子のほとんどすべては失敗作といえるだろう．ヒトで臨床試験を行える分子を創成する研究では，10 プロジェクト当たり 10,000～20,000 個の分子を合成する必要がある．これら臨床医薬品候補化合物は，10 プロジェクトのうち 9 プロジェクトが失敗し，1 プロジェクトのうちの 1 個だけが最後まで残って新薬となる．要するに創薬業界の失敗率は，99.99 ％ のオーダーということになる[1),2)]．こうした失敗は安くつくものではない．新薬の開発コストは，適応症や企業にもよるが，5 億ドルから 20 億ドルの間と見積もられている[3)]．

Merck 社の Arthur Patchett 博士がいうように，"現在の医薬品開発における主要な障害は，強い活性のある in vitro 阻害剤をバイオアベイラビリティーが高く作用持続時間が適切なものへ導く際に，えてして不要領で経験と時間のかかる労力が要求される点にある．しかしながら，医薬品開発におけるこの地味な部分が，大成功を収めるベンチャーとその後塵を拝する企業との違いとなることがよくある[4)]．"メディシナルケミストが合成した活性分子が，後になって in vivo で"曝露"されずに十分な効力がえられなかった，ということはよく起こる話である．

曝露という語は意味が広いので，これを ADME[a)] とよばれる四つの区分，すなわち吸収・分布・代謝・排泄に分けた方がよい．また溶解度も非常に重要なため，ADME の議論の際には，暗に含めて考えることが多い．

ADME 特性を軽視すると失敗率は顕著に増大する．Kola と Landis の報告[2)]によると，大手製薬企業 10 社における臨床段階の失敗の原因のうち，ADME と製剤の問題が占める割合は 1991 年に 40 ％ 程度あったが，2000 年ではわずか 12 ％ 程度であった．臨床的安全性と毒性が臨床段階の失敗の原因に占める割合は，1991 年は 22 ％ で 2000 年は 33 ％ であった．有効性と薬物動態が原因の失敗は，両年ともちょうど 30 ％ 程度であった．

分子の ADME 特性をコンピューターモデリングにより予測することが 1990 年代の後半から真剣に行われるようになったが，いくつかの要因がこれを促進した．第一に，ADME 特性の軽視が創薬の失敗の重大な原因につながることが，ますます意識されるようになってきた．第二に，ADME 特性を以前よりもハイスループットに in vitro で分析すること（たとえば，医薬品候補化合物の腸管吸収能を見積もるための Caco-2 細胞の透過性分析）が可能となった．第三に，データベース，コンピューター処理能力とアルゴリズムすべてが成熟し，こうしたモデリングが努力に値するようになった．

Richard Hamming 博士は "計算の目的は洞察であって数値ではない" と述べているが[5)]，同じように ADME モデリングの目的も，創薬研究においてつねに問われる二つの質問 "この分子は役に立つか" および "もっと改良するにはどうしたらよいか" に答える手助けをすることにある．洞察と助言が必要であり，まだシートの数値を直接扱える段階にはない．

創薬段階での ADME モデルの役割は，(1) 化学者が多数の分子の中からテストに適した興味ある候補を選択できるように支援すること，(2) ADME が原因となるリスクを早い段階で調査できるように警告すること，(3) 化学者が ADME 実験データを解釈する支援をすること，(4) 意思決定および優先順位形成の助言をすることである．

ADME と溶解度に関する生理的および物理化学的メカニズムは驚くほど複雑で，現在でもまだよくわかっていない．この分野は，創薬における重要性のゆえに，産業上でも学術研究においても取組みがいのある領域である．本総説では，実用的な知見や洞察を中心に，2008 年半ばまでの研究についてふれることにする．

ドラッグライクな性質の指標

ADME 特性により分子を評価するための最も簡便かつ一般的な方法の一つは，分子量（MW[b)]），親油性（log

---

a) absorption-distribution-metabolism-excretion　b) molecular weight

P),極性表面積(PSA[a]),水素結合供与基(HBD[b])の数,水素結合受容基(HBA[c])の数,回転可能結合(RB[d])の数といった基本的な記述子の値を定性的に調べることである.この種のアプローチは,有名な Lipinski の "Rule of 5[6]" としてよく知られている.Lipinski 則の基準は,MW>500,log P の計算値(C log P)>5,HBA>10,HBD>5 である.この基準のどれか二つに該当する場合には,"Rule of 5" では吸収または透過に問題があるとみなされる.これらのカットオフ(識別)値は,USAN[e] または INN[f] 名をもつ World Drug Index 内の分子の分布の 90% 以上に基づいている.

さらに最近の研究では,この種の分析においては,経口対非経口市販薬,標的ファミリーの差,標的を絞った簡便な分析によって記述子分布を階層的に分類することが進んでいる.Wenlock ら[7]は,登録前の第 I 相試験(Phase I)より経口投与される候補化合物の分子量,C log P,pH 7.4 における log D(log $D_{7.4}$)水素結合供与基,水素結合受容基,回転可能結合の平均値と標準偏差を,594 種類の市販経口薬と一緒に比較した.候補医薬品が臨床試験の段階を進むに従い,平均分子量は第 I 相の 423 から経口市販薬の 337 へと,一貫して減少した.ACD[g] log P(A log P)で見た親油性の平均値はほぼ一定(2.6~2.5)であったが,臨床試験の各相で開発を中止した候補化合物の値はそれ以上(第 I 相 3.5,第 II 相 3.5,第 III 相 3.2)となった.こうした違いは統計的に有意であり,分子量や log P の高い化合物では臨床段階で失敗する場合が多くなることを示している.Vieth ら[8]は経口薬 1193 種類を含む市販薬 1729 種類について記述子の計算値の分布を調べ,六つのカテゴリーにより 12 個の記述子に関する平均,最小・最大値,百分位の違いを集計した.興味深いことに,注射用医薬品は経口薬に比べて,分子量が大きく,極性が高く,親油性が低く,柔軟性に富むという違いが統計的にも有意であった.

記述子の計算値の経時変化に関する研究は 2 例ある.1983 年以前に発売の経口薬は 1983~2002 年に発売の経口薬と比べて,分子量,水素結合受容基,回転可能結合,環数の平均は低かったが,% PSA,C log P,水素結合供与基の平均に有意な違いはなかった[9].同様に Proudfoot[10] の知見でも,平均分子量は 1950 年の 300 以下から 1997 年では場合により 400 以上まで定常的に増加し,MW>500 の医薬品に関しては,1937 年と 1951 年の間ではたった 7 種類しか販売されなかったのに対し,1983~1997 年では 32 種類も販売されている.親油性の増加はみられなかったが,分子量が増加し親油性が一定の場合は,極性が増加して吸収される確率が低くなると考えられる.彼は,経口薬で HBD>4 となるのは 5% 未満であり,第 II 相の代謝と関連する可能性についても指摘している.

プロテオミクスや標的ファミリーの研究によると,記述子の計算値の分布がクラス間で大きく異なることが示されている.Vieth と Sutherland[11] は,1210 種類のうち 642 種類の経口市販薬に,プロテオミクスの際の特定のファミリーを割り当てることができた.シトクロム P450,ホスホジエステラーゼ,キナーゼ,輸送体(トランスポーター)のファミリーに関する記述子の平均値は,経口薬全体と統計的な差はなかった.G タンパク質共役型受容体(GPCR[h])およびプロテアーゼを標的とする医薬品は,分子量,C log P,水素結合供与基,水素結合受容基のうち一つ以上の平均値が有意に大きく,イオンチャネルを標的とする医薬品は,全体的な分布より有意に小さかった.Morphy[12] は,文献と Organon 社内部の最適化 1860 プロジェクトを含む化合物データベースに関して計算した特性値の分布を分析した.すべての標的ファミリーが最適化によって分子量が増大し,ファミリー間の違いはリード化合物の特性の違いに起因することが示された.ペプチド GPCR,インテグリン受容体,プロテアーゼ,トランスフェラーゼを標的とする医薬品で観察された特性値はつねに高かったが,モノアミン GPCR,イオンチャネル,オキシダーゼ,輸送体を標的とする医薬品では低かった.抗菌性化合物の記述子の平均値は,経口薬で報告された値とは異なっている.グラム陽性抗菌薬の平均値は MW=813,C log $D_{7.4}$=-0.2,PSA=243 であり,グラム陰性抗菌薬では MW=414,C log $D_{7.4}$=-2.8,PSA=165 である[13].

GlaxoSmithKline 社の Gleeson は,何千もの創薬化合物に関する企業内 ADME/Tox データを,分子量,C log P,イオン化状態という 3 個の単純な記述子のみを用いて解析している.一般的な傾向は,通常考えられていることと一致するが不正確なため[14],C log $D_{7.4}$<5 をカットオフ値に用いてイオン化の C log P を修正することによって,C log P>5 となる分子の約 50% が Lipinski 則による分析を通過することを示した[15].

全体として,以上の分析からいくつかの有用な概念が導かれる.標的や投与経路が異なる場合,リード化合物の最適化を成功させるためには,偏った特性分布とスクリーニングライブラリーが必要となる場合があり,プロジェクトの成功の最終的な鍵を握る可能性があるため,早い段階でこのことを視野に入れるべきである.効力に重点を置いて最適化すると分子が大きくなり,望ましくない ADME 特性の可能性が増大するということにもう一度ふれておく.ADME に関するいずれの問題も,当然ながらリード化合物の構造に依存する.大きくて親油性の高い分子は,これまでの経緯から,臨床段階で失敗する確率が高い.最後

---

a) polar surface area b) hydrogen bond donor c) hydrogen bond acceptor d) rotatable bond e) United States Adopted Name f) International Nonproprietary Name g) Advanced Chemistry Development(ソフトウエア名) h) G protein-coupled receptor

に，望ましくない ADME 特性をもつ分子を淘汰するために，単純な記述子を用いた多くの規則が確立されている．

溶解度

溶解度は多数の複雑な要因に依存する特性である．対象となる分子の正確な固体状態，使用する溶媒，実験方法の性能特性を知ることが重要である．研究の早い段階では，分子は一般に非晶質で純度も低く，長期保存やハイスループットスクリーニング（HTS[a]）用の貯蔵溶液を作成するためにジメチルスルホキシド（DMSO[b]）に溶かしてある．その後 DMSO 貯蔵溶液は，活性測定や ADME の in vitro 分析のため，緩衝液で希釈される．研究段階の後期では，製剤に適した結晶性固体の生産と，薬理学，薬物動態学，毒性学の動物研究における投与のために，見込みの高い分子を大量に合成する．pH 依存的なイオン化，溶解度の変化に伴う多形の存在，結晶格子の融点，製剤に利用可能な多くの溶媒（水，ポリエチレングリコール，メチルセルロース，有機物など）のすべてが，溶解度の測定値に影響する．測定可能な溶解度の精度は，比濁分析やフローサイトメトリーなどの安価，高速で，精度に欠けるが価値のある速度論的なアプローチから，最も有用な UV 検出高速液体クロマトグラフィー（HPLC[c]-UV）付き振とうフラスコまたは液体クロマトグラフィー/質量分析法による熱力学的な溶解度まで多岐にわたる．こうした要因で，同じ分子でも比較不能なほど異なった溶解度をもつことがある．

モデリングの観点からすると，分子の溶解度を予測することは，これまでに述べた問題のため非常に困難なものとなる[16]～[18]．溶解度予測の問題は，複雑なニューラルネットワークモデルを用いた取組みによって，ある程度の成功を収めている．ニューラルネットワークは in silico[d] 分析において，解釈はできないがブラックボックスとして用いることは可能である．もっと解釈を与えることのできる別の方法も，だんだんとこの問題に適用されつつある．

Leach ら[19]は，溶解度などの分子特性がわずかに変化したときの影響を推定する MMP[e] 解析とよばれる興味深い方法を報告した．最初に，特定の構造変換のセットを用いて，ある種の特性データから成る分子の集合を検索する．該当する構造変換を有するほぼ同一の分子の部分集合が同定される（たとえば，すべての分子はフェニル環の p 位のフッ素だけ異なっている）．特性値が正の変化をする分子の割合を計算し，変化が有意かどうか二項分布を用いて統計的検定がなされる．たとえば彼らの報告によると，アミドのメチル化により，142 個中 112 組で溶解度が平均 +0.64 対数単位だけ増加した．溶解度の増加した組の割合は，71～85％ の 95％ 信頼区間で 79％ だったことから，効果が統計的に有意であることが示されている．この方法は溶解度に限らず，ADME やそれ以外の任意の分子特性に適用可能である．彼らは，タンパク質結合に関する MMP 解析と，ラットにおける経口曝露とから得られる洞察についても示している．MMP 解析は明らかに解釈可能であり，"メディシナルケミストリーにあふれている多くの'経験則'をテストする道具として用いることができる"．

Lamanna ら[20]は，分子を可溶性または不溶性に分類するための別の簡単な方法を報告した．ここでは少数の記述子を用いて，3563 個の分子を可溶性，不溶性に分類するために再帰的分割が使用されている．予測のために複数のモデルを用いることができた．最良のモデルは，分子量と"芳香族の割合"という二つの記述子だけを使用しているが，1200 個の分子を対象としたカットオフ値 30 μM のテストの精度は 81％ であった．

Huuskonen[21]は，1297 個の有機分子の水溶性に関するデータを集め，ニューラルネットワークと，結合，形状，電気トポロジー状態（E 状態）に関する 55 個の記述子で学習させた線形回帰モデルを用いてモデル化した．テストセットの結果は，ニューラルネットワークの場合は r^2（相関係数）$=0.92$，s（標準偏差）$=0.60$ で，線形回帰モデルでは $r^2=0.88$，$s=0.71$ であった．Yan は[22]，18 個のトポロジー記述子だけを用いることにより，Huuskonen のデータと同等な質のニューラルネットワークおよび線形回帰モデルを構築することができた．テストセットの結果は，ニューラルネットワークの場合は $r^2=0.94$，$s=0.52$ で，線形回帰モデルでは $r^2=0.89$，$s=0.68$ であった．さらに Yan ら[23]は，Merck 社の 2743 個の創薬用分子セットの溶解度をモデル化し，18 個の二次元トポロジー記述子を用いたニューラルネットワークモデルで $r^2=0.94$，$s=0.68$ という結果を得た．Huuskonen のデータセットは Merck 社のデータセットと比べると多様性が限られていると，彼らは述べている．

数人の評者[17],[24]が強調する一つの問題は，Huuskonen のようなデータセットは不必要に広い範囲の溶解度をカバーしているということである．Huuskonen のデータセットの範囲は log S（mol/L 単位の溶解度の対数）が -11.62 から $+1.58$ までで，これは MW$=400$ の場合にはおよそ 9.6×10^{-7}～1.5×10^7 μg/mL に相当する．Johnson と Zheng[17]は，製薬に関連した適切な範囲として 0.1～250 μg/mL の方を推奨している．

しかしながら，問題は単純な範囲よりも複雑である．

---

a) high-throughput screening　b) dimethyl sulfoxide　c) high-performance liquid chromatography　d) 計算機上で　e) matched molecular pairs

Lipinski[25]は最小許容溶解度に関して，最大吸収用量の計算に基づき，もっと良い指針を提供している．これらは投与量と透過率を考慮しているが，どちらも必要とされる溶解度に著しい影響を与えるものである．たとえば，高透過性の 7 mg 錠剤の 0.1 mg/kg ヒト投与における最小許容溶解度は 1 μg/mL であるが，低透過性の 700 mg 錠剤の 10 mg/kg ヒト投与における最小許容溶解度は 2100 μg/mL となる．この範囲は Johnson と Zheng の上述の推奨値といくぶん似通っているが，最小許容溶解度の値が創薬に関連した範囲内で変化する要因を，メディシナルケミストとモデル作成者の両方が知っておくことが重要である．

Bayer 社の Goeller ら[26]は，一貫した方法で溶解度を測定した分子 5000 個を含むデータを用いて，pH 6.5 における緩衝液の溶解度をモデル化した．Bayer 社の分析法は，DMSO 貯蔵溶液を pH 6.5 のリン酸緩衝液の生理食塩水で希釈して HPLC で検出するというハイスループット分析であった．log S の範囲はおよそ −6 ～ −3 である．モデルには，三次元構造と八つの一般記述子から計算した 65 の VAMP/PROPGEN 記述子を使用したが，これらの記述子は種々のニューラルネットワークの学習のために用いられた．最良のニューラルネットワークは，7222 個の分子のテストデータセットに関して，rmse[a]（平均二乗誤差）が 0.73，予測の 83 % が対数単位で 1.0 未満であった．

最近，ガウス過程非線形回帰を用いて，Schering 社の pH 7.0 ～ 7.4 における 632 個の分子に関する複合文献溶解度データおよび振とうフラスコ緩衝液の溶解度データのセットがモデリングされた[27]．この機械学習アルゴリズムは，ちょうど創薬モデリングで使用されはじめたところである．ガウス過程モデルは予測の誤差を推定することができ，自動的に特徴を選択することができる．ガウス過程を用いた溶解度モデリングに関して別の研究も発表されている．これらの論文で示されている誤差範囲は驚くほど広い[28],[29]．

上述したように，DMSO の溶解度は，化合物の保存とハイスループットスクリーニングにとって重要である．DMSO 溶解度の予測の計算モデルが，Balakin らおよび Lu と Bakken によって報告されている[30],[31]．Balakin らは DMSO の溶解度の測定値を用いて，65,500 個の分子という大規模セットのモデルを作成した．0.01 mol/L で溶けない分子は不溶性として分類した．Kohonen のニューラルネットワークにより，たった 8 個の記述子だけを用いて，化合物の 93 % を正しく分類することができた．これらのモデルの仕事は，入力データをノードに基づいてより低次元の空間へマッピングし，ノードの帰属から予測を行うことである．本質的には，分子はその割り当てられたノード上で隣接する分子に基づいて，DMSO に可溶性または不溶性であると予測される．驚くべきことに，標準的なニューラルネットワークでは性能が悪く，同一のデータに関する精度は約 75 % であった．Pfizer 社では，30 mM DMSO 貯蔵溶液に溶かした 33,329 個の化合物の沈殿を目視で検査した後，200 個の二次元記述子（78 個の E 状態キーと MOE ソフトウェアパッケージの 122 個のセット）の計算により五つのモデルを作成して，沈殿性の化合物と沈殿を生じない化合物に分類した．テストセットの精度は五つのモデルともそれなりに良く，再帰分割が 81 %，ランダムフォレストが 81 %，バイナリー QSAR[b]（定量的構造活性相関）が 74 %，自己組織化マップが 69 %，線形判別分析が 76 % であった．

結晶のパッキングを考慮した溶解度のモデリングは，ほとんどなされていない．Johnson ら[32]の報告による最初の取組みでは，イオン化の効果や，温度上昇分子動力学シミュレーションから得られた結晶パッキングの力を補正して，固有の溶解度を計算している．モデリングには結晶構造が必要であるが，類似体であれば，既知の結晶形に重ね合わせてシミュレーションを行うだけで適用可能である．結果が示すところによると，この種のモデルは pK_a の推定値に大きく依存するが，後期の最適化と初期の開発の際の候補化合物の溶解度を理解するのに有益である．

腸管吸収

腸管透過性に関する理論と計算的側面について，Egan と Lauri[33]による詳細な概説がある．薬が経口投与後に全身に曝露されるには，腸管膜に対してある程度透過性でなければならない．膜に対する透過率は，分子の親油性と親水性に強く依存する．

Egan ら[33],[34]の実証によると，極性表面積（PSA）と A log P98 のみを用いて作成した統計的分類モデルは，高（>90 %）吸収性分子の占める化合物空間領域を予測し，低（<30 %）吸収性分子を排除することができた．30 ～ 90 % の範囲の吸収を示す分子は，データの変動が大きいため使用せず，能動輸送される分子も排除した．彼らの結果は，Pharmacopeia（薬局方）における創薬プロジェクトの Caco-2 透過性分析により，正しいことが確認された．Caco-2 透過性は，PSA-A log P98 空間内で丘の形状を示しており，その斜面は高吸収性領域の端で急激に落ち込んでいる．透過性の高い分子は高吸収性領域の外側に 10 % 未満しか存在せず，逆に透過性の低い分子は高吸収性領域の内側に 21 % しか存在しなかった．

Zhao ら[35]のすばらしい論文では，241 種類の医薬品のヒトにおける吸収性の文献データが集められている．彼らは，5 個の Abraham 記述子で作成された線形回帰モデル

---

a) root-mean-square error b) quantitative structure–activity relationship

がヒトの吸収百分率のデータをそれなりによく（$r^2=0.83$, rmse＝14%）当てはまることを示した．このときの記述子は，超過モル屈折率（E），分極率（P），水素結合酸性度（A），水素結合塩基性度（B），McGowan 体積（V）であり，いずれも親油性，親水性，サイズと関係がある．続く論文では，151 種類の医薬品のラットにおける吸収性の文献データを収集して，Abraham 記述子を用いてモデルを作成している[36]．記述子 A および B のみから成るモデルでは，$r^2=0.66$, rmse＝15% であった．

Egan および Zhao らが用いたヒトとラットの吸収性を含む全 in vivo データには，かなりのばらつきがある．Zhao らが言及しているように，同一分子の吸収百分率の測定値が 30% も変動することがあり，予測値の 95% 信頼区間は，モデルの rmse が 15% とするとおよそ 30% である．これは通常の実験誤差とほぼ同じであり，吸収百分率の予測モデルは慎重に解釈する必要のあることを意味する（言い換えると，吸収率の予測値が 30% というのは，実際には 15～45% であることを意味する）．このため吸収性データの変動のせいで，回帰モデルが分類モデルよりも実際に優れているということはない．

28 個の記述子を用いて，1260 種類の医薬品および候補化合物の大規模なセットに関する吸収率を予測する分類回帰木モデルが報告されている[37]．学習セットは 899 分子で，吸収率を六つのクラス（0～0.19，0.2～0.31，0.32～0.43，0.44～0.59，0.6～0.75，0.76～1）に分割し，各クラスの中央値を予測値として表示した．362 分子のテストセットに関する AAE[a]（平均絶対誤差）は 0.169 で，80.4% の分子が実際のクラス内に予測された．ヒトのデータを含む 37 個の分子では AAE＝0.14 で，86.4% の分子が正確に一つのクラス内に予測された．

極性表面積，C log P, Abraham 記述子などは，大した困難なく化学構造の立場から解釈が可能である．Jones ら[38]が示したように，量子力学的な記述子を用いると，腸管吸収を正しく予測すると同時に，解釈可能なモデルを与えることができる．彼らは Zhao ら[35]のデータセットを使用して，密度汎関数理論により分子表面電荷を計算した．モデルの質は，Zhao らの報告した Abraham 記述子モデルとほぼ同等であり（同じデータセットに関して rmse＝15%），表面電荷を薬分子の三次元構造にマッピングして画像を作成すれば解釈は容易である．

分子内水素結合は，膜透過性に影響を及ぼす可能性がある．極性分子が分子内水素結合を形成するコンホメーションをとることができれば，膜や溶媒に対して露出する親油性表面が増大するため，極性から予想される標準値よりも大きな透過性を与える場合がある．この影響を検証するため，Rezai ら[39],[40]は二つの実験を行った．最初の実験では 9 個の環状ヘキサペプチドのジアステレオマーを合成し，PAMPA[b]（平行人工膜透過性分析）透過性を測定した．透過性が最大と最小の環状ヘキサペプチドでは，値が 2 桁異なっており，NMR と分子動力学の解析により，透過性が最大の環状ペプチドは 1 個のアミドのみ溶媒に露出していることが示唆された．一方，最も低い透過性の環状ペプチドでは，3～5 個のアミドが溶媒に露出していた．

2 番目の実験では，128 個のヘキサペプチドと 320 個のヘプタペプチドのバーチャルライブラリーを，誘電率の低い環境（膜）および高い環境（水）下で広範囲のコンホメーションサンプリングを行うことにより，計算科学的に解析した．低い誘電率の環境下で最小のエネルギーを与える配座異性体では，二つの環境間の分配係数（挿入の自由エネルギー）が PAMPA 透過性に比例すると仮定した．予測される特性値の異なる 11 種類のペプチドを合成したところ，実際にその PAMPA 透過性は，挿入自由エネルギーの計算値と高い相関（$r^2=0.96$）を示した．これらの方法は，分子量がもっと大きくて，複数の分子内水素結合を形成できるような柔軟性に富む医薬品候補化合物に関しても，その透過性のメカニズムに対する洞察を与えうる．

創薬のワークフローへの計算モデルの追加は増えている．Pfizer 社では，受動透過性と能動的流出に関する計算モデルが，3018 個の分子に関する Caco-2 内部データを用いて開発された[41]．二つのモデルが構築されたのは，受動透過性を推定するために通常は頂点から底面に測定するが，化合物が流出基質の場合には，この透過性が影響を受けるためである．ロジスティック回帰を用いて，MOE[c]（分子動作環境）の二次元グラフフィンガープリントに当てはめた．類似の化合物に関するモデルの予測と結果が報告されている．受信者動作特性曲線の分析により，モデルの質を評価したところ，流出モデルでは AUC[d]（血中濃度-時間曲線下面積）＝0.9 で，受動的透過性モデルでは AUC＝0.83 であった（完全な分類指標では AUC＝1.0）．この予測に基づいて指針が与えられた（すなわち，能動的な流出がなく受動透過性が低いと予測された分子は，安価な PAMPA 分析にまわして，リード化合物の最適化が終わるまで細胞実験を行うべきではない）．

血液脳関門の通過

血液脳関門通過の計算モデルは，Clark[42]による詳細な総説がある．受動拡散による BBB[e]（血液脳関門）通過は，分子の親水性と親油性に依存するが，BBB は腸管膜よりも厚くて親油的である．Kelder ら[43]が示したように，経口

---

[a] average absolute error [b] parallel artificial membrane permeability assay [c] molecular operating environment [d] area under the blood concentration-time curve [e] blood brain barrier

投与の CNS[a]（中枢神経系）医薬品 776 個のうち PSA>90 を満たすのはほんのわずかである一方で，経口投与の非 CNS 医薬品 1590 個のうちかなりのものが PSA>90 であった．この結果は，親水的な分子は BBB を通過しにくいことを示している．

極性表面積と C log P を用いた単純な 2 変数線形回帰モデルにより，log BB が $r=0.887$, $s=0.354$ で正しく予測された（log $BB=\log_{10}$[brain]/[blood]）[44]．Lobell ら[45] は，log BB の予測用に設計された 14 個のモデル 1 セットを比較して，14 個のうち 2 個が優れていると結論付けた．彼は 34 個の二次元および三次元変数に関する段階的線形回帰を用いて，五つの項と切片から成るモデルを，$r^2=0.837$, MAE[b]$=0.26$ で作成し，低および中程度のスループットへの応用に最適と判断した．log BB を予測するための二次元 Cerius^2 ADME モデルは，大量のデータセットを処理する超ハイスループット向けの速さと精度の間で最も良い妥協点と判断された．二次元 Cerius^2 ADME モデルは，log BB をロバスト回帰で予測するために A log P98 と二次元極性表面積を当てはめ，外挿防止のため排他的な領域を使用する．

内部の両親媒性の勾配に基づいて計算された分子の断面積（A_{Dcalc}）は，新規 BBB モデルの基底として使用されている[46]．それぞれの分子について構造アンサンブルを生成した後，A_{Dcalc} の最小値が選ばれる．log $D_{7.4}$ 対 A_{Dcalc} の単純なバイプロットにより，十分な精度で医薬品 122 個のうちの 85.2% の BBB 通過を予測した．

Abraham ら[47] は，ラットの血液，血漿，血清で測定した BBB 通過の in vivo 文献データをモデリングした．系統的な差異は非常に小さいので，三つのタイプは組合わせ可能であると，彼らは結論付けた．Abraham 記述子を用いた線形回帰モデルを 116 個の分子に関して作成したところ，$r^2=0.73$, $s=0.31$ となり，テストセットについては AAE$=0.25$, $s=0.31$ と非常に良い性能を示した．log BB に関する実験誤差は対数単位で 0.3 程度のはずと指摘しているが，これは当てはめ対象のモデルの誤差である．さらに Zhao ら[48] の研究では，1〜5 個の記述子（Abraham，極性表面積，水素結合受容基，水素結合供与基，回転可能結合など）を用いて作成したモデルが，BBB 通過を有効に予測できることを実証した．モデルは，1093 化合物学習セットを用いて作成し，500 化合物セットでテストした．1〜5 個の単純記述子により作成したモデルでは，テストセットの +/− 分類の精度は，BBB+ 分子では 96.5〜99.8% の範囲にあり，BBB− 分子では 65.3〜79.6% の範囲であった．

log BB を脳内への浸透，通過の指標として用いる際の懸念が，Pardridge[49] により示された．彼の主張によれば，log BB は単純化した不正確な尺度で，実際の透過性が考慮されていない．Pardridge は，血液から BBB を通して脳に至る一方向性のクリアランスの尺度である BBB PS を使用することを提唱し，脳内の遊離薬品分子のレベルを予測している．BBB PS の二つの小さなデータセットに関するモデリング結果から，上記に類似したモデルが BBB PS を容易に予測できることが示唆された．Liu ら[50] は BBS PS を測定し，線形回帰モデルを当てはめて，23 分子の log PS をたった三つの項（log D, 極性表面積，基本原子のファンデルワールス表面）で予測したところ，$r^2=0.74$, $s=0.50$ であった．Abraham[51] は，五つの Abraham 記述子に対して当てはめた線形回帰モデルを用いて，30 分子の log PS に関する文献データをモデリングし，$r^2=0.87$, $s=0.52$ と同様の結果を得た．

P 糖タンパク質による流出

P 糖タンパク質は ABC 輸送体であり，細胞からの薬物流出をつかさどるヒト MDR1 遺伝子によりコードされている．薬物の脳内侵入を制限するのに重要な役割を果たし，また，程度は少ないが腸管における吸収も制限する．適度な溶解速度の薬物を 50 mg 以上経口投与した場合，P 糖タンパク質の輸送は飽和し，吸収を制限できなくなる．溶解度の低い薬物は事実上 "低用量" のため，P 糖タンパク質による流出が原因で吸収が制限される場合（たとえばパクリタキセル）があることに留意すべきである．残念ながら BBB における薬物の血中濃度は，ほとんどの場合，腸内におけるレベルに達していない．したがって，BBB の P 糖タンパク質輸送体が飽和することはなく，基質の脳内侵入を減少させる[52],[53]．

Varma ら[54] は P 糖タンパク質の基質と非基質の研究において，高い受動透過性のある基質分子は輸送体に勝るが，受動透過性がそこそこの基質分子の場合は P 糖タンパク質の影響を受けやすいと結論付けた．解析した P 糖タンパク質の 63 個の基質のうち約半分は，MW>400, PSA>75 であり，サイズや極性の大きい分子ほど P 糖タンパク質の基質となる可能性の高いことが示された．

ある分子が P 糖タンパク質の基質かどうかを予測するために，いくつかの QSAR モデルが使用されている．Gombar ら[55] は，P 糖タンパク質の 95 個の基質または非基質のセットを，段階的線形判別分析を用いてモデル化した．クラスの割り当ては，GlaxoSimthKline 社の Madin-Darby イヌ腎臓細胞 in vitro 分析による流出率の測定値に基づいて行った．最初にあった 254 個の記述子は，98.9% の精度で 27 個の記述子のセットに削減された．テストセットに対する性能も，50/58（86.2%）が正しく予測さ

[a] central nervous system　[b] mean absolute error

れ，同様に良いものであった．ただ一つのE状態記述子であるMolESは分子体積を表しているが，判別基質では特に良い結果を与えた．MolES>110の場合は19分子中の18個が基質であり，MolES<49では13分子のうち11個が非基質であった．

Cabreraら[56]は，線形判別モデルによるトポロジカル部分構造分子設計（TOPS-MODE[a]）記述子を用いて，163個の薬物セットのモデル化を行い，P糖タンパク質による流出を予測した．モデルの精度は，学習セットに関しては81％，40分子の検証セットに関しては77.5％であった．de Limaら[57]は"コンビナトリアルQSAR"法を使用して，種々のソフトウエアパッケージ（MolconnZ, Atom Pair, VolSurf, MOE）の複数の記述子セットを含むモデルタイプ（k近傍法，決定木，バイナリーQSAR，SVM）をテストし，192分子のデータセットに対するP糖タンパク質の基質を予測した．51分子のテストセットに対する全体的な性能の最高値は，SVMとAPまたはVolSurf記述子の場合に得られた（各場合の精度は81％）．

P糖タンパク質の基質となる分子の分析により，可能なファーマコフォアの数が示唆されている．たとえば，Seelig[58]は100分子の分析に基づいて，タイプIまたはタイプIIユニットの少なくとも一つを含む分子がP糖タンパク質の基質であり，その結合はこれらグループの強さおよび数とともに増加することを提案した．タイプIユニットは，$2.5±0.3$ Å離れた2個の電子供与基を含み，タイプIIユニットは，最大$4.6±0.6$ Å離れた2または3個の電子供与基を含む．PajevaとWiese[59]は，疎水性基2個，水素結合受容基3個，水素結合供与基1個を含むファーマコフォアを提案した．彼らの結論では，結合はこれらのファーマコフォア点の数に依存し，異なった薬物は可能な結合モードを複数もつ種々の基と相互作用する．このファーマコフォア仮説は，大腸菌MsbAを鋳型に用いて作成されたP糖タンパク質の相同性モデルと一致することが示された[60]．

2個の三次元QSARモデルが，P糖タンパク質基質認識に関するGRIND記述子を用いて作成された．Cianchettaら[61]は，自身の分子100個と，Caco-2のAB/BA比が1より大きな公表された分子29個を選択し，P糖タンパク質の活性阻害をカルセイン-AM分析によりスクリーニングした．阻害値は，GRINDおよびVolSurf記述子を用いてモデル化した．三次元のアライメント独立なGRIND記述子は，データによく当てはまり，$r^2=0.83$であった．VolSurf記述子は，ランダムよりわずかに良いモデルを生成した．GRINDのファーマコフォア要素から示唆されたP糖タンパク質の基質認識に重要な要素はつぎのものである．16.5 Å離れた疎水性基2個，11.5 Å離れた水素結合受容基2個，分子サイズ（分子の両端間で21.5 Å必要）．Crivoriら[62]も同様に，P糖タンパク質の基質を予測するため，VolSurfおよびGRIND記述子を比較した．53個の薬物を，Caco-2流出率のカットオフ値を2として基質または非基質に分類し，VolSurf記述子を用いて89％の精度でモデル化した．分子272個の自前のデータセットでテストしたところ，VolSurfモデルはデータセットの72％を正しく分類した．薬物53個中30個をカルセイン-AM法で分析し，このデータからGRIND記述子を用いたモデルにより，9個の基質と14個の非基質を選択した．モデルは，文献の医薬品125個のセットでテストしたが，その82％を正確に予測した．モデルにおいては，二つのGRIND要素（11.5 Å離れた疎水性領域2個，8 Å離れた水素結合受容基2個）が重要であった．

薬物の脳内浸透を制限するP糖タンパク質による流出効果は，二つの分析により検討されている．袋詰め再帰的分割モデルは，Rソフトウエアにより190種類の化合物に対して，log BBの文献データと3セットの記述子を用いて作成された[63]．文献に基づいたモデルが，Pfizer社の化合物250種類に関してテストされたが，この約60％はノックアウトマウス対野生型 mdr 1a マウスにおける脳内浸透実験によりP糖タンパク質を介した顕著な流出を示したものであった．結果はPfizer社の化合物の方が学習セットの場合よりもはるかに悪く（$q^2≈0.5$ 対 $q^2≈0.2$），P糖タンパク質による流出効果を示した．GargとVarmaら[64]は，P糖タンパク質による流出確率の予測値をニューラルネットワークモデルへの入力として使用し，良い結果を得た（50分子のテストセットに関して$r=0.89$, $s=0.32$）．

Raub[53]は，P糖タンパク質の基質認識のSAR[b]（構造活性相関）に関して論じた優れた総説を発表している．彼の指摘によれば，"P糖タンパク質に関するSARは明らかに複雑で十分に理解されていない"し，"単一の官能基一つさえわかっていないが，一つの基が基本骨格中に存在する認識点を際立たせるかもしれない．それはオン・オフスイッチよりもむしろ可変抵抗器になぞらえることができ，重要な基を付加または除去することにより，ポンプ効率を増加または減少することができる．"Raubは，P糖タンパク質による流出効果を低減する最善の方法は，受動拡散の増大によりP糖タンパク質輸送体を圧倒することである，と結論している．

Raubの主張はもっともである．P糖タンパク質が輸送するのは，肝臓酵素のCYP3A4が代謝する基質の多くと同じである．CYP3A4は，市販の代謝クリアランス薬の半分に関わっている．P糖タンパク質輸送体が多種類の異なった基質を認識するためには，複数の結合モードや許容

---

a) topological substructural molecular design b) structure-activity relationship

性のある複数の結合部位が必要である．しかしながら，上述の二次元および三次元モデルが示しているように，計算モデルから有用な洞察を得ることができる．特定の化合物群の場合には，P糖タンパク質による流出予測を高めるために，局所モデルが試されるかもしれない．

血漿タンパク質の結合

血漿タンパク質への薬物の結合は，薬物動態学と薬力学に大きな影響を及ぼす．薬物の生物学的な効果は，その遊離画分によっている．薬物が結合することのできる最も豊富な血漿タンパク質は，ヒト血清アルブミン（HSA[a]）とα₁酸性糖タンパク質である．結合していない薬物の割合は，遊離画分ともよばれるが，分布容積に直接影響するため，半減期にも影響を及ぼす．定常状態での分布容積（V_{SS}）は，血漿，組織の体積，および血漿および組織における薬物の非結合画分の体積と関係している．薬物の半減期（$t_{1/2}$）は，分布容積（V_d）およびクリアランス（CL）と，式 $t_{1/2} = 0.693 \times V_d / CL$ で関係付けられる．

分子の親油性は，血漿タンパク質との結合に強い影響を与える可能性がある．Van de Waterbeemdら[65]は，血漿タンパク質への結合百分率が，pH 7.4における酸，塩基，中性化合物の log D と類似はしているが，オフセットのあるシグモイド（S字）状の関係にあることを示した．log D > 3 の分子は，90％以上が結合していた．Yamazaki と Kanaoka[66]は，302個の薬物に関して，親油性とタンパク質結合の関係をさらに完全な形で分析した．彼らは単一の単純な非線形式を使用し，$\log D_{7.4}$ だけを用いて，中性・塩基性・両性イオンのタンパク質結合百分率を予測することに成功した（$r^2 = 0.80$, MAE = 10.4 ％）．酸性薬物に関しても同様に試みたが，モデルの当てはめは芳しくなかった．単純なファーマコフォアを使用して酸性薬物を分類すると，ファーマコフォアに合う酸性薬物のタンパク質結合は，単純な非線形モデルを用いて当てはめることができる．Kratochwilら[67]はタンパク質結合に対する親油性の効果を検討して，データが小さいほど相関関係がデータセットの性質に依存する可能性があると結論付けた．

138分子のセットにおける HSA の一次結合親和性の対数を用いて，タンパク質結合に関する QSAR モデルが作成された[68]．ファーマコフォアのトポロジー記述子の次元を削減して，部分最小二乗法により当てはめを行った．モデル適合パラメーターは $r^2 = 0.72$, $s = 0.62$ であり，結合定数の実験変動は対数単位で 0.54 と推定された．検証結果は，$s = 0.7 \sim 0.9$ のオーダーで誤差評価を与えた．興味深いことに，76分子のサブセットに関しては，log D の測定値と結合定数との相関が中程度以下であった．

Leeson[69]は，GlaxoSmithKline社の内部化合物に関するタンパク質結合の大規模データの複数セットを，部分最小二乗法と，イオン化，サイズ，親油性，極性に関連した30個の記述子を用いて解析した．タンパク質結合値の百分率を，疑似対数平衡定数に変換した．ラットで測定した化合物 1081 個に関して，モデルの性能はそこそこであり（$r^2 = 0.44$, rmse = 0.62），テスト化合物 347 個の場合に類似した性能であった．化合物 686 個のヒトタンパク質結合データに基づくモデルは，いくぶん良い結果（$r^2 = 0.56$, rmse = 0.55）を与えた．これらの大規模データセットではタンパク質結合は，親油性や酸性が増すと増大する一方で，塩基性基の付加によって減少する．Leeson の所見によれば，このレベルの予測誤差のモデルを用いれば化合物をランク付けすることができる．その理由は，タンパク質結合を 95 ％ 未満と予測する 95 ％ 信頼限界は，99 ％ 以上のタンパク質結合の可能性を排除するが，これは通常関心をもつタンパク質結合の最大レベルだからである．血漿タンパク質の結合を予測する他の QSAR 型モデルも，ニューラルネットワークサポートベクターマシン[70]，四次元フィンガープリント[71]，TOPS-MODE 記述子[72]を含む種々のものが発表されている．

HSA に対する薬物の結合に関する結晶学的研究は，構造に基づいてタンパク質への結合親和性を改変した薬物候補の分子設計に際して，貴重なリソースを提供する．Ghuman ら[73]は，HSA と薬物および小さな毒素との17種類の共複合体を報告した．HSA の両結合部位は，特異的な結合相互作用を示す種々の化合物によって占有されていた．結合ポケットは柔軟性に富んで，サブ区画に分けられており，内因性リガンドである脂肪酸と結合部位が重なっていることがわかった．

Rodgers らは，血漿タンパク質結合の QSAR モデルに関して，補正ライブラリーの概念を提案し，検証した[74]．補正ライブラリーは，以前にモデル化した化合物に関する予測誤差の単なるリストであるが，モデルが再学習するためには使用されていない．もし新規の化合物がマハラノビス距離を尺度として学習データに十分類似していれば，最近接の三つが予測の補正のために使われる．統計学的に有意に改善され，ただ再学習を行った場合よりも良かった．

組織分布

薬物の組織分布を予測する計算モデルに関して，最近三つの論文が報告された．Zhang と Zhang[75]は，80 個の多様な分子の脳，腎臓，筋肉，肺，肝臓，心臓，脂肪への分布をモデル化した．複雑な非線形回帰モデルを HYPERCHEM ソフトウエアパッケージで生成した物理化学記述子のセッ

---

[a] human serum albumin

トに当てはめた．モデルには，各組織の種類に応じて，脂質，タンパク質，および水の既知の重量分率も組み込んだ．67分子の学習セットに関するモデルの性能は，分配係数の対数値の予測が$r=0.877$，$s=0.352$であり，13分子のテストセットに関しても同様の結果，$r=0.844$と$s=0.342$を与えた．

Gleesonら[76]は，ラットとヒトの定常状態における分布容積の大規模なデータセットに対する純粋な計算モデルを初めて報告した．ラットのデータセットはAstraZeneca社内で測定した化合物2086個を含み，ヒトのデータセットは市販薬199個を含んでいる．それぞれの種ごとに個々のモデルが，ベイズニューラルネットワーク，分類と回帰木，物理化学記述子による部分最小二乗アルゴリズムを用いて作成された．テストセットに関する性能は，3方向モデルの組合わせによる場合に最高であり，ラットでは対数単位で$rmse=0.374$，ヒトでは同じく$rmse=0.479$であった．Lombardoら[77]も，ヒトの分布容積のモデルを作成した．彼らはモデルを，31個の記述子による線形判別分析・ランダムフォレスト混合モデルを使用して，薬物384個の静脈の臨床データ報告値に当てはめた．学習データのGMFEは約2で，自身の化合物23個のテストセットでは1.78であった．

クリアランス

Hirom[78),79)]は30年以上前に，ラット，モルモット，ウサギにおける化合物75個の検査によって，生体異物の排泄経路が分子量に依存していることを実証した．低分子量（MW<350）の化合物は，おもに尿中に排出された（>90％）．分子量が350から450へ増加すると，胆汁中に排出される化合物の割合が急激に増加し，MW>450の化合物は，3生物種とも50～100％が胆汁中に排出された．Smith[80]は，遊離の代謝および腎クリアランス（mL/min・kg）の対数を$\log D$と関連づけて，同様の関係を見いだした．$\log D$の増加に伴って代謝クリアランスは増加し，腎クリアランスは減少する．

パーセント腎クリアランスは，文献の化合物130個のセットにおいて，三次元VolSurfまたは二次元MolconnZ記述子に部分最小二乗法を適用することによりモデル化された[81]．VolSurf記述子に基づくモデルが最も良い予測値を与えた．モデルで$r^2=0.844$，学習セットで$s=11\%$，テストセットで$s=13.4\%$．Yapら[82]は種々のアルゴリズムと記述子を検証し，男性の静脈投与薬503個の大規模文献データセットを用いて，総クリアランスに関するモデルを開発した．一般回帰ニューラルネットワークとサポートベクター回帰アルゴリズムが最高の性能を示し，特に645個記述子のセットをすべて使用した場合が最も良かった．最良モデルにおける平均倍誤差は1.6倍程度であった．

代 謝

酸化的薬物代謝は非常に複雑で，おそらく最もよくわかっていないADME特性である．迅速に代謝される化合物は作用持続時間が短くなるため，代謝物が活性型となる場合を除いて，医薬品候補として受け入れられない．多くの研究が重点的に行われているのが肝臓酵素のCYP3A4で，市販薬の代謝クリアランスの半分に関わっている．薬物代謝のモデル化や理解のために最近用いられる方法は，データベース照合，量子力学，QSAR，構造に基づく解析である．

Borodinaら[83]は既知の代謝変換に関する市販のデータベースについて，既知の芳香族ヒドロキシ化部位をすべて抽出した．この変換の観察を用いて，それぞれの分子で可能な変換をすべて創出し，各変換が実際に起こる確率を推定した．この方法による芳香族ヒドロキシ化部位の予測の精度は，1552個の分子を含む二次代謝データベースに対するテストでは85％であった．Boyerら[84]は反応中心フィンガープリントを用いた類似の方法により，特定の代謝変換の発生率を推定した．この方法では，テスト化合物の87％において，最も可能性の高い3箇所の代謝部位を正しく予測した．

量子力学的方法によって，水素引き抜きのポテンシャルと薬分子の代謝されやすい部位が正しく予測されている[85)～88)]．AM1，福井関数，密度汎関数理論計算を用いると，潜在的な代謝部位を同定することができる．水素引き抜きの活性化エネルギーは，Olsenら[88]により80 kJ/mol以下と推定されており，大部分のCH基はおのおのの立体的要因や固有の反応性に依存して代謝される可能性のあることが示唆されている．

Shenら[89]はk近傍（kNN）法QSARモデルを学習用に用いて，ヒト肝臓S9ホモジネートの分子631個の代謝安定性を予測した．モデルは，学習用およびテストデータセットの双方とも約85％の分子で正確であった．GRIND QSARモデルは，テストデータセットにおいて，ヒトCYP3A4とインキュベートした分子の安定性を75～85％の精度で予測できることを示した[90]．電気トポロジー記述子によるベイズ正規化ニューラルネットワークを用いて，CYP3A4基質のK_m値を予測した[91]．Leeらが報告したヒト肝臓ミクロソームの安定性に関するランダムフォレストモデル（$CL_{int,app}$）では，二次元MOEおよびE状態記述子を用いて，化合物2911個のテストセットに対する精度が75％であった大規模なデータセットで学習した[92]．Bayer社では，ガウス過程モデルにより，ヒト，マウス，ラットのミクロソームに関して社内データに含まれる分子の安定性の確率を予測するための学習を行っている[93]．

CYP450代謝酵素の構造に基づく解析は，ヒトCYP450

酵素の結晶構造がなかったため，最近までホモロジーモデルの研究に限られていた[94)～97)]．ここ数年の間に，ヒトCYP3A4の複数の結晶構造が解明されている[98)～100)]．EkroosとSjoegrenは，非常に興味深い結晶構造をいくつか公表した[100)]．この結果から，CYP3A4が従来報告されているよりもはるかに柔軟性に富むこと，CYPの強力な阻害剤であるケトコナゾールの結合に伴って，活性部位が80％以上拡張することがわかった．実際のところ結晶構造では，活性部位の内部にケトコナゾールが2分子結合していた．CYP3A4-エリスロマイシン複合体からは，複数の結合様式が示唆された．こうした結果は，CYP3A4のためのモデリング結果を改善するためには，さらなる実験研究が必要であることを示唆している．

Crucianiら[101)]はMetaSiteプログラムを開発して，CYP酵素による酸化的代謝部位を予測した．MetaSiteはGRID分子間相互作用場を用いて，CYP酵素（ホモロジーモデルや結晶構造）とテスト用基質の両方の構造をフィンガープリントにより識別する．フィンガープリントは，疎水性，水素結合供与基，水素結合受容基，電荷に関するGRIDプローブから生成される．ヘムに対する各反応基の接触可能性が，プローブによる場の観測から決定され，量子力学およびフラグメント化合物認識の計算により，各原子の反応性が推定される．各代謝部位に関する最終的な確率が，接触可能性と反応性の両方を使用して計算される．

Zhouら[102)]は，227個のCYP3A4基質と325個の代謝経路に関して，MetaSiteが78％の頻度で代謝部位を正しく予測したことを示した．複数の代謝部位のある分子では，確率の最も高い三つの代謝部位を用いて，MetaSiteモデルの質を評価した．比較の結果，GLUEドッキング法をCYP3A4のホモロジーモデルと組合わせた場合，69％の精度であった．KjellanderらもGLUEドッキング法を，MetaSiteと比較して研究した[103)]．Caronら[104)]はMetaSiteを用いて7種類のスタチンの酸化的代謝を解析し，MetaSiteの精度が77％であることを見いだした．しかしながら，この77％という値は，上位五つの代謝部位を考慮したものであって，上位三つではない．セレコキシブと類似体のCYP2C9による代謝が，MetaSiteおよびドッキング法により研究されている[105),106)]．分子アライメントプログラムROCSを用いて，CYP2C9基質70個を既知基質のフルルビプロフェンに対してアライメントを行い，良い結果を得た．最初にスコアの最もよかった44分子のうち39個は，既知の実験的代謝部位と一致したアライメントであった[107)]．

SheridanらはQSARモデルを開発して，CYP3A4，CYP2D6，CYP2C9に関する位置選択性を予測した[108)]．結果はMetaSiteと同等かまたは優れていたが，データセットのサイズに依存しなかった．Sheridanらの指摘によれば，全体としてQSARモデルとMetaSiteは70％の頻度で正しく，さらなる研究が必要である．ドッキングと活性化エネルギー計算の方が，MetaSiteおよびSheridanのQSARと比較して，CYP3A4の位置選択性に関して良好であった[109)]．Terflothらは複数のQSARモデリングアルゴリズムを薬物379個のセットに適用して大規模な比較を行い，該当薬物がCYPのどのアイソフォームによって代謝されるのかを予測した[110)]．どのアルゴリズムも，完全ではないが満足できる程度以上には働き，サポートベクターマシンの場合に最良の結果を与えた．モデル性能の有意な差の原因は，変数選択と，データセットを学習用とテスト用に分割する方法にあった．最終モデルの精度は，化合物233個のテストセットに関して，83％であった．

まとめ

ADMEの計算モデリングには，大きな進展がある．多くのADME特性に関して，現在は妥当な精度での予測が可能なモデルが存在し，創薬プロジェクトにおいてメディシナルケミストリーの支援に用いることができる．

ADMEの計算モデルの実用性は多くの要因に依存するが，その中には，モデルの作成に用いたデータの質と幅，関心のある生理学的または物理化学的メカニズムをどの程度モデルが近似しているのか，モデルが化学者にどのように利用されるのか，化学者がモデルをどの程度理解して使用するのか，ということが含まれる．ADMEモデルの理想は，デスクトップ上で使用可能であり，使い勝手が良く，化学者が日々行う分子設計やライブラリーの評価と優先順位付けに役立つほど高速であることである．ADMEモデルは実験データの解釈支援においても重要な役割を果たし，モデルが特定のADME特性と関連づけられる構造上の特色を直接浮かび上がらせたり，少なくとも化学者が迅速に別の類似分子を描画したり，分子の一部を除去してモデルの予測がどのように変化するか観察できるようにする．多くの企業が，こうした活動を支援するために設計されたADME-ケムインフォマティクスのシステムを報告している[111)～114)]．

ADMEモデリングの二つの主要な問題は，データの有用性と最適化である．データセットの欠落が大きいと，ADMEモデルの開発が妨げられ，潜在的な質の低下が起こる．しかしながら，本章であげた論文によると，この状況は改善していることが示されている．ヒトや動物のADMEデータが多くなれば，重大な便益をもたらす．多くのADME特性が相互作用しあうという事実が意味するのは，分子のADME特性は同時に最適化する必要があること，多くの研究において一つの特性を改善すると同時に別の特性をうっかりと悪化させて化合物空間を無駄に探索しかねないということである[115),117)]．このためにはさらに多くの研究により，複数のADME特性のモデルに基づ

いて分子の特色をスコア化する関数をもつシステムを開発することが必要である（たとえば Segal ら[114]）．

文　献

1) Mervis, J. Productivity counts-but the definition is key. *Science* 2005, *309*, 726.
2) Kola, I.; Landis, J. Opinion: Can the pharmaceutical industry reduce attrition rates? *Nature Rev. Drug Disc.* 2004, *3*, 711.
3) Adams, C.; Brantner, V. Estimating the cost of new drug development: is it really 802 million dollars? *Health Affairs* 2006, *25*, 420.
4) Patchett, A. Excursions in drug discovery. *J. Med. Chem.* 1993, *36*, 2051.
5) Hamming, R. *Numerical Methods for Scientists and Engineers.* New York: McGraw-Hill; 1962.
6) Lipinski, C. A.; Lombardo, F.; Dominy, B. W.; Feeney, P. J. Experimental and computational approaches to estimate solubility and permeability in drug discovery and development settings. *Adv. Drug Deliv. Rev.* 1997, *23*, 3.
7) Wenlock, M. C.; Austin, R. P.; Barton, P.; Davis, A. M.; Leeson, P. D. A comparison of physiochemical property profiles of development and marketed oral drugs. *J. Med. Chem.* 2003, *46*, 1250.
8) Vieth, M.; Siegel, M. G.; Higgs, R. E.; Watson, I. A.; Robertson, D. H.; Savin, K. A.; Durst, G. L.; Hipskind, P. A. Characteristic physical properties and structural fragments of marketed oral drugs. *J. Med. Chem.* 2004, *47*, 224.
9) Leeson, P. D.; Davis, A. M. Time-related differences in the physical property profiles of oral drugs. *J. Med. Chem.* 2004, *47*, 6338.
10) Proudfoot, J. R. The evolution of synthetic oral drug properties. *Bioorg. Med. Chem. Lett.* 2005, *15*, 1087.
11) Vieth, M.; Sutherland, J. Dependence of molecular properties on proteomic family for marketed oral drugs. *J. Med. Chem.* 2006, *49*, 3451.
12) Morphy, R. The influence of target family and functional activity on the physicochemical properties of pre-clinical compounds. *J. Med. Chem.* 2006, *49*, 2969.
13) O'Shea, R.; Moser, H. E. Physicochemical properties of antibacterial compounds: implications for drug discovery. *J. Med. Chem.* 2008, *51*, 2871.
14) Gleeson, M. P. Generation of a set of simple, interpretable ADMET rules of thumb. *J. Med. Chem.* 2008, *51*, 817.
15) Bhal, S. K.; Kassam, K.; Peirson, I. G.; Pearl, G. M. The Rule of Five revisited: applying log D in place of log P in drug-likeness filters. *Mol. Pharm.* 2007, *4*, 556.
16) Faller, B.; Wang, J.; Zimmerlin, A.; Bell, L.; Hamon, J.; Whitebread, S.; Azzaoui, K.; Bojanic, D.; Urban, L. High-throughput in vitro profiling assays: lessons learnt from experiences at Novartis. *Expert Opin. Drug Metab. Tox.* 2006, *2*, 823.
17) Johnson, S. R.; Zheng, W. Recent progress in the computational prediction of aqueous solubility and absorption. *AAPS J.* 2006, *8*, E27.
18) Balakin, K. V.; Savchuk, N. P.; Tetko, I. V. In silico approaches to prediction of aqueous and DMSO solubility of drug-like compounds: trends, problems and solutions. *Curr. Med. Chem.* 2006, *13*, 223.
19) Leach, A. G.; Jones, H. D.; Cosgrove, D. A.; Kenny, P. W.; Ruston, L.; MacFaul, P.; Wood, J. M.; Colclough, N.; Law, B. Matched molecular pairs as a guide in the optimization of pharmaceutical properties; a study of aqueous solubility, plasma protein binding and oral exposure. *J. Med. Chem.* 2006, *49*, 6672.
20) Lamanna, C.; Bellini, M.; Padova, A.; Westerberg, G.; Maccari, L. Straightforward recursive partitioning model for discarding insoluble compounds in the drug discovery process. *J. Med. Chem.* 2008, *51*, 2891.
21) Huuskonen, J. Estimation of aqueous solubility for a diverse set of organic compounds based on molecular topology. *J. Chem. Inf. Comp. Sci.* 2000, *40*, 773.
22) Yan, A.; Gasteiger, J. Prediction of aqueous solubility of organic compounds by topological descriptors. *QSAR Combin. Sci.* 2003, *22*, 821.
23) Yan, A.; Gasteiger, J.; Krug, M.; Anzali, S. Linear and nonlinear functions on modeling of aqueous solubility of organic compounds by two structure representation methods. *J. Comput. Aided Mol. Des.* 2004, *18*, 75.
24) Delaney, J. S. Predicting aqueous solubility from structure. *Drug Discov. Today* 2005, *10*, 289.
25) Lipinski, C. A. Drug-like properties and the causes of poor solubility and poor permeability. *J. Pharmacol. Toxicol. Meth.* 2000, *44*, 235.
26) Goeller, A. H.; Hennemann, M.; Keldenich, J.; Clark, T. In silico prediction of buffer solubility based on quantum-mechanical and HQSAR- and topology-based descriptors. *J. Chem. Inf. Model.* 2006, *46*, 648.
27) Schwaighofer, A.; Schroeter, T.; Mika, S.; Laub, J.; Ter Laak, A.; Suelzle, D.; Ganzer, U.; Heinrich, N.; Mueller, K.-R. Accurate solubility prediction with error bars for electrolytes: a machine learning approach. *J. Chem. Inf. Model.* 2007, *47*, 407.
28) Obrezanova, O.; Csanyi, G.; Gola, J. M. R.; Segall, M. D. Gaussian processes: a method for automatic QSAR modeling of ADME properties. *J. Chem. Inf. Model.* 2007, *47*, 1847.
29) Obrezanova, O.; Gola, J. M. R.; Champness, E. J.; Segall, M. D. Automatic QSAR modeling of ADME properties: blood-brain barrier penetration and aqueous solubility. *J. Comput. Aided Mol. Des.* 2008, *22*, 431.
30) Balakin, K. V.; Ivanenkov, Y. A.; Skorenko, A. V.; Nikolsky, Y. V.; Savchuk, N. P.; Ivashchenko, A. A. In silico estimation of DMSO solubility of organic compounds for bioscreening. *J. Biomolec. Screen.* 2004, *9*, 22.
31) Lu, J.; Bakken, G. A. Building classification models for DMSO solubility: comparison of five methods. 228th ACS National Meeting, Philadelphia, PA, United States, August 22-26, **2004**, CINF-045.
32) Johnson, S. R.; Chen, X. Q.; Murphy, D.; Gudmundsson, O. A. Computational model for the prediction of aqueous solubility that includes crystal packing, intrinsic solubility, and ionization effects. *Mol. Pharm.* 2007, *4*, 513.
33) Egan, W. J.; Lauri, G. Prediction of intestinal permeability. *Adv. Drug Deliv. Rev.* 2002, *54*, 273.
34) Egan, W. J.; Merz, K. M.; Baldwin, J. J. Prediction of drug absorption using multivariate statistics. *J. Med. Chem.* 2000, *43*, 3867.
35) Zhao, Y. H.; Le, J.; Abraham, M. H.; Hersey, A.; Eddershaw, P. J.; Luscombe, C. N.; Boutina, D.; Beck, G.; Sherborne, B.; Cooper, I.; Platts, J. A. Evaluation of human intestinal absorption data and subsequent derivation of a quantitative structure-activity relationship (QSAR) with the Abraham descriptors. *J. Pharm. Sci.* 2001, *90*, 749.
36) Zhao, Y. H.; Abraham, M. H.; Hersey, A.; Luscombe, C. N.

Quantitative relationship between rat intestinal absorption and Abraham descriptors. *Eur. J. Med. Chem.* 2003, *38*, 939.

37) Bai, J. P. F.; Utis, A.; Crippen, G.; He, H. D.; Fischer, V.; Tullman, R.; Yin, H. Q.; Hsu, C. P.; Jing, Hwang, K. K. Use of classification regression tree in predicting oral absorption in humans. *J. Chem. Inf. Comp. Sci.* 2004, *44*, 2061.

38) Jones, R.; Connolly, P. C.; Klamt, A.; Diedenhofen, M. Use of surface charges from DFT calculations to predict intestinal absorption. *J. Chem. Inf. Model.* 2005, *45*, 1337.

39) Rezai, T.; Bock, J. E.; Zhou, M. V.; Kalyanaraman, C.; Lokey, R. S.; Jacobson, M. P. Conformational flexibility, internal hydrogen bonding, and passive membrane permeability: successful in silico prediction of the relative permeabilities of cyclic peptides. *J. Am. Chem. Soc.* 2006, *128*, 14073.

40) Rezai, T.; Yu, B.; Millhauser, G. L.; Jacobson, M. P.; Lokey, R. S. Testing the conformational hypothesis of passive membrane permeability using synthetic cyclic peptide diastereomers. *J. Am. Chem. Soc.* 2006, *128*, 2510.

41) Stoner, C. L.; Troutman, M.; Gao, H.; Johnson, K.; Stankovic, C.; Brodfuehrer, J.; Gifford, E.; Chang, M. Moving in silico screening into practice: a minimalist approach to guide permeability screening!! *Lett. Drug Design Discov.* 2006, *3*, 575.

42) Clark, D. E. Computational prediction of blood-brain barrier permeation. *Ann. Rep. Med. Chem.* 2005, *40*, 403.

43) Kelder, J.; Grootenhuis, P. D.; J. Bayada, D. M.; Delbressine, L. P. C.; Ploemen, J. P. Polar molecular surface as a dominating determinant for oral absorption and brain penetration of drugs. *Pharm. Res.* 1999, *16*, 1514.

44) Clark, D. E. Rapid calculation of polar molecular surface area and its application to the prediction of transport phenomena. 2. Prediction of blood-brain barrier penetration. *J. Pharm. Sci.* 1999, *88*, 815.

45) Lobell, M.; Molnar, L.; Keseru, G. M. Recent advances in the prediction of blood-brain partitioning from molecular structure. *J. Pharm. Sci.* 2003, *92*, 360.

46) Gerebtzoff, G.; Seelig, A. In silico prediction of blood-brain barrier permeation using the calculated molecular crosssectional area as main parameter. *J. Chem. Inf. Model.* 2006, *46*, 2638.

47) Abraham, M. H.; Ibrahim, A.; Zhao, Y.; Acree, W. E. A data base for partition of volatile organic compounds and drugs from blood/plasma/serum to brain, and an LFER analysis of the data. *J. Pharm. Sci.* 2006, *95*, 2091.

48) Zhao, Y. H.; Abraham, M. H.; Ibrahim, A.; Fish, P. V.; Cole, S.; Lewis, M. L.; de Groot, M. J.; Reynolds, D. P. Predicting penetration across the blood-brain barrier from simple descriptors and fragmentation schemes. *J. Chem. Inf. Model.* 2007, *47*, 170.

49) Pardridge, W. M. Log (BB), PS products and in silico models of drug brain penetration. *Drug Disc. Today* 2004, *9*, 392.

50) Liu, X.; Tu, M.; Kelly, R. S.; Chen, C.; Smith, B. J. Development of a computational approach to predict blood-brain barrier permeability. *Drug Metab. Dispos.* 2004, *32*, 132.

51) Abraham, M. H. The factors that influence permeation across the blood-brain barrier. *Eur. J. Med. Chem.* 2004, *39*, 235.

52) Lin, J. H.; Yamazaki, M. Role of P-glycoprotein in pharmacokinetics: clinical implications. *Clin. Pharmacokinet.* 2003, *42*, 59.

53) Raub, T. J. P-glycoprotein recognition of substrates and circumvention through rational drug design. *Mol. Pharm.* 2006, *3*, 3.

54) Varma, M. V. S.; Sateesh, K.; Panchagnula, R. Functional role of P-glycoprotein in limiting intestinal absorption of drugs: contribution of passive permeability to P-glycoprotein mediated efflux transport. *Mol. Pharm.* 2005, *2*, 12.

55) Gombar, V. K.; Polli, J. W.; Humphreys, J. E.; Wring, S. A.; Serabjit-Singh, C. S. Predicting P-glycoprotein substrates by a quantitative structure-activity relationship model. *J. Pharm. Sci.* 2004, *93*, 957.

56) Cabrera, M. A.; Gonzalez, I.; Fernandez, C.; Navarro, C.; Bermejo, M. A topological substructural approach for the prediction of P-glycoprotein substrates. *J. Pharm. Sci.* 2006, *95*, 589.

57) de Lima, P.; Golbraikh, A.; Oloff, S.; Xiao, Y.; Tropsha, A. Combinatorial QSAR modeling of P-glycoprotein substrates. *J. Chem. Inf. Model.* 2006, *46*, 1245.

58) Seelig, A. A general pattern for substrate recognition by P-glycoprotein. *Eur. J. Biochem.* 1998, *251*, 252.

59) Pajeva, I. K.; Wiese, M. Pharmacophore model of drugs involved in P-glycoprotein multidrug resistance: explanation of structural variety (hypothesis). *J. Med. Chem.* 2002, *45*, 5671.

60) Vandevuer, S.; Van Bambeke, F.; Tulkens, P. M.; Prevost, M. Predicting the three-dimensional structure of human P-glycoprotein in absence of ATP by computational techniques embodying crosslinking data: insight into the mechanism of ligand migration and binding sites. *Proteins* 2006, *63*, 466.

61) Cianchetta, G.; Singleton, R. W.; Zhang, M.; Wildgoose, M.; Giesing, D.; Fravolini, A.; Cruciani, G.; Vaz, R. A pharmacophore hypothesis for P-glycoprotein substrate recognition using GRIND-based 3D-QSAR. *J. Med. Chem.* 2005, *48*, 2927.

62) Crivori, P.; Reinach, B.; Pezzetta, D.; Poggesi, I. Computational models for identifying potential P-glycoprotein substrates and inhibitors. *Mol. Pharm.* 2006, *3*, 33.

63) Mente, S. R.; Lombardo, F. A recursive-partitioning model for blood-brain barrier permeation. *J. Comput. Aided Mol. Design* 2005, *19*, 465.

64) Garg, P.; Verma, J. In silico prediction of blood brain barrier permeability: an artificial neural network model. *J. Chem. Inf. Model.* 2006, *46*, 289.

65) Van de Waterbeemd, H.; Smith, D. A.; Jones, B. C. Lipophilicity in PK design: methyl, ethyl, futile. *J. Comput. Aided Mol. Des.* 2001, *15*, 273.

66) Yamazaki, K., Kanaoka, M. Computational prediction of the plasma protein-binding percent of diverse pharmaceutical compounds. *J. Pharm. Sci.* 2004, *93*, 1480.

67) Kratochwil, N. A.; Huber, W.; Mueller, F.; Kansy, M.; Gerber, P. R. Predicting plasma protein binding of drugs – revisited. *Curr. Opin. Drug Disc. Devel.* 2004, *7*, 507.

68) Kratochwil, N. A.; Huber, W.; Muller, F.; Kansy, M.; Gerber, P. R. Predicting plasma protein binding of drugs: a new approach. *Biochem. Pharmacol.* 2002, *64*, 1355.

69) Gleeson, M. P. Plasma protein binding affinity and its relationship to molecular structure: an in-silico analysis. *J. Med. Chem.* 2007, *50*, 101.

70) Votano, J. R.; Parham, M.; Hall, L. M.; Hall, L. H.; Kier, L. B.; Oloff, S.; Tropsha, A. QSAR modeling of human serum protein binding with several modeling techniques utilizing structure-information representation. *J. Med. Chem.* 2006, *49*, 7169.

71) Liu, J.; Yang, L.; Li, Y.; Pan, D.; Hopfinger, A. J. Constructing plasma protein binding model based on a combination of cluster analysis and 4D-fingerprint molecular similarity analyses. *Bioorg. Med. Chem.* 2006, *14*, 611.

72) Estrada, E.; Uriarte, E.; Molina, E.; Simon-Manso, Y.; Milne, G. W. A. An integrated in silico analysis of drug-binding to human serum albumin. *J. Chem. Inf. Model.* 2006, *46*, 2709.

73) Ghuman, J.; Zunszain, P. A.; Petitpas, I.; Bhattacharya, A. A.;

Otagiri, M.; Curry, S. Structural basis of the drug-binding specificity of human serum albumin. *J. Mol. Biol.* **2005**, *353*, 38.
74) Rodgers, S. L.; Davis, A. M.; Tomkinson, N. P.; Van de Waterbeemd, H. QSAR modeling using automatically updating correction libraries: application to a human plasma protein bindingmodel. *J. Chem. Inf. Model.* **2007**, *47*, 2401.
75) Zhang, H.; Zhang, Y. Convenient nonlinear model for predicting the tissue/blood partition coefficients of seven human tissues of neutral, acidic, and basic structurally diverse compounds. *J. Med. Chem.* **2006**, *49*, 5815.
76) Gleeson, M. P.; Waters, N. J.; Paine, S. W.; Davis, A. M. In silico human and rat Vss quantitative structure-activity relationship models. *J. Med. Chem.* **2006**, *49*, 1953.
77) Lombardo, F.; Obach, R. S.; DiCapua, F.; Bakken, G. A.; Lu, J.; Potter, D. M.; Gao, F.; Miller, M. D.; Zhang, Y. A hybrid mixture discriminant analysis-random forest computational model for the prediction of volume of distribution of drugs in human. *J. Med. Chem.* **2006**, *49*, 2262.
78) Hirom, P. C.; Millburn, P.; Smith, R. L.; Williams, R. T. Species variations in the threshold molecular-weight factor for the biliary excretion of organic anions. *Biochem. J.* **1972**, *129*, 1071.
79) Hirom, P. C.; Millburn, P.; Smith, R. L. Bile and urine as complementary pathways for the excretion of foreign organic compounds. *Xenobiotica* **1976**, *6*, 55.
80) Smith, D. A. Physicochemical properties in drug metabolism and pharmacokinetics. In: *Computer-Assisted Lead Finding and Optimization: Current Tools for Medicinal Chemistry*, van de Waterbeemd, H.; Testa, B.; Folkers, G.; Eds. Weinheim: Wiley-VCH; **1997**, 267.
81) Doddareddy, M. R.; Cho, Y. S.; Koh, H. Y.; Kim, D. H.; Pae, A. N. In silico renal clearance model using classical Volsurf approach. *J. Chem. Inf. Model.* **2006**, *46*, 1312.
82) Yap, C. W.; Li, Z. R.; Chen, Y. Z. Quantitative structure-pharmacokinetic relationships for drug clearance by using statistical learning methods. *J. Mol. Graph. Model.* **2006**, *24*, 383.
83) Borodina, Y.; Rudik, A.; Filimonov, D.; Kharchevnikova, N.; Dmitriev, A.; Blinova, V.; Poroikov, V. A new statistical approach to predicting aromatic hydroxylation sites. Comparison with model-based approaches. *J. Chem. Inf. Comp. Sci.* **2004**, *44*, 1998.
84) Boyer, S.; Arnby, C.; Hasselgren, C.; Carlsson, L.; Smith, J.; Stein, V.; Glen, R. C. Reaction site mapping of xenobiotic biotransformations. *J. Chem. Inf. Model.* **2007**, *47*, 583.
85) Singh, S. B.; Shen, L. Q.; Walker, M. J.; Sheridan, R. P. A model for predicting likely sites of CYP3A4-mediated metabolism on drug-like molecules. *J. Med. Chem.* **2003**, *46*, 1330.
86) Lewin, J. L.; Cramer, C. J. Rapid quantum mechanical models for the computational estimation of C-H bond dissociation energies as a measure of metabolic stability. *Mol. Pharm.* **2004**, *1*, 128.
87) Beck, M. E. Do Fukui function maxima relate to sites of metabolism? A critical case study. *J. Chem. Inf. Model.* **2005**, *45*, 273.
88) Olsen, L.; Rydberg, P.; Rod, T. H.; Ryde, U. Prediction of activation energies for hydrogen abstraction by Cytochrome P450. *J. Med. Chem.* **2006**, *49*, 6489.
89) Shen, M.; Xiao, Y.; Golbraikh, A.; Gombar, V. K.; Tropsha, A. Development and validation of k-nearest-neighbor QSPR models of metabolic stability of drug candidates. *J. Med. Chem.* **2003**, *46*, 3013.

90) Crivori, P.; Zamora, I.; Speed, B.; Orrenius, C.; Poggesi, I. Model based on GRID-derived descriptors for estimating CYP3A4 enzyme stability of potential drug candidates. *J. Comput. Aided Mol. Des.* **2004**, *18*, 155.
91) Wang, Y. H.; Li, Y.; Li, Y. H.; Yang, S. L.; Yang, L. Modeling Km values using electrotopological state: substrates for cytochrome P450 3A4-mediated metabolism. *Bioorg. Med. Chem. Lett.* **2005**, *15*, 4076.
92) Lee, P. H.; Cucurull-Sanchez, L.; Lu, J.; Du, Y. J. Development of in silico models for human liver microsomal stability. *J. Comput. Aided Mol. Des.* **2007**, *21*, 665.
93) Schwaighofer, A.; Schroeter, T.; Mika, S.; Hansen, K.; ter Laak, A.; Lienau, P.; Reichel, A.; Heinrich, N.; Mueller, K. R. A probabilistic approach to classifying metabolic stability. *J. Chem. Inf. Model.* **2008**, *48*, 785.
94) Lewis, D. F. V.; Ito, Y.; Goldfarb, P. S. Structural modeling of the human drug-metabolizing cytochromes P 450. *Curr. Med. Chem.* **2006**, *13*, 2645.
95) Lewis, D. F. V.; Lake, B. G.; Dickins, M.; Goldfarb, P. S. Homology modelling of CYP3A4 from the CYP2C5 crystallographic template: analysis of typical CYP3A4 substrate interactions. *Xenobiotica* **2004**, *34*, 549.
96) Tanaka, T.; Okuda, T.; Yamamoto, Y. Characterization of the CYP3A4 active site by homology modeling. *Chem. Pharm. Bull.* **2004**, *52*, 830.
97) Park, H.; Lee, S.; Suh, J. Structural and dynamical basis of broad substrate specificity, catalytic mechanism, and inhibition of cytochrome P 450 3A4. *J. Am. Chem. Soc.* **2005**, *127*, 13634.
98) Yano, J. K.; Wester, M. R.; Schoch, G. A.; Griffin, K. J.; Stout, C. D.; Johnson, E. F. The structure of human microsomal Cytochrome P450 3A4 determined by x-ray crystallography to 2.05-. ANG. resolution. *J. Biol. Chem.* **2004**, *279*, 38091.
99) Williams, P. A; Cosme, J.; Vinkovic, D. M.; Ward, A.; Angove, H. C.; Day, P. J.; Vonrhein, C.; Tickle, I. J.; Jhoti, H. Crystal structures of human cytochrome P450 3A4 bound to metyrapone and progesterone. *Science* **2004**, *305*, 683.
100) Ekroos, M.; Sjoegren, T. Structural basis for ligand promiscuity in cytochrome P 450 3A4. *Proc. National Acad. Sci. U.S.A.* **2006**, *103*, 13682.
101) Cruciani, G.; Carosati, E.; De Boeck, B.; Ethirajulu, K.; Mackie, C.; Howe, T.; Vianello, R. MetaSite: understanding metabolism in human cytochromes from the perspective of the chemist. *J. Med. Chem.* **2005**, *48*, 6970.
102) Zhou, D.; Afzelius, L.; Grimm, S. W.; Andersson, T. B.; Zauhar, R. J.; Zamora, I. Comparison of methods for the prediction of the metabolic sites for CYP3A4-mediated metabolic reactions. *DrugMetab. Dispos.* **2006**, *34*, 976.
103) Kjellander, B.; Masimirembwa, C. M.; Zamora, I. Exploration of enzyme-ligand interactions in CYP2D6 & 3A4 homology models and crystal structures using a novel computational approach. *J. Chem. Inf. Model.* **2007**, *47*, 1234.
104) Caron, G.; Ermondi, G.; Testa, B. Predicting the oxidative metabolism of statins: an application of the MetaSite algorithm. *Pharm. Res.* **2007**, *24*, 480.
105) Ahlstroem, M. A.; Ridderstrom, M.; Zamora, I.; Luthman, K. CYP2C9 structure-metabolism relationships: optimizing the metabolic stability of COX-2 inhibitors. *J. Med. Chem.* **2007**, *50*, 4444.
106) Ahlstroem, M. A.; Ridderstrom, M.; Zamora, I. CYP2C9 structure-metabolism relationships: substrates, inhibitors, and metabolites. *J. Med. Chem.* **2007**, *50*, 5382.

107) Sykes, M. J.; McKinnon, R. A.; Miners, J. O. Prediction of metabolism by cytochrome P450 2C9: alignment and docking studies of a validated database of substrates. *J. Med. Chem.* **2008**, *51*, 780.

108) Sheridan, R. P.; Korzekwa, K. R.; Torres, R. A.; Walker, M. J. Empirical regioselectivity models for human cytochromes P450 3A4, 2D6, and 2C9. *J. Med. Chem.* **2007**, *50*, 3173.

109) Oh, W. S.; Kim, D. N.; Jung, J.; Cho, K. H.; No, K. T. New combined model for the prediction of regioselectivity in cytochrome P450/3A4 mediated metabolism. *J. Chem. Inf. Model.* **2008**, *48*, 591.

110) Terfloth, L.; Bienfait, B.; Gasteiger, J. Ligand-based models for the isoform specificity of cytochrome P450 3A4, 2D6, and 2C9 substrates. *J. Chem. Inf. Model.* **2007**, *47*, 1688.

111) Delisle, R. K.; Lowrie, J. F.; Hobbs, D. W.; Diller, D. J. Computational ADME/Tox modeling: aiding understanding and enhancing decision making in drug design. *Curr. Comput. Aided Drug Des.* **2005**, *1*, 325.

112) Stoner, C. L.; Gifford, E.; Stankovic, C.; Lepsy, C. S.; Brodfuehrer, J.; Prasad, J.; Surendran, N. Implementation of an ADME enabling selection and visualization tool for drug discovery. *J. Pharm. Sci.* **2004**, *93*, 1131.

113) Lobell, M.; Hendrix, M.; Hinzen, B.; Keldenich, J.; Meier, H.; Schmeck, C.; Schohe-Loop, R.; Wunberg, T.; Hillisch, A. In silico ADMET traffic lights as a tool for the prioritization of HTS hits. *ChemMedChem* **2006**, *1*, 1229.

114) Segall, M. D.; Beresford, A. P.; Gola, J. M. R.; Hawksley, D.; Tarbit, M. H. Focus on success: using a probabilistic approach to achieve an optimal balance of compound properties in drug discovery. *Expert Opin. Drug Metab. Toxicol.* **2006**, *2*, 325.

115) Appell, K.; Baldwin, J. J.; Egan, W. J. Combinatorial chemistry and high-throughput screening in drug discovery and development. In: *Handbook of Modern Pharmaceutical Analysis*, Ahuja, S; Scypinski, S.; Eds. San Diego, Academic Press; **2001**, 23.

116) Biller, S. A.; Custer, L.; Dickinson, K. E.; Durham, S. K.; Gavai, A. V.; Hamann, L. G.; Josephs, J. L.; Moulin, F.; Pearl, G. M.; Flint, O. P.; Sanders, M.; Tymiak, A. A.; Vaz, R. The challenge of quality in candidate optimization. In: Biotechnology: *Pharmaceutical Aspects, 1 (Pharmaceutical Profiling in Drug Discovery for Lead Selection)*, Arlington, AAPS Press, **2004**, 413.

117) Egan, W. J.; Walters, W. P.; Murcko, M. A. Guiding molecules towards drug-likeness. *Curr. Opin. Drug Discov. Devel.* **2002**, *5*, 540.

III　創薬への応用

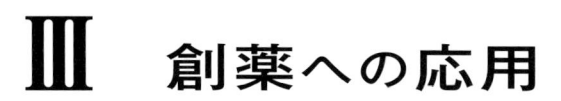

12

Charles H. Reynolds
（訳：鈴木榮一郎）

コンピューター支援医薬品設計：
タンパク質構造に基づく分子設計への実践ガイド

はじめに

創薬における計算科学の役割は，1960年代終盤以来，着実に増大している[1〜3]．初期には，化学構造と生物学的特性との関係を定量化することを狙った統計的および超熱力学的なアプローチが強調された[4〜6]．本書の章立てをみれば明らかなように，これらの初期の努力で，この領域は著しい成長を遂げている．加えて，最近の計算科学的アプローチは，リガンドやタンパク質の三次元構造により多くの焦点を当てている．分子設計（モデリング）は創薬過程における戦略的ツールとなったのである．

タンパク質構造に基づくアプローチの進展は，入手可能なタンパク質構造の数の指数関数的増加の反映であり，これは，RCSB[a]（構造バイオインフォマティクス研究共同体）[7]に寄託される構造の数によって証明されている（図12・1）．1980年代においては，ほんのわずかな数のタンパク質構造が得られていたにすぎなかったのが，今では，治療の標的になりうる多くのクラスにわたる数万もの構造を手にすることができるのである．この傾向は衰える兆候をみせない．それどころか，Gタンパク質共役型受容体（GPCR[b]）やイオンチャネル等，これまで構造決定が難しかった新しい標的クラスの構造が手に入りはじめてい

る[8〜13]．構造の幸（資源）は，タンパク質-リガンド相互作用をモデリングするための良い出発点を与えるとともに，これらの標的に対する改善されたリガンドを見いだすことにも役立つのである．

難しい課題

タンパク質-リガンド相互作用のモデリングに成功するには，多くの克服すべき難関が立ちふさがる．まず，結合親和性の有意な変化を予測するためには，高精度の計算が必要となる．リガンド結合は，$\Delta G = -RT \ln K$で関係付けられる平衡論的性質のものである．ここで，KはK_d（解離定数）またはK_i（阻害定数）のような結合の尺度である．この対数関係は，非常に小さな自由エネルギー変化が，とても大きな親和性の変化につながることを意味している．たとえば，結合親和性の10倍の変化はわずか1.4 kcal/molの結合自由エネルギー差から生じるのである．それゆえに，親和性予測が意味のあるものとなるには，自由エネルギー，あるいは少なくとも相対自由エネルギーは1 kcal/molよりも細かい計算を必要とする．これは人の気力をくじく作業であり，特に，エネルギーの絶対値が相対的に大きい場合におけるエネルギー差の計算を想定したときに極まるのである．たとえば，中程度のサイズのタンパク質-リガンド複合体の全分子力学エネルギーは，数千 kcal/molになりうる．これは10倍の結合能の変化が全エネルギーのわずか0.04 %に相当するにすぎないことを意味し，いわば船の船長が，自身の体重を船に乗っているときといないときの船の重さを測って調べるのに似ている[14]．

信頼できるリガンド結合親和性を計算するための最初の難問が高品質の分子モデルであることは明らかである．たいていの場合，AMBER[15,16]，CHARMM[17,18]，OPLS[19]のような古典的力場モデルが使われる．原理上，分子モデルは量子論的手法であってもよく，第8章に記述されてい

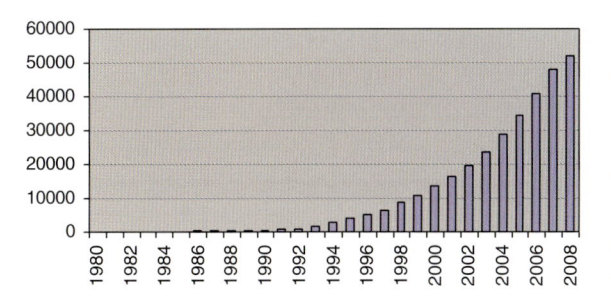

図12・1 2008年7月22日時点のRCSB PDBデータベースにおける全結晶構造の増加（www.rcsb.org）.

a) Research Collaboratory for Structural Bioinformatics　b) G protein-coupled receptor

るように，実際，その方向で進展しつつある．このレベルの精度は到達困難であり，現状は，比較的小さな分子（低分子）に対してのみ非常に高レベルの量子計算のルーチン化がなし遂げられている[20),21)]．タンパク質の場合，この問題は周りの媒質の複雑性によっていっそう難しくなる．たいていの生物システムは水溶液環境で作動し，また，タンパク質自身は多くのイオン化可能な基を有する電解質ポリマーである．単純な点電荷の項での静電的取扱いは，古典的力場法の最大の限界の一つであり，将来量子論に基づく手法が有望視される理由がここにある．

二つ目のタンパク質-リガンド複合体のモデリング全体に関わる難問はサンプリング問題である．大きな薬物分子における自由度の数は，エネルギー的にとりうるコンホメーションのすべてをサンプリングするには，それ自身が重大な障害となりうるのである．あまり大きくないタンパク質でさえ，何倍もの数の回転可能結合を有している．コンホメーションの数は，12・1式によって増えるので，サンプリングで得られるコンホメーションの数は急増する．

全コンホメーション数 ＝
（回転可能結合当たりのコンホメーション数）$^{(回転可能結合数)}$

(12・1)

回転可能結合当たりわずか三つのコンホメーションを仮定し，わずか五つの回転可能結合から成るリガンドでも，243 個のコンホメーションが可能である．この程度の数ならばどうにかなるが，回転可能結合が 10 個の場合は 59,049 個，20 個では 3.5×10^9 というように瞬く間に大きくなる．小さなタンパク質でも数百の回転可能結合を有するので，問題の深刻さが明らかである．

このようなサンプリング問題に取組むための最も一般的な計算科学的手法は，分子動力学[22)]とモンテカルロ[23),24)]シミュレーションである．しかし，コンピューター資源におけるこれらの手法のコストは非常に大きい．また，どちらのアプローチで得られる結果も，シミュレーションが収束に至るまで十分長く計算しないかぎり，その有益性が疑われるという，計算コストを引き上げるもう一つの要因も指摘しておかなければならない．そして，不十分なサンプリングは，まったくサンプリングしないよりも多くの場合でかえって悪い可能性がある．これらすべては，モデリングの研究課題を取扱う場合，コンホメーションのフレキシビリティー（柔軟性）をどう扱うかの戦略を注意深く考えることが重要であることを意味している．

難しい課題への対処法

上に略述した難問をみて，タンパク質-リガンド相互作用をモデリングするいかなる努力も失敗すべく運命づけられていると判断するのも無理はない．しかし，幸いなことに，実情はそうではない．事実，文献を調べると，モデリングが成功裏に応用され，リガンドデザイン，そして，ついにはドラッグデザインができたとする例がたくさんある．しかし，存在する誤差をうまく相殺できる利点を可能なかぎり活用するよう，注意深くモデルシステムを設計することが重要である．計算された幾何学的構造における誤差は，通常はエネルギーに比べてずっと小さいこともまた事実である．このことは長年にわたり，低分子の量子力学計算[25),26)]でしばしば経験されたことであり，比較的低レベルの理論においても，有機化合物の幾何学的構造は非常に良いものが得られる傾向がある．そこで，予測構造に自信がもてるとともに，これらの構造は，創薬において，実用上の大きな価値を有するのである．

タンパク質構造

すべてのタンパク質結晶構造は，分解能に由来するさまざまな誤差（すなわち，回折データの誤差）と，回折データに適合させることに付随する誤差とを有する．後者の適合段階は，少なからぬ試行錯誤の対象になるとともに，たいていの場合，比較的大まかな力場に頼っている．したがって，何か重要なモデリングのためにタンパク質構造を使う際には，前もって慎重に準備することが重要である．以下にタンパク質構造の準備のための一般的指針の概要を述べる．結晶構造にあまり詳しくないメディシナルケミストがいる場合は，つぎのようなことに注意する必要がある．(1) 結晶構造は金科玉条のような絶対不動のものではない（あくまでモデル），(2) 結晶構造が非常に極端な条件下における単一のスナップショットにすぎない一方で，タンパク質は柔軟である，(3) 本来熱力学的なたくさんの重要な性質に関して構造はほとんど情報を与えない，ということである．単にリガンドがタンパク質とどのように相互作用しているかを描いただけでは，相互作用エネルギーに関して何もいうことはできない．結晶構造の分解能に関する一般的規準を表 12・1[27)]に示す．Davies らは，二つの素晴らしい総説[28),29)]を出版しており，X 線タンパク質構造に付随する問題点と限界を記述している．これらの総説は，医薬品設計に関わるすべてのモデル設計者やメディシナルケミストに推奨されるべきものである．

モデル設計者にとっては，結晶構造を使って仕事をする際に，RCSB のプロテインデータバンク（PDB[a)]）であれ，（所属研究所の）データベースであれ，さまざまな実際上の心配がある．第一に，一部のアミノ酸残基や側鎖のデータが欠損しているかもしれない．理由が何であれ，結

---

a) Protein Data Bank

表 12・1　タンパク質結晶構造の分解能

分解能〔Å〕	良いデータセットで観察できる構造上の特徴[†]
5.5	タンパク質の全体構造．棒状のヘリックス
3.5	タンパク質の主鎖（しばしばいくらかのあいまいさ）
3.0	タンパク質側鎖が部分的に決定される
2.5	側鎖がほとんど決定される
1.5	非水素原子がほとんど決定される

[†] *Enzyme Structure and Mechanism*, 2nd edition[27]より引用．

晶のふぞろい（ディスオーダー）や低分解能のタンパク質領域に由来するよくある状況である．活性部位から離れていれば，問題にならないが，関心のある部位に近い場合は，何とかしてデータの欠損を埋めなければならない．

もちろん，どのような計算でもそれが実行される前の最初の段階では，結合次数，電荷，水素原子を正しくセットする必要がある．特に，滴定可能な残基のプロトン化状態に関してなど，いくつかは決定する必要があるが，市販のモデリングソフトウエアパッケージは，これらの大部分を自動化している．少なくとも一定の誘電率を適用するかぎり，電荷は距離に対して緩慢な落ち込みを示すので，これらの決定は最終結果に重大な影響を及ぼす．アスパラギン酸プロテアーゼ〔たとえば，レニン，HIV プロテアーゼ，BACE[a]（β 位 APP 開裂酵素）〕[30),31)]における触媒アスパラギン酸残基のように，既知の残基のプロトン化状態は，それ自体が重要な科学的疑問となる場合がある．これらの残基の正しいプロトン化状態を決定する試みのために非常に多くの実験および計算上の努力が費やされてきたのである[32)～38)]．

筆者の経験から，多くの構造が悪い接触や強く引っ張られた構造要素を含むと考えられる．構造的な問題は結合リガンドにおいておおむね一般的になっている[39),40)]．不幸にしてここは，モデリング視点から最も興味深いと目されるタンパク質のまさにその領域である．多くのモデリング研究はおそらく結晶構造から出てきた座標で行われるが，最も深刻な構造的問題を再調整すべく少量の幾何学的最適化を行うことは一般的に良い考えである．たいていの場合，限られたエネルギー最小化計算を行うことで，全体構造はほとんど変わらず X 線データに一致しながらも，全体的なひずみと最も深刻な幾何学的問題点については大きく改善されることになる．

最終的決定事項の一つは，水を残すかどうか（水ありか水なしか）ということである．ドッキングや多くのモデリング作業のためには，タンパク質から水分子を取去るのが普通である．これは，たとえば，偏りのない構造を手にするという見地からは道理にかなっている．単にすべての水を取去るのはまた簡単である．しかしながら，水がタンパク質とだけでなく，リガンドとも重要な接触をしているような環境が存在する．このような場合，水を取去るのは疑問である．中の水をすべて取去ることは問題をひき起こしかねない．たとえば，たいていのドッキングプログラムは自動的に水を追い出すことをせず，タンパク質中の何らかの水はタンパク質の不変の一部として大切に取扱われる．選択的な水の除去は中間の方法である．この方法は，多くの結晶構造を通じて，二，三の水が密着しているときや，タンパク質とリガンドの間の相互作用を仲介する鍵となっている場所においては，道理にかなっている．もちろん，このアプローチは，含める水の選択はタンパク質結合部位に対して大きな効果を与えるので，危険と背中合わせである．

筆者は，個人的には，BACE のプロトン化状態の研究において，いま問題にしているこのバグにかまれたことがある．筆者らの最初の論文出版[31)]で，活性部位にある鍵となる水を含めることを決めた．これは，BACE の 2 個の触媒アスパラギン酸残基の選択された全体的プロトン化状態が−1 状態（すなわち，モノプロトン化）であったという筆者らの予測に何も影響を及ぼさないが，Asp32 または Asp228 のプロトン化を含む二つの特定の状態間のエネルギーには驚くべき差を導くに至ったのである．後から思うと，活性部位におけるこの重大な非対称は，脱プロトンされた Asp32 の安定化において，Ser35 と協調するこの水に起因しているようであった．その後の量子力学/分子力学（QM/MM[b]）構造精密化研究[30)]によると，これらのアスパラギン酸残基のプロトン化のためのエネルギーはほとんど同じであった．この矛盾の第一の原因の一つは，すべての水を含めるか，後の QM/MM 精密化においてすべての水を連続体モデルで置き換えるか，という水の取扱いにあったようにみえる．これは，活性部位に水を選択的に含めることに対する警告的な話として使える．このようなプロトン化状態問題は，他の潜在的な結晶学における落とし穴の一つ，すなわち，結晶化条件と酵素が実際に活性を示す環境が非常に違っているかもしれない，ということをも強調する．BACE の場合，大部分ではないけれども，多くの結晶は pH 7 付近で成長させたのに対して[34),41),42)]，酵素それ自身はもっと酸性の条件で最も高い活性がある．この pH 差は取るに足らないかもしれないが，ある種の，特にプロトン化状態のような溶媒効果に敏感な性質に関してはわからないのである．

要約すると，いかにしてタンパク質構造が調製されたかを注意深く考えることが大切である．タンパク質の調製は，その構造を使った何らかのひき続くモデリングの質に対して大きな影響を与える．これは，相対的結合親和性を

---

[a] beta-site amyloid precursor protein cleaving enzyme　　[b] quantum mechanics/molecular mechanics

計算するとか，あるいは，上述のプロトン化状態がエネルギー的に敏感な場合のように，結果からより多くを求める場合，おそらくもっと決定的になるかもしれない．

ドッキングとスコアリング

ドッキングとスコアリングについては，第7章で非常に詳しく述べられているものの，これまでになされた多くの検証研究の実用に関する結論のいくつかをここで繰返すことは意味がある[43]～[47]．最初に，大半の創薬研究の努力において，ドッキングは二つの目的のうちの一つ，つまり，結晶構造が得られていないタンパク質結合部位のリガンドについて，最もありそうなドッキングポーズを決定するために用いられる．この場合，目標はタンパク質におけるリガンドの正しい配向とコンホメーションを見つけるのみである．ドッキングの2番目の用途は，バーチャルスクリーニングである．この場合，特定のドッキングポーズは，関心のある標的への結合力の程度で，通常は，膨大な化学構造のセットを順位付けることに比べれば重要ではない．第一の用途においては，正しい構造こそが重要な結果である．第二の用途では，結合力の程度で探索セットの（能力の低い化合物を除去し好ましい化合物の濃度を高めるべく）濃縮をすることが求められている．

最良の結合ポーズの予測が可能であることを示唆する多くの文献が存在する．少なくとも最良の結合ポーズは，アロステリック修飾やリガンドの一部へのかなり大きな誘導適合のような，タンパク質構造の著しい変化がないかぎり，計算スコアが最も高いものの付近によく存在する．実際，良いスコアリングアルゴリズムであれば，どのような特定のリガンドに対しても結合ポーズの善し悪しを識別することが可能である．筆者らが多くの場合に期待するほど有意義ではないながらも，しばしばドッキングに基づくバーチャルスクリーニングで，妥当な濃縮率が得られることもまた事実である．ドッキングポーズを見積もる際に用いられるスコア関数は，化合物をそれらの親和性の値で順位付けするよう求められたとき，非常に貧弱である．たいていの見積もりはドッキングスコアと親和性との間に本質的には相関がないことを示す．筆者らのJ&J（Johnson & Johnson）社での経験はこの結果と一致している．それゆえ，ドッキングに基づくバーチャルスクリーニングで，なんらかの整然としたリストを出すよりもある種のフィルターとしての使用を考えることが大切である．ドッキングは，活性部位に不完全に適合する化合物をフィルタリングするが，結合の善し悪しまで識別するものではない．この事実はドッキング結果を解析するとき，および，それをメディシナルケミストに説明するとき，心に留めておくことが大切である．

なぜスコア関数がリガンドポーズを予測する点において優れているかについて推測することができる．一つの可能性は，リガンドの構造が一定で，スコア関数は単に異なったポーズを比較しているだけなので，部分的には誤差の打消し合いの結果に由来するということである．加えて，古典的静電気学は，おそらくは活性部位におけるリガンドの配向に対して良い指標ではあるが，それらのエネルギー的寄与を決定することは，もっとずっと複雑な問題となる．

リガンドの結合親和性

少なくともタンパク質構造に基づくモデリングのための非常に困難なゴールは，相対結合自由エネルギーの正確な計算である．これは，少なくとも，結合能に関するかぎり，創薬への仮想的なすべての力学的アプローチの核心に位置している．不幸にして，すでに説明したように，タンパク質へのリガンドの結合自由エネルギーは非常に複雑な計算となる[48]．にもかかわらず，いくつかの成功を伴うこのアプローチの適用例がある．

最も理論的に厳正なのは，少なくともサンプリングの見地では，第5章で記述されている自由エネルギー摂動（FEP[a]）法である．FEP法は，典型的な創薬努力における影響を限定する二つの重大な欠点がある．まず，コンピューター資源が極端に高価である．年々歳々，コンピューターの演算速度が速くなり続けているので問題の程度は少なくなっているが，それでもほとんどの会社にとってコンピューター資源はまだまだ重荷である．もう一つの問題は，FEP計算は小さな摂動に対して最もよく働くので，関心のあるリガンドにおける非常に控えめな変化に限られるということである．最近Jorgensen[49]は，構造活性相関（SAR[b]）の発展を導くべく，小さな構造変化とFEPを使うためのパラダイムを提案している．

FEPとは異なった，リガンド，タンパク質，およびタンパク質-リガンド複合体の"エンドポイント（終点）"についての計算だけに頼る多くのアプローチが開発されてきている．これらの方法は，すべて線形相互作用エネルギー（LIE[c]）モデル[50]～[55]として述べられている．なぜならば，それらはすべて計算された相互作用エネルギーに基づくいくつかの適合モデルに依拠しているからである[56]．しかし，研究者はそれらの詳細な専門用語で意見が合わない．最もよく知られたアプローチのいくつかは，線形応答法[50],[51]や分子力学-ポアソン-ボルツマン〔（MM-PB[d]）または分子力学-一般化ボルン/表面積（MM-GB/SA[e]）〕

---

a) free-energy perturbation b) structure-activity relationship c) linear interaction energy d) molecular mechanics-Poisson-Bolzman e) molecular mechanics-generalized Born/surface area

法[57),58)]である．リガンド結合の反応物と生成物に対して相互作用エネルギーを用いるアプローチは，許容できる計算コストゆえに，創薬ではずっとふつうに実行され，多くの場合，とても効果的であることが証明されている．

筆者らは，見込みのあるリガンドの相対的親和性を比較するために，単純な LIE 計算を用いたことがある．たとえば，J&J 社での筆者らの BACE 計画でこのアプローチをおおいに活用した[56),59),60)]．BACE は，アルツハイマー病の原因因子となっているアミロイド前駆体タンパク質（APP[a)]）の処理において重要な役割を果たすアスパラギン酸プロテアーゼである．筆者らと他のグループは，LIE アプローチのいくつかの変形を用いて BACE に関する合理的モデルの構築が可能であることを示した．筆者らの初期モデルは Ghosh とその共同研究者により報告されているペプチド性阻害剤の一系列を用いて誘導された[41)]．これらの構造とそれに対応した親和性を表 12・2 に示す．筆者らの手順は，OPLS と GB/SA の水和モデルを用いてタンパク質の結合部位におけるリガンドを最適化するというものであった．タンパク質構造を固定するか，あるいは活性部位近傍の残基サブセットの構造緩和を許容するかのいずれかが可能である．最適化リガンドはそこでタンパク質から抽出され，GB/SA[61)] の水和モデルの中でエネルギーが極小化される．ファンデルワールスエネルギーおよび静電的相互作用エネルギーが計算され，LIE モデルに適合させるために使われる．

筆者らは，12・2 式にある BACE 結合のモデルに適合させるべく，タンパク質，リガンド，タンパク質-リガンド複合体について OPLS および GB/SA 計算を用いた．

$$\Delta G_{\text{bind}} = 0.2228 \times \Delta U_{\text{vdW}} + 0.0577 \times \Delta U_{\text{elec}} + 12.7464 \tag{12・2}$$

このモデルは，0.58 kcal/mol の平均二乗偏差（rmsd[b)]）と 0.92 の相関係数 r^2（図 12・2）を与え，学習セットの外部にある化合物に対して，合理的な予測を示している[56),59),60)]．

類似のモデルが，構造が非常に異なっているにもかかわらず，筆者らの BACE 阻害剤[63)] に対して導かれた．ハイスループットスクリーニング（HTS[c)]）における筆者らの BACE プロジェクトに関して低 µM のリード化合物 (11) が同定された．以前に報告されたほとんどのリガンドと異なり，非ペプチド性阻害剤であった．

化合物 11 は，唯一のプロトン化複素環を介して二つの触媒アスパラギン酸と強い水素結合ネットワークを形成する点において，特に興味深い BACE 阻害剤である（図 12・3）．

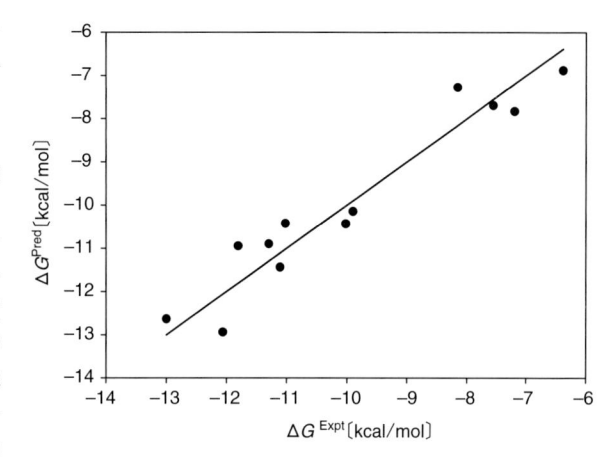

図 12・2　BACE に関する LIE モデル（12・2 式）．

図 12・3　11 の複素環と BACE の触媒アスパラギン酸残基との間の水素結合ネットワーク．

また，化合物 11 は，その結合様式の点においても普通と違っている．このリガンドは折りたたまれたコンホメーションで BACE に結合する，つまり，端のシクロヘキサン湾曲部は完全に回転して S1 ポケットの中に結合している（図 12・4，12・5）．

BACE はモデリングに関して二，三の特有の問題を提起する．一つは，すでに説明した触媒アスパラギン酸残基に関するプロトン化状態の問題である．Asp32 と Asp228 は七つの可能なプロトン化状態を取りうる（図 12・6）．モデリングすると最も好ましい状態は，少なくともリガンドがヒドロキシ基遷移状態模倣体を含むときにはモノプロトン化状態（電荷=−1）の (c)〜(f)[30),31),64)] であることが示唆される．詳細な状態は，もちろん，リガンドの構造に依存して変動しうる．

---

a) amyloid precursor protein　b) root-mean-squared deviation　c) high-throughput screening

表12・2 実験的結合エネルギー[62]

	R^1	R^2	R^3	K_i [nM]	ΔG^{Expt} [kcal/mol]
1	BOC-HN-CH(CH₂CONH₂)-CO-	Me	Me	22423.0	−6.38
2	BOC-HN-CH(CH₂CONH₂)-CO-	Me	CHMe₂	3134.0	−7.55
3	BOC-HN-CH(CH₂S(O)₂CH₃)-CO-	Me	CHMe₂	1129.0	−8.16
4	BOC-HN-Val-Asn(CONH₂)-CO-	Me	Me	61.4	−9.90
5	BOC-HN-Val-Asn(CONH₂)-CO-	Me	CHMe₂	5.9	−11.30
6	BOC-HN-Val-CH(CH₂SMe)-CO-	Me	CHMe₂	50.1	−10.02
7	BOC-HN-Val-CH(CH₂S(O)₂CH₃)-CO-	Me	CHMe₂	9.4	−11.02
8	Boc-HN-CH(CH₂CH₂SMe)-CO-	Me	CHMe₂	5808.0	−7.19
9	BOC-HN-Val-CH(CH₂CH₂SMe)-CO-	Me	CHMe₂	2.5	−11.81
10	BOC-HN-Val-CH(CH₂CH₂S(O)₂CH₃)-CO-	Me	CHMe₂	8.0	−11.11
OM99-2	(peptide structure)			1.6	−12.06
OM00-3	(peptide structure)			0.32	−13.05

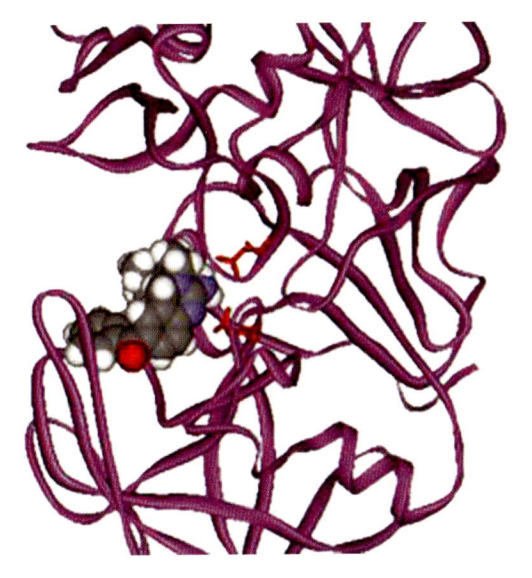

図12・4 BACE に結合した化合物 11. アスパラギン酸残基 32, 228 を赤で示す. 以前のペプチド性阻害剤への置き換えであるフラップの下にベンゾイル基が結合している.

図12・6 Asp32 と Asp220 のプロトン化状態.

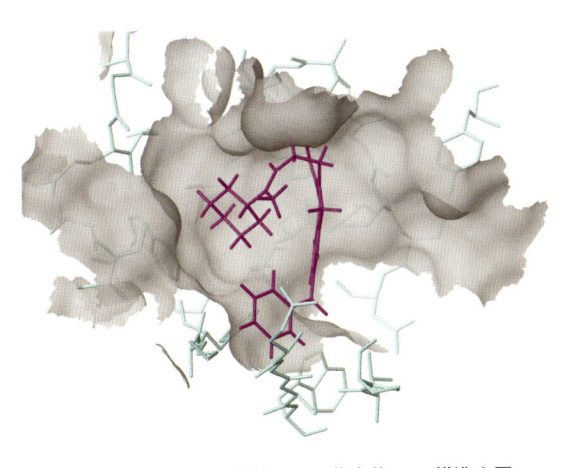

図12・5 BACE の活性部位にある化合物 11. 構造を図 12・4 に対して 90°回転させ, 明瞭化のためにフラップを除去してある. リガンドの激しい屈曲に注目.

表12・3 OM00-3 の異なった電荷の取扱いに関する Δ_{vdW} 項と Δ_{coul} 項の比較

化合物	電荷	対イオン	Δ_{vdW}	Δ_{coul}
			[kcal/mol]	
OM00-3	中性	なし	−95.48	−58.23
OM00-3	−2	なし	−83.02	−333.61
OM00-3	−2	2 Na$^+$	−94.23	20.58

もう一つの問題は, 上記の研究におけるリガンドのうちの二つがそれ自身荷電している可能性である. 形式電荷が異なるモデリング系は非常に難しい. これがタンパク質の電荷を慎重に選択することが大切である理由の一つであり, 表 12・2 から OM00-3 を使ってとても簡単に例証することができる. OM00-3 には, BACE の相補的残基と塩結合を形成する能力を有する二つのイオン化可能な官能基がある. 表 12・3 に, さまざまなプロトン化状態に関して, OPLS と GB/SA 水和モデルを用いて計算した, OM00-3 の BACE とのファンデルワールス (Δ_{vdW}) とクーロン (Δ_{coul}) 相互作用エネルギー[56]を示す. この比較によって, これらの荷電基が相互作用エネルギーの計算に及ぼす大きな影響がはっきりする.

静電項は, GB/SA 溶媒和モデルにおいてさえ, −2 状態に対して極度な負になる. 静電気学はまた, ファンデルワールス衝突がクーロン項をいっそう大きな負の値にすることを許容するので, Δ_{vdW} 項についても著しい影響を及ぼす. この効果は, 非結合リガンドに対して対イオンを含めることにより調節できる. 実際, 対イオンの取込みは, 静電的変化を正にする. これらの状態のどれも満足のいくものではないが, 静電気学がどの程度優位かということと, なぜ全体の電荷が変化する中でのモデリングを避けた方が良いかということを例証している.

おもにファンデルワールス相互作用の変化によって仲介されるような構造変化をモデリングするとき, または, 予測された構造それ自身により大きな意味がある場合, いっそう確固とした地盤に立てるのである. この一つの例が, 大環状分子を取込んだ BACE に対する筆者らの J&J 社リード化合物の修飾作業である.

BACE阻害剤の最適化

HTSのヒット化合物11[63]は，結合能を改善すべく，BACEの活性部位で，潜在的な修飾を特定することでモデリングされた．このモデリングの仕事ではたくさんの修飾が提案されたが，ここでは二つだけ議論する．第一に，このヒット化合物の構造は，フラップ遷移によって創製される結合ポケットを含む酵素のN末端のP(S)側にだけ結合する（図12・5）．タンパク質の結合部位（S_n）と対応する結合残基（P_n）はSchecterとBerger[27,65]によって示唆された切断される結合に関して規定される．この切断される結合は，触媒部位からN末端側に向けて，S_1, S_2, S_nと番号付けする．同じように，C末端側についてもS'_1, S'_2, S'_nと番号付けする．

モデル構造をみると，S'_1ポケットを占有するような方法で11を置き換えることができ，そこにエネルギー的に有利と計算される相互作用があることが理解できる（図12・7）．これは，12のような類似体の合成に導く．これらの類似体は，結合したコンホメーションを適合させるための回転障壁を減少させることにより，結合を改善する能力も有している．

化合物12は，それ自身，興味深いモデリング問題を提供する．複素環核に隣接する部位を置換することは，立体中心の導入を招く．この化合物に関する最初の問題は，どの異性体が最も有利かである．12の両方の鏡像異性体をBACEの活性部位に手動でドッキングさせ，OPLS力場とGB/SA水和モデルを用いた単純なエネルギー最小化計算を行った．この計算は，タンパク質構造を固定した場合と，リガンドから4Å以内の残基の構造緩和を許容した場合とで行った．結果は定性的には同じであった．両方の計算とも，S体がエネルギー的に約1.5 kcal/molだけ有利であることを予測し，この結果は後に実験でも確認された．前に議論したように，このような単純な相互作用エネ

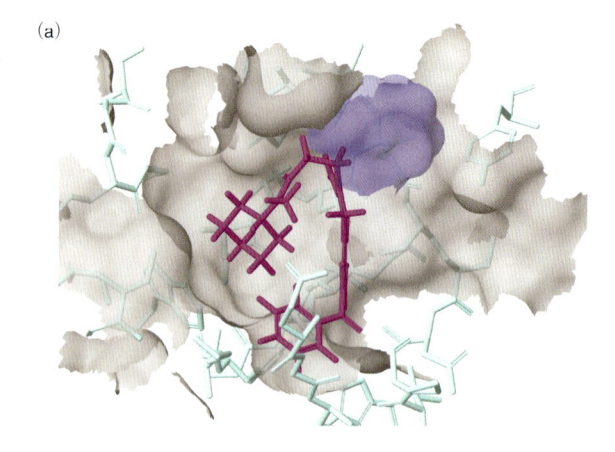

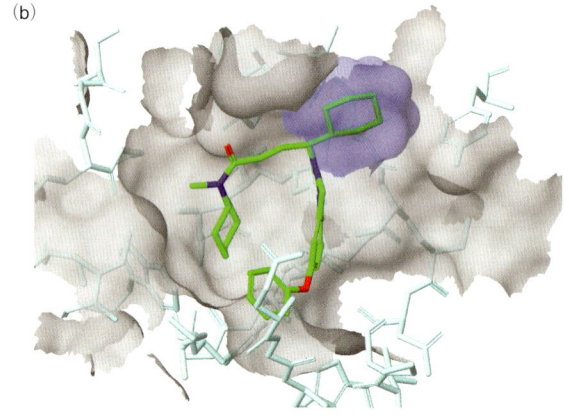

図12・7 S'_1ポケットは青で強調している（a）．構造12のシクロヘキサン部分がS'_1ポケットの中に入っている（b）．

ギーの比較は，かなりの量の誤差の打消しを期待することができる同族体系列に関していちばん成功しそうである．これは，立体異性体では立体中心の配置以外は等価であるので，理想的な場合を代表している．シクロヘキサン環による置換（12）は，結合能が約10 nMという11に比べて2桁もの非常に大きな改善をもたらす．これはモデリング結果（図12・7）と一致しており，この系列の親和性の最適化において非常に大きな意義がある段階である．

11の構造（図12・5）は最適化のためのもう一つの道を示唆した．この構造はBACEの活性部位に曲がったコンホメーションで結合する．親和性を改善するためのもう一つの戦略は，リガンドにこのコンホメーションを強いる剛直な構造要素を導入することによって湾曲させることである．一つのアプローチは，フェノキシ部分をアミドに結合させて，単に12の構造要素を大環状分子に取り入れることである．合成化学者は最善の大環状分子を見つけるためにいろいろなサイズの大環状分子をつくり始めることができるが，代わりに筆者らは，大きな合成努力に乗り出す前に最適なサイズを提案すべくさまざまな大環状分子を構築しモデル化した．アミドの両側のメチレン活性部位に適

合し，ひずみが適度に緩められたようにみえるスペーサーのいくつかの組合わせが見つかった．アミドをフェノキシ部分につなぐ二つのメチレン基をもつそのうちの一つ（13）を図12・8に示すが，約5nMというかなりの活性を有することがわかった．これは計算されたΔE値よりもこの構造がおそらく重要であることを示す例である．これらの化合物の設計を促進するには，基本型の大環状分子について合理的で正確な構造を計算する能力が十分に役立つのである．

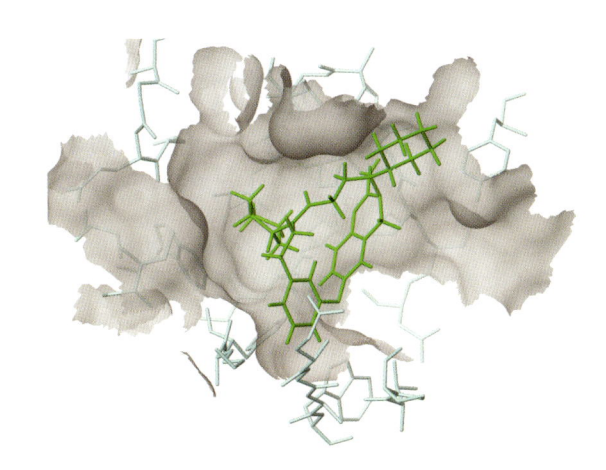

13

図12・8 BACEに結合した大環状化合物に関する計算構造．

リガンド結合の経験則

結合自由エネルギーはふつう疎水性効果によって支配されている．このことは，たいていのメディシナルケミストに十分理解されておらず，水素結合や塩結合といった極性相互作用に，より多くの注意を寄せる．水素結合は重要であるが，実際は，水環境においてはかなり弱い[66]．このことは，水素結合が最高度に支配する有機溶媒において研究者としての形成期の大部分を過ごした合成化学者には，十分正当に評価されていないかもしれない．この問題は2要素ある．第一は，水素結合の強さは取り巻く媒質によって大きく影響を受けるということである．気相（あるいはとても非極性な溶媒）においては，典型的な水素結合は7 kcal/mol程度の価値があるだろう[67]．これは結合親和性の項としてかなり大きな値である．しかし，水溶液では，同じ水素結合はたったの1 kcal/molの価値しかないかもしれない．2番目は，極性基における水素結合は，水中ではおおむね非常にうまく形成する一方で，タンパク質中では時折ごくわずかしか形成できない．これは，極性基を溶液から除去しタンパク質の活性部位に置くことに伴う自由エネルギーのコストがかなり存在することを意味する[68]．このことの実用上の価値は，ドラッグデザインにおいて，リガンドとタンパク質の間の水素結合にあまり多くの比重を置くことには注意深くあるべきだということである．水素結合がほとんど結合能に寄与しない場合もある．しかしながら，リガンド上の極性基を不安定な場所に置くことは，非常にまずいということは一般的に本当である．

リガンド構造に極性置換基を導入することについて，一般的な説明は可能である．溶媒界面に近い場所にある水素結合や塩結合は，深部タンパク質ポケットにおける同じ相互作用よりもずっと不利である．リガンドはタンパク質中の極性部分とは溶媒和を起こしにくく，また，タンパク質から一つまたはそれ以上の強く結合した水を自由に解き放つことからのエントロピーの利得があるので，リガンドが立体的に束縛されたポケットでタンパク質の水素結合の要請を満たしうるとき，その相互作用は有利である．ここで説明したように，タンパク質の疎水性ポケットの中に極性基を押し込むようなリガンドの置換は結合に対して非常に有害である．そのため極性基は，全体的な結合能以上に，選択性（すなわち，単に酵素というだけか相補的な極性領域を有する受容体か）に対して大きな影響がある．これもまた，なぜ，親和性を増やす最も確かな方法が（月並みなメディシナルケミストリーの戦略である）油性部を加えることなのか，そしてLipinski則のような指針についての主要な理由となる．最後に，筆者の意見だが，水についてのタンパク質中の極性基の間の適切なバランスを見いだすことは，結合親和性の計算がそもそも非常に難しいことの理由の一部であるということである．それは，潜在的なドッキングポーズを調整する上で，タンパク質とリガンドの間の極性相互作用は主要な役割を果たすが，親和性という観点では知見は少ないので，ドッキングに使われるほとんどのスコア関数に関する特殊な問題かもしれない．以上すべてをまとめたルールは，疎水性相互作用は結合能を与え，極性相互作用は特異性を与える，ということである．

結合能を超えて

コンピューターモデリングは結合能を改善することに限定されない．創薬の研究機関の多くがリガンド結合能の最適化に非常に熟達していることが近年明確になってきた．しかし，それだけでは薬物候補に十分ではない．市場への

道筋を得る機会のためには，薬物候補は，良いバイオアベイラビリティーと有利な物理化学的性質を有し，そして，もちろん，非常に低い毒性と副作用でなければならない．構造に基づく医薬品設計はこのような分野でも重要な役割を果たす．結晶構造やコンピューターモデリングの利用は結合を破壊しないで改善された物理的性質を有するリガンドを設計することを可能にする．たとえば，結合に有利で実際的な寄与をする分子の領域に，代謝的なハンドルを加えたり，溶媒と相互作用したり，タンパク質の中で鍵となる極性相互作用を満足させる場所に溶解性の官能基を加えたりすることができるだろう．このような一例に，BACEのリード化合物系列（たとえば 12）の溶解度を改善する J&J 社での筆者らの努力があげられる．この場合，筆者らは，結合能のあるシクロヘキサン置換類似体系列において，それがなければもっぱら疎水性である S_1' ポケットの中に一つの Lys があり，それが4位と相互作用しうるのに気付いた．環の4位にヒドロキシ基を入れるか，または環をテトラヒドロピラン（14）類似体で置き換えるかという

修飾は，エーテル酸素と正に荷電した Lys の間の有利な相互作用のため（図 12・9），よりいっそう溶けるようになり，結合能を維持した．また，このような有利な相互作用を同定するという目標は，必ずしも結合能を改善するというわけではなく，結合能を減らすことなく溶解度のような物理的性質を改善することである．以前に述べたように，すべての混乱させる要因（脱溶媒和ペナルティーなど）のため，タンパク質とリガンドとの有利な静電的相互作用を導入することが，どの程度結合能に影響を与えるかを査定することは困難な場合が多い．しかし，もし他の理由で極性基をリガンド構造に導入するならば，タンパク質-リガンド複合体に収容されるか，あるいは活性の深刻な喪失がほとんど確実に起こるであろうことは確かである．

この場合，テトラヒドロピランの酸素はうまく収容され結合能を保持する（$K_i = 6\,\text{nM}$）．このような状況では，エーテルはタンパク質と極性または水素結合相互作用を形成できるとともに[69),70)]，酸やアルコールのような他の極性基のようには脱溶媒和が難しくないので，特に有用である．この単純な置換は，その結果生じた化合物（14）がけた違いに大きな溶解度（表 12・4）をもつという著しい影響がある．

hERG モデリング

また，毒性を理解して緩和するために構造モデルを用い

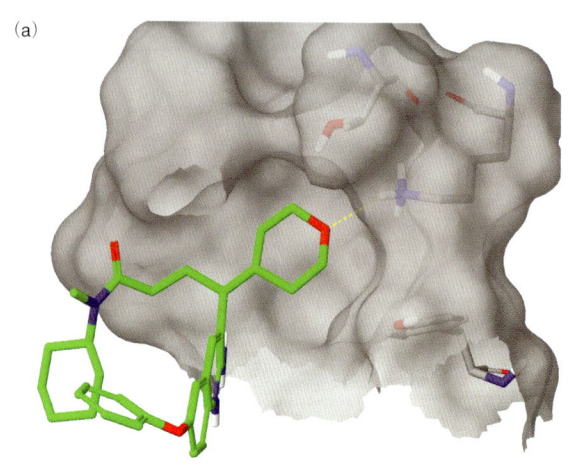

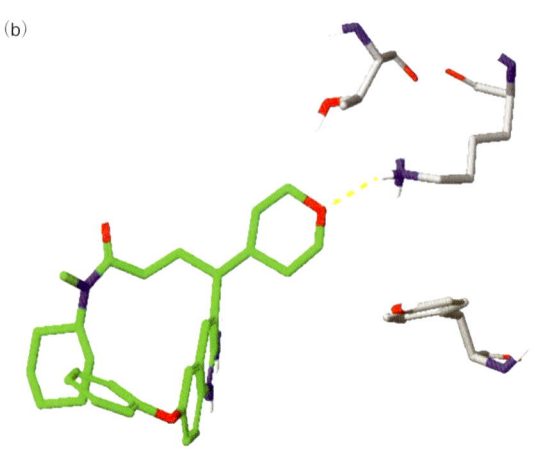

図 12・9 テトラヒドロピランのエーテル酸素と Lys224 との間の相互作用を示す S_1 領域．分子表面付き(a)となし(b)．

表 12・4 BACE リガンドの測定された溶解度．12 と 14 の結合能は，それぞれ，10 および 6 nM

化合物	構 造	溶解度 pH 2	pH 7.4
12		0.008	0.01
14		0.91	0.44
		114 倍	44 倍

〈フィルター〉〈　　　　　　S6ヘリックス　　　　　　〉

```
hERG: ...YFTFSSLTSVGFGNVSPNTNSEKIFSICVMLIGSLMYASIFGNVSAII...
KcsA: ...WWSVETATTVGYGDLYPVTLWGRCVAVVVMVAGITSFGLVTAALATWF...
```

図 12・10　配列のアライメント．

ることも可能である．J&J 社における一つの例は，hERG チャネルである．ヒト遅延整流性カリウムイオンチャネル遺伝子（hERG[a]；薬物による阻害によって心室性不整脈による突然死の原因となる）は心筋活動電位の再分極を制御し，それゆえ，正しい心筋活動を制御する．この再分極の障害は QT 延長症候群の原因で，深刻な不整脈の原因となる場合もある．多くの薬物がこのカリウムチャネルとの親和性があることが知られており，心臓の安全性にとって深刻な関わり合いを有する[71],[72]．

筆者らはこの hERG に関して，リガンドの結合傾向に関する評価と，さらにもっと重要なこととして，可能性がありそうな結合様式の予測をも可能にする多要素ホモロジーモデル[73]を構築した．この予測された結合様式は hERG 結合を減らすような構造変化を示唆をするために利用できる．

hERG チャネルは膜結合性タンパク質なので，その構造を実験的に決定することは難しい．膜結合性タンパク質は，ふつう大量発現が難しく，膜の外で容易に結晶化しないので，結晶学にとって難しい標的である．この分野では二，三の成功例がある．その最初で，おそらく最もよく知られているのは，ウシロドプシンの GPCR 構造である[11]．もっと最近では，アドレナリン β 受容体構造も決定された[8],[12]．多分，hERG に，もっと関係が深いものとして，一連の細菌のイオンチャネルの構造もまた大胆な手段で決定されている[9],[10],[13]．これらのイオンチャネルは hERG に関するホモロジーモデル構造のために使える基本骨格を提供する．ホモロジーモデルの最初の努力は Culberson と Sanguinetti により報告された[74]．それ以来，hERG に関するほとんどの努力は，定量的構造活性相関（QSAR[b]）モデルまたはイオンチャネルのファーマコフォアモデルの構築に向けられてきた．これらは，創薬における一定の有用性はあるだろうが，特定の一連の関心において，いかにして hERG 活性が緩和されうるかを理解するためには，ともに弱いアプローチである．筆者らは，このホモロジーモデルの問題を再度検討した．変更点が一つあり，それは細菌のイオンチャネルの開構造と閉構造は，ともに実験的に見いだされており，チャネルの柔軟性情報を与えているが，この柔軟性情報を筆者らのモデルにあらわに取込むことにしたのである．筆者らは，このことを，チャネルが開くに際して別々の状態にあるような多重モデルを構築するという，単純な手段を通じて行った．hERG がいかに特異性がないかという理由の一部は，それがチャネルが開いたり閉じたりする際，異なった形と大きさのリガンドを収容できるという事実にあると考えられてきた．第一の段階は，hERG 配列を一つかそれ以上の手に入る細菌のイオンチャネルの配列とアライメントすることである（図 12・10）．フィルター領域のホモロジーは非常に高く，アライメントにかなりの洞察を与える．また，保存されている S6 ドメインにある二，三の鍵となる残基もある．注目の 1 残基は，S6 ドメインの保存されている Gly である．閉じた KcsA[13]と開いた MthK[9],[10]の構造から構築されたホモロジーモデルを吟味すると，このチャネルは蝶番 Gly の回転によって開から閉に転換できることがわかる．

hERG に関する潜在的な中間状態を得るために，開いた MthK チャネルを模倣するように蝶番 Gly のコンホメーションを回転させた．ついで，この構造を閉じた KcsA によく似た構造が得られるまで，少しずつ回転させチャネルを閉じた（図 12・11）．おのおの 1°ずつの増加に際し，側鎖を緩めるために分子動力学計算を行った．各増加での手順は，CHARMM 力場[17],[18]を用いた 0.4 ps（ピコ秒）の加熱とそれに続く 5 ps の平衡化操作であった．10°の部分的開構造と 19°の完全開構造の二つの状態が選ばれた．

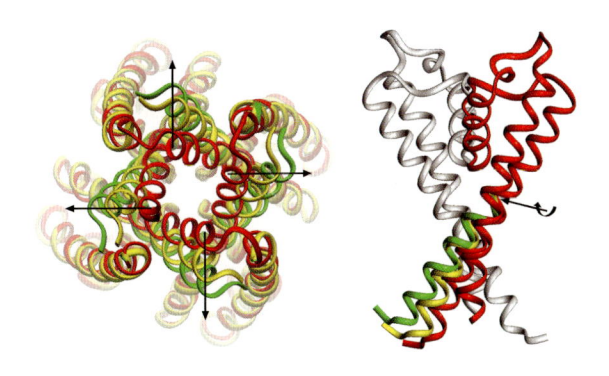

図 12・11　蝶番グリシンに関する S6 の回転．閉じた KcsA 構造を赤，部分的に開いた構造（10°）を黄色，開いた構造（19°）を緑で示す．

ついで，これら二つの状態は，文献から hERG 親和性が知られている一連の化合物を用いて評価された[75]．おのおのの場合，リガンドは GLIDE を用いて両状態にドッキングさせ，それから，OPLS と GB/SA 水和モデルを用いて ΔE_{vdW} と ΔE_{elec} の LIE 計算に供した．筆者らの努めは，どちらの状態が hERG 活性に関して合理的なモデルを提供するのかをみることにある．評価された化合物のリスト

---

[a] human ether-a-go-go related gene　[b] quantitative structure-activity relationship

表 12・5 化合物とそれらの hERG に関する pIC_{50} の計算値と実測値

	化合物	実測値	計算値	差
開状態	アミトリプチリン	5.00	4.59	0.41
	アステミゾール	9.04	8.10	0.94
	アジミリド	6.25	6.06	0.19
	ベプリジル	6.26	5.99	0.27
	ジルチアゼム	4.76	5.80	−1.04
	ドラセトロン	5.22	4.80	0.42
	ドンペリドン	6.79	7.06	−0.27
	ドロペリドール	7.49	6.67	0.82
	フェキソフェナジン	4.67	5.58	−0.91
	ガチフロキサシン	3.89	4.21	−0.32
	グレパフロキサシン	4.11	4.29	−0.18
	ハロファントリン	6.70	6.89	−0.19
	ハロペリドール	7.55	5.05	2.50[†]
	ミベフラジル	5.84	6.68	−0.84
	モキシフロキサシン	3.93	5.04	−1.11
	ノルアステミゾール	7.55	4.65	2.90[†]
	ピモジド	7.74	6.29	1.45[†]
	リスペリドン	6.79	6.77	0.02
	セルチンドール	7.85	5.15	2.70[†]
	スパルフロキサシン	4.58	4.82	−0.24
	ベラパミル	6.84	6.64	0.20
部分的開状態	クロルプロマジン	5.83	5.75	0.08
	シサプリド	8.19	7.36	0.83
	クロザピン	6.72	5.47	1.25[†]
	コカイン	5.24	5.14	0.10
	グラニセトロン	5.42	6.03	−0.61
	イミプラミン	5.47	5.06	0.41
	ミゾラスチン	6.45	6.90	−0.45
	ペルヘキシリン	5.11	5.33	−0.22
	テルフェナジン	6.89	7.06	−0.17
	チオリダジン	7.45	7.10	0.35
	ジプラシドン	6.82	5.98	0.84

[†] 最終モデルから除外.

を表 12・5 に示す. 初期の結果は十分見込みがあるものではなかった. 部分的開状態に関する最良の LIE モデルを図 12・12 に示す. 相関は $r^2=0.24$ というひどいものであり, 開状態も同様である.

つぎの段階として, 二つのホモロジーモデルの間で化合物を分割した. おのおのの化合物はそれぞれの状態でドッキングさせ, 相互作用エネルギーを同様に計算した. しかし, 化合物は二つのセットに分割した. 開モデルに最も負の相互作用エネルギーを与えたセット 1, 部分的開モデルに最も負の相互作用エネルギーを与えたセット 2 である. ついで, これら二つの化合物セットに対して二つの別々のモデルを構築した. これらのモデルは, 図 12・13 と図 12・14 にみるように, ずっと改善された.

興味深いことに, これらの二つのモデルはまた, ファンデルワールス項と静電項に関して, 本質的には同じ係数をもっていたことである. このことは, 最も強い相互作用をもつ hERG 状態から生じたおのおのの化合物に関する相互作用エネルギー項を用いて, 単一の LIE 式を適合させ

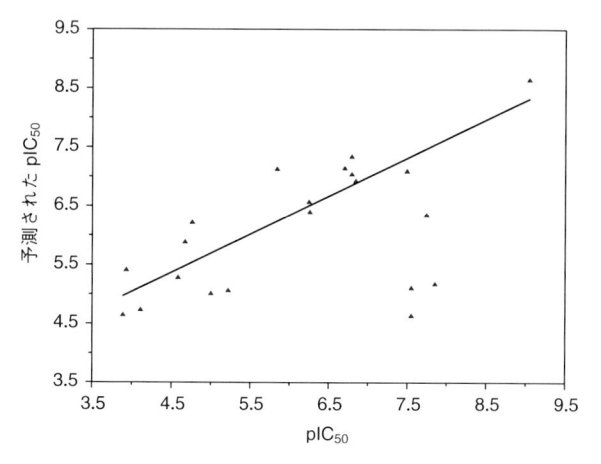

図 12・13 開構造.

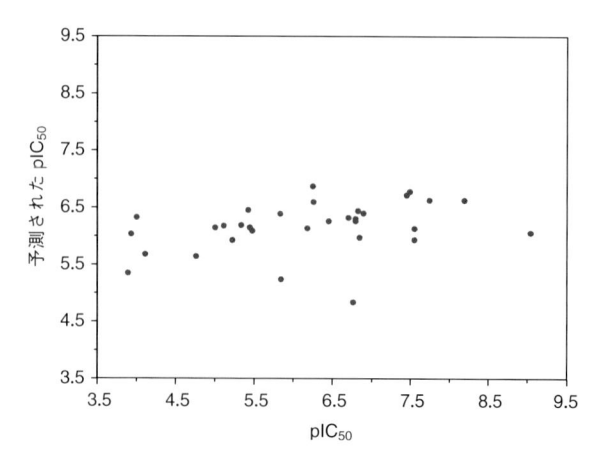

図 12・12 実験的 pIC_{50} に対する LIE モデルのプロット.

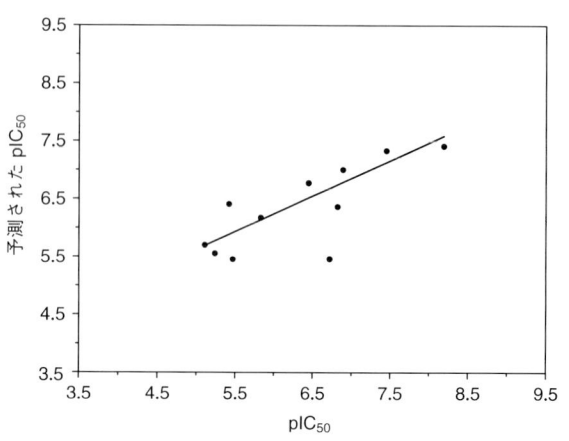

図 12・14 部分的開構造.

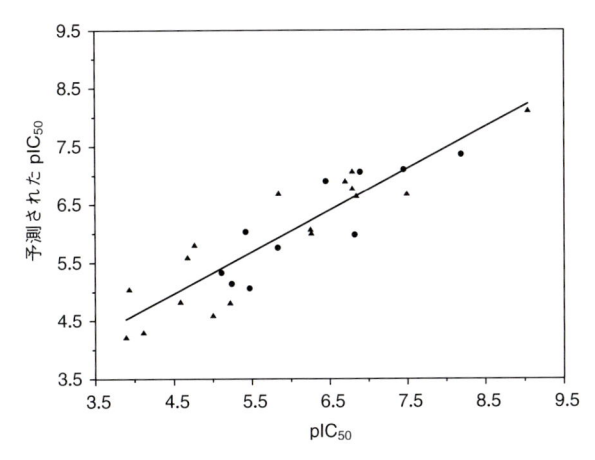

図12・15 組合わせモデルのプロット．▲と●は，それぞれ，開構造と部分的開構造に対応．

ることを可能にする．このモデルは，12・3 式と図 12・15 のプロットで示す．

$$\text{pIC}_{50(\text{combined})} = -0.163(\Delta E_{\text{vdW}}) + 0.0009(\Delta E_{\text{elec}}) \quad (12\cdot3)$$

計算と実験の IC$_{50}$ 値の一致が非常に悪い五つの構造がある．いくつかの構造がこのモデルに適合しないことは驚くべきことではない．これはこの系の複雑性と計算手続きに与えられるたくさんの要素に由来する．ドッキングと LIE 計算での問題は大きな誤差を招来する．これらの構造が別の場所，あるいは，同じ結合ポケットに別の状態で結合したということもあるかもしれない．

以前の QSAR とファーマコフォアのアプローチを超えるこのアプローチの真の力量は，予測された親和性の正確さではなく，仮説的な結合様式を得たという事実にもある．もし目標が一連の関心の中で hERG を弱めることである場合，これはとても役に立つ．J&J 社の中で，このアプローチはいくつかの成功を収め，特に深刻な hERG 障害に悩んでいたオピオイド標的について使われた．モデルから示唆される構造変化は，最終的には臨床候補化合物に至る努力にとって決定的であった．このモデルから得たドッキング構造の種類の例は，部分的開状態におけるシサプリドである（図 12・16）．

まとめ

新薬候補の発見へのモデリング技術の応用において，近年，大きな進歩が続いている．特に，筆者らのタンパク質－リガンド相互作用をモデリングする能力は，より多くの構造が手に入り，計算科学的手法が改善するにつれ，また，これまで以上に高速のコンピューターが使えるようになるにつれ，非常に大きく改善してきた．それ以上に，モデリングは単に結合能を最適化するだけでなく，どのように物理的性質を改善するか，潜在的毒性を減らすにはどうすべきかなどの他の質問にも答えるべく使われることが増えてきている．分子モデリングは，創薬にとって欠かすことができなくなったのである．

謝　辞

この章で説明した研究は，数人の非常に能力のある共同研究者の助けを得てなされたものである．Ramkumar Rajamani（Bristol-Myers Squibb 社），Jian Li（WuXi AppTec 社），および，Brett Tounge（J&J 社）の貢献に感謝する．また，フロリダ大学の Kennie Merz 教授と QM/MM 構造精密化と D$_{IV}$C$_{ON}$ 研究で筆者らと協力した Merz 教授のグループに感謝する．

文　献

1) Clark, D. E. What has computer-aided molecular design ever done for drug discovery? *Exp. Opin. Drug Discov.* 2006, *1*(2), 103–110.
2) Jorgensen, W. L. The many roles of computation in drug discovery. *Science* 2004, *303*(5665), 1813–1818.
3) Richon, A. B. An early history of the molecular modeling industry. *Drug Discov. Today* 2008, *13*, 659–664.
4) Hansch, C.; Leo, A. *Exploring QSAR: Fundamentals and Applications in Chemistry and Biology*, American Chemical Society, Washington, D. C., 1995.
5) Hansch, C.; Fukunaga, J. Designing biologically active materials. *ChemTech* 1977, *7*(2), 120–128.
6) Hansch, C. Quantitative approach to biochemical structure-activity relationships. *Acc. Chem. Res.* 1969, *2*(8), 232–239.
7) www.rcsb.org.
8) Cherezov, V.; Rosenbaum, D. M.; Hanson, M. A.; Rasmussen,

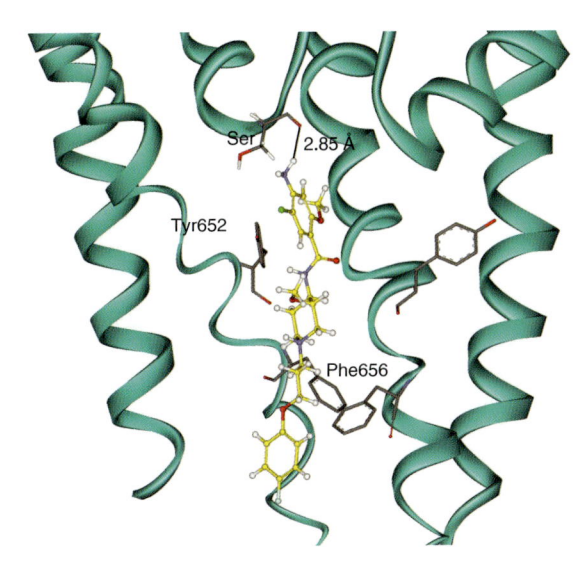

図12・16 部分的開構造にドッキングしたシサプリド．

S. G. F.; Thian, F. S.; Kobilka, T. S.; Choi, H.-J.; Kuhn, P.; Weis, W. I.; Kobilka, B. K.; Stevens, R. C.; Takeda, S.; Kadowaki, S.; Haga, T.; Takaesu, H.; Mitaku, S.; Fredriksson, R.; Lagerstrom, M. C.; Lundin, L. G.; Schioth, H. B.; Pierce, K. L.; Premont, R. T.; Lefkowitz, R. J.; Lefkowitz, R. J.; Shenoy, S. K.; Rosenbaum, D. M. High-resolution crystal structure of an engineered human β2-adrenergic G protein-coupled receptor. *Science* **2007**, *318* (5854), 1258-1265.

9) Jiang, Y.; Lee, A.; Chen, J.; Cadene, M.; Chait, B. T.; MacKinnon, R. The open pore conformation of potassium channels. *Nature* **2002**, *417*(6888), 523-526.

10) Jiang, Y.; Lee, A.; Chen, J.; Ruta, V.; Cadene, M.; Chait, B. T.; MacKinnon, R. X-ray structure of a voltage-dependent K+ channel. *Nature* **2003**, *423*(6935), 33-41.

11) Palczewski, K.; Kumasaka, T.; Hori, T.; Behnke, C. A.; Motoshima, H.; Fox, B. A.; Le Trong, I.; Teller, D. C.; Okada, T.; Stenkamp, R. E.; Yamamoto, M.; Miyano, M. Crystal structure of rhodopsin: a G protein-coupled receptor. *Science* **2000**, *289* (5480), 739-745.

12) Rasmussen, S. G. F.; Choi, H.-J.; Rosenbaum, D. M.; Kobilka, T. S.; Thian, F. S.; Edwards, P. C.; Burghammer, M.; Ratnala, V. R. P.; Sanishvili, R.; Fischetti, R. F.; Schertler, G. F. X.; Weis, W. I.; Kobilka, B. K. Crystal structure of the human β2 adrenergic G-protein-coupled receptor. *Nature* **2007**, *450*(7168), 383-387.

13) Zhou, Y.; Morals-Cabral, J. H.; Kaufman, A.; MacKinnon, R. Chemistry of ion coordination and hydration revealed by a K+ channel-Fab complex at 2.0. ANG. resolution. *Nature* **2001**, *414* (6859), 43-48.

14) Coulson, C. A. Coulson is credited with using this analogy to describe the accuracy required to compute the energy of interaction between two molecules.

15) Cornell, W. D.; Cieplak, P.; Bayly, C. I.; Gould, I. R.; Merz, K. M., Jr.; Ferguson, D. M.; Spellmeyer, D. C.; Fox, T.; Caldwell, J. W.; Kollman, P. A. A second generation force field for the simulation of proteins, nucleic acids, and organic molecules. *J. Am. Chem. Soc.* **1995**, *117*(19), 5179-5197.

16) Weiner, P. K.; Kollman, P. A. AMBER: assisted model building with energy refinement: a general program for modeling molecules and their interactions. *J. Comput. Chem.* **1981**, *2*(3), 287-303.

17) MacKerell, A. D., Jr.; Bashford, D.; Bellott, M.; Dunbrack, R. L.; Evanseck, J. D.; Field, M. J.; Fischer, S.; Gao, J.; Guo, H.; Ha, S.; Joseph-McCarthy, D.; Kuchnir, L.; Kuczera, K.; Lau, F. T. K.; Mattos, C.; Michnick, S.; Ngo, T.; Nguyen, D. T.; Prodhom, B.; Reiher, W. E., III; Roux, B.; Schlenkrich, M.; Smith, J. C.; Stote, R.; Straub, J.; Watanabe, M.; Wiorkiewicz-Kuczera, J.; Yin, D.; Karplus, M. All-atom empirical potential for molecular modeling and dynamics studies of proteins. *J. Phys. Chem. B* **1998**, *102* (18), 3586-3616.

18) Brooks, B. R.; Bruccoleri, R. E.; Olafson, B. D.; States, D. J.; Swaminathan, S.; Karplus, M. CHARMM: a program for macromolecular energy, minimization, and dynamics calculations. *J. Comput. Chem.* **1983**, *4*(2), 187-217.

19) Jorgensen, W. L.; Tirado-Rives, J. The OPLS (optimized potentials for liquid simulations) potential functions for proteins, energy minimizations for crystals of cyclic peptides and crambin. *J. Am. Chem. Soc.* **1988**, *110*(6), 1657-66.

20) Curtiss, L. A.; Redfern, P. C.; Raghavachari, K.; Pople, J. A. Gaussian-3X (G3X) theory: use of improved geometries, zeropoint energies, and Hartree-Fock basis sets. *J. Chem. Phys.* **2001**, *114* (1), 108-117.

21) Curtiss, L. A.; Raghavachari, K.; Redfern, P. C.; Rassolov, V.; Pople, J. A. Gaussian-3 (G3) theory for molecules containing first and second-row atoms. *J. Chem. Phys.* **1998**, *109*(18), 7764-7776.

22) Karplus, M. Molecular dynamics of biological macromolecules: a brief history and perspective. *Biopolymers* **2003**, *68*(3), 350-358.

23) Guimaraes, C. R. W.; Boger, D. L.; Jorgensen, W. L. Elucidation of fatty acid amide hydrolase inhibition by potent a-ketoheterocycle derivatives from monte carlo simulations. *J. Am. Chem. Soc.* **2005**, *127*(49), 17377-17384.

24) Ulmschneider, J. P.; Jorgensen, W. L. Monte Carlo backbone sampling for polypeptides with variable bond angles and dihedral angles using concerted rotations and a Gaussian bias. *J. Chem. Phys.* **2003**, *118*(9), 4261-4271.

25) Dewar, M. J. S.; Zoebisch, E. G.; Healy, E. F.; Stewart, J. J. P. Development and use of quantum mechanical molecular models. 76. AM1: a new general purpose quantum mechanical molecular model. *J. Am. Chem. Soc.* **1985**, *107*(13), 3902-3909.

26) Dewar, M. J. S.; Thiel, W. Ground states of molecules. 39. MNDO results for molecules containing hydrogen, carbon, nitrogen, and oxygen. *J. Am. Chem. Soc.* **1977**, *99*(15), 4907-4917.

27) Fersht, A. *Enzyme Structure and Mechanism*, 2nd ed. New York: Freeman & Co.; **1985**.

28) Davis, A. M.; Teague, S. J.; Kleywegt, G. J. Application and limitations of X-ray crystallographic data in structure-based ligand and drug design. *Angew. Chem. Int. Ed. Engl.* **2003**, *42*(24), 2718-2736.

29) Davis, A. M.; St. Gallay, S. A.; Gerard, J. K. Limitations and lessons in the use of X-ray structural information in drug design. *Drug Discov. Today* **2008**, *13*, 831-841.

30) Yu, N.; Hayik, S. A.; Wang, B.; Liao, N.; Reynolds, C. H.; Merz, K. M., Jr. Assigning the protonation states of the key aspartates in β-secretase using QM/MM x-ray structure refinement. *J. Chem. Theor. Comput.* **2006**, *2*(4), 1057-1069.

31) Rajamani, R.; Reynolds, C. H. Modeling the protonation states of the catalytic aspartates in b-secretase. *J. Med. Chem.* **2004**, *47* (21), 5159-5166.

32) Piana, S.; Sebastiani, D.; Carloni, P.; Parrinello, M. Ab initio molecular dynamics-based assignment of the protonation state of pepstatin A/HIV-1 protease clevage site. *J. Am. Chem. Soc.* **2001**, *123*, 8730-8737.

33) Smith, R.; Brereton, I. M.; Chai, R. Y.; Kent, S. B. H. Ionization states of the catalytic residues in HIV-1 protease. *Nature Struct. Biol.* **1996**, *3*, 946-950.

34) Hong, L.; Koelsch, G.; Lin, X.; Wu, S.; Terzyan, S.; Ghosh, A. K.; Zhang, X. C.; Tang, J. Structure of the protease domain of memapsin 2 (β-secretase) complexed with inhibitor. *Science* **2000**, *290*, 150-153.

35) Harte, W. E., Jr.; Beveridge, D. L. Prediction of the protonation state of the active site aspartyl residues in HIV-1 protease-inhibitor complexed via molecular dynamics simulation. *J. Am. Chem. Soc.* **1993**, *115*, 3883-3886.

36) Piana, S.; Carloni, P. Conformational flexibility of the catalytic asp dyad in HIV-1 protease: an ab initio study on the free enzyme. *Proteins* **2000**, *39*, 26-36.

37) Wang, Y.; Freedberg, D. I.; Yamazaki, T.; Wingfield, P. T.; Stahl, S. J.; Kaufman, J. D.; Kiso, Y.; Torchia, D. A. Solution NMR evidence that the HIV-1 protease catalytic aspartyl groups have different ionization states in the complex formed with the

assymetric drug KNI-272. *Biochemistry* **1996**, *35*, 9945-9950.
38) Yamazaki, T.; Nicholson, L. K.; Torchia, D. A.; Wingfield, P.; Stahl, S. J.; Kaufman, J. D.; Eyermann, C. J.; Hedge, C. N.; Lam, P. Y. S.; R u, Y.; Jadhav, P. K.; Chang, C.; Webers, P. C. NMR and x-ray evidence that the HIV protease catalytic aspartyl groups are protonated in the complex formed by the protease and a non-peptide cyclic urea-based inhibitor. *J. Am. Chem. Soc.* **1994**, *116*, 10791-10792.
39) Kleywegt, G. J. Crystallographic refinement of ligand complexes. *Acta Crystallogr. D Biol. Crystallogr.* **2007**, *D63*(1), 94-100.
40) Kleywegt, G. J.; Henrick, K.; Dodson, E. J.; Van Aalten, D. M. F. Pound-wise but penny-foolish: how well do micromolecules fare in macromolecular refinement? *Structure* **2003**, *11*(9), 1051-1059.
41) Hong, L.; Turner, R. T.; Koelsch, G.; Shin, D.; Ghosh, A. K.; Tang, J. Crystal structure of memapsin 2 (β-secretase) in complex with an inhibitor OM00-3. *Biochemistry* **2002**, *41*, 10963-10967.
42) Patel, S.; Vuillard, L.; Cleasby, A.; Murray, C. W.; Yon, J. Apo and inhibitor complex structures of BACE (β-secretase). *J. Mol. Biol.* **2004**, *343*(2), 407-416.
43) Cummings, M. D.; DesJarl. L.; Gibbs, A. C.; Mohan, V.; Jaeger, E. P. Comparison of automated docking programs as virtual screening tools. *J. Med. Chem.* **2005**, *48*(4), 962-976.
44) Perola, E.; Walters, W. P.; Charifson, P. S. A detailed comparison of current docking and scoring methods on systems of pharmaceutical relevance. *Proteins* **2004**, *56*(2), 235-249.
45) McGaughey, G. B.; Sheridan, R. P.; Bayly, C. I.; Culberson, J. C.; Kreatsoulas, C.; Lindsley, S.; Maiorov, V.; Truchon, J.-F.; Cornell, W. D. Comparison of topological, shape, and docking methods in virtual screening. *J. Chem. Inf. Model.* **2007**, *47*(4), 1504-1519.
46) Warren, G. L.; Andrews, C. W.; Capelli, A.-M.; Clarke, B.; LaLonde, J.; Lambert, M. H.; Lindvall, M.; Nevins, N.; Semus, S. F.; Senger, S.; Tedesco, G.; Wall, I. D.; Woolven, J. M.; Peishoff, C. E.; Head, M. S. A critical assessment of docking programs and scoring functions. *J. Med. Chem.* **2006**, *49*(20), 5912-5931.
47) DesJarlais, R. L.; Cummings, M. D.; Gibbs, A. C. Virtual docking: how are we doing and how can we improve? *Front. Drug Des. Discov.* **2007**, *3*, 81-103.
48) Gilson, M. K.; Zhou, H.-X. Calculation of protein-ligand binding affinities. *Annu. Rev. Biophys. Biomol. Struct.* **2007**, *36*, 21-42.
49) Zeevaart, J. G.; Wang, L.; Thakur, V. V.; Leung, C. S.; Tirado-Rives, J.; Bailey, C. M.; Domaoal, R. A.; Anderson, K. S.; Jorgensen, W. L. Optimization of azoles as anti-human immunodeficiency virus agents guided by free-energy calculations. *J. Am. Chem. Soc.* **2008**, *130*(29), 9492-9499.
50) Aqvist, J.; Marelius, J. The linear interaction energy method for predicting ligand binding free energies. *Comb. Chem. High Throughput Screen.* **2001**, *4*(8), 613-626.
51) Hansson, T.; Marelius, J.; Aqvist, J. Ligand binding affinity prediction by linear interaction energy methods. *J. Comput. Aided Mol. Des.* **1998**, *12*(1), 27-35.
52) Wesolowski, S. S.; Jorgensen, W. L. Estimation of binding affinities for celecoxib analogues with COX-2 via Monte Carloextended linear response. *Bioorg. Med. Chem. Lett.* **2002**, *12*(3), 267-270.
53) Lamb, M. L.; Tirado-Rives, J.; Jorgensen, W. L. Estimation of the binding affinities of FKBP12 inhibitors using a linear response method. *Bioorg. Med. Chem.* **1999**, *7*(5), 851-860.
54) Smith, R. H., Jr.; Jorgensen, W. L.; Tirado-Rives, J.; Lamb, M. L.; Janssen, P. A. J.; Michejda, C. J.; Smith, M. B. K. Prediction of binding affinities for TIBO inhibitors of HIV-1 reverse transcriptase using Monte Carlo simulations in a linear response method. *J. Med. Chem.* **1998**, *41*(26), 5272-5286.
55) Holloway, M. K. A priori prediction of ligand affinity by energy minimization. *Perspectives in Drug Discovery and Design*. 3D QSAR in Drug Design: Ligand/Protein Interactions and Molecular Similarity. New York: Springer-Verlag; **1998**, 63-84.
56) Tounge, B. A.; Rajamani, R.; Baxter, E. W.; Reitz, A. B.; Reynolds, C. H. Linear interaction energy models for β- secretase (BACE) inhibitors: role of van der Waals, electrostatic, and continuum-solvation terms. *J. Mol. Graph. Model.* **2006**, *24*(6), 475-484.
57) Kuhn, B.; Donini, O.; Huo, S.; Wang, J.; Kollman, P. A. MMPBSA applied to computer-assisted ligand design. In: *Free Energy Calculations in Rational Drug Design*, Rami Reddy, R.; Erion, M. D.; Eds. New York: Kluwer Academic/Plenum; **2001**, 243-251.
58) Wang, J.; Morin, P.; Wang, W.; Kollman, P. A. Use of MM-PBSA in reproducing the binding free energies to HIV-1 RT of TIBO derivatives and predicting the binding mode to HIV-1 RT of efavirenz by docking and MM-PBSA. *J. Am. Chem. Soc.* **2001**, *123*(22), 5221-5230.
59) Tounge, B. A.; Reynolds, C. H. Calculation of the binding affinity of β-secretase inhibitors using the linear interaction energy method. *J. Med. Chem.* **2003**, *46*, 2074-2082.
60) Rajamani, R.; Reynolds, C. H. Modeling the binding affinities of β-secretase inhibitors: application to subsite specificity. *Bioorg. Med. Chem. Lett.* **2004**, *14*(19), 4843-4846.
61) Qiu, D.; Shenkin, P. S.; Hollinger, F. P.; Still, W. C. The GB/SA continuum model for solvation: a fast analytical method for the calculation of approximate born radii. *J. Phys. Chem. A* **1997**, *101*(16), 3005-3014.
62) Ghosh, A. K.; Bilcer, G.; Harwood, C.; Kawahama, R.; Shin, D.; Hussain, K. A.; Hong, L.; Loy, J. A.; Nguyen, C.; Koelsch, G.; Ermolieff, J.; Tang, J. Structure-based design: potent inhibitors of human brain memapsin 2 (β-secretase). *J. Med. Chem.* **2001**, *44*(18), 2865-2868.
63) Baxter, E. W.; Conway, K. A.; Kennis, L.; Bischoff, F.; Mercken, M. H.; DeWinter, H. L.; Reynolds, C. H.; Tounge, B. A.; Luo, C.; Scott, M. K.; Huang, Y.; Braeken, M.; Pieters, S. M. A.; Berthelot, D. J. C.; Masure, S.; Bruinzeel, W. D.; Jordan, A. D.; Parker, M. H.; Boyd, R. E.; Qu, J.; Alexander, R. S.; Brenneman, D. E.; Reitz, A. B. 2-amino-3,4-dihydroquinazolines as inhibitors of BACE-1 (β-site APP cleaving enzyme): use of structure based design to convert a micromolar hit into a nanomolar lead. *J. Med. Chem.* **2007**, *50*(18), 4261-4264.
64) Park, H.; Lee, S. Determination of the active site protonation state of b-secretase from molecular dynamics simulation and docking experiment: implications for structure-based inhibitor design. *J. Am. Chem. Soc.* **2003**, *125*, 16416-16422.
65) Schechter, I.; Berger, A. On the size of the active site in proteases. I. Papain. *Biochem. Biophys. Res. Commun.* **1967**, *27*, 157-162.
66) Tobias, D. J.; Sneddon, S. F.; Brooks, C. L., III. Stability of a model β-sheet in water. *J. Mol. Biol.* **1992**, *227*(4), 1244-1252.
67) Frey, J. A.; Leutwyler, S. An ab initio benchmark study of hydrogen bonded formamide dimers. *J. Phys. Chem. A* **2006**, *110* (45), 12512-12518.
68) Kangas, E.; Tidor, B. Optimizing electrostatic affinity in ligandreceptor binding: theory, computation, and ligand

properties. *J. Chem. Phys.* **1998**, *109*(17), 7522-7545.
69) Ghosh, A. K.; Krishnan, K.; Walters, D. E.; Cho, W.; Cho, H.; Koo, Y.; Trevino, J.; Holland, L.; Buthod, J. Structure based design: novel spirocyclic ethers as nonpeptidal P2-ligands for HIV protease inhibitors. *Bioorg. Med. Chem. Lett.* **1998**, *8*(8), 979-982.
70) Graham, S. L.; Ghosh, A. K.; Huff, J. R.; Scholz, T. H. HIV protease inhibitors with N-terminal polyether substituents. *Eur. Pat. Appl. February*, **1993**; Pub.No.EP0528661.
71) Pearlstein, R.; Vaz, R.; Rampe, D. Understanding the structureactivity relationship of the human ether-a-go-go-related gene cardiac K+ channel: a model for bad behavior. *J. Med. Chem.* **2003**, *46*(11), 2017-2022.
72) Vandenberg, J. I.; Walker, B. D.; Campbell, T. J. HERG K+ channels: friend and foe. *Trends Pharmacol. Sci.* **2001**, *22*(5), 240-246.
73) Rajamani, R.; Tounge, B. A.; Li, J.; Reynolds, C. H. A twostate homology model of the hERG K+ channel: application to ligand binding. *Bioorg. Med. Chem. Lett.* **2005**, *15*(6), 1737-1741.
74) Sanchez-Chapula, J. A.; Navarro-Polanco, R. A.; Culberson, C.; Chen, J.; Sanguinetti, M. C. Molecular determinants of voltage-dependent human ether-a-go-go related gene (HERG) K+ channel block. *J. Biol. Chem.* **2002**, *277*(26), 23587-23595.
75) Cavalli, A.; Poluzzi, E.; De Ponti, F.; Recanatini, M. Toward a pharmacophore for drugs inducing the long QT syndrome: insights from a CoMFA study of HERG K+ channel blockers. *J. Med. Chem.* **2002**, *45*(18), 3844-3853.

13

Arthur M. Doweyko
（訳：北　潔）

構造に基づく医薬品設計の事例：p38

はじめに

　サイトカインの過剰発現は関節リウマチ，炎症性腸疾患，乾癬，多発性硬化症，アルツハイマー症，うっ血性心不全などの多様な炎症性疾患に深く関わっている．p38 MAP[a]キナーゼがさまざまな炎症性サイトカインの放出と活性を制御することは，ここ10年以上にわたり多くの製薬企業や研究者の興味をひいてきた．1994年に新奇なサイトカイン抑制性阻害剤（SB-203580）[1]の分子標的として発見されて以来，150以上の特許が少なくとも30の製薬企業から報告され，そのすべてが新奇なp38MAPキナーゼ阻害剤（p38阻害剤）である．p38 MAPキナーゼには四つの異なった種類が知られている．p38αとp38βは内皮および炎症性細胞を含む真核細胞に広く発現している．また，p38γは骨格筋に，p38δは小腸，腎臓や肺に発現している[2],[3]．この四つの中でp38αが最もよく研究され，また生理的に最も重要と考えられている．p38阻害剤の生物学[4]〜[7]と化学に焦点を絞った多くの総説が報告されている[8]〜[17]．この章では，モデリングおよび実際のX線結晶解析から得られた立体構造解析に基づいたp38阻害剤の設計について紹介する．構造に"PDBコード"とあるものは"構造バイオインフォマティクス研究共同体（RCSB[b]）"から得た情報である[18]．

トリアジンとピリミジン

　筆者らは，新奇な三置換トリアジンの開発を目指してBristol-Myers Squibb（BMS）社およびPharmacopeia社と共同研究を開始した．図式13・1に示す鋳型に基づき，コンビナトリアルライブラリーに由来する210万化合物群のハイスループットスクリーニング（HTS[c]）の結果，p38αに対して1μMのIC50[d]を示す1,3,5-トリアミノトリアジンアニリンアミド，PS200981が得られた[19]．さらに解析を続け，p38αに対して細胞毒性の1/10である28 nMのIC50を示し，THP-1単球でリポ多糖（LPS[e]）によって誘導されるTNFα産生の阻害にも170 nMという値を示すPS166276を見いだした．これらの阻害剤はP38αのATP結合部位を競合していた．さらにコンビナトリアルデータの統計的解析から4-メチル-3-ベンズアミドアニリン部位が，このシリーズの活性に重要な役割を果たしていることがわかった．トリアミノトリアジンアミド類とのタンパク質　阻害剤複合体のX線構造解析から，構造活性相関（SAR[f]）についての合理的な解釈が容易にできるようになった．特にN-メトキシ-4-メチル-3-｛4-［メチル（ネオペンチル）アミノ］-6-(4-メチル-1,4-ジアゼパン-1-イル)-1,3,5-トリアジン-2-イルアミノ｝ベンズアミド（1）と活性化されていないp38αの共結晶（図13・1）から，この化合物のシリーズがATPポケットに結合していることが確認された[20]．ATP同様に，1はp38αの蝶番領域（106〜110）に結合しMet109と水素結合をつくっている．しかしATPと異なり1はMet109の主鎖のNHとトリアジンの3位のN（N3）との相互作用に，介在する水分子を使っている．また，他のキナーゼにもみられるように，いわゆる門番の役割を果たすアミノ酸残基（図には示していないがThr106）の近傍にある深部疎水性ポケットが存在する．これはキナーゼ阻害剤の設計において，ATPが結合しない領域があるという点から非常に興味深く，特異性の低いキナーゼに対する選択性の高い阻害剤の探索に価値のある性質である．ここでは，4-メチル-3-ベンズアミドアニリン部分がこのポケットを占めている．さらに結合部位において，Lys53，Glu71およびアミドのNH間，Asp168の主鎖のNHとアミドのC=O，プロトン化したジアゼパンのNとAsp168のCOOHを含む水素結合が形成されている．興味深いことにトリアジンのN1とLys53の距離から介在する水分子が予想されるが，結晶構造からの証拠は得られていない．Lys53と他のリガ

---

a) mitogen-activated protein　b) Research Collaboratory for Structural Bioinformatics　c) high-throughput screening　d) 50 % inhibitory concentration; 50 % 阻害濃度　e) lipopolysaccharide　f) structure-activity relationship

図式 13・1 高い p38α 阻害活性を示す三置換トリアジン誘導体の設計と合成の進め方．コンビナトリアルライブラリーを起点として，4-メチル-3-ベンズアミドアニリン部位をもつ Pharmacopeia 社の PS200981 と PS166276 が得られた．さらに BMS 社による SAR の努力から，1のような高い p38α 阻害活性と in vitro 活性を示すトリアジン誘導体が得られている．

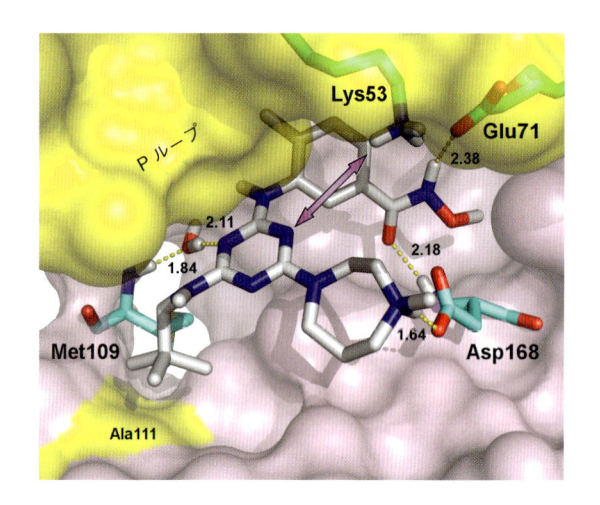

図 13・1 p38α とトリアジン (1) の共結晶における主要な相互作用．Met109 の主鎖の NH-20 位の H-トリアジンの3位の N，Glu71-ヒドロキサム酸の NH，Asp168-プロトン化したジアザパン，Asp168 の主鎖の NH-Glu71-ヒドロキサム酸の O 間の水素結合を示す．深部ポケット-4-メチル-3-ベンズアミドアニリンおよびネオペンチルメチルアミノ-蝶番領域の疎水性ポケット間の疎水性相互作用も示す．矢印はトリアジンの1位の N と Lys53 間に予想される水分子の介在する水素結合であるが，実際には観察されない．

ンドの受容原子間の水素結合については，結局その後の阻害剤の研究から明らかになった．トリアジン核の 2,4,6 位すべてをねらった合成と SAR は，結晶から解析した結合様式と非常によく一致していた．たとえばメチルヒドロキサム酸エステルはアミドに比べ一般的に高い親和性を示すが，それは相対的に狭いポケットを補う小さなサイズと，

水素結合供与基の電子不足の NH プロトンの結果である．トリアジンの4位の分岐したアルキルアミンが，p38α の2番目の疎水性ポケットにその突出した脂溶性部分を入り込ませ，活性のある多くの同種の化合物となっている．このポケットは Ala111 付近の結合部位に近接する P ループの下端により形成されている．矛盾なく容易に得られる配置のため，この後の図でも P ループと Ala111 の部分は黄色で示す．

1にみられる水分子を介した Met109 への水素結合は，

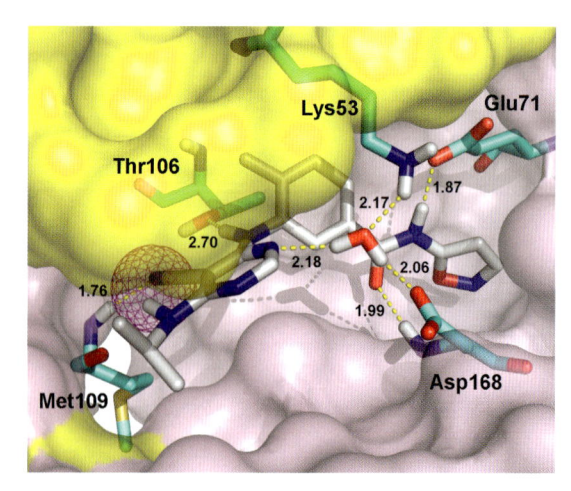

図 13・2 2 と p38α の共結晶の結晶解析から，5-シアノ基が 1 における水分子と同じ位置に局在し，p38α と阻害剤の鍵となる水素結合を形成していることが確認された．水分子はピリミジンの N1，Asp168 と Lys53 間の水素結合の位置に観察されるが，一方 Asp168 の主鎖の NH と Glu71 は末端のアミドと水素結合している．

図式13・2 1とp38α複合体の結晶解析からMet109の主鎖のNHとトリアジンのN3間の相互作用に水素結合を供給する重要な水分子の存在が明らかになった．右上に示すように，ピリミジンへの変換により，5-シアノ基がこの水分子に代わって作用することができる．さらに合成が試みられ，強力なp38α阻害剤である2が見いだされた．枠内は4-メチル-3-ベンズアミドアニリンの主要な疎水性および水素結合による相互作用を示している．また，観察はされていないが，水分子を介したトリアジンのN1とLys53間に予想される水素結合も示している．

阻害剤の基本骨格に水素結合受容基を導入するというアイデアを導いた．このような置換については，水素結合受容基を供給し，シタロンデヒドラターゼ[21]や上皮成長因子受容体キナーゼ[22]の阻害剤に必要な距離をもたらすシアノ基の成功例が報告されている．図式13・2に示すp38αを阻害するピリミジン誘導体シリーズでは，トリアジンはピリミジンに置換され，5位にシアノ基が導入されている[23]．5位がシアノ基の置換位置として最適であることは，まずモデリングによって示唆され，実際に2とp38αとの複合体のX線結晶構造によって確認された（図13・2）．シアノ基のNは，1との複合体における置換された水のOとほぼ同じ位置であった．深部と蝶番領域の二つの疎水性ポケットは，アニリンのNHとThr106間の水素結合を伴い，類似した様式で占有されている．リガンドのアミドとLys53，Glu71とAsp168の間の水素結合に加え，ピリミジンのN1，Lys53およびAsp168の間の水分子がはっきりと観察されている．この化合物がトリアジンの6位に相当する2位に置換基がないにも関わらず，強いp38αへの結合（IC$_{50}$=0.41 nM）とhPBMC[a]（ヒト末梢血単核細胞）への阻害（IC$_{50}$=8.7 nM）を示すことはp38αのATP結合部位において，多くの強い相互作用が形成されている点と一致している．トリアジン，ピリミジンどちらにしても全体的な結合の強さは置換基の組合わせと種類に大きく依存しているので，ある置換基の寄与を直接評価するのは困難である．しかし，このシリーズにおいて最も効果的な組合わせは，2位のアミンと4位の分岐したアルキルアミンであることは明らかである．最適なアミンの選択はp38αへの結合親和性のみではなく，毒性と細胞での効果に依存している．

縮合複素環

HTSの結果得られた新奇なp38α MAPキナーゼ阻害剤であるピロロ[2,1-*f*][1,2,4]トリアジンオキシインドール（図式13・3）はp38αに対して60〜80 nMのIC$_{50}$を示す[24]．以前はフェニルアミノピロロ[2,1-*f*][1,2,4]トリアジンがキナーゼ阻害剤の鋳型として用いられていた[25]．この新奇な化合物と，1や2で利用されていたように4-メチル-3-ベンズアミドアニリンの導入によって新たなp38α阻害剤がもたらされた．これらの類似体では，エステル部位が，アミド，リバースアミド*やカルバメートなどに変換され，また4-メチル-3-ベンズアミドアニリン

---

* 訳注：アミド（R^{1}C(=O)NHR^2）の置換基（R^{1}とR^2）に対して，アミドの方向を逆転させたものをリバースアミド（R^{1}NHC(=O)R^2）とよぶ．

a) human peripheral blood mononuclear cell

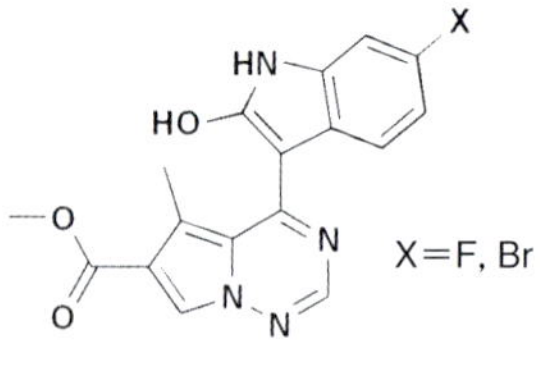

214   13. 構造に基づく医薬品設計の事例: p38

トリアジンオキシインドール

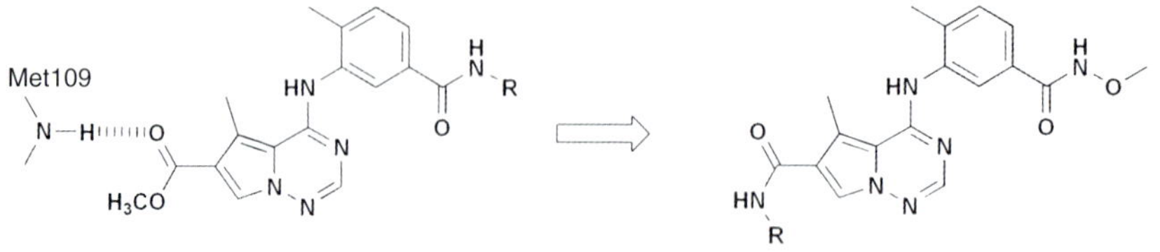

3 R＝エチル基
4 R＝(S)-α-メチルベンジル基

図式 13・3 HTS によって，図に示すようなトリアジンオキシインドール核をもつ誘導体が見いだされた．そして，4-メチル-3-ベンズアミドアニリンの導入によって，アミド，リバースアミド，カルバメート，ヒドロキサム酸エステルなど分子の両端に多様性をもたせることが可能となった．3 と 4 は p38α との共結晶が得られている二つの例である．

部位においてもさまざまな構造の変更（アミド，リバースアミド，カルバメート，ヒドロキサム酸エステル）が行われた．このシリーズは強い p38α の阻害（$IC_{50}=1$〜680 nM）と LPS/TNFα の系で μM 未満の細胞での効果を示す．結合様式について合成の初期から興味がもたれていたが，それぞれ 3.1 nM と 2.2 nM と非常に低い IC_{50} を示す化合物 3 と 4 および p38α の複合体の結晶解析から明ら

かになった．4 との共結晶を図 13・3 に示す．Met109 の NH がピロロトリアジン核の N1 と水素結合すると考えられていたが，X 線データでは，鍵となる水素結合相互作用は末端部アミドのカルボニル基の O との間に観察された．これは C6 位のさまざまな置換が大きく影響を与えない結果とよく一致しているが，C6 位の置換基が蝶番領域と外側の溶媒へと突き出ていることを反映していると考えられる．また，2 でみられたように，ピロロトリアジン核のN3，Lys53 と Asp168 間の水素結合に水分子が観察されている．ヒドロキサム酸メチルエステルは Asp168 の主鎖のNH と Glu71 との水素結合相互作用によって固定されている．深部疎水性ポケットは 4-メチル-3-ベンズアミドアニリンによって占められているが，一方外側の蝶番ポケットには図には示さないが 3 のエチル基および 4 の (S)-α-メチルベンジル基が入り込んでいる．

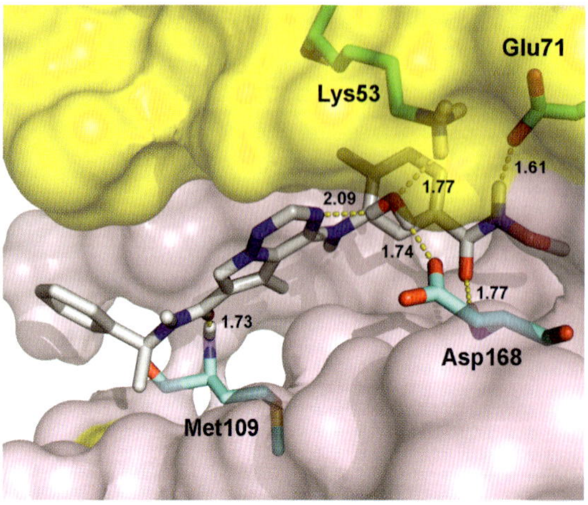

DFG-out 結合ポケットへの結合

2002 年に Boehringer Ingelheim（BI）社の研究者等が p38 MAP キナーゼの新奇なアロステリック結合部位を標的とした一連の化合物を報告した[26]．尿素-ピラゾールとさらに複雑な構造の BIRB-796 を図式 13・4 に，その共結晶の構造（PDB コード 1KV2）を図 13・4 に示す．阻害剤の一部は ATP 結合部位にあって Met109 と水素結合を形成しているが，逆側の末端部は Asp168-Phe169-Gly170（DFG）から成る活性化ループの一部が位置を変えて形成されたポケットに入り込んでいる．DFG-out ともよばれる DFG ループの位置の変化は，Phe169 が入り込んでいた疎水性ポケットを空にし，DFG-out となった構造では ATP 結合部位の拡大をもたらす．小分子の Phe169 部位へ

図 13・3 p38α と 4 の複合体の結晶解析から Met109 の NH とカルボキサミドの O 間，またピロロトリアジンの N3，Asp168，Lys53 間の水素結合が明らかになった．深部疎水性のポケットは 4-メチル-3-ベンズアミドアニリンによって占められており，一方 (S)-α-メチルベンジル基は P ループと Ala111 の間の疎水性チャネルに位置していた（PDB コード 2RG6）．［出典：H. M. Berman, J. Westbrook, Z. Feng, G. Gilliland, T. N. Bhat, H. Weissig, I. N. Shindyalov, P. E. Bourne. The Protein Data Bank Nucleic Acid Research, 28, pp. 235-242（2000）; www.pdb.org］

DFG-out 結合ポケットへの結合

図式 13・4 上段は Boehringer Ingelheim 社の"アロステリック"阻害剤（BI 社尿素-ピラゾールおよび BIRB-796）の構造．BIRB-796 については p38α との相互作用も示した．p38α の DFG-out 構造とは，Asp168-Phe169-Gly170 の活性化ループに沿っていくつかのアミノ酸残基の位置が変わることによって形成された，ATP 結合部位の伸展した疎水性ポケットのことである．BMS 社ピロロトリアジンはさらに同様に，DFG-out ポケットに入り込んだ 3-モルホリノベンズアミド（5）を含む誘導体の合成へと展開した．

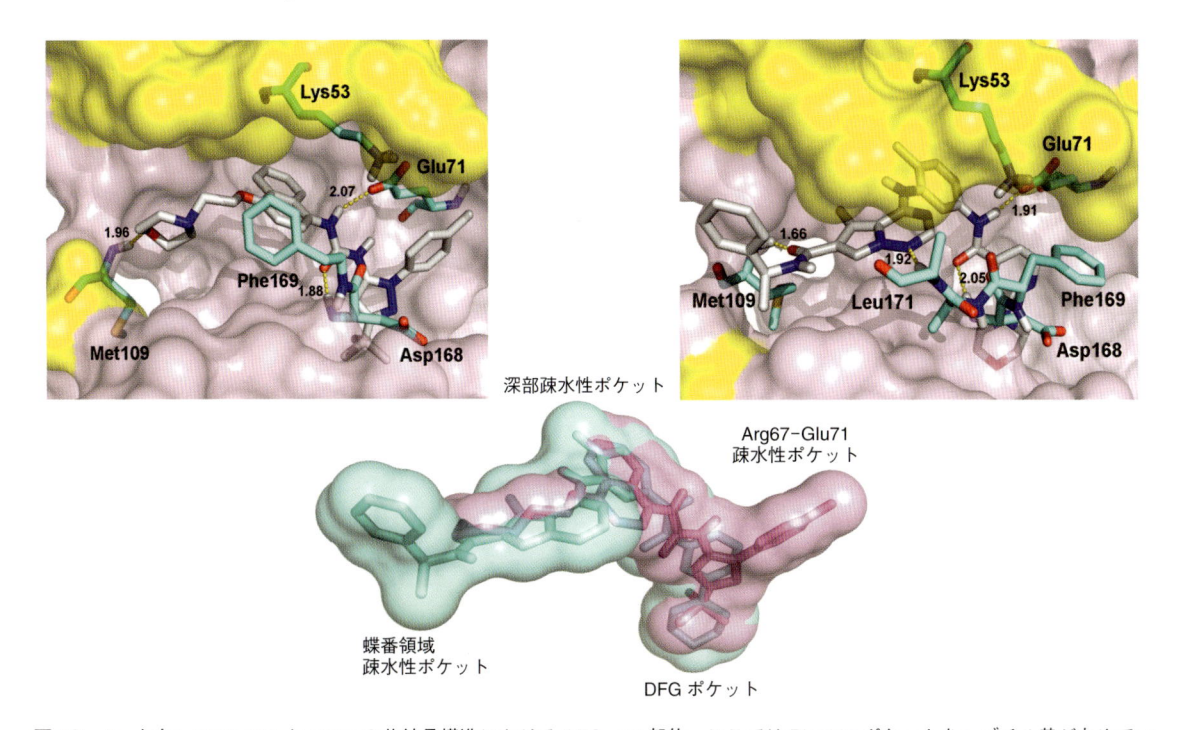

図 13・4 上左：BIRB-796 と p38α の共結晶構造における DFG-out 部位．ここでは Phe169 ポケットを t-ブチル基が占めている一方，末端部のモルホリン環の O が Met109 の主鎖の NH と水素結合を形成している（PDB コード 1KV2）．上右：ピロロトリアジンをもつ 5 は同様に Phe169 ポケットに入り込んでいるが，活性化ループは異なった位置をとり，Leu171 の主鎖の NH とピロロトリアジンの N1 の水素結合を可能にしている（PDB コード 3BV2）．真中：BIRB-796 と 5 の全体構造．両者とも深部疎水性ポケットと DFG-out ポケットへ同様に入り込んでいる．

図式 13・5　5-シアノピリミジン核の閉環によって Met109 の主鎖の NH と水素結合を形成するピラゾロピリミジンが合成された．p38α と 6 の共結晶の X 線構造解析から，この鍵となる水素結合の存在が確認されている．

の結合は古典的な意味でのアロステリックではないことから，ここをアロステリック部位とよぶのは少々誤っている．この ATP 結合部位の近傍にある新しく形成されたポケットに分子が結合すると，立体障害によって直接 ATP の結合を阻害する．一般的にアロステリック相互作用とは，離れた部位の間接的な情報伝達をさしている．BIRB-796 との結晶で観察された他の相互作用は，すでに以前報告されている分子の末端に位置するモルホリン部位の O と蝶番領域の Met109 との水素結合，および尿素，Glu71 と Asp168 の主鎖の NH の水素結合マトリックスであった．

　p38 の DFG-out 構造への結合は，3 や 4 にみられるようにピロロトリアジンの伸長によってなされた．4-メチル-3-ベンズアミドアニリン部位への大きいアミド基の導入は p38α の強力な同属阻害剤をもたらした（図式 13・4）．たとえば 3-モルホリノベンズアミドと C6-(S)-α-メチルベンジルアミドを組合わせた 5 は，p38α の K_i＝0.44 nM，LPS/TNFα の細胞系で IC_{50}＝18 nM と高い効果を示した[27]．p38α と 5 の複合体の結晶解析から DFG-out 構造が確認された（図 13・4）．5 の結合様式は Met109, Glu71 と Asp168 の主鎖の NH の水素結合のパターンが同一であることから 4 と類似している．注目すべき特徴は，分子の外側に位置するモルホリノベンズアミドが疎水性の Phe169 ポケットに深く入り込んでいる点である．さらに，ピロロトリアジンの N1 と Leu171 の主鎖の NH の水素結合からわかるように，活性化ループの一部が ATP 結合部位の外側に沿って位置を変え密閉系を形成している．この様子は報告されている BIRB-796 と異なっている．BIRB-796 と 5 の比較を図 13・4 に両阻害剤の分子容積の重なりで示した．BIRB-796 は蝶番領域の疎水性ポケットを使っていないが，両者ともに深部疎水性ポケットと Phe169 ポケットに同様な様式で結合している．相対的に大きい阻害

剤が p38α の DFG-out 構造に結合できることは明白である．

ピラゾロピリミジン

　2 に代表されるピリミジン誘導体のさらなる合成展開によって図式 13・5 に示すようなピラゾロピリミジンが見いだされた．すなわち，ほぼすべてのキナーゼ阻害剤で鍵と考えられている Met109 の NH との相互作用を維持したまま，2 のシアノ基とおおむね同じ位置と方向性の水素結合受容基を設定することによって，新規の阻害剤をつくることができると考えたのである．5-シアノ基を 6-アミノアルキルに閉環することによってピラゾロピリミジン核ができる．これに基づいて，N1 および 4-メチル-3-ベンズア

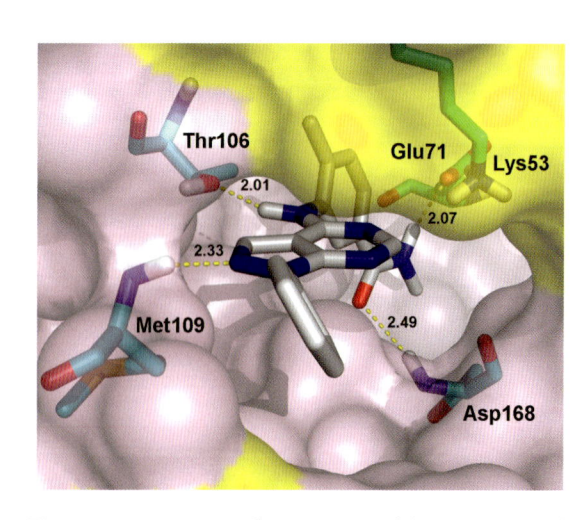

図 13・5　p38α とピラゾロピリミジン（6）の共結晶の X 線構造解析は 2 の 5-シアノ基のピラゾール環の N2 への変換がうまくいっていることを示している（PDB コード 2CG2）．

インドール　217

絞り込みスクリーニングのヒット化合物

図式13・6　上段に示すチアゾールは中程度の効果を示すp38α阻害剤に基づく，絞り込みスクリーニングから見いだされた．これとピロロトリアジン（3）との組合わせから7が導かれた．これはMet109と末端部分アミドのカルボニル基のOとの相互作用をチアゾールのNと，また水を介したLys53との水素結合のためのトリアジンのN1を中心部に位置するカルボキサミドのOに入れ換えるというアイデアに基づいている．

ミドアニリン部分の合成展開によってさらなるSARが行われた[28]．図13・5に示すリン酸化されていないp38αと6の共結晶のX線構造解析から，ピラゾロピリミジン核のN2受容基がMet109と，また先端部分のメチルアミドがGlu71およびAsp168と水素結合を形成していることが示された．さらにN1のフェニル基が疎水性の蝶番ポケットに沿って位置することもわかった．6も高い阻害活性（p38αのIC$_{50}$＝14 nM，LPS/TNFα系のIC$_{50}$＝513 nM）を示すが，SARの試みから得られた2と同様の1,2-オキサゾールアミドはp38αのIC$_{50}$＝5 nM，LPS/TNFα系のIC$_{50}$＝6 nMと，さらに優れた効果を示した．

チアゾール

高い活性を示すチアゾール核の発見はピロロトリアジンを基盤にした地道な合成展開の結果であった．絞り込みスクリーニングによって2-アルキルアミノチアゾールがp38に対してある程度の効果を示すことがわかった．この結果はチアゾールに結合するアニリン部位をカルボキシアニリド部位に変換することによって，カルボキシアニリドのOが，トリアジンのN3と置換され，Lys53への直接の，あるいは水を介した裏側からの水素結合が保存される可能性を示唆している．さらに縮合したピロール五員環は水素結合受容基Nをもつチアゾールに変換が可能である．この二つの考え方を図式13・6に示す．その結果，p38αのIC$_{50}$＝3.5 nM，LPS/TNFα系のIC$_{50}$＝2.9 nMという非常に強力な阻害剤7が見いだされた[29]．7とp38αの複合体のX線構造解析の結果を図13・6に示す．7は3より少々短いが，カルボキシアニリドリンカーの柔軟性はMet109，Glu71，Asp168ばかりでなく，Thr106とMet109の主鎖のC＝Oとの水素結合を形成できるような結合部位への相互作用を可能にしている．この結果はp38αの柔軟

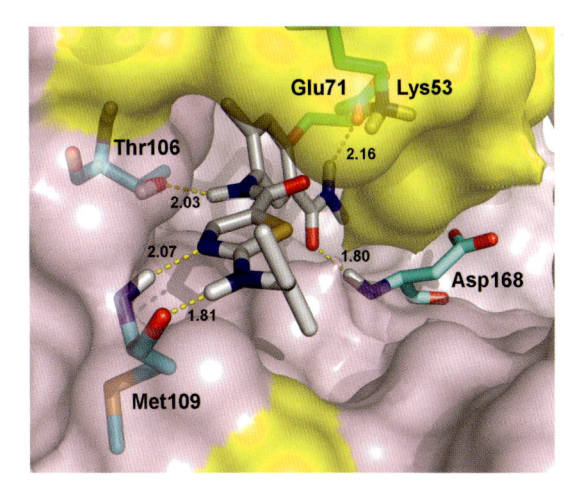

図13・6　p38αとC2-アルキルアミノチアゾール（7）の共結晶のX線構造解析は深部疎水性ポケットが4-メチル-3-ベンズアミドアニリン部分によって占められ，また阻害剤とMet109，The106，Glu71およびAsp168が水素結合を形成していることを示している．興味深いことに，Met109の主鎖カルボニル基のOとNHは並んだ水素結合となっている（PDBコード3BX5）．

性，特にさまざまなX線結晶解析の比較から明らかになっているATPポケットの幅の変化を明確にしたこれまでの解析ともよく一致している[11]．

インドール

Scios社は最近，図式13・7に示すようなインドールに基盤を置いた複素環構造をもつp38α阻害剤の合成とSARを報告した[30]．Scios 1のピペリジンリンカーを固定化することによって，Scios 2では結合親和性が14倍に上昇した．さらに合成展開を進めた結果，最終的にScios社で

218   13. 構造に基づく医薬品設計の事例: p38

図式 13・7 Scios 社は配座的制約をもたらすことによって、Scios 1, Scios 2 や Scios-469 などのような高い p38α 阻害活性を示す系列が得られることを報告している. { } 内に示す縮合環構造は同様に配座を制約する別の方法であるが、その結果強力な阻害剤 (**8**) が得られた.

最初の p38 臨床化合物である $IC_{50}=9\,nM$ の **Scios-469** が得られた. これらの事実は、縮合環構造を、特に図式 13・7 に示すようなベンジルメチレンと近傍のピペラジンあるいはピペリジン環の間に導入することによっても、同様の配座的制約がもたらされる可能性を示唆している. このような多くの p38α 阻害剤が合成され、2 桁 nM 程度の IC_{50} を示す阻害剤が見いだされている[31]. p38α へ $IC_{50}=13\,nM$ の阻害を示す **8** の結合様式は X 線結晶解析で図 13・7 のように明らかになっている. これまでの解析と一致する、鍵となるいくつかの水素結合が観察されている. すなわち水分子を介した Lys53/Asp168 とイミダゾールの N の間、また Met109 の主鎖の NH と阻害剤の中心部のカルボキサミドの O との水素結合などである. Thr106 と Lys53 の脂肪族鎖から構成される深部ポケットへ先端部分のジフルオロフェニルが入り込むことによって、強い疎水性相互作用が形成されている. 不思議なことに、蝶番領域に沿って伸展しているオキサルアミドはタンパク質とはまったく相互作用していない. このシリーズにおいては、深部疎水性ポケットへの結合が重要であり、Scios 社の設計においては配座の制約されたリンカーの導入で末端部分のベンジル基がポケットに入り込むようになっていると考えられる.

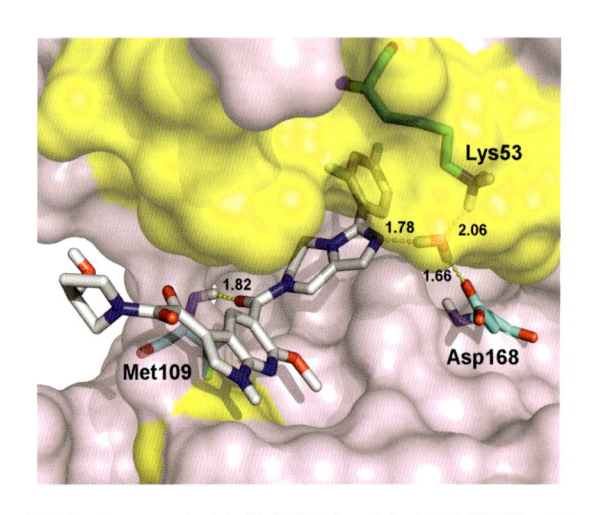

図 13・7 p38α とイミダゾピラジン (**8**) の縮合環構造で配座を制約された Scios-469 の類似体の共結晶の X 線構造解析から、中心部のアミドカルボニルの O と Met109 との水素結合やイミダゾールの N, Asp168, Lys53 の水を介した水素結合など鍵となる相互作用が明らかになっている. Thr106 (図には示されていない) と Lys53 で形成されている深部疎水性ポケットは末端部のジフルオロフェニルで占められている (PDB コード 2QD9).

図式 13・8 SKB 社の初期の研究から SB-203580 が合成されたが，その共結晶解析から Met109，Lys53 そして深部疎水性ポケットにおける鍵となる相互作用が明らかになっている．それにひき続く Roche 社や Pfizer 社の努力により，強力な阻害剤を生み出した SKB 社シリーズの周辺化合物がいくつか見いだされている．Met109 の主鎖の NH との水素結合を目指した縮合複素環の導入は 9 をもたらした．さらに 9 は通常の相互作用に加え，チアゾールの S と Tyr35 の環構造部分の強いファンデルワールス相互作用による P ループの崩壊をひき起こす．

五員環複素環骨格

一般によく知られている p38α 阻害剤は，SmithKline Beecham (SKB) 社によって初期に報告された三置換イミダゾールの SB-203580 (図式 13・8) に基づいて設計された[1),32)]．さらに中心のイミダゾール核の他の五員環への置換が試みられた．最近では中心部の縮合環に焦点が絞られ，Roche 社のピロロピリジンなどの例がある[33)]．図式 13・8 に示す Pfizer 社の二つの化合物のような Met109 との相互作用を目指した改変も行われている[34),35)]．同時に Bristol-Myers Squibb (BMS) 社は基本骨格にオキサゾールとイミダゾールを用いたベンゾチアゾールを提出している[36)]．オキサゾールの一例として，p38α の IC$_{50}$=6.4 nM，LPS/TNFα 系の IC$_{50}$=40 nM の 9 と p38α 複合体の結晶構造を図 13・8 に示す．予想どおり，フルオロフェニル部分は深部疎水性ポケットに入り込んでいた．興味深いことに蝶番領域の Met109 はリガンドを含む 2-アミノチアゾールと二つの水素結合を形成していた．Lys53 はオキサゾールの N に十分近接しており，もう一つの水素結合が形成できそうである．予想外だったのは Tyr35 がチアゾールの S と強いファンデルワールス相互作用を形成し，p38α の P ループが崩壊していた点であった．これは典型的な p38 阻害剤にはみられない特有の疎水性相互作用の存在を示している．また，蝶番領域の入口付近に 2-イソプロピ

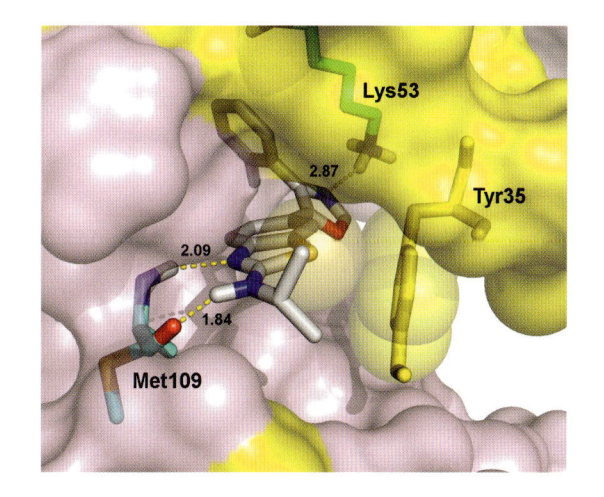

図 13・8 p38α とベンゾチアゾール-オキサゾール (9) の共結晶の X 線構造解析は Met109 および Lys53 における予想された水素結合を示している．さらに阻害剤によってもたらされた，チアゾールの S と Tyr35 の強いファンデルワールス相互作用による P ループの崩壊が明らかである (PDB コード 3C5U)．

ルアミンによる弱いが重要な疎水性相互作用が見いだされている．この部分をアルキル基で置換すると，たとえばエチル基とブチル基でそれぞれ IC$_{50}$=1.6 nM および IC$_{50}$=16 nM のように結合親和性が変化した．

結局，立体構造に基づく医薬品設計からつぎのことが明らかになった．

1. 新規なリガンドの末端構造を，3-メチル-5-ベンズアミドのような深部疎水性ポケットに入り込めるようにする．
2. 蝶番領域のMet109に加え，結合部位の奥に位置するLys53/Glu71/Asp168と相互作用できるように水素結合受容基を導入する．
3. DFG-out構造のTyr169を利用できるようにする．
4. 蝶番領域の疎水性チャネルに位置するアルキル基やアリル基の微小な影響およびTyr35とチアゾールのSと特殊なファンデルワールス相互作用を利用する．

現代の創薬において，これらのすべての試みは，有望な候補化合物の研究から構造に基づく医薬品設計の価値と影響を検証することにより，リード化合物の開発へと結び付いている．

文　献

1) Lee, J. C.; Laydon, J. T.; McDonnell, P. C.; Gallagher, T. F.; Kumar, S.; Green, D.; McNulty, D.; Blumenthal, M. J.; Heyes, J. R.; Landvatter, S. W.; Strickler, J. E.; McLaughlin, M. M.; Siemens, I. R.; Fisher, S. M.; Livi, G. P.; White, J. R.; Adams, J. L.; Young, P. R. A protein kinase involved in the regulation of inflammatory cytokine biosynthesis. *Nature* 1994, *372*, 739-746
2) Hale, K. K.; Trollinger, D.; Rihanek, M.; Manthey, C. L. Differential expression and activation of p38 mitogen-activated protein kinase α, β, γ and δ in inflammatory cell lineages. *J. Immunol.* 1999, *162*, 4246-4252.
3) Lee, J. C.; Kassis, S.; Kumar, S.; Badger, A.; Adams, J. L. p38 mitogen-activated protein kinase inhibitors-mechanisms and therapeutic potentials. *Pharmacol. Ther.* 1999, *82*, 389-397.
4) Chen, Z.; Gibson, T. B.; Robinson, F.; Silvestro, L.; Pearson, G.; Xu, B.-E.; Wright, A.; Vanderbilt, C.; Cobb, M. H. MAP kinases. *Chem. Rev.* 2001, *101*, 2449-2476.
5) Dambach, D. M. Potential adverse effects associated with inhibition of p38. α/β MAP kinases. *Curr. Top. Med. Chem.* 2005, *5*, 929-939.
6) Pearson, G.; Robinson, F.; Gibson, T. B.; Xu, B.-E.; Karandikar, M.; Berman, K.; Cobb, M. H. Mitogen-activated protein (MAP) kinase pathways: Regulation and physiological functions. *Endocr. Rev.* 2001, *22*, 153-183.
7) Schieven, G. L. The biology of p38 kinase: a central role in inflammation. *Curr. Top. Med. Chem.* 2005, *5*, 921-928.
8) Boehm, J. C.; Adams, J. L. New inhibitors of p38 kinase. *Expert Opin. Ther. Pat.* 2000, *10*, 25-37.
9) Chakravarty, S.; Dugar, S. Inhibitors of p38a MAP kinase. *Ann. Rep. Med. Chem.* 2002, *37*, 177-186.
10) Cirillo, P. F.; Pargellis, C.; Regan, J. The non-diaryl heterocycle class of p38 MAP kinase inhibitors. *Curr. Top. Med. Chem.* 2002, *2*, 1021-1035.
11) Doweyko, A. M.; Wrobleski, S. T. A comparison of p38 inhibitor-protein structures. *Am. Drug Discov.* 2006, *1*, 47-52.

12) Dumas, J.; Sibley, R.; Riedl, B.; Monahan, M. K.; Lee, W.; Lowinger, T. B.; Redman, A. M.; Johnson, J. S.; Kingery-Wood, J.; Scott, W. J.; Smith, R. A.; Bobko, M.; Schoenleber, R.; Ranges, G. E.; Housley, T. J.; Bhargava, A.; Wilhelm, S. M.; Shrikhande, A. Discovery of a new class of p38 kinase inhibitors. *Bioorg. Med. Chem. Lett.* 2000, *10*, 2047-2050.
13) Dumas, J.; Smith, R. A.; Lowinger, T. B. Recent developments in the discovery of protein kinase inhibitors from the urea class. *Curr. Opin. Drug Discov. Dev.* 2004, *7*, 600-616.
14) Hanson, G. Inhibitors of p38 kinase. *Expert Opin. Ther.* 1997, *7*, 729-733.
15) Jackson, P. F.; Bullington, J. L. Pyridinylimidazole based p38 MAP kinase inhibitors. *Curr. Top. Med. Chem.* 2002, *2*, 1011-1020.
16) Salituro, F. G.; Germann, U. A.; Wilson, K. P.; Benis, G. W.; Fox, T.; Su, M. S.-S. Inhibitors of p38 MAP kinase: therapeutic intervention in cytokine-mediated diseases. *Curr. Med. Chem.* 1999, *6*, 807-823.
17) Wrobleski, S. T.; Doweyko, A. M. Structural comparison of p38 inhibitor-protein complexes: a review of recent p38 inhibitors having unique binding interactions. *Curr. Top. Med. Chem.* 2005, *5*, 1005-1016.
18) Berman, H. M.; Westbrook, J.; Feng, Z.; Gilliland, G.; Bhat, T. N.; Weissig, H.; Shindyalov, I. N.; Bourne, P. E. The Protein Data Bank. *Nucleic Acids Res.* 2000, *28*, 235-242.
19) Lin, T. H.; Metzger, A.; Diller, D. J.; Desai, M.; Henderson, I.; Ahmed, G.; Kimble, E. F.; Quadros, E.; Webb, M. L. Discovery and characterization of triaminotriazine aniline amides as highly selective p38 kinase inhibitors. *J. Pharmacol. Exp. Ther.* 2006, *318*, 495-502.
20) Leftheris, K.; Ahmed, G.; Chan, R.; Dyckman, A. J.; Hussain, Z.; Ho, K.; Hynes, J., Jr.; Letourneau, J.; Li, W.; Lin, S.; Metzger, A.; Moriarty, K. J.; Riviello, C.; Shimshock, Y.; Wen, J.; Wityak, J.; Wrobleski, S. T.; Wu, H.; Wu, J.; Desai, M.; Gillooly, K. M.; Lin, T. H.; Loo, D.; McIntyre, K. W.; Pitt, S.; Shen, D. R.; Shuster, D. J.; Zhang, R.; Diller, D.; Doweyko, A.; Sack, J.; Baldwin, J.; Barrish, J.; Dodd, J.; Henderson, I.; Kanner, S.; Schieven, G. L.; Webb, M. The discovery of orally active triaminotriazine aniline amides as inhibitors of p38 MAP kinase. *J. Med. Chem.* 2004, *47*, 6283-6291.
21) Chen, J. C.; Xu, S. L.; Wawrzak, Z.; Basarab, G. S.; Jordan, D. B. Structure-based design of potent inhibitors of scytalone dehydratase: displacement of a water molecule from the active site. *Biochemistry* 1998, *37*, 17735-17744.
22) Wissner, A.; Berger, D. M.; Boschelli, D. H.; Floyd, B.; Greenberger, L. M.; Gruber, B. C.; Johnson, B. D.; Mamuya, N.; Nilakantan, R.; Reich, M. F.; Shen, R.; Tsou, H.-R.; Upeslacis, E.; Wang, Y. F.; Wu, B.; Ye, F.; Zhang, N. 4-Anilino-6,7-dialkoxyquinoline-3-carbonitrile inhibitors of epidermal growth factor receptor kinase and their bioisosteric relationship to the 4-anilino-6,7-dialkoxyquinazoline inhibitors. *J. Med. Chem.* 2000, *43*, 3244-3256.
23) Liu, C.; Wrobleski, S. T.; Lin, J.; Ahmed, G.; Metzger, A.; Wityak, J.; Gillooly, K. M.; Shuster, D. J.; McIntyre, K. W.; Pitt, S.; Shen, D. R.; Zhang, R. F.; Zhang, H.; Doweyko, A. M.; Diller, D.; Henderson, I.; Barrish, J. C.; Dodd, J. H.; Schieven, G. L.; Leftheris, K. 5-Cyanopyrimidine derivatives as a novel class of potent, selective, and orally active inhibitors of p38α MAP kinase. *J. Med. Chem.* 2005, *48*, 6261-6270.
24) Hynes, J., Jr.; Dyckman, A. J.; Lin, S.; Wrobleski, S. T.; Wu, H.; Gillooly, K. M.; Kanner, S. B.; Lonial, H.; Loo, D.; McIntyre, K.

W.; Pitt, S.; Shen, D. R.; Shuster, D. J.; Yang, X.; Zhang, R.; Behnia, K.; Zhang, H.; Marathe, P. H.; Doweyko, A. M.; Tokarski, J. S.; Sack, J. S.; Pokross, M.; Kiefer, S. E.; Newitt, J. A.; Barrish, J. C.; Dodd, J.; Schieven, G. L.; Leftheris, K. Design, synthesis, and anti-inflammatory properties of orally active 4-(phenylamino)-pyrrolo[2,1-f][1,2,4]triazine p38α mitogen-activated protein kinase inhibitors. *J. Med. Chem.* **2008**, *51*, 4-16.

25) Hunt, J. T.; Mitt, T.; Borzilleri, R.; Gullo-Brown, J.; Fargnoli, J.; Fink, B.; Han, W.-C.; Mortillo, S.; Vite, G.; Wautlet, B.; Wong, T.; Yu, C.; Zheng, Z.; Bhide, R. Discovery of the pyrrolo[2,1-f][1,2,4]triazine nucleus as a new kinase inhibitor template. *J. Med. Chem.* **2004**, *47*, 4054-4059.

26) Pargellis, C.; Tong, L.; Churchill, L.; Cirillo, P. F.; Gilmore, T.; Graham, A. G.; Grob, P. M.; Hickey, E. R.; Moss, N.; Pav, S.; Regan, J. Inhibition of p38 MAP kinase by utilizing a novel allosteric binding site. *Nat. Struct. Biol.* **2002**, *9*, 268-272.

27) Wrobleski, S. T.; Lin, S.; Hynes, J.; Wu, H.; Pitt, S.; Shen, D. R.; Zhang, R.; Gillooly, K. M.; Shuster, D. J.; McIntyre, K. W.; Doweyko, A. M.; Kish, K. F.; Tredup, J. A.; Duke, G. J.; Sack, J. S.; McKinnon, M.; Dodd, J.; Barrish, J. C.; Schieven, G. L.; Leftheris, K. Synthesis and SAR of new pyrrolo[2,1-f][1,2,4]triazines as potent p38α MAP kinase inhibitors. *Bioorg. Med. Chem. Lett.* **2008**, *18*, 2739-2744.

28) Das, J.; Moquin, R. V.; Pitt, S.; Zhang, R.; Shen, D. R.; McIntyre, K. W.; Gillooly, K. M.; Doweyko, A. M.; Sack, J. S.; Zhang, H.; Kiefer, S. E.; Kish, K. F.; McKinnon, M.; Barrish, J. C.; Dodd, J.; Schieven, G. L.; Lefterheris, K. Pyrazolo-pyrimidines: a novel heterocyclic scaffold for potent and selective p38α inhibitors. *Bioorg. Med. Chem. Lett.* **2008**, *18*, 2652-2657.

29) Hynes, J.; Wu, H.; Pitt, S.; Shen, D. R.; Zhang, R.; Schieven, G. L.; Gillooly, K. M.; Shuster, D. J.; Taylor, T. L.; Yang, X.; McIntyre, K. W.; McKinnon, M.; Zhang, H.; Marathe, P. H.; Doweyko, A. M.; Kish, K.; Kiefer, S. E.; Sack, J. S.; Newitt, J. A.; Barrish, J. C.; Dodd, J.; Leftheris, K. The discovery of (R)-2-(sec-butylamino)-N-(2-methyl-5-(methylcarbamoyl)phenyl) thiazole-5-carboxamide (BMS-640994) - A potent and efficacious p38α MAP kinase inhibitor. *Bioorg. Med. Chem. Lett.* **2008**, *18*, 1762-1767.

30) Mavunkel, B. J.; Chakravarty, S.; Perumattam, J. J.; Luedtke, G. R.; Liang, X.; Lim, D.; Xu, Y.-J.; Laney, M.; Liu, D. Y.; Schreiner, G. F.; Lewicki, J. A.; Dugar, S. Indole-based heterocyclic inhibitors of p38α MAP kinase: designing a conformationally restricted analogue. *Bioorg. Med. Chem. Lett.* **2003**, *13*, 3087-3090.

31) Dhar, T. G. M.; Wrobleski, S. T.; Lin, S.; Furch, J. A.; Nirschl, D. S.; Fan, Y.; Todderud, G.; Pitt, S.; Doweyko, A. M.; Sack, J. S.; Mathur, A.; McKinnon, M.; Barrish, J. C.; Dodd, J. H.; Schieven, G. L.; Leftheris, K. Synthesis and SAR of p38α MAP kinase inhibitors based on heterobicyclic scaffolds. *Bioorg. Med. Chem. Lett.* **2007**, *17*, 5019-5024.

32) Boehm, J. C.; Smietana, J. M.; Sorenson, M. E.; Garigipati, R. S.; Gallagher, T. F.; Sheldrake, P. L.; Breadbeer, J.; Badger, A. M.; Laydon, J. T.; Lee, J. C.; Hillegass, L. M.; Griswold, D. E.; Breton, J. J.; Chabot-Fletcher, M. C.; Adams, J. L. 1-Substituted 4-aryl-5-pyridinylimidazoles: a new class of cytokine suppressive drugs with low 5-lipoxygenase and cyclooxygenase inhibitory potency. *J. Med. Chem.* **1996**, *39*, 3929-3937.

33) Trejo, A.; Arzeno, H.; Browner, M.; Chanda, S.; Cheng, S.; Comer, D. D.; Dalrymple, S. A.; Dunten, P.; Lafargue, J.; Lovejoy, B.; Freire-Moar, J.; Lim, J.; McIntosh, J.; Miller, J.; Papp, E.; Reuter, D.; Roberts, R.; Sanpablo, F.; Saunders, J.; Song, K.; Villasenor, A.; Warren, S. D.; Welch, M.; Weller, P.; Whiteley, P. E.; Zeng, L.; Goldstein, D. M. Design and synthesis of 4-azaindoles as inhibitors of p38 MAP kinase. *J. Med. Chem.* **2003**, *46*, 4702-4713.

34) Dombroski, M. A.; Letavic, M. A.; McClure, K. F.; Barberia, J. T.; Carty, T. J.; Cortina, S. R.; Csiki, C.; Dipesa, A. J.; Elliott, N. C.; Gabel, C. A.; Jordan, C. K.; Labasi, J. M.; Martin, W. H.; Peese, K. M.; Stock, I. A.; Svensson, L.; Sweeney, F. J.; Yu, C. H. Benzimidazolone p38 inhibitors. *Bioorg. Med. Chem. Lett.* **2004**, *14*, 919-923.

35) McClure, K. F.; Letavic, M. A.; Kalgutkar, A. S.; Gabel, C. A.; Audoly, L.; Barberia, J. T.; Braganza, J. F.; Carter, D.; Carty, T. J.; Cortina, S. R.; Dombroski, M. A.; Donahue, K. M.; Elliott, N. C.; Gibbons, C. P.; Jordan, C. K.; Kuperman, A. V.; Labasi, J. M.; LaLiberte, R. E.; McCoy, J. M.; Naiman, B. M.; Nelson, K. L.; Nguyen, H. T.; Peese, K. M.; Sweeney, F. J.; Taylor, T. J.; Trebino, C. E.; Abramov, Y. A.; Laird, E. R.; Volberg, W. A.; Zhou, J.; Bach, J.; Lombardo, F. Structure-activity relationships of triazolopyridine oxazole p38 inhibitors: identification of candidates for clinical development. *Bioorg. Med. Chem. Lett.* **2006**, *16*, 4339-4344.

36) Liu, C.; Lin, J.; Pitt, S.; Zhang, R. F.; Sack, J. S.; Kiefer, S. E.; Kish, K.; Doweyko, A. M.; Zhang, H.; Marathe, P. H.; Trzaskos, J.; McKinnon, M.; Dodd, J. H.; Barrish, J. C.; Schieven, G. L.; Leftheris, K. Benzothiazole based inhibitors of p38α MAP kinase. *Bioorg. Med. Chem. Lett.* **2008**, *18*, 1874-1879.

14

M. Katharine Holloway, Nigel J. Liverton
(訳：澤野頼子)

C型肝炎 NS3/4A プロテアーゼの新規 P_2-P_4 大環状阻害剤の構造に基づく医薬品設計

はじめに

C型肝炎ウイルス（HCV[a]）はフラビウイルス科に属するプラス鎖RNAウイルスである．HCVはおもにヒト血液の直接接触により感染し，その感染者は全世界で約1億7000万人に上る[1,2]．HCVは肝硬変や肝細胞癌などの慢性肝疾患をひき起こすおそれがある[3]．現在，HCVはヒト免疫不全ウイルス（HIV[b]）重複感染患者のおもな死亡原因となっており[4]，また，HCVによる肝疾患は肝移植の適応として最も多い疾患である[5]．アメリカ合衆国だけでも，C型肝炎による死亡者数は年間10,000〜12,000人に上ると報告されている[6]．

HCVは，HIVとは異なり，"治癒"が可能である．すなわち，患者は治療終了後にウイルス未検出状態が持続している，ウイルス学的著効（SVR[c]）に達することができるのである．最も患者の割合が多い遺伝子型1型に感染している場合，現在行われている標準的な治療法はPEG[d]（ポリエチレングリコール）化されたインターフェロン（IFN[e]）とリバビリンを48週間投薬することである[7]．この治療法は有効性に限度があること（遺伝子型1型の患者の約半数しか治療終了24週間後にSVRに達することができない）や重大な副作用（たとえば，注射部位炎症，インフルエンザ様症状，抑うつ，貧血など）により，多くの患者が治療を途中で中止してしまう．したがって，有効性の向上，治療期間の短縮化，そして，IFNを使用しないより簡便な投与法を用いた治療法の開発が切望されている．

ドラッグデザインの標的

近年，HCVの抗ウイルスの標的として有望なものがいくつか登場してきた[8]．HIVと同様に，鍵となるウイルス酵素（図14・1）の阻害に関する研究が重点的に進められた．そのような標的酵素の一つであるHCV NS3/4Aの阻

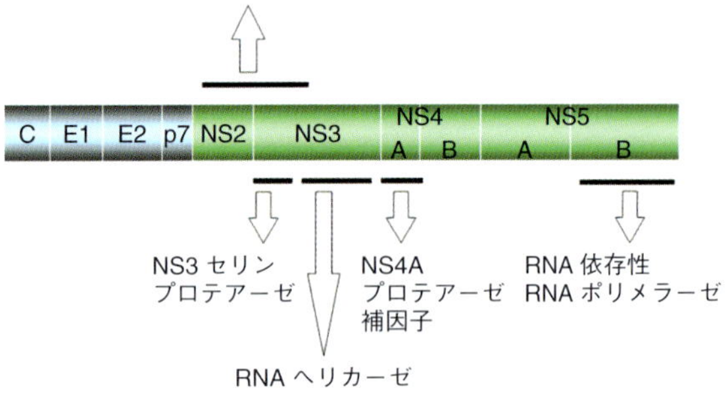

図14・1 HCVゲノムの構成〔構造タンパク質；青，非構造（NS）タンパク質；緑〕．主要な標的酵素には名前を付した．

害剤は，最も顕著な抗ウイルス効果を示したものといえよう[9,10]．NS3/4Aタンパク質の全長は，N末端のトリプシン様セリンプロテアーゼドメイン（残基1〜180），C末端のNTPアーゼ/ヘリカーゼドメイン（残基189〜626），および54残基のNS4A補因子から構成される．NS3/4Aセリンプロテアーゼは，NS3/4A連結部におけるシス切断，およびNS4A/4B，NS4B/5A，NS5A/5Bの各連結部におけるトランス切断を担っており[11]，ウイルス複製に不可欠な酵素である[12]．図14・2に示したNS3/4Aプロテアーゼの阻害剤であるBILN-2061（1）のような反応の速い可逆的な非共有結合性阻害剤[13]およびVX-950（テラプレビル，2）のような遅い反応で可逆的な共有結合によりセリンを捕捉する阻害剤[14]の両方については，臨床実験においても効果が実証された．

初期モデリング

既報のNS3プロテアーゼの残基1〜180のプロテアーゼドメインと1の類似体の複合体モデル構造図[15]では，阻害剤のP_2位のチアゾリルキノリン部位は比較的特徴の

---

a) hepatitis C virus b) Human immunodeficiency virus c) sustained virologic response d) polyethylene glycol e) interferon

図 14・2 NS3/4A プロテアーゼ阻害剤.

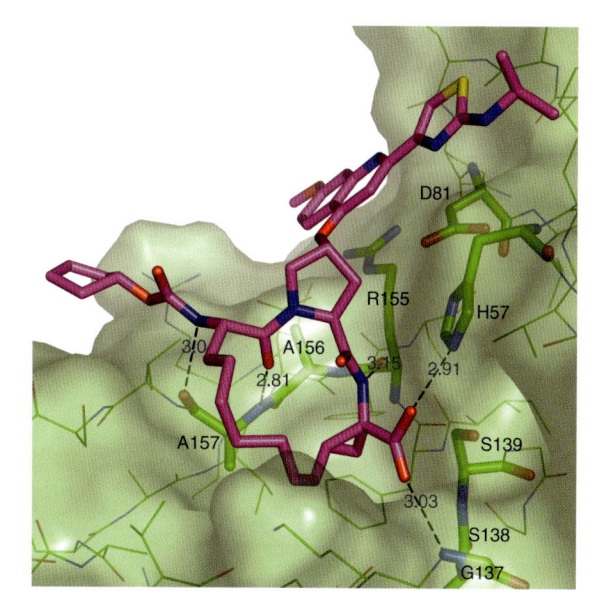

図 14・3 NS3/4A のプロテアーゼドメイン（緑）に結合した 1（赤紫）のモデル構造図．分子表面と主要なタンパク質-阻害剤相互作用を表示している．結合ポケットの浅さと阻害剤の溶媒露出表面，特に右上の P_2 位のチアゾリルキノリン基に注目しよう．

ない酵素表面上に位置している．この阻害剤の結合能は，一連のトリペプチド阻害剤のものと比較して著しく高い（>30,000 倍）[16]が，その理由はこのモデル構造からは説明できない．この複合体の結晶構造は得られていないため，先ほどの既報の図に基づき，また，データベースに登録されている NS3/4A プロテアーゼドメインの結晶構造（PDB コード 1JXP）[17]を利用して，NS3/4A プロテアーゼドメインの活性部位と 1 との複合体構造の予想モデルを作成した．図 14・3 は，NS3/4A プロテアーゼドメインの活性部位と 1 との結合予想図であり，特に P_2 位のチアゾリルキノリンの溶媒露出部位を示したものである．このように比較的浅く，溶媒に露出したプロテアーゼ活性部位に対して，強固に結合し，かつ，医薬品として使える NS3/4A プロテアーゼ阻害剤を開発することは，手や足をかける凹凸が少ない岩壁をよじ登るようなものだと形容されたこともあった．

かなり大きなヘリカーゼドメインを含む NS3/4A タンパク質全長と 1 との結合モデルを作成し，ヘリカーゼが阻害剤の結合にどのような役割を担っているかを解明することにした．当然，この結合状態モデルは構造活性相関（SAR[a]）の実測データと一致している必要がある．しかし，阻害剤が結合した NS3/4A 全長の立体構造は現在のところ得られていない．そこで，一本鎖型 NS3/4A タンパク質のアポ酵素の構造[18]を初期モデルとした（図 14・4）．

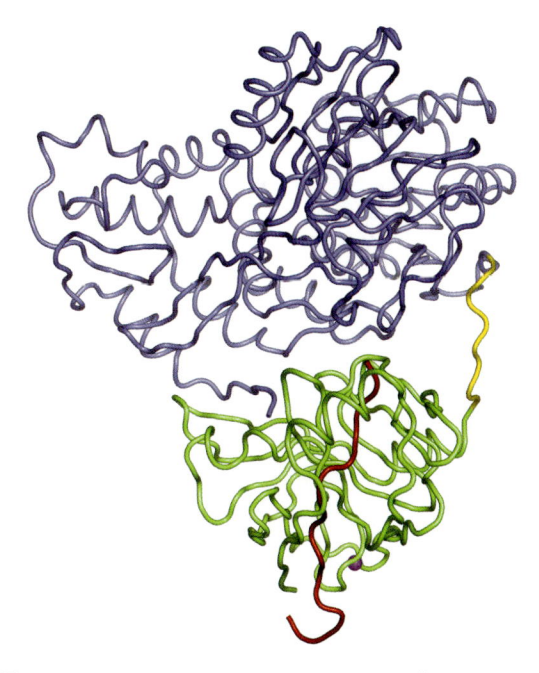

図 14・4 HCV NS3/4A 全長の X 線結晶構造[18]（NS3 プロテアーゼ；緑，連結領域；黄，NS3 ヘリカーゼ；青，NS4A；赤，構造上の亜鉛；紫）．NS3/4A 連結部の切断に働く NS3 プロテアーゼの触媒部位を NS3 ヘリカーゼの C 末端がふさいでいることに注目しよう．

a) structure-activity relationship

この構造において、ヘリカーゼドメインの C 末端の 6 残基（DLEVVT）は NS3 プロテアーゼの活性部位をふさぎ、12 本の水素結合を形成し、その接触面積は約 500 Å^2 である。阻害剤が結合できるようなコンホメーション変化を模倣するため、これらの 6 残基は削除した。さらに、1 のモデルを収容するため、タンパク質中の数個の側鎖（Arg-155 や Gln526 など）の配置を結晶構造から手動で調整した。続いて MMFF[a),19)～23)] を用いて、この複合体のエネルギー最小化を行い、阻害剤の原子から 4 Å 以内にあるすべての側鎖は互いに接触していない状態にした。最終的に得られた NS3/4A タンパク質全長と 1 との結合モデルを図 14・5 に示す。

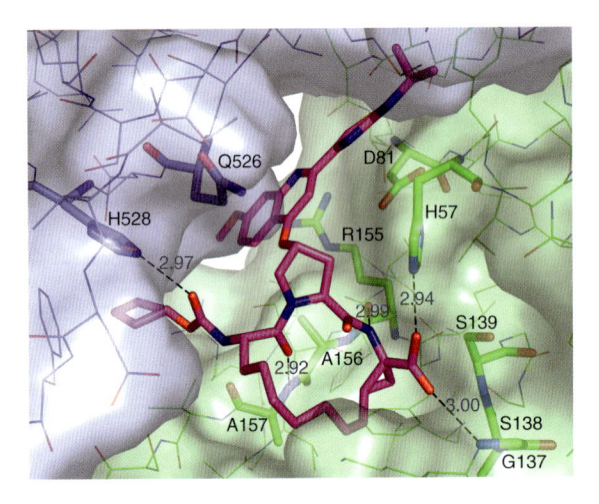

図 14・5 NS3/4A 全長（プロテアーゼ；緑、ヘリカーゼ；青）に結合した 1（赤紫）のモデル構造図。主要なタンパク質-阻害剤相互作用を表示している。

バーチャル設計

この結合モデルの解析から、ヘリカーゼドメインは P$_2$ 部分を覆っており、チアゾリル基を収容するポケットを形成していることが示唆された（図 14・5 に青で示したのがヘリカーゼドメインの表面）。ヘリカーゼの His528 と阻害剤のカルバメートの酸素の間、および同じく Gln526 とキノリンの間に特異的な相互作用がみられた。この NS3/4A 全長の結晶構造と阻害剤とのモデリングによって、構造活性相関の実測データとよく一致する結合状態をつくり出すことができ、その結果、筆者らのコンピューター支援医薬品設計に、より適切な情報を与えると考えられた。さらに重要なことは、この研究によって、カルバメートシクロペンタンとキノリン環との結合部を収容する空間が存在することが明らかになったことである。ヘリカーゼのアポ構造（図 14・6）の C 末端に 1 のモデルを重ねて再検証したところ、Glu628 の側鎖が候補リンカーと同じ空間を占めることが示された。これらの結果を総合すると、P$_4$ シクロペンチル-P$_2$ キノリンの大環状分子をもとに改変し、構造的に異なる一連の阻害剤をつくることが可能であることが強く示唆された。

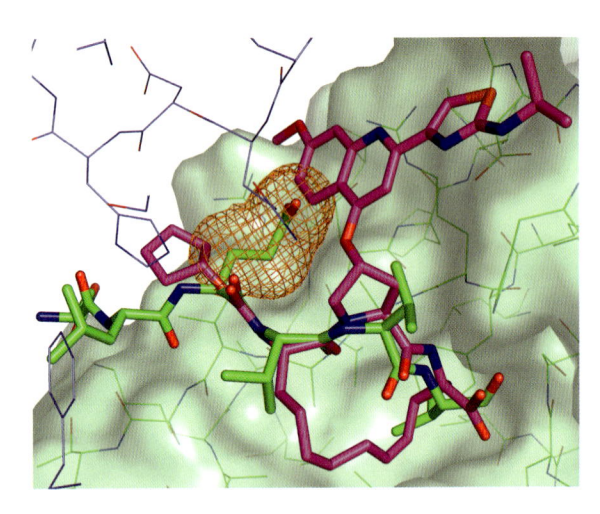

図 14・6 ヘリカーゼの C 末端（緑）を含む NS3/4A 全長に結合した 1（赤紫）のモデル構造図を再構築し、Glu628 の側鎖を網状（オレンジ色）で強調している。ヘリカーゼドメイン（青）の分子表面は見やすくするために割愛している。

最初の標的はカルバメート誘導体の 3a～3d（図 14・7）であった。これらは P$_1$-P$_3$ の大環状リンカーを切断し、P$_2$-P$_4$ にリンカーを新たに形成させる提案であり、さまざまな類似体を迅速に合成できるように P$_2$ 位に 2-フェニルキノリンを導入した。これらの阻害剤候補のモデルは酵素全長と 1 との結合モデルから作成した。3a～3d における大環状リンカーの柔軟性は、ディスタンスジオメトリー

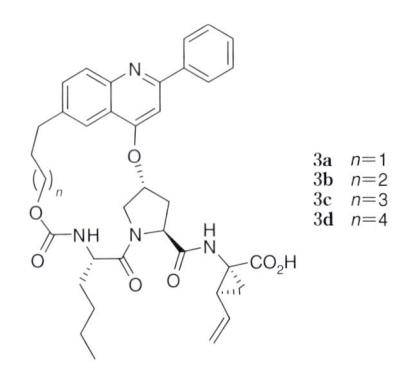

3a n=1
3b n=2
3c n=3
3d n=4

図 14・7 初期の P$_2$-P$_4$ 大環状目的化合物 3a～3d。

---

a) Merk Molecular Force Field

法を用いて作成した25個の配座異性体を用いて計算した[24),25)]．結合状態はMMFF[19)~23)]を用いてエネルギー最小化を行い，その際，**1**のモデルの各原子から10Å以内にあるすべての残基を選択し，堅い構造のNS3/4Aの活性部位における距離依存比誘電率（$\varepsilon=2r$）を用いた．酵素中の滴定可能な残基はすべて荷電した状態とし，すべての阻害剤はカルボキシラートと規定した．リガンドに対するコンホメーションエネルギーが最も低い状態を選び，それに相当するリガンドに対する酵素のエネルギー比（E_{inter}）と同じ活性部位のX-Score[26)]に基づき評価を行った．予測された結合状態を図14・8に重ねて表示した．どちらの評価法によっても，5炭素および6炭素のリンカーは最大活性を示すと予測された（表14・1）．

表14・1 *in vitro*活性[†1]

化合物	モデリング E_{inter}	X-Score	1b型 K_i[nM]	1b型複製 EC$_{50}$[†2][nM] 10% FBS[†3]	50% NHS[†3]
1			0.3	3	19
2			93	1,100	4,800
3a	−69.5	8.09	2,000	—	—
3b	−70.5	8.26	145	6,100	>100,000
3c	−71.1	8.36	8.5	1,150	5,600
3d	−71.4	8.44	25	1,200	9,100
4			4,400	—	—
5			40	4,800	>100,000
6			<0.016	6.7	26
7			<0.016	13	25
8a			0.07	4.5	14
8b			0.18	8.7	46

[†1] データは3回以上の測定値の幾何平均値である．
[†2] 50% 効果濃度；50% effective concentration
[†3] FBS：ウシ胎児血清（fetal bovine serum），NHS：正常ヒト血清（normal human serum）

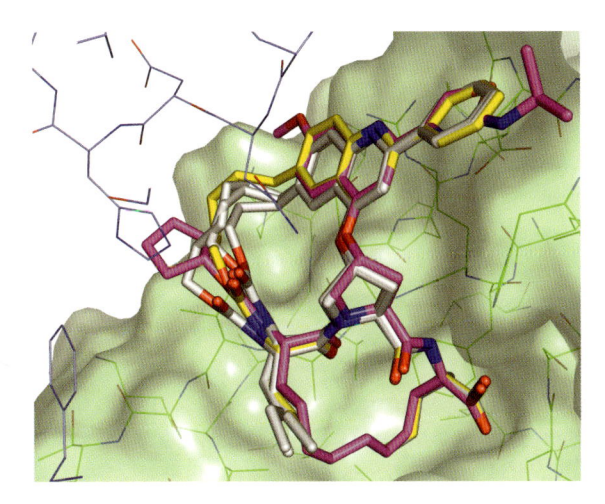

図14・8 P$_2$–P$_4$大環状目的化合物**3a~3d**と**1**（赤紫）のモデルを重ねたモデル構造図．**3c**（黄）の最適な大環状環が**1**と最もよく重なっているように見え，これは表14・1に示したスコアによる結果および*in vitro*活性とも一致している．ヘリカーゼドメイン（青）の分子表面は見やすくするために割愛している．

概念実証試験

高収率の閉環メタセシス（RCM[a)]）法によって目的化合物を調製した[27)]．化合物**3a**は炭素数3のリンカーを有しており，遺伝子型1b型のNS3/4A酵素阻害活性測定[28)]では，その活性は2000 nMとなり，まさに中程度の活性であった（表14・1）．一方，モデリングの結果に従って，リンカーの長さを伸長すると劇的に阻害活性が上昇し，ペンチルリンカーをもつ**3c**の場合は8.5 nMとなり最適な活性を示した．これについては，遺伝子型1b型の細胞を用いた複製活性も同様に上昇した．類似した合成方法でキノリンの5位置換誘導体である**4**を合成したところ，その阻害活性は著しく低下した（K_i=4400 nM）ことから，キノリン上の結合位置は重要であることが示された（図14・9）．さらに，非環状の類似体**5**の合成によって，効能の向上，特に細胞を用いた複製活性の向上は，大環状化を通じて得られるものであることが証明された．

リード化合物の最適化

先行研究によって，カルボン酸の機能性はシクロプロピルスルホンアミドに置換しても維持されることが証明され[30)]，この戦略を**3c**に適用し**6**を作製したところ，NS3/4Aプロテアーゼに対してnMオーダー以下の阻害活性（K_i<0.016 nM）を示した．残念ながら，肝臓曝露に十分な量を与えるために，**6**をラットに対して5 mg/kgの用量で経口投与したところ，4時間後の肝臓中での化合物濃度は低く（0.2 μM），血漿中にはほとんど検出されなかった（表14・2）．それに対して，P$_3$位の*n*-ブチル基を

表14・2 主要化合物の薬物動態学的データ[†]

化合物	C_{max} [nM]	血漿 AUC 0~4時間後 [μM·h]	4時間後の肝臓中濃度 [μM]
6	7	0.006	0.2
7	6	0.01	3.9
8a	240	0.36	18.6
8b	110	0.27	13.4

[†] 化合物はPEG400に溶解し，5 mg/kgの用量で経口投与した．

a) ring closing metathesis

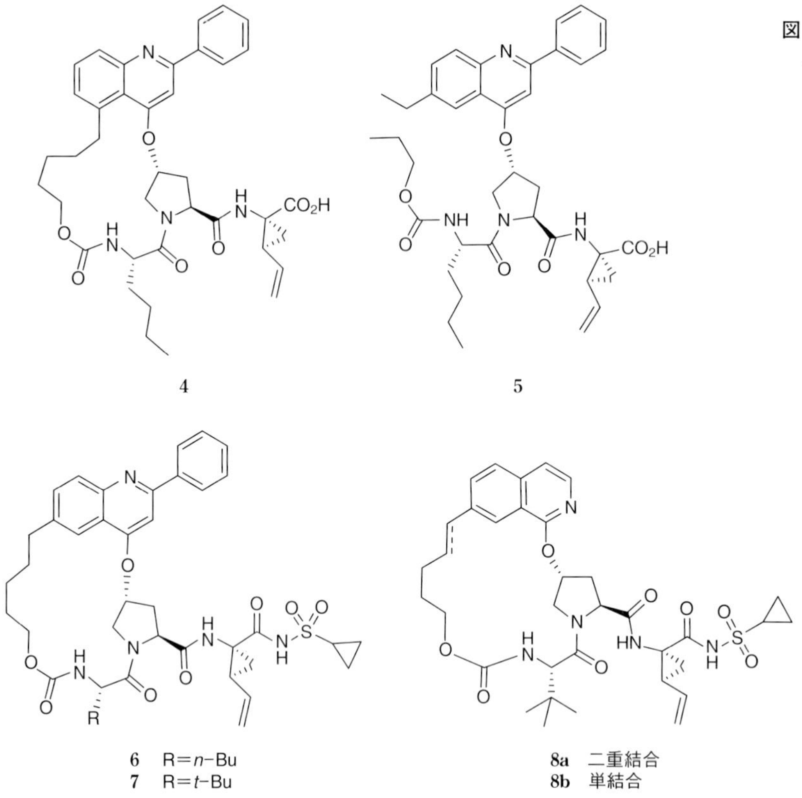

図 14・9 付加したキノリンおよびイソキノリンに基づく NS3/4A 阻害剤 4〜8.

4

5

6 R=n-Bu
7 R=t-Bu

8a 二重結合
8b 単結合

t-ブチル基に置換して得られた阻害剤 7 は，同様の in vitro 活性を示し，血漿中での濃度は改善されなかったが，肝臓へは効率よく分配され，4 時間後の組織中濃度は 3.9 μM であった．この微小な構造変化が肝臓中濃度に大きく影響を与えたことから，取込みは能動輸送体が仲介する過程によるものであることが強く示唆される．

このような大環状化法によって有意な肝臓曝露量を示す強力な化合物を創出できることを首尾よく証明できたので，筆者らはその戦略を P_2 部位の変換に拡大することにした．イソキノリンを P_2 位に導入することで強力な阻害剤を生成できることがすでに報告されていた[31]．効能が向上することに加えて，その非置換体でも，阻害剤の分子量がいくらか低下し，全身曝露量が改善する可能性があった．それを目指して，最適な 5 炭素長の大環状リンカーをもつ，イソキノリン類似体の 8a と 8b を調製した．両類似体は in vitro の酵素および複製を非常に強く阻害したが，何よりも肝臓への曝露量が劇的に改善し，4 時間後の肝臓中濃度は，8a が 18.6 μM，8b が 13.4 μM であった．さらに，両化合物ともにすぐに血漿中に明瞭に検出され，血中濃度-時間曲線下面積（AUC[a]）はおのおの，0.36 μM·h と 0.27 μM·h であった．どのような HCV の有望な治療法であっても，肝臓における持続的な曝露が重要であることは明白である．8a を 5mg/kg の用量で投与した場合，複製活性と比較して高い薬剤濃度（500 nM，50 % NHS 存在下の複製活性の EC_{50} の 35 倍に相当）が 24 時間後もラット肝臓で維持されていた．

より強力な類似体の 8a に関して詳細に評価したところ，他のセリンプロテアーゼに対する活性（トリプシンおよびキモトリプシンに対して，>50,000 倍の選択性），hERG[b]（ヒト遅延整流性カリウムイオンチャネル）結合能（IC_{50}[c] >30 μM），あるいは，広く使われている Panlabs スクリーン（>4000 倍の選択性）について，有意な活性を示さないことが明らかとなった．8a は代謝に影響されやすいと思われる，いくつかの機能性を有しているが，ラットに 4 回投与実験したところ，原型をとどめた状態でおもに胆汁に排泄された．

この部類の大環状分子のさらに魅力的な点は，1 のような P_1-P_3 大環状化合物とは対称的に，RCM の段階が必須と思われる，いずれの先行開発（分子内 Heck または鈴木反応，プロリンのアミドカップリング，あるいは，RCM

---

a) area under the blood concentration-time curve　b) human ether-a-a-go-go related gene　c) 50 % inhibitory concentration; 50 % 阻害濃度

を含む）に対しても，広範な大環状化法を適用できる可能性をもつ点である[32]．これに類似した P_2-P_4 環状化法を用いた化合物が報告されているが，この阻害剤は μM オーダーの中程度の活性しか示さなかった[33),34]．これらの化合物の一つとして，シクロプロピルアシルスルホンアミド類似体が合成されたが，効能にはほとんど影響がなかった[27]．

まとめ

要約すると，阻害剤が結合した NS3/4A プロテアーゼ全長構造の分子モデリングは，新規の一連の強力な大環状 NS3/4A プロテアーゼ阻害剤 **3a**〜**3d** の設計に重要な手段であることが証明された．そして，これらの阻害剤を最適化し，化合物 **8a** を創出した．**8a** の *in vitro* 活性や選択性，ラットに対する薬物動態学的データは，現在のところ HCV 治療に向けて臨床開発中の他の NS3/4A プロテアーゼ阻害剤のデータと比べても見劣りしないものである．

文献

1) Hepatitis C-global prevalence (update). *Weekly Epidemiology Record* **1999**, *74*, 425-427.
2) Alter, M. J. Epidemiology of hepatitis C. *Hepatology* **1997**, *26*, 62S-65S.
3) Liang, T. J.; Heller, T. VX-950, a novel hepatitis C virus (HCV) NS3-4A protease inhibitor, exhibits potent antiviral activities in HCV replicon cells. *Gastroenterology* **2004**, *127*, S62-S71.
4) Salmon-Ceron, D.; Lewden, C.; Morlat, P.; Bevilacqua, S.; Jougla, E.; Bonnet, F.; Heripret, L.; Costagliola, D.; May, T.; Chene, G. Liver disease as a major cause of death among HIV infected patients: role of hepatitis C and B viruses and alcohol. *J. Hepatol.* **2005**, *42*, 799-805.
5) Brown, R. S. Hepatitis C and liver transplantation. *Nature* **2005**, *436*, 973-978.
6) In *Management of Hepatitis C*: **2002**; National Institutes of Health, 2002. http://consensus.nih.gov/2002/2002HepatitisC2002116html.htm.
7) Poynard, T.; Marcellin, P.; Lee, S. S.; Niederau, C.; Minuk, G. S.; Ideo, G.; Bain, V.; Heathcote, J.; Zeuzem, S.; Trepo, C.; Albrecht, J. Randomised trial of interferon alpha2b plus ribavirin for 48 weeks or for 24 weeks versus interferon alpha2b plus placebo for 48 weeks for treatment of chronic infection with hepatitis C virus. International Hepatitis Interventional Therapy Group (IHIT). *Lancet* **1998**, *352*, 1426-1432.
8) Gordon, C. P.; Keller, P. A. Control of hepatitis C: a medicinal chemistry perspective. *J. Med. Chem.* **2005**, *48*, 1-20.
9) Thomson, J. A.; Perni, R. B. Hepatitis C virus NS3-4A protease inhibitors: countering viral subversion in vitro and showing promise in the clinic. *Curr. Opin. Drug Discov. Devel.* **2006**, *9*, 606-617.
10) Chen, S. H.; Tan, S. L. Discovery of small-molecule inhibitors of HCV NS3-4A protease as potential therapeutic agents against HCV infection. *Curr. Med. Chem.* **2005**, *12*, 2317-2342.
11) Bartenschlager, R.; Ahlborn-Laake, L.; Mous, J.; Jacobsen, H. Nonstructural protein 3 of the hepatitis C virus encodes a serine-type proteinase required for cleavage at the NS3/4 and NS4/5 junctions. *J. Virol.* **1993**, *67*, 3835-3844.
12) Kolykhalov, A. A.; Mihalik, K.; Feinstone, S. M.; Rice, C. M. Hepatitis C virus-encoded enzymatic activities and conserved RNA elements in the 3' nontranslated region are essential for virus replication in vivo. *J. Virol.* **2000**, *74*, 2046-2051.
13) Llinas-Brunet, M.; Bailey, M. D.; Bolger, G.; Brochu, C.; Faucher, A. M.; Ferland, J. M.; Garneau, M.; Ghiro, E.; Gorys, V.; Grand-Maitre, C.; Halmos, T.; Lapeyre-Paquette, .N.; Liard, F.; Poirier, M.; Rheaume, M.; Tsantrizos, Y. S.; Lamarre, D. Structure-activity study on a novel series of macrocyclic inhibitors of the hepatitis C virus NS3 protease leading to the discovery of BILN 2061. *J. Med. Chem.* **2004**, *47*, 1605-1608.
14) Perni, R. B.; Almquist, S. J.; Byrn, R. A.; Chandorkar, G.; Chaturvedi, P. R.; Courtney, L. F.; Decker, C. J.; Dinehart, K.; Gates, C. A.; Harbeson, S. L.; Heiser, A.; Kalkeri, G.; Kolaczkowski, E.; Lin, K.; Luong, Y. P.; Rao, B. G.; Taylor, W. P.; Thomson, J. A.; Tung, R. D.; Wei, Y.; Kwong, A. D.; Lin, C. Preclinical profile of VX-950, a potent, selective, and orally bioavailable inhibitor of hepatitis C virus NS3-4A serine protease. *Antimicrob. Agents Chemother.* **2006**, *50*, 899-909.
15) Tsantrizos, Y. S.; Bolger, G.; Bonneau, P.; Cameron, D. R.; Goudreau, N.; Kukolj, G.; LaPlante, S. R.; Llinas-Brunet, M.; Nar, H.; Lamarre, D. Macrocyclic inhibitors of the NS3 protease as potential therapeutic agents of hepatitis C virus infection. *Angew. Chem. Int. Ed. Engl.* **2003**, *42*, 1356-1360.
16) Laplante, R.; Llinas-Brunet, M. Dynamics and Structure-based Design of Drugs Targeting the Critical Serine Protease of the Hepatitis C Virus-From a Peptidic Substrate to BILN 2061. *Curr. Med. Chem. Antinfect. Agents* **2005**, *4*, 111-132.
17) Yan, Y.; Li, Y.; Munshi, S.; Sardana, V.; Cole, J. L.; Sardana, M.; Steinkuehler, C.; Tomei, L.; De Francesco, R.; Kuo, L. C.; Chen, Z. Complex of NS3 protease and NS4A peptide of BK strain hepatitis C virus: a 2.2 A resolution structure in a hexagonal crystal form. *Protein Sci.* **1998**, *7*, 837-847.
18) Yao, N.; Reichert, P.; Taremi, S. S.; Prosise, W. W.; Weber, P. C. Molecular views of viral polyprotein processing revealed by the crystal structure of the hepatitis C virus bifunctional protease-helicase. *Structure* **1999**, *7*, 1353-1363.
19) Halgren, T. A. Merck Molecular Force Field. I. Basis, form, scope, parameterization, and performance of MMFF94. *J. Comput. Chem.* **1996**, *17*, 490-519.
20) Halgren, T. A. Merck Molecular Force Field. II. MMFF94 van der Waals and electrostatic parameters for intermolecular interactions. *J. Comput. Chem.* **1996**, *17*, 520-552.
21) Halgren, T. A. Merck Molecular Force Field. III. Molecular geometries and vibrational frequencies for MMFF94. *J. Comput. Chem.* **1996**, *17*, 553-586.
22) Halgren, T. A.; Nachbar, R. B. Merck Molecular Force Field. IV. Conformational energies and geometries for MMFF94. *J. Comput. Chem.* **1996**, *17*, 587-615.
23) Halgren, T. A. Merck Molecular Force Field. V. Extension of MMFF94 using experimental data, additional computational data, and empirical rules. *J. Comput. Chem.* **1996**, *17*, 616-641.
24) Crippen, C. M.; Havel, T. F. *Distance Geometry and Molecular Conformation*. New York, NY: JohnWiley & Sons; **1988**.
25) Kuszewski, J.; Nilges, M.; Brunger, A. T. Sampling and efficiency of metric matrix distance geometry: a novel partial metrization algorithm. *J. Biomol. NMR* **1992**, *2*, 33-56.
26) Wang, R.; Lu, Y.; Fang, X.; Wang, S. An extensive test of 14

scoring functions using the PDBbind refined set of 800 proteinligand complexes. *J. Chem. Inf. Comput. Sci*. 2004, *44*, 2114‐2125.

27）Liverton, N. J.; Holloway, M. K.; McCauley, J. A.; Rudd, M. T.; Butcher, J. W.; Carroll, S. S.; DiMuzio, J.; Fandozzi, C.; Gilbert, K. F.; Mao, S. S.; McIntyre, C. J.; Nguyen, K. T.; Romano, J. J.; Stahlhut, M.; Wan, B. L.; Olsen, D. B.; Vacca, J. P. Molecular modeling based approach to potent P2-P4 macrocyclic inhibitors of hepatitis C NS3/4A protease. *J. Am. Chem. Soc*. 2008, *130*, 4607‐4609.

28）Mao, S. S.; DiMuzio, J.; McHale, C.; Burlein, C.; Olsen, D.; Carroll, S. S. A time-resolved, internally quenched fluorescence assay to characterize inhibition of hepatitis C virus nonstructural protein 3‐4A protease at low enzyme concentrations. *Anal. Biochem*. 2008, *373*, 1‐8.

29）Migliaccio, G.; Tomassini, J. E.; Carroll, S. S.; Tomei, L.; Altamura, S.; Bhat, B.; Bartholomew, L.; Bosserman, M. R.; Ceccacci, A.; Colwell, L. F.; Cortese, R.; De Francesco, R.; Eldrup, A. B.; Getty, K. L.; Hou, X. S.; LaFemina, R. L.; Ludmerer, S. W.; MacCoss, M.; McMasters, D. R.; Stahlhut, M. W.; Olsen, D. B.; Hazuda, D. J.; Flores, O. A. Characterization of resistance to non-obligate chain-terminating ribonucleoside analogs that inhibit hepatitis C virus replication in vitro. *J. Biol. Chem*. 2003, *278*, 49164‐49170.

30）Tu, Y.; Scola, P., Michael; Good, A., Charles; Campbell, J. A. Bristol-Myers Squibb. Preparation of prolinamide peptides as hepatitis C virus inhibitors: WO 2005054430, **2005**.

31）Wang, X. A.; Sun, L.-Q.; Sit, S.-Y.; Sin, N.; Scola, P. M.; Hewawasam, P.; Good, A. C.; Chen, Y.; Campbell, J. A. Bristol-Myers Squibb Hepatitis C Virus Inhibitors: US 6,995, 174, **2006**.

32）Nicola, T.; Brenner, M.; Donsbach, K.; Kreye, P. First Scale-Up to Production Scale of a Ring Closing Metathesis Reaction Forming a 15-MemberedMacrocycle as a Precursor of an Active Pharmaceutical Ingredient. *Org. Process Res. Dev*. 2005, *9*, 513‐515.

33）Marchetti, A.; Ontoria, J. M.; Matassa, V. G. Synthesis of Two Novel Cyclic Biphenyl Ether Analogs of an Inhibitor of HCV NS3 Protease. *Synlett* **1999**, S1, 1000‐1002.

34）Chen, K. X.; Njoroge, F. G.; Pichardo, J.; Prongay, A.; Butkiewicz, N.; Yao, N.; Madison, V.; Girijavallabhan, V. Potent 7-hydroxy-1, 2, 3, 4-tetrahydroisoquinoline-3-carboxylic acid-based macrocyclic inhibitors of hepatitis C virus NS3 protease. *J. Med. Chem*. 2006, *49*, 567‐574.

15

Andrew S. Murkin, Vern L. Schramm

（訳：清水敏之）

プリンヌクレオシドホスホリラーゼを標的とした遷移状態類似体設計

はじめに

　酵素を標的とした薬剤の中で最も強力なものは，触媒作用を行う化学反応の遷移状態に非常に高い類似性をもつものである．この章では，実験的に決められた酵素論的な遷移状態構造が，化学的に安定に設計される類似体であることを例証する．このような遷移状態類似体は基質類似体に比べ 10^6 以上も結合親和性が強い．このアプローチをドラッグデザインに役立たせるため，遷移状態形成の性質と，それが酵素と遷移状態類似体との間の強い相互作用にいかに関連しているかを理解する必要がある．

酵素論的な遷移状態形成

　すべての化学反応は反応座標系の中で最もエネルギーが高い不安定な構造である遷移状態を少なくとも一度は経て進む．その寿命は 100 fs（10^{-13} 秒）以下である．これは単結合が振動するのに要する時間であり，遷移状態は反応座標系では最も不安定な種である．触媒がない状態では，遷移状態形成の可能性はきわめて低い．酵素は大きな触媒反応速度を達成する．これは複合体の動的な動きによって遷移状態へと向かわせるような，基質と反応したりゆがめたりする官能基が活性部位の中に適切に配置されているためである．

　酵素論的な遷移状態形成に関する物理学的な手段は科学的な議論の的のままであるが，いくつかの理論が提唱されている．1940 年代初頭，Linus Pauling は，酵素は通常の基質分子に結合するのではなく，むしろ"活性化複合体"に対応したひずんだ立体配置をもつ基質分子に結合することを仮定した[1]．さまざまな酵素との相互作用によって基質がひずんだ立体配置になり，それによって化学反応が起こりやすくなり触媒反応の活性化エネルギーがより低くなることを提唱したのである．Wolfenden は後に，非酵素論的な遷移状態と酵素が結合した遷移状態との間の熱力学的な平衡を考慮に入れることによってこの理論をさらに発展させた（図 15・1）[2),3)]．非酵素論的な反応は，平衡定数 $K_{non}^{\ddagger}$，速度定数 k_{non} で遷移状態 $[S]^{\ddagger}$ を経て基質 S から

$$K_d^{\ddagger} = K_d \frac{K_{non}^{\ddagger}}{K_{enz}^{\ddagger}} = K_d \frac{k_{non}}{k_{enz}}$$

$$\approx 10^{-10} \sim 10^{-15} K_d$$

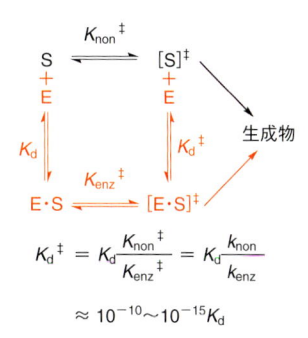

図 15・1　非酵素論的（黒）と酵素論的（赤）な遷移状態形成に対する平衡に関連した熱力学図．平衡定数を $K_{non}^{\ddagger}$，$K_{enz}^{\ddagger}$，ミカエリス複合体からの基質の解離定数を K_d，酵素から遷移状態の仮想的な解離定数を $K_d^{\ddagger}$ とする．透過係数は等しいと仮定して，$K_d^{\ddagger}$ は K_d に非酵素論的な反応速度定数 k_{non} と酵素論的な反応速度定数 k_{enz} との比をかけたものである．E は酵素，S は基質，$\ddagger$ は遷移状態を表す．

生成物へと進む．対応する酵素反応は解離定数 K_d によって与えられるミカエリス複合体 E・S，その後，速度定数 k_{enz}，平衡定数 K_{enz} によって与えられる酵素論的な遷移状態 $[E・S]^{\ddagger}$ となる．酵素と遷移状態との間の仮想的な結合平衡 $K_d^{\ddagger}$ により熱力学図が完成する．酵素が触媒する反応を非酵素論的な反応で割った速度の加速化率 k_{enz}/k_{non} は，遷移状態が基質に対しどれだけ強固に結合した度合いを表していて，典型的な場合 $10^{10} \sim 10^{15}$ にも及ぶ．

　遷移状態形成における関連した因子として，基底状態の不安定化がある．Wolfenden による遷移状態安定化モデルが，酵素との相互作用を安定化することを通して活性化エネルギー障壁を低下させることとほぼ同様に，Jencks や他の研究グループは，結合した基質との不安定化相互作用が遷移状態に向かうひずみをひき起こすことを示唆した（図 15・2）[4),5)]．これらの結合の相互作用が化学反応に関与するものとして，基質の官能基の脱水和，活性部位での基質の配置，幾何学的もしくは静電的な基質の不安定化があげられる[6]．この 3 番目の効果は Jencks によって"Circe 効果"と名付けられ，オロチジン-5'-リン酸デカ

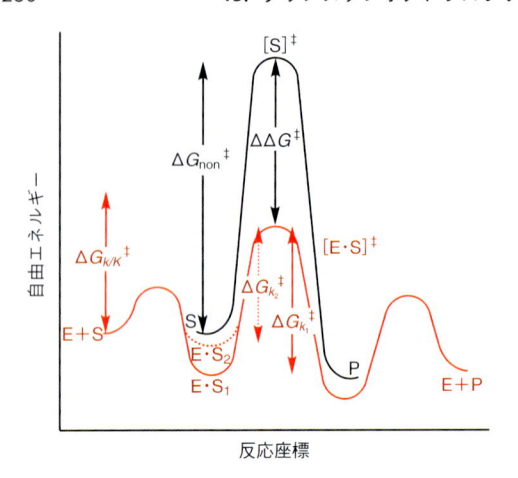

図15・2 遷移状態の安定化と基底状態の不安定化による酵素触媒．エネルギー障壁 $\Delta G_{non}^{‡}$ で基質 S から遷移状態 $[S]^{‡}$ を経て生成物に至る非酵素論的な反応（黒）に対する自由エネルギー図．酵素論的な反応（赤）においては，遷移状態 $[E\cdot S]^{‡}$ は $\Delta\Delta G^{‡}$ だけ安定化される．その結果 k_{cat}/K_m でのエネルギー障壁は $\Delta G_{k/K}^{‡}$（E+S から $[E\cdot S]^{‡}$）， k_{cat} でのエネルギー障壁は $\Delta G_{k_1}^{‡}$（E·S$_1$ から $[E\cdot S]^{‡}$）となる．ミカエリス複合体（E·S$_2$，点線で表す）での基底状態の不安定化に伴い，k_{cat}/K_m でのエネルギー障壁は変化しないが，k_{cat} でのエネルギー障壁は $\Delta G_{k_2}^{‡}$ に減少する．

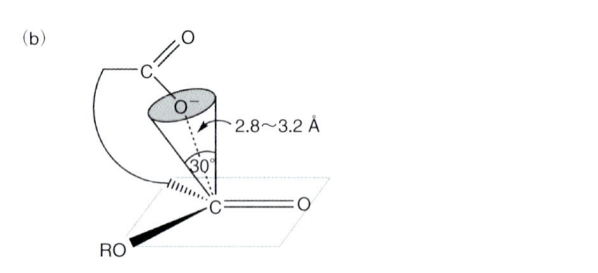

図15・3 近接攻撃配座異性体（NAC）によって示される近接効果．(a) 反応基同士が離れていて反応が起こらないジカルボン酸モノエステルは，環化反応を起こすために結合が回転して NAC にならなければならない．(b) (a) での環化反応における NAC の幾何学的な特徴．分子内の原子間距離は 2.8〜3.2 Å で，カルボニル基の平面に垂直な線に対し最適角 15° からの 30° 以内にあることが必要．［Lightstone と Bruice[10] を修正．］

ルボキシラーゼ（OMP[a]デカルボキシラーゼ）の反応機構で提唱された[7]．酵素は，基質のある領域でエネルギー的に有利な結合の相互作用を形成することにより基質を引き付けるが，これと同時に化学的な変化を起こす反応基を不安定化させるというものである．Richard とその共同研究者は，オロチジン-5′-リン酸デカルボキシラーゼが少なくとも 14 kcal/mol まで安定化するカルボアニオン中間体の形成を観測した．このことは酵素による 10^{17} にも及ぶ反応の加速には，遷移状態の安定化が大きく寄与していることを示唆している[8]．それゆえ，遷移状態の安定化と基底状態の不安定化は図15・2で表されているように，速度を増加させるために相補的に機能している．

酵素論的な遷移状態の形成に対する3番目の説明は，基質が反応コンホメーションになることである．Bruice とその共同研究者によれば，化学反応は近接攻撃配座異性体（NAC[b]）とよばれる，基質がある限られた配座異性体になったときのみ起こる．この配座異性体は反応する官能基が遷移状態形成に十分な幾何学的な配置で特徴づけられる[9]．NAC の例として，ジカルボン酸モノエステルが分子内環化反応により五もしくは六員環を形成する場合を示す［図15・3(a)］．コンピューターモデリングの結果，求核性の酸素原子とカルボニル基の炭素原子の間の距離が 2.8〜3.2 Å で，攻撃の角度が最適角 15° によって形成される 30°のコーン内であるときに NAC として存在できる［図15・3(b)］[10]．この近接効果は化合物の隣り合った基が関与するときに示されたものであり，議論の余地はあるが酵素の活性部位でも近接効果が生じている．NAC として存在する基質の配座異性体の数が多ければ多いほど，反応速度も大きくなる．つまり，酵素は E·S 複合体が NAC である可能性を高めることによって少なくとも部分的には反応速度を加速させるのである．

遷移状態の形成に関して支持されている最近の理論は，動的な動きが反応座標系と共役していることである．タンパク質内部での離散的な原子の振動［しばしば "タンパク質が促進する振動（PPV[c]）" とよばれる］が反応座標系に沿って結合の切断と形成が起こるよう協奏的に働く[11]．これらの促進的な動きは許容された振動モードに沿った酵素の動的な動きの結果である．PPV が一緒に機能しているとき，触媒を促進している基質と酵素の官能基は化学反応が進むにつれ遷移状態に向かって押し動かされている．PPV を支持する証拠の例はプリンヌクレオシドホスホリラーゼ（PNP[d]）[15]によって触媒されるリン酸化リボシルの転移反応であり，これと同様にアルコールデヒドロゲナーゼ[12]，ジヒドロ葉酸レダクターゼ[13],[14]，乳酸デヒドロゲナーゼ[11]によって触媒される水素の転移反応もその例である．PNP に関してはこの章の残りの節で議論する．図15・4 は PNP の His104Arg 変異体で示された反応と共

---

a) orotidine-5′-phosphpate　b) near-attack conformer　c) protein-promoting vibration　d) purine nucleoside phosphorylase

はじめに　231

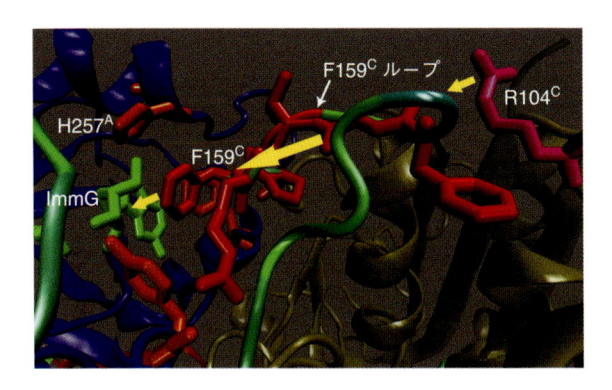

図15・4　Saen-Oonら[16]による分子動力学計算シミュレーションが示したプリンヌクレオシドホスホリラーゼの動的な摂動．Arg104（赤紫）の動きは，三量体タンパク質の二つのサブユニット（A；青，C；黄褐色）の界面にある触媒ループ中にあるPhe159（赤）の動きと共役している．つぎに，Phe159はリガンド（緑）であるImmGとリン酸（部分的に覆い隠されている），および隣接したサブユニット中の周囲の活性残基（オレンジ色）にぶつかる．動的摂動のベクトルは黄色矢印で示されている．[Saen-Oonら[16]を修正．]

によって近似される．その類似体が完全に模倣されたとしたら，遷移状態安定化エネルギー$\Delta\Delta G^{\ddagger}$はすべて結合エネルギーとなる[18),19)]．

　化学的に安定な模倣種の周りで酵素のコンホメーションが崩壊することによって遷移状態類似体が強固に結合する性質を，遷移状態理論の動的な視点から説明できる[20)]．化学的に不活性な遷移状態類似体は，遷移状態で見いだされる動的偏位を安定な酵素のコンホメーションに収束させる．その結果，触媒の動的な側面が静的な結合エネルギーへと変換されるのである．

　酵素論的な遷移状態によって形成される詳細な機構にもかかわらず，基質や生成物に比べ遷移状態類似体による信じられないほど強力な阻害は，その開発の重要性を際立たせる．図15・5は数百にも及ぶ既知酵素の標的の中から遷移状態類似体の例を示したものである[21)]．遷移状態類似体を設計するためには，まず遷移状態の構造を知らなければならない．

役した動的な動きを表したものである．Arg104（赤紫）は触媒残基（緑）からは離れているが，その動きはPhe159（赤）と共役しており，活性残基（オレンジ色）の動きに影響している[16)]．遷移状態形成の前述した理論は互いに両立できるものであり，一部あるいはすべてが大なり小なり含まれていることに注意すべきである．

遷移状態の模倣

　どのような遷移状態理論であれ，酵素の構造と機能の記述での本質的な特徴は共通である．すなわち，酵素は遷移状態を生み出すために最適に相互作用するように進化してきたということである．このことは，相対的に短時間（典型的にはミリ秒）のうちに安定な基質分子を不安定な構造にするよう集団的に作用する適切な官能基が巧みに配置されることによって達成されている．もし，化学的に安定な遷移状態がつくられ活性部位に導入されたら，大変強固に酵素と会合するだろうということは，数十年来受け入れられている[2),3),17)]．

　遷移状態を模倣したものが強固な結合を示すことは，遷移状態の安定化に関する熱力学的なモデル（前項参照）によって最もよく説明される．酵素と遷移状態の間の仮想的な結合平衡状態（図15・1）では，加速化率k_{enz}/k_{non}に等しい要因によって，遷移状態は基質よりもより強固にとらえられており，その"会合"エネルギーは$\Delta\Delta G^{\ddagger}$で与えられる（図15・2）．実際の熱力学平衡は，遷移状態の結合振動寿命以下のため存在することができないが，遷移状態が形成される瞬間の系を想像することは有益である．この相互作用エネルギーは，遷移状態類似体との真の結合平衡

アデノシンデアミナーゼ

デオキシコフォルマイシン
$K_d = 2.5$ pM

γ-グルタミルシステインシンテターゼ

スルホキシミン
$K_d = 39$ nM

シアリダーゼ（ノイラミニダーゼ）

ザナミビル
$K_d = 75 \sim 700$ pM
（さまざまなインフルエンザウイルス株）

図15・5　酵素論的な遷移状態とその化学的に安定な類似体．アデノシンデアミナーゼ[135)]，γ-グルタミルシステインシンテターゼ[136)]，シアリダーゼ（ノイラミニダーゼ）[137)]に対する阻害剤の解離定数が与えられている．

速度論的な同位体効果による遷移状態構造の決定

残念なことに遷移状態の構造は，X線解析や，核磁気共鳴（NMR[a]），赤外・ラマン分光，紫外・可視分光，質量分析法を含む安定な化合物を用いた分析的な方法によって決定することができない．寿命が単結合の振動以下なので，基底状態を用いる方法では明らかに不十分である．間接的な速度論的方法がある程度の構造的な情報を与えることができる．たとえば，基質中の官能基のさまざまな反応性（ハメットプロットで解析されたさまざまな pK_a や電子求引効果）が化学反応の反応座標系における遷移状態の位置を調べるために用いられる[22),23)]．しかしながら，酵素が触媒する反応では基質特異性が高いために，この方法の利用は通常制限される．上述のように強固に結合する阻害剤 ── 特に強固な阻害（nM あるいは pM 以下）が遷移状態の特徴を反映していると提唱されている ── は遷移状態の構造を探索するために用いられる．しかしながら，遷移状態構造に関する直接的な情報がなければ，阻害が遷移状態の模倣であるため信頼することはできない．遷移状態類似体ではない強固に結合する阻害剤はよく知られている（図 15・6）．

速度論的な同位体効果

遷移状態の性質は，遷移状態における基質内部の原子の伸縮および変角振動の振動頻度を基底状態のそれと比較することで表現できる．基質中のある特定の位置を同位体に置換することで，軽原子種と重原子種で異なった反応速度になることは古くから認められてきた．この現象は速度論的同位体効果（KIE[b]，図 15・7）として知られている．注目する原子周辺の結合環境が遷移状態であまり制限を受けないときは，軽原子と重原子が形成する結合の零点エネルギー（ZPE[c]）の差が小さくなる．それゆえ，軽原子種に対する速度定数は重原子種に対する速度定数よりも大きくなり，正常 KIE（すなわち $k_H/k_T > 1$）が得られる．対照的に遷移状態で結合環境が制限されるならば，零点エネルギーにおける違いは大きくなり，逆 KIE（すなわち $k_H/k_T < 1$）となる．KIE の大きさは基底状態と遷移状態の間で結合環境が変わる程度を示している．この情報によって反応中心および離れた位置での幾何学的な変化と同様，結合の生成，切断の程度がわかる．もし基質中の複数の位置に対し KIE を決めることができれば，コンピューターモデリングの助けを借りて遷移状態の構造を導き出すことが可能

ジヒドロ葉酸レダクターゼ

ジヒドロ葉酸
$K_m = 1\ \mu M$

メトトレキセート
$K_d = 58\ pM$

プリンヌクレオシドホスホリラーゼ

グアノシン
$K_m = 20\ \mu M$

9-デアザ-9-フェニルグアニン
$K_d = 5\ nM$

血液凝固 X_a 因子（プロテアーゼ）

Arg を含んでいる種々のペプチド
$K_m = 40 \sim 100\ \mu M$

リバロキサバン
$K_d = 400\ pM$

図 15・6 ジヒドロ葉酸レダクターゼとプリンヌクレオシドホスホリラーゼに対して強固に結合するが，遷移状態類似体ではない阻害剤．メトトレキセート[138]，9-デアザ-9-フェニルグアニン[139]，リバロキサバン[140]に対する解離定数とともに基質と K_m 値が与えられている．

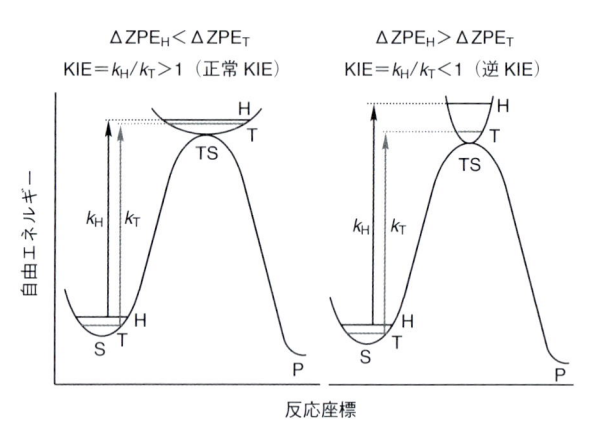

図 15・7 正常および逆速度論的同位体効果（KIE）の起源．基底状態（S）と遷移状態（TS）での軽原子同位体（H）と重原子同位体（T）との結合に対する零点エネルギー（ZPE）における違いは，対応する速度定数 k_H, k_T における違いとなる．遷移状態における緩い結合（左図）に対しては，軽原子同位体と重原子同位体の ZPE は接近しており，正常 KIE（$k_H > k_T$）となる．一方，遷移状態における強い結合（右図）では ZPE はもっと離れており，逆 KIE（$k_H < k_T$）となる．

---

a) nuclear magnetic resonance b) kinetic isotope effect c) zero point energy

になる[21),24)].

酵素論的な KIE の測定方法と遷移状態構造に関連した結果の解釈は以下の文献によくまとめられている[25)〜29)]. KIE の測定には二つのよく用いられる方法，競合的方法と非競合的（直接的）方法がある．直接的な方法は別々の実験で軽原子同位体置換体と重原子同位体置換体に対する反応速度の測定をする．速度定数の比が実験的な KIE を与える．それに対して競合的な方法は内標準として働くリモートの標識体と，重原子（たとえば，^{3}H）と軽原子（たとえば，リモートの ^{14}C と結合した ^{1}H）同位体置換体との混合物を用いるものである．通常の KIE は生成物中に軽く，早く反応する同位体（すなわち大きな ^{14}C/^{3}H 比をもつもの）が多くたまるが，反応しない基質の同位体比は減少する．実験的な KIE は反応前と部分的に酵素反応が進んだ後の同位体比を比較することで計算できる．反応条件は競合的方法ではどちらの種でも常に同一なので，直接的方法より 1 桁は正確であり，通常の遷移状態解析で用いられる優れた方法である[26),30)].

真の同位体効果

反応に対する遷移状態を立証するには，KIE が真であること，すなわち KIE は化学段階だけを反映していることが肝要である．最も単純な場合は化学作用の段階が律速段階でもあり最初の不可逆的な段階でもある場合である〔図 15・8(a)〕．しかしながら，酵素反応では異なった律速段階や最初に不可逆的な段階を含んだり〔図 15・8(b)〕，付随して速度論的に重要な段階を含む〔図 15・8(c)〕のが普通である．競合的方法の特徴はそれが酵素に特有な定数，k_{cat}/K_m（あるいは V_{max}/K_m，これらの同位体効果はよく V/K KIE としてよばれる）での同位体効果を反映し，それゆえ，非結合型の基質と最初の不可逆段階の間の原子振動数の変化を意味する，ということである．最初の不可逆段階に続き，結合種は反応を終了に向かって進行させることに関わり，これ以上の同位体の差異は起こらない．それゆえ，図 15・8(b) に示されるような状況は V/K KIE の測定に支障をきたさない．しかしながら V/K KIE を真の KIE であることを妨げる可能性は"結合性の"基質である．このような基質は一度酵素に結合すると，溶液中に解離していくよりも生成物に向かう傾向が非常に強い（すなわち，図 15・8(c) で $k_3 > k_2$）．これは触媒作用へのコミットメントあるいは単純にコミットメントとよばれ，観測された V/K KIE の大きさを真の KIE よりも常に小さくするようにしてしまう．その結果，コミットメントを減らしたり失くしたり，あるいはこの効果を定量化し補正できるような実験（たとえば，同位体トラップ[31)]）を付け足して行ったりするなど，異なった反応条件を選ばなくてはならない．より触媒効率に優れた酵素は触媒作用へのコミットメントが増加しており，"完全酵素"（すなわち，$k_{cat}/K_m \approx 10^9 \text{ M}^{-1}\cdot\text{s}^{-1}$）では完全なコミットメントを示し，KIE を示さないことを注意しておく．

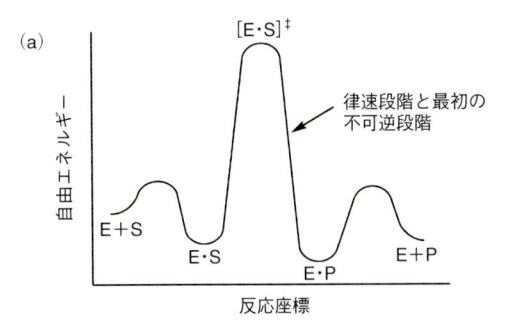

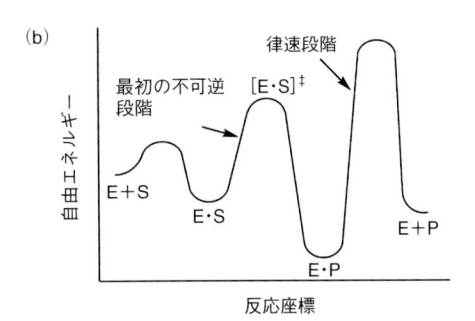

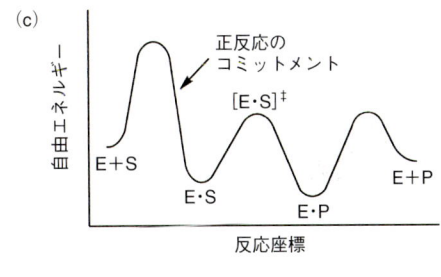

図 15・8 仮想的な酵素反応に対する自由エネルギー図．実験的な速度論的同位体効果における速度論的な複雑さの影響を説明している．(a) 最も単純な場合，同位体に影響される段階は律速段階と最初の不可逆段階の両方である．真の KIE は V/K KIE で完全に表される．(b) もし律速段階が最初の不可逆段階（これは同位体に影響される段階と同一もしくはそれに続く）の後に起こる場合，真の KIE はまだ V/K KIE で完全に表すことができる．(c) もし基質が結合性（$k_3 > k_2$）であれば，正反応のコミットメントは真の KIE を隠してしまう．[Bertl と Tanaka[30)] を修正.]

$$E+S \underset{k_2}{\overset{k_1}{\rightleftarrows}} E\cdot S \underset{k_4}{\overset{k_3}{\rightleftarrows}} E\cdot P \underset{k_6}{\overset{k_5}{\rightleftarrows}} E+P$$

遷移状態のコンピューターモデル

現在，実験的に求められた KIE から直接遷移状態構造をつくるアルゴリズムはない．その代わり，構造を最適化するとき予想構造からの KIE と，実験値が合うように繰返しコンピューターモデリングしていく方法がとられている．この方法はその構造が結晶学的，分光学的あるいは他

の方法で得られた基質と遷移状態構造の両方を必要とする．後者の構造は Gaussian[32] のような量子化学計算ソフトウエアの助けを借りながら，結合長や結合角を固定化してすべての振動モードの振動数計算をしていくような，繰返されたモデル操作によって得られる．このようなソフトウエアは通常のデスクトップコンピューター上で使えるものの，より複雑なシステムに対してはより上位のコンピューター資源を必要とする．振動数は，QUIVER[33] や ISOEFF98[34] のようなプログラムで解析することができる．そのソフトウエアは，Bigeleisen[36]〜[38] によって20世紀半ばに独自に導き出された 15・1 式[35] に基づいている．

$$\frac{k_L}{k_H} = \frac{v_L^\ddagger}{v_H^\ddagger} \times \prod_i^{3n-6} \frac{u_{iL}^R \sinh\frac{u_{iH}^R}{2}}{u_{iH}^R \sinh\frac{u_{iL}^R}{2}} \times \prod_i^{3n-7} \frac{u_{iL}^\ddagger \sinh\frac{u_{iH}^\ddagger}{2}}{u_{iH}^\ddagger \sinh\frac{u_{iL}^\ddagger}{2}}$$

(15・1)

下付きのLとHは軽原子同位体，重原子同位体を表し，上付きのRと‡は反応物質と遷移状態を表す．n は系における原子数，$v^\ddagger$ は遷移状態で切断される結合の複素振動数，$u_i = hv_i/k_B T$，h はプランク定数，v_i は波数の i 番目の振動モードの振動数，k_B はボルツマン定数，T は絶対温度である[35]．組織的にモデル構造を変化させることは，観測された KIE を実験誤差内で再現するために，結合長，結合角，二面体角の範囲を同定することが必要である．コンピューター上での空間範囲は，活性化部位に許容された幾何学的な要請から減らすことができる．それはしばしば，特に結合した基質や基質類似体からの結晶学的データによって求められる．

遷移状態に基づく阻害剤設計への一般的なアプローチ

要約すると，酵素反応の遷移状態構造を決定するにはつぎのようなステップを必要とする．

1. ある特別な位置に同位体標識した基質分子を化学的あるいは生化学的に合成する．
2. 真の同位体効果，つまり化学的なステップだけを反映する KIE が測定できる実験条件を決定する．
3. ステップ1で各位置に標識した化合物を用いて KIE を測定する．
4. ステップ3での実験から得られる KIE と量子化学的な計算から得られる理論的な KIE が合うまで，量子化学的な計算を繰返し行う．

これらの条件を要求することはしばしば，阻害剤設計へのアプローチによって解析されるべき酵素の系を制限する．たとえば，不安定な，あるいは精巧な基質に対しては同位体標識の導入はきわめて難しいと考えられる．別の場合，遷移状態の解析から得られた構造情報が阻害剤設計に役に立たないほど，基質やその遷移状態の構造が簡単でありすぎるかもしれない（たとえば，キナーゼの反応）．また，真の KIE は化学作用以外の速度論的に重要な段階によって隠されてしまうかもしれない．しかしながら，別の化合物や活性部位の変異体，pHの変化，1回の反応回転数の解析は，これらの複雑さを回避するために用いられてきた[21],[39]．そして，基質結合や複数の化学的段階を含んだ酵素反応座標における複数の段階は，観測される KIE に寄与するかもしれない．これらは真の KIE を確立するために切り離さなければならない[40]〜[42]．

いったん遷移状態構造が決定されると，幾何学的，静電的な性質といった面が化学的に安定な類似体の設計に組込まれる．この章の残りはプリンヌクレオシドホスホリラーゼを例にとり，遷移状態構造決定の方法，およびすでにさまざまな病気に臨床応用されている数世代にわたる強固に結合する阻害剤の開発に対し，どのようにこのアプローチが結び付いてきたかを例解する．

プリンヌクレオシドホスホリラーゼ

生理的役割と創薬標的に向けての基礎

プリンヌクレオシド（すなわち，イノシンやグアノシン）や 2′-デオキシヌクレオシドの切断は，プリンヌクレオシドホスホリラーゼ（PNP）によって触媒される加リン酸分解反応により行われる．この反応ではプリン塩基（すなわち，ヒポキサンチンやグアニン）と（デオキシ）リボース 1-リン酸がつくられる（図 15・9）．またこの反応はヒトのヌクレオシド代謝やプリン再利用経路で必要不可欠なものである．T細胞免疫不全の希少遺伝性疾患は PNP の不全によるものである[43],[44]．PNP がなければデオキシグアノシン（dGuo[a]）が血液中に蓄積し，T細胞の迅速な分裂に最も活動的に働くデオキシシチジンキナーゼによってデオキシグアノシン一リン酸（dGMP[b]）へとリン酸化される（図 15・10）．さらにリン酸化されてデオキシグアノシン三リン酸（dGTP[c]）となり，それが T 細胞の増殖[45]やアポトーシス[46]を阻害する．T細胞リンパ腫，関節リウマチ，狼瘡，乾癬，多発性硬化症を含むさまざまなT細胞免疫疾患[21]の治療のためにこの T 細胞特異的な効果が医薬品の開発に利用されている．

速度論的機構

プリンヌクレオシドの酸触媒加水分解は脱離基の N7 位へのプロトン化を通して進み，ひき続きオキサカルベニウムイオン中間体を生じる N-リボシル結合の切断が起き

---

[a] deoxyguanosine [b] deoxyguanosine monophosphate [c] deoxyguanosine triphosphate

ヌクレオシド	塩基	X	Y	Z
イノシン	ヒポキサンチン	OH	H	OH または H
グアノシン	グアニン	OH	NH₂	OH または H
アデノソン	アデニン	NH₂	H	OH または H

図 15・9 PNP によって触媒される，プリンヌクレオシドであるイノシン (Ino)，グアノシン (Guo)，アデノシン (Ado) の加リン酸分解反応．

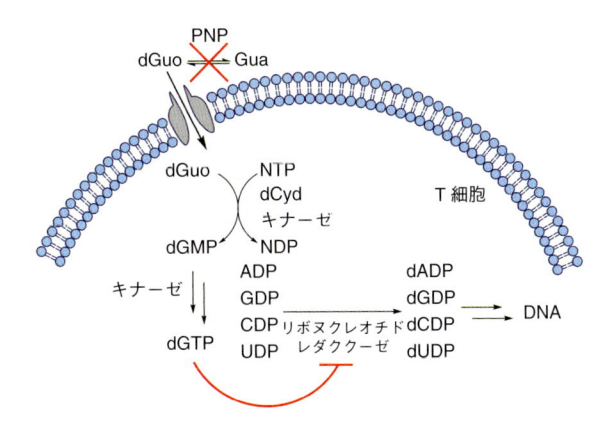

図 15・10 ヒト T 細胞におけるデオキシグアノシン (dGuo) 代謝の簡略図．PNP 活性がない場合は多くの dGuo 分子が T 細胞に入ることができる．デオキシシチジン (dCyd) キナーゼは dGuo をリン酸化して dGMP とする．この酵素の通常の生成物である dCMP とは異なり，dGMP は生成物阻害をひき起こさない．そのため，dGMP は効率よく dGTP に変換される．dGTP はリボヌクレオチドレダクターゼが介在するデオキシヌクレオシドの生成をアロステリックに阻害し，究極的には DNA 合成や T 細胞の複製を停止させる．

る．この中間体は求核性の水分子によってすぐに変換される（図 15・11）[47]．dAMP の酸触媒加水分解の遷移状態構造が最近解析され，オキシカルベニウムイオン中間体の直接的な証拠が得られた[48]．これらの発見は PNP が触媒する加リン酸分解反応が同様な S_N1 機構を通して起こるかどうかについての疑問を酵素学者に投げかけるものとなった．

この問題に立ち向かうため，基質および生成物の結合，反応，酵素からの解離の速度論的スキームをまず確立する必要がある．ヒト赤血球由来の PNP を用いた初期の研究では加リン酸分解は，共有結合性の中間体をつくらずに[50]，リン酸と酵素に結合したヌクレオシドから成る複合体構造を通して進むことが示唆されていた[49]．しかしながら，さまざまな種からの PNP に関する速度論的な研究は，結果が一致する機構にはなっていない．たとえば，通例では基質結合の順序が決まっている二基質反応（定序逐次）機構〔図 15・12(a)〕[50] が報告されていて，Lewis と Lowry はテオレル・チャンス機構を提唱した．そこではリン酸の結合，反応，リボース 1-リン酸の解離が非常に速く起こり，三重複合体構造の実効濃度が 0 である[51]．Kim ら[50]や Lewis と Glantz[52]は，リン酸よりもヌクレオシドの結合が優先されるとしたが，Porter[53]や Carlson と Fischer[54]はその反対であるとした．Kline と Schramm は，PNP によって触媒される加ヒ酸分解反応の速度論的同位体効果の決定を通して，ランダム機構が効果的であることを明確に示した〔図 15・12(b)〕[55]．Ealick とその共同研究者によって示された構造学的なデータは，イノシンがすでに結合している場合，活性部位がリン酸を受容できその逆も可能であること，しかしリボース 1-リン酸が結合した場合は，ヒポキサンチンの結合が妨げられることを示したことによってこの結果を支持している[56]．ヒポキサンチンやグアニンとの蛍光や放射性同位体の結合の滴定により，定常状態の速度論では，律速段階である塩基の解離がリン酸存在下で促進されることが示されている〔図 15・12(b)〕[57), 58]．

図 15・11 プリンヌクレオシドの酸触媒加水分解機構．N7 のプロトン化はプリン塩基の脱離基を外れやすくする（置換基はわかりやすくするため省略）．リボシル環の酸素原子から C1' 位置への σ*軌道への電子供与によって C-N のグリコシル結合が切断され，オキシカルベニウムイオンを生じる．水による中間体への求核攻撃によってリボースが生じるが，攻撃する面により α-もしくは β-リボースとなる．

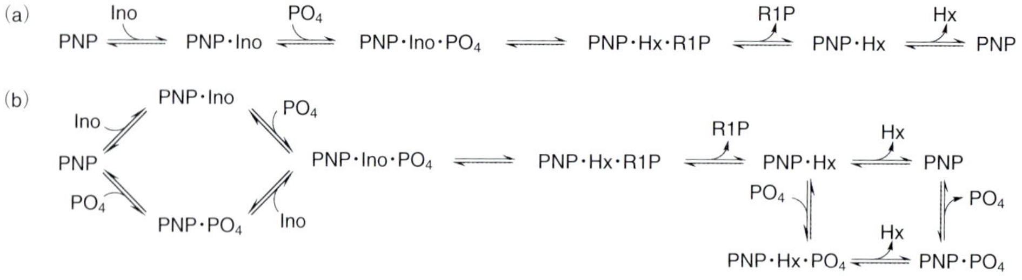

(a)
$$PNP \rightleftharpoons_{Ino} PNP·Ino \rightleftharpoons_{PO_4} PNP·Ino·PO_4 \rightleftharpoons PNP·Hx·R1P \rightleftharpoons_{R1P} PNP·Hx \rightleftharpoons_{Hx} PNP$$

(b) 上経路: Ino / PO₄ 経由で PNP·Ino·PO₄ へ，下経路: PO₄ / Ino 経由で PNP·PO₄ から PNP·Ino·PO₄ へ，その後 PNP·Hx·R1P ⇌ PNP·Hx ⇌ PNP，さらに PNP·Hx·PO₄ ⇌ PNP·PO₄ の分岐を含むランダム逐次機構

図15・12 基質結合，反応，PNP からの解離に対して提唱された速度論的機構．(a) Kim らによって提唱された二基質反応の定序逐次機構[50]．加リン酸分解と合成の方向に向かって遊離の酵素へのヌクレオシド（たとえば，イノシン；Ino）と核酸塩基（たとえば，ヒポキサンチン；Hx）結合がそれぞれ起こる．(b) Kline と Schramm によって提唱されたランダム逐次機構[55]．この機構では，上側の経路は (a) と同一であるが，ヌクレオシドの結合に先立ち，リン酸基の結合を通して複合体構造形成を許容している．リン酸基存在下では，核酸塩基の緩い結合が観測されるという事実を説明している[57],[58]．

ウシ PNP の遷移状態構造
標識した基質の合成

PNP の遷移状態構造の決定にはいくつかの基質の同位体置換体が必要となる（図15・13）[55],[59]．この手順は2段階で行われ，それぞれの段階は一つの反応混合液の中に数種類の酵素と基質を含んでいる．多くの場合，適切に放射性標識したグルコースと¹⁵N に置換したアデニンの両方もしくはどちらかが ATP に変換され，高速液体クロマトグラフィー（HPLC[a]）で分けられる．グルコースの H3 はリブロース 5-リン酸の形成に伴い消失するので，[2′-³H]ATP が [2′-³H]リボース 5-リン酸（R5P[b]）から合成される．またそれは，ホスホリボースイソメラーゼによって触媒される標識されていない R5P と [³H]H₂O との溶媒同位体交換によって得られる[60]．精製されたヌクレオチドは脱リン酸されアデノシンとなり，アデノシンデアミナーゼによってイノシンへと変換される．

実験的な速度論的同位体効果の測定

大腸菌 PNP による [1′-²H]イノシンと [1′-²H]アデノシンの加リン酸分解[61],[62]，あるいはウシ PNP（BtPNP[c]）との [1′-³H] イノシンの加リン酸分解[55]に対する KIE は，pH 7.3 では 1.008～1.094 の範囲であり，さらに高い pH や低い pH では KIE が上昇し，KIE が隠されていることを示唆している．こうした発見により，リボース結合の切断以外のこと，たとえば基質結合，コンホメーション変化や生成物の解離などが生理的 pH で優勢であることが示された．このように関わってくる因子は，特に加リン酸分解のような可逆反応の場合，KIE の解釈を複雑にする[39]．これらの欠点を最小限に抑えるため，リン酸基をヒ酸に置換する．ヒ酸はリボース 1-ヒ酸をつくるように求核剤として反応し，リボース 1-ヒ酸はリボースとヒ酸に不可逆的に加水分解する（図15・14）[63]．こうして Kline と Schramm はイノシンの加ヒ酸分解から KIE を求めることにより，BtPNP の遷移状態を調べた[55]．この手順には，³H 標識と ¹⁴C 標識したイノシンを飽和ヒ酸存在下で酵素とインキュベートすることを含む．³H KIE の測定のために，[5′-¹⁴C]イノシンは ¹H 種に対するリモートとして，一方 ¹⁴C もしくは ¹⁵N KIE の測定のためには，[4′-³H]- あるいは [5′-³H]イノシンは ¹²C や ¹⁴N 種に対するリモートの放射性標識体として取扱う．約 30％ の反応の完了にひき続き，一部の混合物は活性炭カラムへのせることによって反応が停止される．カラムは疎水性の相互作用によってヒポキサンチンや未反応のイノシンを結合する．その一方で，放射標識したリボース生成物を集めることができる．混合物の残りは活性炭カラムにのせる前に完全に反応させる．部分的（R_p）および完全に（R_o）に変換された試料における ³H/¹⁴C の比率は，シンチレーションカウンターによって決められ，実験的な V/K KIE は 15・2 式で計算される．

$$V/K\ \mathrm{KIE} = \frac{\ln(1-f)}{\ln(1-f\frac{R_p}{R_o})} \quad (15\cdot 2)$$

ここで f は，部分的および完全に変換された試料におけるリモートの放射性標識からのカウントの比率によって決められた，軽原子の同位体置換体の変換割合を表す[35]．

触媒作用へのコミットメントに対する V/K KIE の修正

Kline と Schramm は V/K KIE を真の KIE に変換するため，Rose[31]によって記述された同位体トラッピング法を用いて，BtPNP に対する正反応のコミットメントを決定した．この実験は，二重複合体における最初の基質が，生成物に向かって反応するものと溶媒へ解離するものとの分割を決定できるように設計されている〔図15・8(c)〕．この酵素は [¹⁴C]イノシンと短時間インキュベーションさ

---

a) high-performance liquid chromatography   b) ribose 5-phosphate   c) *Bos taurus* PNP

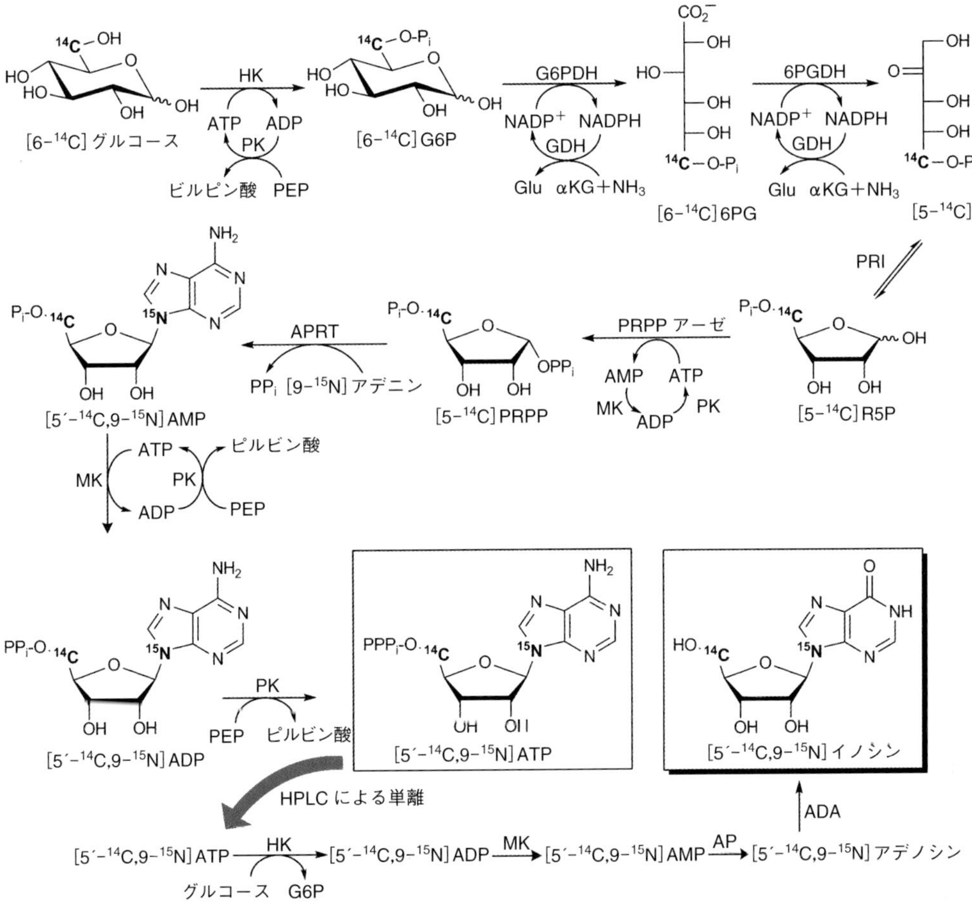

図15・13 標識したイノシンをつくるための合成スキーム．単一の反応混合物では，グルコースがATPに変換される．ATPはクロマトグラフィーによって単離される．2番目の段階では，ATPは脱リン酸されアデノシンとなり，アデノシンは脱アミノされイノシンとなる．酵素の略号：HK；ヘキソキナーゼ，PK；ピルビン酸キナーゼ，G6PDH；グルコース-6-リン酸デヒドロゲナーゼ，GDH；グルタミン酸デヒドロゲナーゼ，6PGDH；6-ホスホグルコン酸デヒドロゲナーゼ，PRI；ホスホリボイソメラーゼ，PRPPアーゼ；5-ホスホリボシル-1-ピロリン酸シンテターゼ，MK；ミオキナーゼ，APRT；アデニンホスホリボシルトランスフェラーゼ，AP；アルカリホスファターゼ，ADA；アデノシンデアミナーゼ．化合物の略号：PEP；ホスホエノールピルビン酸，αKG；α-ケトグルタル酸，Glu；L-グルタミン酸，G6P；D-グルコース6-リン酸，6PG；6-ホスホグルコン酸，Ru5P；D-リブロース5-リン酸，R5P；D-リボース5-リン酸，PRPP；5-ホスホリボシル1-ピロリン酸．[1′-^{14}C]-，[5-^{14}C]-，[1′-^{3}H]-，[4′-^{3}H]-，[5′-^{3}H$_2$]イノシンは[2′-^{14}C]-，[6-^{14}C]-，[2-^{3}H]-，[5-^{3}H]-，[6-^{3}H$_2$]グルコースからそれぞれつくられる．離れて標識された[5′-^{14}C, 9-^{15}N]イノシンは[6-^{14}C]グルコースと[9-^{15}N]アデニンから，[2′-^{3}H]イノシンは[^{3}H]H$_2$O由来のトリチウムをPRIが触媒して導入される[2-^{3}H]R5Pからつくられる[60]．

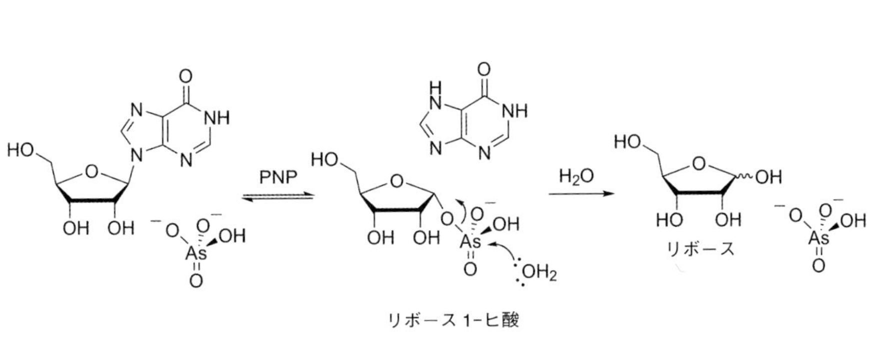

図15・14 プリンヌクレオシドホスホリラーゼによる加ヒ酸分解反応．リボース1-ヒ酸は不安定であり，すぐにリボースに加水分解されて酵素から解離する．この反応は不可逆的である．

れ，この短時間浸漬された溶液（パルス溶液）が，2番目の基質であるヒ酸の濃度をいろいろと変えたものと過剰量の非標識体のイノシンから成る追跡用の溶液（チェース溶液）に加えられる．過剰量の非標識体の反応物は，生成物における放射活性が初期の二重複合体の酵素の反応回転数（ターンオーバー）だけに依存することを確実にする．数回のターンオーバーの後に，生成した[14C]ヒポキサンチンと反応していない[14C]イノシンの相対量を測定する．つくられた[14C]ヒポキサンチンの量はヒ酸の濃度とともに双曲線的に上昇し，飽和状態での値は生成物となりうる結合したイノシンの濃度を示す（図15・15）．それゆえ，この濃度を解離したイノシンの濃度で割ることによって，正反応のコミットメントであるC_fの値，0.19が求められる[55]．この値はNorthropによって導き出された15・3式[39]によって，V/K KIEから真のKIEを計算するのに使われる．

$$^3(V/K) = \frac{^3k + C_f + C_r{}^3K_{eq}}{1 + C_f + C_r} = \frac{^3k + C_f}{1 + C_f} \quad (15 \cdot 3)$$

$^3(V/K)$は実験的なV/K KIE（この例ではトリチウム），^3kは真のKIE，$^3K_{eq}$は平衡同位体効果（EIE[a]），C_rは逆反応のコミットメントであり，これは生成物が反応物に戻ってしまうものと，酵素から解離してしまうものとの分割を表している．不可逆的な加水分解とともにリボース1-ヒ酸の迅速な解離は，C_rを無視してもよいと想定される[55]．それゆえ，15・3式の右式に示したように簡略化してよい．15・3式は，化学作用よりも前に同位体の影響を受けやすい段階でないかぎり妥当である．しかしながらこの章の後の節で議論するように，結合に関する同位体効果の場合には，この仮定は必ずしも正しくない．

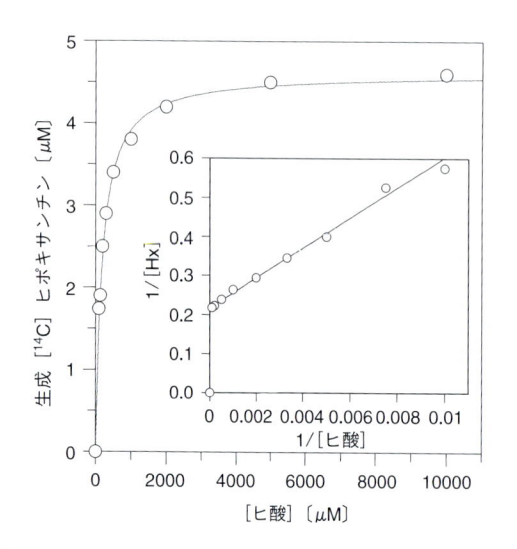

イノシン加ヒ酸分解に対するKIEの解釈

[1′-14C]-，[9-15N]-，[1′-3H]イノシンの同位体効果の大きさは，PNP反応の遷移状態での求核剤の会合や脱離基の解離の度合いに対して調べられる．極端な例は協奏的で会合的なA_ND_N（S_N2）機構である[†]．それは協奏的な求核剤との結合の形成と脱離基との結合の切断によって特徴づけられ，そこでは反応中心（C1′）に対する正味の結合次数が保存される（図15・16）．その対極の例は，段階的に解離するD_N*A_N（S_N1）機構である．そこでは脱離基への結合が完全に切断されカルボカチオン中間体が生じる．つぎの段階で，求核剤が攻撃し結合が生じる．多くの酵素の置換反応はD_NA_N機構として，この二つの両極の間のどこかに位置する[64]．その機構は脱離基が解離しながら求核剤との結合が形成されるという，反応全般を通して両方の官能基に対する結合次数がさまざまに変化する．A_ND_NとD_NA_N機構に対する1′-14C KIEは1.025〜1.16の範囲で，高度に協奏的な反応は上限に近く[65]，高度に解離的な反応は下限に近い[60),66)〜79]という，解離の度合いとは逆に変化する．しかしながらD_N*A_N機構は，0.99〜1.02の範囲になるような，ほぼ均一の1′-14C KIEを示す[59),73),80)〜84]．9-15N KIEはN-リボシル結合の次数が減るにつれ増加し，解離していないときは1.00，完全に解離したときは1.04を示す．C1′位で水素原子標識由来の二次のKIEは，典型的にはD_N*A_NとD_NA_N機構ともに大きな値（1.15〜1.34）を示す．これはsp^3からsp^2への軌道混成における変化や，遷移状態でのC1′-H1′結合の面外変角モードを減衰させる立体的な混雑さの減少のためである．対照的に，協奏的なA_ND_N機構は，求核剤や遷移状態での脱離基の関与による立体的な混雑さが増加して面外変角が制限されるために，小さなあるいは逆の1′-3H KIEを与える．

BtPNPによるイノシンの加ヒ酸分解に対する実験的なV/K KIEや真のKIEを表15・1に示した．2.6%の1′-14C KIEと14.1%の1′-3H KIEは，解離的なA_ND_N機構と一致する．しかしながら1.0%の9-15N KIEは，図15・16

図15・15 PNP-イノシン二重複合体の同位体トラッピングによる正反応のコミットメントの決定．パルス溶液はBtPNPと[8-14C]イノシンを含み，チェース溶液は過剰量の未標識イノシンと0.1 mMから10 mMへと濃度を変えたヒ酸を含んでいる．挿入図は二重逆数プロットで，y切片はトラップされたイノシンからの[14C]ヒポキサンチンの濃度を示す．[KlineとSchramm[55]を修正．]

[†] 訳注：S_N2，S_N1はIUPACではA_ND_N，D_N+A_Nと表す．A_Nは求核剤，D_Nは脱離基．本書ではD_N+A_NをD_N*A_Nと表記している．

[a] equilibrium isotope effect

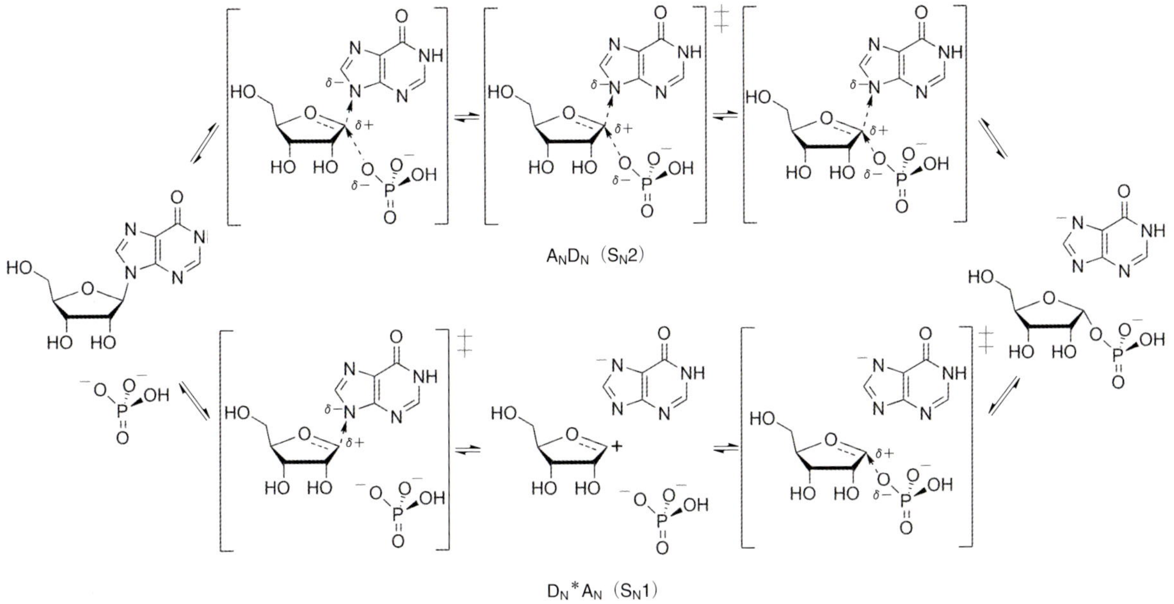

図15・16 イノシンの加リン酸分解反応（加ヒ酸分解反応）の可能性のある機構．A_ND_N機構（上部の経路）は協奏的なリン酸の会合とヒポキサンチンの解離によって特徴づけられる単一の遷移状態を含む．協奏的なA_ND_N機構（S_N2）では，会合と解離が正確に均衡しており，遷移状態は，中央の図で示されているように脱離基と置換基に対する結合次数は同じである．$D_N{}^*A_N$機構（S_N1，下部の経路）は二つの遷移状態をもった二つの明白な段階を含む．ヒポキサンチンの解離はオキサカルベニウムイオン中間体（中央の構造）を生じ，リン酸の会合はリボース1-リン酸を生み出す．D_NA_N機構では，解離の度合いは会合の度合いよりも多く，遷移状態は脱離基と置換基に対する結合次数が異なる．この機構における解離しやすい性質のため，ときどきS_N1様の反応（段階数や遷移状態において真のS_N1とは異なる）といわれることがある．[BertとMcCann[109]を修正．]

表15・1 ウシPNPが触媒するイノシンの加ヒ酸分解反応に対する速度論的同位体効果[†1]

同位体	リモート標識	V/K KIE	真のKIE[†2]
$1'$-^{14}C	$5'$-^{3}H	1.022 ± 0.005[†5]	1.026 ± 0.006
9-^{15}N, $5'$-^{14}C[†3]	$5'$-^{3}H	1.009 ± 0.004[†5]	1.010 ± 0.005
$1'$-^{3}H	$5'$-^{14}C[†4]	1.118 ± 0.003	1.141 ± 0.004
$2'$-^{3}H	$5'$-^{14}C[†4]	1.128 ± 0.003	1.152 ± 0.003
$4'$-^{3}H	$5'$-^{14}C[†4]	1.007 ± 0.003	1.008 ± 0.004
$5'$-^{3}H	$5'$-^{14}C[†4]	1.028 ± 0.004	1.033 ± 0.005

[†1] 50 mM ヒ酸ナトリウム（pH 7.5）存在下での反応．データはKlineとSchramm[59]より改変．
[†2] 真のKIEは15・3式と$C_f=0.19$を用いてV/K KIEから修正．
[†3] ^{14}Cは^{15}Nに対するリモートの放射性標識として利用．
[†4] $5'$-^{14}C KIEは1と仮定．
[†5] リモート標識からのKIEであるため，V/K KIEは$5'$-^{3}H KIEを掛けて修正．

に表されているように，高度に解離的な機構としては非常に低い．これを説明するために，ヒポキサンチンが遷移状態形成中にアニオンであるよりも中性的なN7H互変異性体として外れていくことが提唱されている．N7のプロトン化はヒポキサンチンの脱離基としての能力を高め，C8-N9の結合次数を弱める．その結果，9-^{15}N KIEは低くなる．

リボシル基部分の残りの同位体効果は遷移状態でのリボースのコンホメーションに関する情報を与える．むろん，$2'$-C-Hのσ結合とC1$'$で生じつつあるp軌道の間での超共役に由来する$2'$-^{3}H KIEが最も重要である．この電子供与はオキサカルベニウムイオンの遷移状態を安定化することに寄与するが，C-H結合を弱くし，その結果，振動環境があまり制限されなくなるため，通常のKIEはかなり大きくなる．超共役が進み，その結果としてのKIEの大きさは，0°で最大，90°で最小という軌道混成の幾何学的構造に関連している．それゆえ，KIE>10%は典型的には$3'$-エキソコンホメーションであることを意味し，KIE<5%は$3'$-エンドコンホメーションであることと一致する（図15・17）．BtPNPで観測される15.2%という大きな$2'$-^{3}H KIEは，$3'$-エキソコンホメーションが遷移状態で想定されることを明確に示している．反応中心からなくなる3, 4本の結合のため，$4'$-^{3}Hと$5'$-^{3}H KIEは1に近いと期待されるが，このことは前者では観測されるが後者では観測されない．重要な3.3%の$5'$-^{3}H KIEは基質だけの効果として，単純に説明することはできない．むしろ，酵素との相互作用からの寄与を反映している．これは多くのヌクレオシドトランスフェラーゼやヒドロラーゼで共通にみられる[59),60),65)~71),80]．このことはこの章の

後の節でより詳しく述べる．

Kline と Schramm はコンピューターモデリングを使って，イノシン加ヒ酸分解に対する BtPNP が触媒する遷移状態構造を集めることができた（図15・18）．イノシンの基底状態のモデルは結晶構造の座標[85]から得られた．このモデルをもとにさまざまな遷移状態の近似構造が，計算で求められた KIE が実験値に合うようにつくられた．基底構造と近似構造が結合振動解析によって比較された．まだ脱離基が残っている重要な C1′-N9 結合（1.77 Å；結合次数 0.38）によって示唆されるように，遷移状態は反応座標系の初期に生じる．C1′ とヒ酸の求核性の酸素原子との距離が 3.0 Å であることは，本質的には遷移状態で結合が形成されていないことを示唆する．

手にした遷移状態の特徴を使って，これらの化学的な特徴を取り入れたさまざまな安定な類似体を設計し評価することは可能である．つぎの節では，BtPNP に対して強力な阻害剤として開発された最初の一連の類似体について記述する．

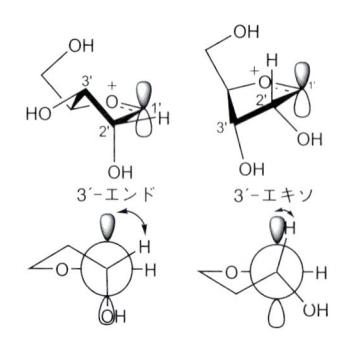

図 15・17 リボオキサカルベニウムイオン遷移状態の 3′-エンドと 3′-エキソのコンホメーション．2′-C-H の σ 結合と隣接した C1′ での p 軌道の超共役は，ニューマン投影図（下図）でわかるように，より軌道が重なり合うために 3′-エキソコンホメーションの方が大きい．このことは大きな 2′-³H KIE を生み出す．

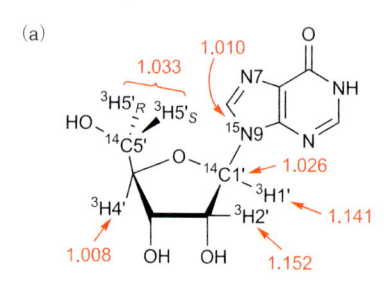

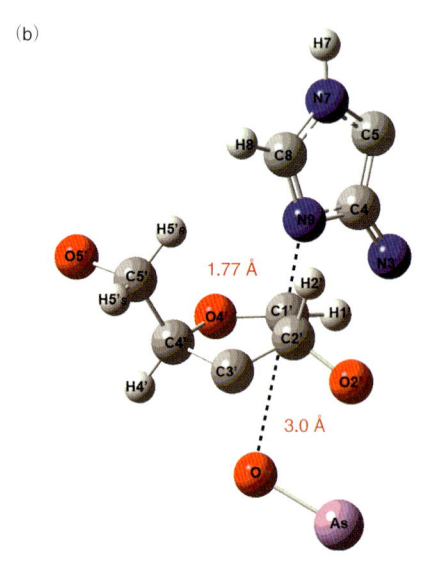

図 15・18 イノシン加ヒ酸分解に対する実験的な KIE (a) と遷移状態の構造 (b)．Kline と Schramm[55] によるコンピューター解析で使われた原子だけを表示した．

第一世代の PNP の遷移状態類似体：イムシリン

ウシ PNP の遷移状態模倣体としてのイムシリン

ウシ PNP 遷移状態とイムシリン H との比較

類似体設計に含まれることが望ましい BtPNP の遷移状態の鍵となる特徴は，脱離基を結合し，ヒポキサンチンの N7 位でのプロトン化，リン酸基にファンデルワールス接触している部分的に電荷をもったリボオキサカルベニウムイオンを含むことである．それに従い，Schramm とその共同研究者はイムシリン H（ImmH）とイムシリン G（ImmG）を開発した〔図15・19(a)〕[86]．これらの化合物は 6.9 の pK_a をもつイミノ基をもっており[87]，このため生理的 pH でいくらか正に荷電する．N9 を炭素に置き換えると炭素-炭素のリボシル結合が生まれ，これによって基質では示されていた加水分解や加リン酸分解がされにくくなる．この変換も，N7 の pK_a がイノシンやグアノシンでの約 2 から，ImmH や ImmG での約 9 に上昇するように，イミダゾール環での共役状態を変化させる[88]．遷移状態での N7 の pK_a は知られていないが，リボシル結合が切断されるようになるので，7 以上であると見積もられている．N7 位にプロトンを含む効果は，イノシンやグアノシンの N7-メチル誘導体で観測された効果と同様である[89]．これらの誘導体はリボシル結合から電子を受取るプリン環を助ける能力をもつため，反応性が高まった基質として働く．

ImmH に導入された変換はイノシンに関して立体的な変化を課するものではないが，分子静電ポテンシャル（MEP[a]）表面に大きな違いをもたらす〔図15・19(b)〕．反応物の状態は環の酸素原子や N7 位で電子密度に富んだ状態になるが，遷移状態や ImmH はこの領域で電子密度

---

a) molecular electrostatic potential

第一世代の PNP の遷移状態類似体: イムシリン

図 15・19 ImmH と ImmG. (a) ImmH と ImmG の構造, 遷移状態に基づいた特徴を赤で表示. (b) 基底状態のイノシン, BtPNP 中での遷移状態構造, ImmH の分子静電ポテンシャル (MEP) 表面. Gaussian03 で計算し, 0.008 e/bohr の密度で GaussView を使って描画[3]. 球棒モデルが表面図と重ね合わされている. カラースケールは電子過剰領域を赤, 電子不足領域を青で表示. 正電荷の特徴が遷移状態の N7 原子や類似体の環構造の 4′ 位で明瞭にみられる. しかしこれらの領域は反応前の状態では電子過剰となっている.

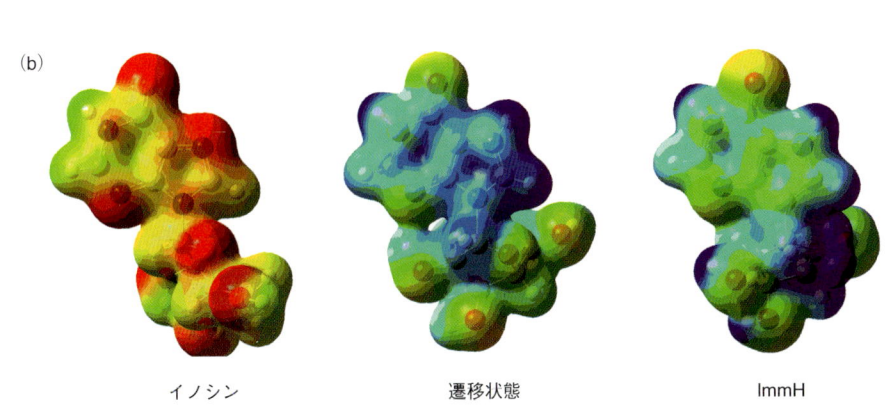

が大きく減少する. 遷移状態とその類似体の間でみられる MEP の類似性は, 阻害剤に対する酵素の親和性の実測値と相関があることがいくつかの酵素で例示されている[90),91]. それゆえ, ImmH は PNP の強力な遷移状態阻害剤と期待されている.

イムシリンの合成

ImmH や ImmG は, 最初は 20 以上の段階から成る直線的なスキームによって合成されていた (図 15・20 の経路 A). この方法は概念を実証してみせたが, 大規模な合成には非実用的である. Evans らは合成段階を収束させて手順を変更し (図 15・20 の経路 B), 生化学的および製薬的な研究での使用のため, 実用的で効果的な合成規模の増大を可能にした[93].

イムシリンによるウシ PNP の阻害
遅効性阻害に対する解離定数の決定

遷移状態模倣体として ImmH や ImmG は, PNP の活性部位へ基質と競合して結合する. これらの類似体存在下で PNP が触媒する加リン酸分解反応は, ヒポキサンチン生成物をキサンチンオキシダーゼに共役させることにより, キサンチンオキシダーゼがヒポキサンチンを発色種とする尿酸に変換し, これを連続的に UV で検知することによってモニターされる〔図 15・21(a)〕[86]. 短時間温和な条件で阻害した後, 強く阻害される段階が観測される〔図 15・21(b)〕. このような特徴は遅効性で強く結合する阻害剤に共通していて, 最初の段階では可逆的に競合阻害剤として結合するが, 酵素がゆっくりとコンホメーション変化することで結合力が増し, 解離を制限する〔図 15・21

図 15・20 直線的 (経路 A) および収束した (経路 B) 方法による ImmH の合成.

(a)]. 競合阻害の式（15・4式）に初期および最終の速度を挿入すると K_i と K_i^*（それぞれ，初期の弱く結合した複合体と最終段階の強く結合した複合体の解離定数）が求められる〔図15・21(c)〕.

$$v_i = \frac{v_o[S]}{[S]+K_m(1+\frac{[I]}{K_i})} \quad (15 \cdot 4)$$

v_i と v_o は阻害剤の有無での反応速度，K_m はミカエリス定数である．15・4式は，阻害剤の濃度が少なくとも酵素の濃度の10倍以上であれば成り立つ．そうでなければ，非結合型の阻害剤濃度は，酵素の結合した量に対して修正しなければならない（15・5式）．

$$[I]_{free} = [I]_{total} - (1 - \frac{v_i}{v_o}) \times [E] \quad (15 \cdot 5)$$

ImmH は 41 nM の K_i, 23 pM の K_i^* をもつ強力な阻害剤として見いだされた[86]．それゆえ ImmH は K_m/K_i^* で示されるようにイノシンよりも74万倍も強く結合する．E・I から E・I* へと 2000 倍もの親和性を上昇させるコンホメーションの再編成の速度は，生成の反応速度 k_5 (0.06 s^{-1}) と解離の反応速度 k_6 (0.00004 s^{-1}) によって支配されている．これに対応する半減期は 4.8 h となる．

遷移状態類似体結合の化学量論

哺乳類の PNP の活性型はサブユニット当たりの分子量32,000のホモ三量体であり[94]，遷移状態類似体結合の化学量論は決定されている．リン酸存在下，3～4時間のインキュベーションに続き，BtPNP と ImmH もしくは ImmG の量比を変えた混合物にイノシンを混ぜ合わせ，活性を測る．初期反応速度と三量体当たりの阻害剤の量をプロットすると，三量体当たり1分子の結合だけで完全に阻害することが示されている（図15・22）．結合部位の1/3 によって起こる阻害は，サブユニット間に協同性があることを示唆している．そこでは一つのサブユニットが占有されることで，三つすべての結合部位の触媒作用が阻害される．この結果はリン酸非存在下では一つの PNP 三量体がイノシンの1分子を加水分解し，その結果一つのサブユニットに強固に結合したヒポキサンチン（K_d=1.3 pM）

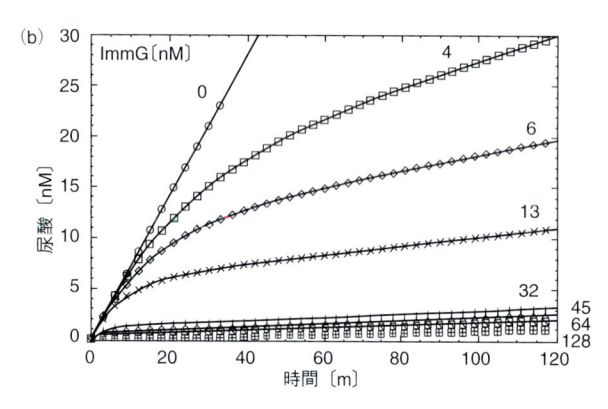

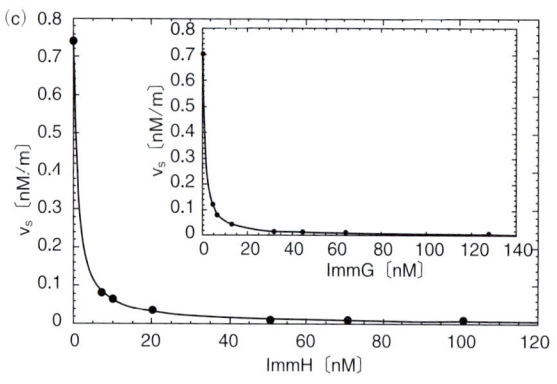

図 15・21 ImmH や ImmG による PNP の遅効性阻害の速度論．(a) 速度論的スキームにおいて，I; 阻害剤，Ino; イノシン，R1P; リボース1-リン酸，Hx; ヒポキサンチン，PNP*; 強固な結合時の PNP のコンホメーション，XO; キサンチンオキシダーゼである．リン酸はすべての段階で存在するが，わかりやすくするために省いてある．速度定数項における式で与えられている K_i は初期の弱く結合している複合体の解離定数，K_i^* は強く結合している複合体での解離定数である．(b) 示された濃度での ImmH 存在下での BtPNP で測定された遅効性阻害の速度論的プロファイル．ヒポキサンチン形成はキサンチンオキシダーゼによる尿酸への変換によってモニターされる．(c) 解離定数 K_i^* を計算するために阻害の2段階目の間の速度（v_s）を阻害剤濃度に対してプロットしたもの．[グラフは Miles ら[86]による．]

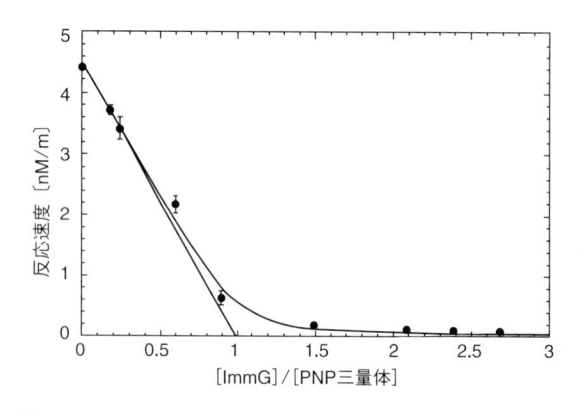

図 15・22 BtPNP 三量体の ImmG による滴定．PNP と阻害剤濃度を変えた混合物を3～4時間あらかじめインキュベートし，イノシンを加え，ヒポキサンチンの生成をキサンチンオキシダーゼと共役させた滴定でモニターした．初期の反応速度は，ImmG のモル数と PNP 三量体のモル数の比に対してプロットされている．

が形成されるという観測事実によっても支持される[58]. 三つの活性部位のうちの一つが占有されることによって, 2番目の分子であるイノシンとの反応を防いでいる. 初期の速度論的研究とX線構造は, 基質, 生成物, 阻害剤を含んださまざまなリガンドが3箇所の結合部位すべてに対称的に結合していることを示した[95]. それゆえ, 結合部位は占有率に応じて異なったリガンドの親和性を表している. つまり, 最初の結合部位が最も強固な親和性 (すなわち, pM 程度) をもち, 2番目, 3番目の結合部位はかなり弱い親和性しかもたない (μM 程度)[88), 96)].

イムシリンHが結合したウシPNPの結晶構造

BtPNPは三量体の三つのサブユニットが対称的に結合できるように, 過剰のImmHとリン酸の存在下で結晶化された[97]. 1.5 Å分解能の構造と以前に構造解析されたイノシンとリボース1-リン酸が結合したPNPの複合体構造[95]を比較すると, 酵素がミカエリス複合体から遷移状態を通して生成物へと進むにつれて起こる重要な構造変化がみられた. 特にBtPNP・イノシン・SO₄複合体 〔図15・23(a)〕に比べると六つの水素結合がBtPNP・ImmH・PO₄複合体 〔図15・23(b)〕で形成されたり, より強いものになっている. またリン酸の求核性の酸素原子はC1′に1Å近く接近しており, カチオン性のN4′とイオン対を形成している. 求核剤とImmHのアノマー炭素との距離3.2 Åは, KlineとSchrammによって決定された初期の解離性の遷移状態構造[55]と一致している. 酵素と九つの原子との接触が緩和するのに伴って, 生成物へとさらに反応が進行する 〔図15・23(c)〕.

構造の比較で特に興味深いことは, 反応座標系における新奇な動きを見いだしたことである. まず, タンパク質は水素結合ネットワークを通して活性部位内にリン酸とヒポキサンチンを固定化する. つぎに, 酵素が5′-ヒドロキシ基とリン酸の求核性の酸素原子をリボース環の酸素原子 (ImmH では窒素原子) と "酸素原子のスタック" が起こるように1列に並べるのと同時に, リボオキサカルベニウムイオンの遷移状態の生成が起こる (図15・24)[24]. 三つの酸素原子の動力学的振動が圧縮されることによって, 電子密度が局在化するようなる. このことにより, オキサカルベニウムイオンの遷移状態の安定化を通してプリン塩基が解離しやすくなる. この仮説は量子化学的計算によっても支持される. この計算では, 触媒とO5′とO_PのO4′方向への動きの間の相関関係を示した[15]. このスタックする動きが負の電荷をプリン環へもたらすが, この電荷は遷移状態類似体複合体でみられるN1, O6, N7との強い水素結合によって中和される. アノマー炭素の直下に位置している求核性のリン酸アニオンはリン酸エステル結合を形成するように求電子剤を引き寄せる. リン酸とリボオキサカルベニウムイオンの5′末端の位置は, C1′が1.7 Å動く間は固定化されている. これは遷移状態類似体とリボース1-リン酸を重ね合わせることで最もよく可視化される (図15・25). アノマー炭素に近接する酵素の残基はないので, この動きはタンパク質の動きを必要とせずに起こる. この "求電子剤の移動による求核置換" と名付けられた機構[97]は, 多くの他の種のPNPを含むN-リボシルトランスフェラーゼやプリンホスホリボシルトランスフェラーゼ[64), 98)〜100)]. オロト酸ホスホリボシルトランスフェ

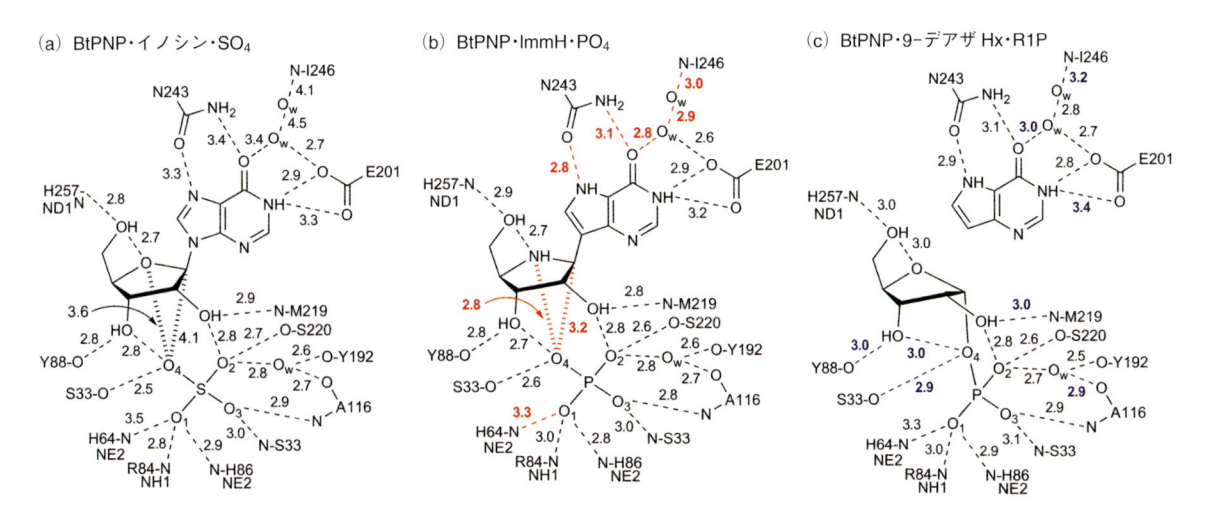

図15・23 (a) 基質類似体 (イノシンと硫酸イオン), (b) 遷移状態類似体 (ImmHとリン酸イオン), (c) 生成物類似体 (9-デアザヒポキサンチンとリボース1-リン酸) とBtPNPとの複合体構造. X線結晶構造で求められた原子座標に基づき表示 (PDBコードはそれぞれ 1A9S[95], 1B8O[97], 1A9T[95] である). 水素結合距離はÅで示されている. 反応前の状態から遷移状態へと変換するに伴い, 6本の強い水素結合とより近接した接触 (赤で表示) がもたらされる. いったん遷移状態を過ぎると, 9本の水素結合と接触 (青で表示) は生成物複合体では緩和される. [Fedorovら[97]を修正.]

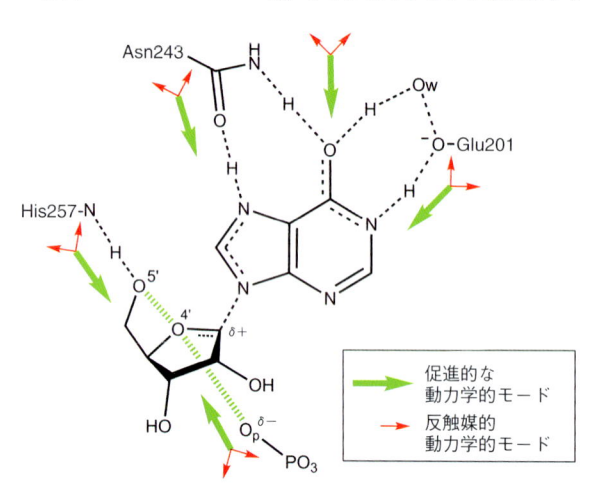

図15・24 遷移状態を生成させる動力学的振動モード．反応を起こす動きは大きな緑の矢印で表示し，反触媒的な振動モードは小さな赤の矢印で表示した．イノシンのO5′，O4′とリン酸の求核的な O_p から構成される"酸素原子のスタック"は，動力学的に距離を圧縮させる（緑の破線）．このことにより生じた局在した電子密度は，オキサカルベニウムイオンの生成を安定化し，脱離基であるプリン塩基の電子密度を上げる．隣接した酵素の残基は，この負の電荷を水素結合の形成によって安定化する．この結合はミカエリス複合体では非常に弱いか，存在しない．[Scharmm[24]を修正．]

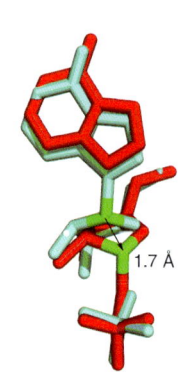

図15・25 PNPによるイノシン加リン酸分解反応機構における求電子剤移動．PNP・ImmH・PO_4 とPNP・ヒポキサンチン・リボース1-リン酸の結晶構造を重ね合わせて表示．ImmH・PO_4（水色）とヒポキサンチン・リボース1-リン酸（赤）だけを表示．C1′は緑で示す．

ラーゼ[101]，サーチュイン[102]，DNAウラシルグリコシラーゼ[82],[103]，リゾチーム[104]に共通である．

ImmHが結合したタンパク質の動的挙動

遅効性で強固な結合といった阻害の性質に示されるように，PNPの活性部位におけるImmHの会合はコンホメーション変化を起こす．その変化は，相対的に静的で安定な複合体中の遷移状態類似体の周辺にタンパク質を集めるような動きをもたらす．この構造は活性部位からの阻害剤の解離を制限するだけでなく溶媒からの接近をも妨げる．

この遷移状態類似体が結合した酵素における制限された動的な動きは，Wangとその共同研究者によるH/D（水素/重水素）交換実験で示された[96]．タンパク質のサンプルを重水中に移行し，溶媒が接近可能な主鎖のアミドに重水素を導入する．表面のアミドは秒の速さで，あるいはもっと速く交換しているが，疎水的なタンパク質内部にあるアミドは変性剤で処理しなければ交換しない．中間的な残基は溶媒へ曝露するためにタンパク質の動きを必要とし，分から時間の速さでゆっくりと交換する．さまざまな酵素-リガンド複合体のH/D交換を比べたとき，これらの動的に接近可能なアミド基は区別される．BtPNPのアポタンパク質（基質が結合していないタンパク質）は122のアミド基が迅速に交換され，50のアミド基はゆっくりと交換されることがわかった（図15・26）．基質類似体であるフォルマイシンBあるいはヒポキサンチンはこれら10個のアミド基の交換を阻害するが，ImmH存在下では32の交換が阻害される．フォルマイシンBとImmHはほぼ同一の分子であるが，結合の親和性が 10^6 倍も異なることが，観測されたH/D交換の違いを説明することは明白である．それゆえこの研究により，ミカエリス複合体の形成はある程度タンパク質の動きを制限するが遷移状態類似体の結合は動的挙動を大きく減少させ酵素を変形した状態にすることが示された．

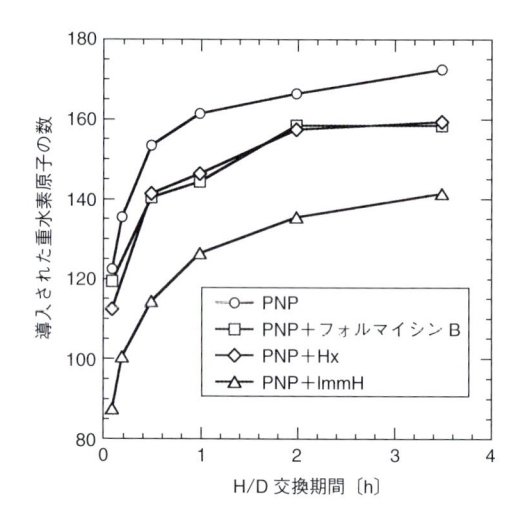

図15・26 基質，生成物，遷移状態類似体が結合したBtPNPのH/D交換．D_2O 中での各タンパク質複合体に導入された重水素原子の数はエレクトロスプレーイオン化質量分析（ESI-MS）によって時間の関数として決定される．Hx；ヒポキサンチン，フォルマイシンB；8-アザ-9-デアザイノシン．[Wangら[96]を修正．]

ヒトPNPと第二世代の遷移状態類似体：DADMe-イムシリン

ヒトPNP

BtPNPを用いた遷移状態構造の解析やイムシリン阻害剤の開発は，酵素の遷移状態と遷移状態類似体との強固な結合に関する原則の確認に役立った．234ページに示してあるように（"生理的役割と創薬標的に向けての基礎"参

ヒト PNP の遷移状態

ヒト PNP（HsPNP[a]）は BtPNP と 87％ のアミノ酸配列の同一性を示し，触媒残基もほとんど完全に保存されている．このような高い相同性にもかかわらず，この二つのオルソログの遷移状態は異なる．前述のように，標識したイノシンの加ヒ酸分解によって HsPNP に対する速度論的同位体効果が測定された（表 15・2）[59]．これらの KIE の中で最も特徴的なのはアノマー炭素からのものである．0.2％ の $1'$-^{14}C KIE は D_N*A_N 機構と一致している．そこでは別個のオキサカルベニウムイオンの中間体が生成している．その中間体に対応した遷移状態は脱離基が完全に離れ，求核剤に対し特に結合次数をもたない．二つの官能基はリボオキサカルベニウムイオンとファンデルワールス接触（>3.0 Å）しているだけである（図 15・27）．$1'$-^{3}H（18.4％）と 9-^{15}N（2.9％）に対する相対的に大きな KIE はこの S_N1 機構を支持する．これらの値は BtPNP で見いだされたものよりも両者とも大きい．またそこでは，0.4 というポーリングの結合次数が遷移状態でのリボシル結合で見いだされている．さらに 3.1％ の $2'$-^{3}H KIE は BtPNP と異なり，リボシル部分が 3-エンドコンホメーションをとり，57.3° の二面角を形成して 2-C-H 結合を C1 位における空の p 軌道に配置している．

ウシとヒトの PNP の遷移状態を比較すると，BtPNP は生成物よりも反応物に近い初期の遷移状態をもつ．一方 HsPNP は遅い遷移状態をもつ．それは完全なリボオキサカルベニウムイオン中間状態と似ている（図 15・28）．遷移状態理論に従い，二つの酵素の間の遷移状態構造の違いは，遷移状態の特別な特徴で設計された類似体による阻害で明らかにされる．

イムシリンによるヒト PNP の阻害

HsPNP の遷移状態は 2004 年に解析されたが，イミノリビトールやデアザヒポキサンチン部分を置換したり変更したりしたイムシリンに基づく一群の阻害剤は，BtPNP を用いて性質が明らかにされた（図 15・29）[105],[106]．親化合物である ImmH や ImmG とともに，これらの類似体が BtPNP と HsPNP の両者に対して阻害剤として試された．これらの化合物の多くは ImmH や ImmG でよくみられた遅効性で強固に結合して阻害活性を示すプロファイルを示した．その結果，pM や nM の阻害定数となる．すべての

表 15・2 ヒト PNP が触媒するイノシンの加ヒ酸分解反応に対する速度論的同位体効果[†1]

同位体	リモート標識	V/K KIE	真の KIE[†2]
$1'$-^{14}C	$4'$-^{3}H	1.002±0.006[†5]	1.002±0.006
9-^{15}N, $4'$-^{3}H[†3]	$5'$-^{14}C	1.025±0.006[†5]	1.029±0.006
$1'$-^{3}H	$5'$-^{14}C[†4]	1.160±0.004	1.184±0.004
$2'$-^{3}H	$5'$-^{14}C[†4]	1.024±0.004	1.031±0.004
$4'$-^{3}H	$5'$-^{14}C[†4]	1.021±0.003	1.024±0.003
$5'$-^{3}H	$5'$-^{14}C[†4]	1.054±0.002	1.062±0.002

[†1] 50 mM ヒ酸ナトリウム（pH 7.5）存在下での反応．データは Lewandowicz と Schramm[59] より改変．
[†2] 真の KIE は 15・3 式と C_f=0.147 を用いて V/K KIE から修正．誤差には C_f からの誤差を含まない．
[†3] ^{3}H は ^{15}N に対するリモートの放射性標識として利用．
[†4] $5'$-^{14}C KIE は 1 と仮定．
[†5] リモート標識からの KIE であるため，V/K KIE は $4'$-^{3}H KIE を掛けて修正．

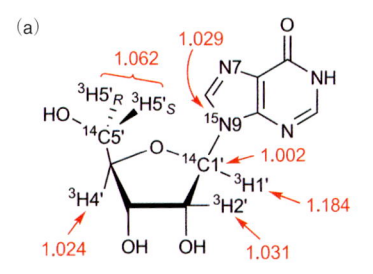

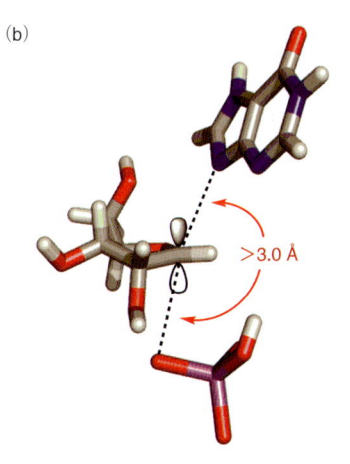

図 15・27　HsPNP によるイノシンの加ヒ酸分解反応に対する実験的な KIE（a）と計算的に決定された遷移状態の幾何学的構造（b）．$1'$-^{14}C KIE が 1 であることは，ヒポキサンチンの完全な解離とヒ酸に対する明らかな結合次数がないことを示唆している．それゆえ，これらの分子はリボオキサカルベニウムイオンとファンデルワールス接触（>3.0 Å）をしているだけである．$2'$-C-H 結合は C1′ での p 軌道と 57.3° の二面角を形成し，この角度によってリボシル環は 3-エンドコンホメーションをとる．

---

[a] *Homo sapiens* PNP

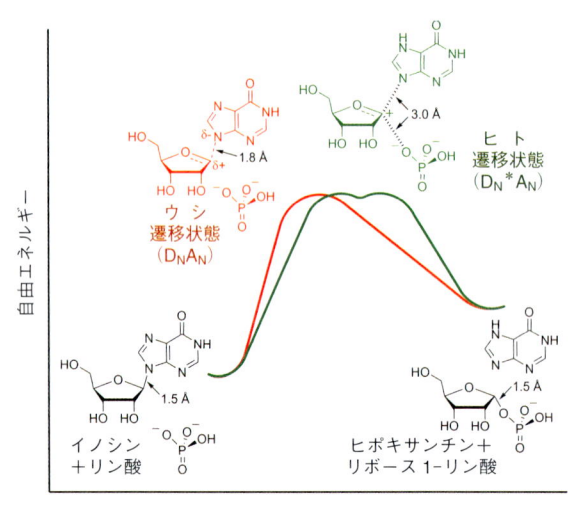

場合で，最終的な解離定数 K_i^* は BtPNP よりも HsPNP の方が高かった．たとえば ImmH や ImmG の場合，HsPNP に対してはそれぞれ 58, 42 pM の K_i^* であったが，BtPNP に対しては 23, 30 pM であった[41],[106],[107]．二つの PNP 酵素間の解離定数が違うという傾向は阻害の度合いが，遷移状態とその模倣体との間の構造的な類似性に関係していることを示唆する．

DADMe-イムシリン

ヒト PNP の遷移状態に結合した DADMe-ImmH の比較

HsPNP の最も強力な阻害剤を確立するため，遷移状態の明確な特徴が活用される必要がある．良好な HsPNP の遷移状態模倣体は化学的に安定で，リン酸とファンデルワールス接触するだけのカチオン性のリボース類似体をアノマーの位置に含まなければならない．BtPNP の遷移状態類似体とは異なり，脱離基から 1′-カルボカチオンの距離が HsPNP では大きくなり，この酵素に特異的な類似体では大きくするようにしなければならない．DADMe[a]-ImmH，DADMe-ImmG は HsPNP に特異的な第二世代の遷移状態類似体である〔図 15・30(a)〕．DADMe-ImmH と DADMe-ImmG は HsPNP に対する K_i^* はそれぞれ 11 pM[41], 7 pM[107] であり，これは K_m/K_d に基づくと，基

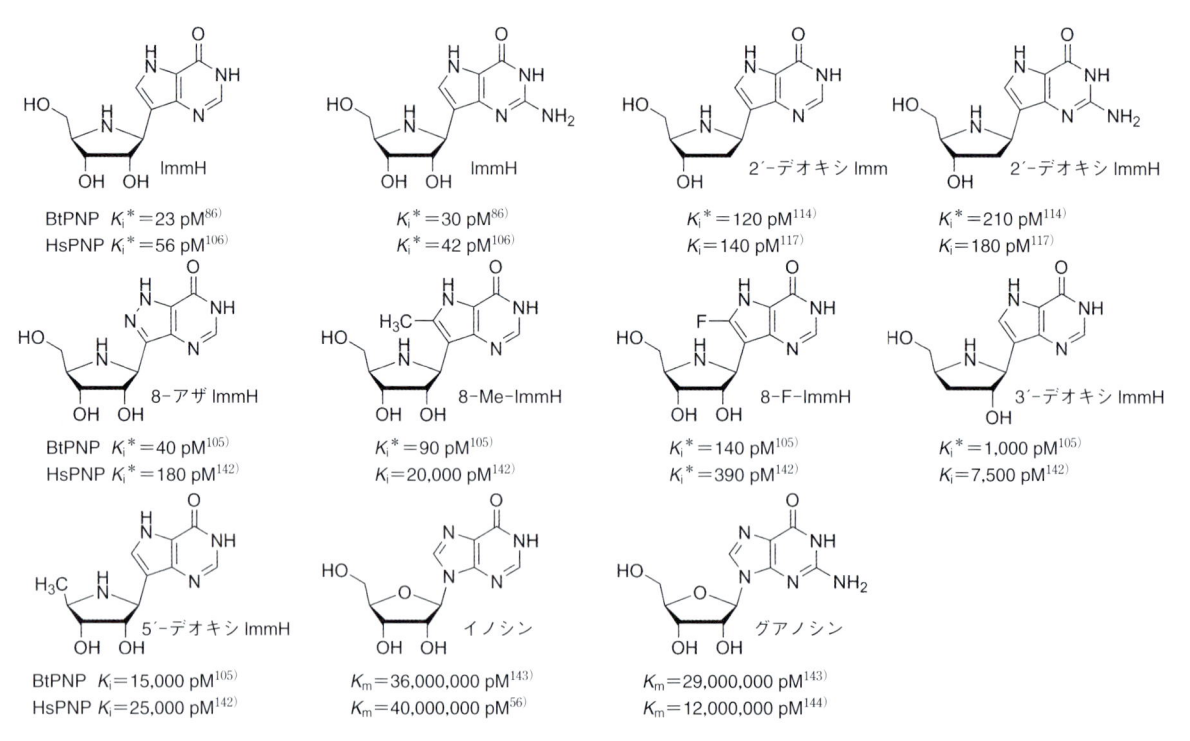

図 15・28 ウシとヒトの PNP が触媒する反応の反応座標の比較．BtPNP が触媒する反応（D_NA_N；赤）は生成物よりも反応物に似た初期の遷移状態を通して進行する．C−N の距離は 1.8 Å である．HsPNP が触媒する反応（$D_N^*A_N$；緑）は，脱離基と求核分子が 3.0 Å 以上離れて，オキサカルベニウムイオン中間体を通して進行する．遷移状態はその前後で中間体に似ており，反応座標系では BtPNP の遷移状態よりも後に起こる．〔Taylor Ringia と Schramm[141] より改変．〕

図 15・29 選ばれたイムシリン阻害剤および BtPNP と HsPNP に対する解離定数．結合が最も強い値が記されている．遅効性の阻害の場合は K_i^*，それ以外は K_i である．イノシンとグアノシン基質のため，ミカエリス定数 K_m を用いている．

[a] 4′-deaza-1′-aza-2′-deoxy-1′,9-methylene

ヒトPNPと第二世代の遷移状態類似体：DADMe-イムシリン　247

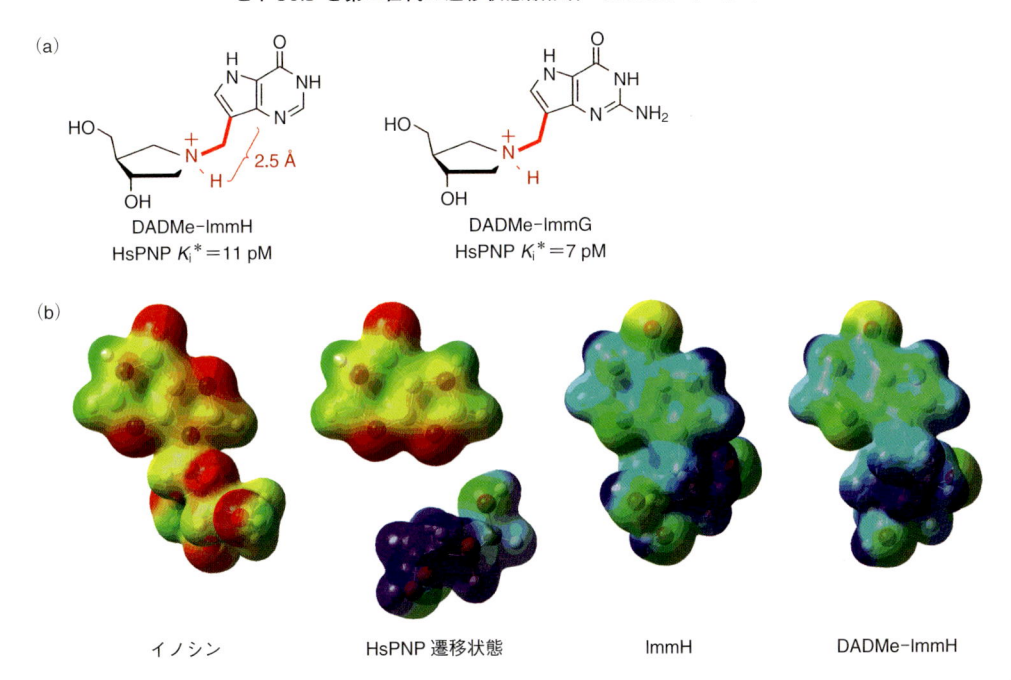

図15・30　DADMe-イムシリンH（DADMe-ImmH）とDADMe-イムシリンG（DADMe-ImmG）．(a) 遷移状態に基づく特徴（赤で表示）をもつDADMe-ImmHとDADMe-ImmGの構造．阻害定数はHsPNPに対し示されている．(b) 基底状態のイノシン，HsPNP中の遷移状態構造，ImmH，DADMe-ImmHに対する分子静電ポテンシャル（MEP）表面．Gaussian03で計算し0.008 e/bohrの密度でGaussViewを使って描画[3]．リボオキサカルベニウムイオン遷移状態のC1'位で見いだされた正電荷の特徴は，ImmHではこの付近に近いものの，DADMe-ImmHではこの位置で見いだされる．

質よりも200万倍，360万倍も強く結合する．これらの阻害定数の値は，対応するImmHやImmGのヒトの酵素に対する値よりも5〜10倍小さい（強い）．このことは，HsPNPの遷移状態の特徴が，これらの第二世代の阻害剤によってよりよくとらえられていることを示唆している．

DADMe-イムシリンはNに置換したヒドロキシメチルピロリジン環をもつ．これは約10のpK_aをもつことが知られている．このため生理的pHではほとんど完全にプロトン化している[108]．カルボカチオンの窒素原子のカチオン模倣体は4'位からアノマー位まで動いている．その位置は最も大きな正電荷を帯びるリボオキサカルベニウムイオンの中心であることが示されている[30),109]．ヌクレオシド類似体のこの位置に窒素原子を置くと，α-アルコール性ヒドロキシ基の存在下では化学的に不安定になる．ヌクレオシドの2'-デオキシ誘導体（すなわち，デオキシイノシンやデオキシグアノシン）はPNPの良い基質であるため，化学的な不安定性は2'-デオキシ化合物のように修飾したイムシリン類似体を用意することによって避けられる．イムシリン構造へのもう一つの重要な修飾は，N1'とC9の間にメチレンのリンカーを導入したことである．この修飾の結果，脱離基への距離はImmHでの1.5ÅからDADMe-ImmHでの2.5Åに増加した．

この変化による電荷的な影響は，DADMe-ImmHに対するMEPで示されている〔図15・30(b)〕．ImmHと DADMe-ImmHは両者ともイミノリビトール環のためにイノシンよりもはるかに遷移状態の静電的な電荷の特徴をとらえている．二つの類似体の大きな違いは正電荷の位置である．オキサカルベニウムイオンの遷移状態でのようにDADMe-ImmHは1'位に正電荷があり，このことによってHsPNPに対して遷移状態によりよく適合しているようにしている．

DADMe-イムシリンの合成

DADMe-ImmHとDADMe-ImmGはImmHとImmGがつくられたときの方法を進展させることによって最初に合成された．リチウムで保護されたプリン（図15・20）はホルミル化されてアルデヒドになる．アルデヒドは(3R,4R)-3-ヒドロキシ-4-(ヒドロキシメチル)ピロリジンと還元的アミノ化され，その後DADMe-ImmHとなるように脱保護される（図15・31の経路A)[110]．この方法はピロリジン（13段階）とアルデヒド（9段階）の収束的合成を必要とし，そのためImmHの合成と同じような効率となる．もっと洗練された方法は，ピロリジンと9-デアザヒポキサンチンとのホルムアルデヒドを介在させるマンニッヒ反応を用いて達成された（図15・31の経路B)[111]．保護基の必要がなく1段階で終わるという温和な反応は，マンニッヒ縮合反応段階の前を6段階分短くした[112]．

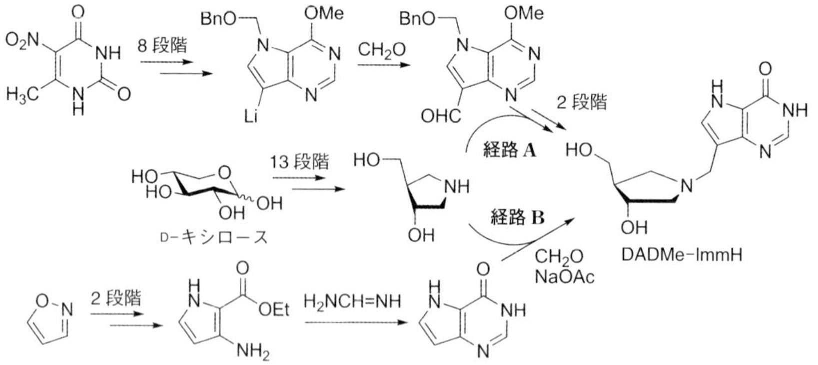

図15・31 還元的アミノ化（経路A）もしくはマンニッヒ反応（経路B）によるDADMe-ImmHの合成．マンニッヒ反応による合成は7段階少なく効率的である．DADMe-ImmHのピロリジンの窒素はpH 10以下の水溶液中ではプロトン化されている．

ヒトPNPとDADMe-ImmHとの結晶構造

HsPNPは，オキサカルベニウムイオンの遷移状態とリン酸模倣体となるDADMe-ImmHと硫酸（PDBコード1RSZ）の存在下で結晶化された[41]．比較のために，HsPNPはImmHとリン酸（PDBコード1RR6）もしくは硫酸（PDBコード1RT9）でも結晶化された．構造は以前報告されていたBtPNPとほぼ同一であった．HsPNPタンパク質構造は，ImmHをDADMe-ImmHで置換しても変わらなかった〔図15・32(a)〕．活性部位を詳細に調べてみると水素結合ネットワークがDADMe-ImmH複合体での方がより強固になっていた〔図15・32(b),(c)〕．特に9-デアザヒポキサンチン部分への三つの水素結合が0.2〜0.6Å短くなっており，Tyr88のフェノールの酸素原子がO3′に対し0.3Å接近していた．ImmH複合体では，リン酸のO3だけに2′-ヒドロキシ基が水素結合をつくっていたが，DADMe-ImmHにこの2′-ヒドロキシ基がないため，この位置に水が入り込み，DADMe-ImmHのN1′とO3′および硫酸のO4とO3と水素結合を形成することができるようになっている．この架橋の働きをするような水素結合が，2′-ヒドロキシ基がない分を補っているのである．

遷移状態類似体とリン酸（硫酸）の間のイオン対の相互作用も大変重要である．メチレン基の挿入に加えて，DADMe-ImmHのカチオン性原子を1′位に位置させることによって，求核性のアニオンに対し，ピロリジンカチオンが近接していることになる．HsPNP・DADMe-ImmH・PO₄複合体におけるC1′−O4の距離は3.5Åであり，HsPNP・DADMe-ImmH・SO₄複合体におけるN1′−O4の距離は3.0Åである．ピロリジンとデアザヒポキサンチン部分を結ぶメチレンの存在は幾何学的な変化を与え，これらの部分をImmHに比べ1.0Å離している．このことは酵素残基と求核剤をより親密に相互作用させることを可能にしている．ImmHはHsPNPの活性部位において

カチオン性であり[87]，リン酸と3.5Åのイオン対を形成している〔図15・32(b)における緑の破線〕．*Mycobacterium tuberculosis*由来のPNPとこれらのリガンドでも，同じようなより強いイオン対の形成がみられた[113]．クーロンの法則によれば，このより強いイオン対は15.7 kcal/molと同程度の結合エネルギーを安定化する（誘電率を1と仮定）．

2世代のPNP阻害剤からの作用機構の推定

PNPの選択的阻害による遷移状態の区別

ウシやヒトPNPの遷移状態研究は，同じ化学反応が酵素－基質相互作用におけるわずかな相違によって変わりうることを立証した．BtPNPが触媒する反応は，反応座標系において早期に遷移状態の形成が起こり，脱離基に対し有意な結合次数をもつD_NA_N機構を通して進行する（図15・28）．二つの酵素の間には87%も同一な配列があるものの，HsPNPは段階を追ってD_N*A_N機構を使う．そこではリボオキサカルベニウムイオン-ヒポキサンチン中間体に酷似した遷移状態が反応座標系の後期で生じる．

遷移状態理論は，遷移状態構造における違いが遷移状態類似体の結合の強さで表わされることを予想する．この仮説は，イムシリンやDADMe-イムシリンのさまざまな代表的な化合物に対するBtPNPやHsPNPの相対的な親和性を調べることによって証明される[114]．イムシリンはBtPNPの遷移状態に合わせてつくられたものであり，短いイミノリビトールを基礎とした距離，イミノリボカチオンの性質，N7のプロトン化のような鍵となる特徴をもっている．DADMe-イムシリンは，より大きなピロリジン塩基の分離や1′位への正電荷をもつ窒素原子の再配置を含む，より解離的なHsPNPの遷移状態の側面を取り入れている．BtPNPに対して試したとき，ImmHはDADMe-ImmHよりも強い阻害剤であり，解離定数はそれぞれ

2世代の PNP 阻害剤からの作用機構の推定

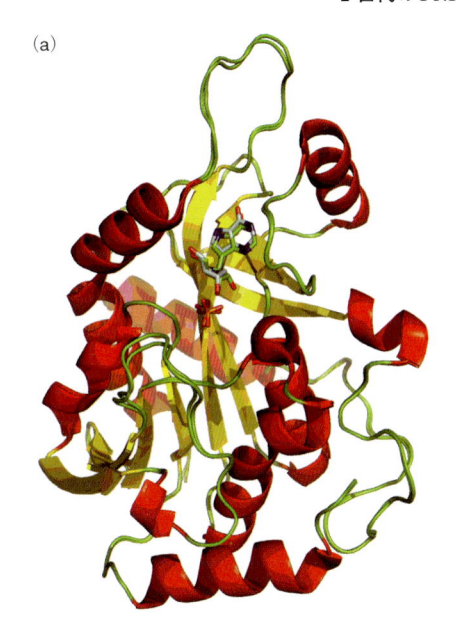

図 15・32 ImmH, DADMe-ImmH との HsPNP の複合体構造. (a) HsPNP・ImmH・PO₄ (ImmH は緑で表示, PDB コード 1RR6) と HsPNP・DADMe-ImmH・SO₄ (DADMe-ImmH は水色で表示, PDB コード 1RSZ)[41] の X 線結晶構造の重ね合わせ図. ImmH 複合体 (b), DADMe-ImmH 複合体 (c) における, 水素結合と最も近い接触を Å の距離で表示. DADMe-ImmH 複合体において新たな水分子に伴う重要な強い水素結合は赤で表示. ImmH 複合体では存在し, DADMe-ImmH 複合体では存在しない水素結合は青で表示. イオン対とその距離は緑で表示.

23 pM, 110 pM である (表 15・3). しかしながら HsPNP は, これらの阻害剤に対し逆の親和性をもち, K_i^* 値はそれぞれ 58 pM, 11 pM である. 似たような阻害パターンは ImmG と DADMe-ImmG でも観察される. 2′-デオキシ ImmH と 2′-デオキシ ImmG が, 2′-ヒドロキシ基の寄与を評価するために酵素に対し調べられた. どちらの化合物も 2′-ヒドロキシ基をもつものよりも非選択的に BtPNP, HsPNP に対しやや弱く結合した ($K_i^*=120\sim210$ pM). 最後に, ピロリジンヒドロキシ基をもたない ImmH や DADMe-ImmH 類似体が二つの酵素に対し調べられた. ヒドロキシ基がなくなると, nM の範囲に解離定数が上昇したが, これらの化合物の構造上の違いは, ImmH 類似体が BtPNP に, DADMe-ImmH 類似体が HsPNP に対し選択的に結合することを示すのに十分である.

ImmH と DADMe-ImmH の鏡像異性体

多くの薬剤的に活性な糖やヌクレオシドは鏡像異性体でも活性を保持する. たとえば 2′-デオキシ-L-シチジンと他の L-ヌクレオシド誘導体は, B 型肝炎ウイルスの複製を強力に選択的に阻害することが示されている. L-リバビリンは異なった抗ウイルス活性を示し, その鏡像異性体である D-リバビリンに比べて安全性が改善されている (図 15・33). ImmH と DADMe-ImmH はより身近な D 体と比較して, すべての不斉原子で立体化学が反転している L-ヌクレオシドの類似体として合成される[115]. これらの鏡像異性体類似体を HsPNP によるイノシンの加リン酸分解反応に対して調べたところ, これらは L-ImmH に対しては 12 nM, L-DADMe-ImmH に対しては 380 pM の解離定数をもった阻害剤であった (表 15・4)[116]. これ

表15・3 ウシおよびヒト PNP に対するさまざまなイムシリンや DADMe-イムシリンに対する解離定数

化合物	構造	解離定数 (K_d)[†] HsPNP[pM]	BtPNP[pM]
ImmH		57.9 ± 1.5[41]	23 ± 5[86]
DADMe-ImmH		10.7 ± 1.1[41]	110 ± 10[114]
ImmG		42 ± 6[106]	30 ± 6[86]
DADMe-ImmG		7 ± 1[110]	23 ± 5[114]
2′-D-ImmH		140 ± 10[117]	120 ± 20[114]
2′-D-ImmG		180 ± 10[117]	210 ± 40[114]
9-(ピロリジン-2-イル)-9-デアザ Hx		$840,000 \pm 110,000$[114]	$380,000 \pm 20,000$[114]
9-(ピロリジン-1-イルメチル)-9-デアザ Hx		5500 ± 900[114]	$21,000 \pm 3000$[114]

[†] 解離定数は，適用可能な場合（すべての場合で $K_d < 10$ nM）遅効性の阻害に続く最終的な平衡値を表す．

らの化合物は D 体よりもそれぞれ 210 倍，35 倍活性が低いものの，多くの ImmH や DADMe-ImmH 誘導体が数百 nM から μM の解離定数を示すことを考慮すれば，この結合の親和性は注目に値する[117]．

L 体のイムシリン結合を可能にする酵素‐阻害剤相互作用は，HsPNP とリン酸の共結晶によって決定された[116]．X 線結晶構造 (L-ImmH; PDB コード 2Q7O, L-DADMe-ImmH; PDB コード 3BGS) では，全体のタンパク質の構造は D 体のヌクレオシド類似体との複合体とほぼ同一であったが，水素結合のパターンとイオン相互作用で違い

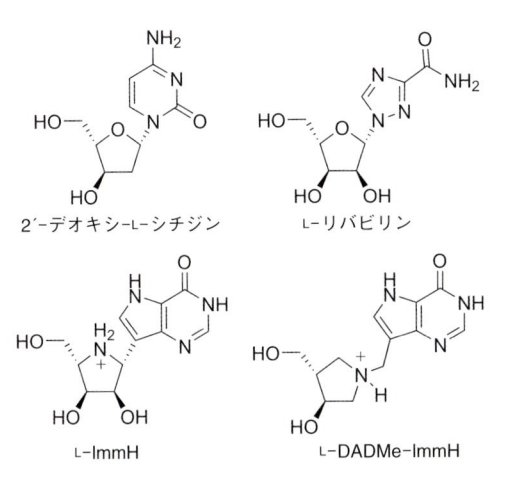

2世代のPNP阻害剤からの作用機構の推定

図15・33 ImmHやDADMe-ImmHを含んだ薬剤的に活性なヌクレオシドのL鏡像異性体.

表15・4 D-, L-イムシリンとDADMe-イムシリンに対する解離定数

化合物	K_i [nM]	K_i^* [nM]	L/D K_d 比[†]
D-ImmH	3.3±0.2[110]	0.0579±0.0015[41]	210
L-ImmH	190±30[116]	12±2[116]	
D-DADMe-ImmH	1.10±0.12[110]	0.0107±0.0011[41]	35
L-DADMe-ImmH	0.38±0.03[116]	観測されない	

[†] ImmHに対してはK_i^*/K_i^*を利用し,DADMe-ImmHに対してはK_i/K_i^*を利用する.

がみられた.L-とD-ImmHの酵素に結合した立体配置を比較すると,塩基部分は同様に結合しているが,イミノリビトール環の平面はC1′-C9結合で180°回転している〔図15・34(a),(b)〕.この幾何学的な配置が,L-ImmHの2′-,3′-,5′-OH基によるD-ImmHでみられるような好ましい水素結合の形成を妨げている.特にHis257と5′-OHの間の水素結合は,D-ImmHによって示された強固に結合した阻害に決定的であることが変異体実験によって示されているが(次項参照)[41],この重要な相互作用はL異性体とでは失われる.D-およびL-DADMe-ImmHの構造を比較すると,3′-と5′-OH基の位置にわずかなずれがみられる〔図15・34(c),(d)〕.重要な構造のずれは,L-DADMe-ImmH複合体におけるリン酸が,N1′-O4の距離が3.0Åから3.9Åに増加するように回転していたことであり,その結果イオン対の相互作用が弱くなっている.D体の遷移状態類似体複合体で見いだされたいくつかの水素結合やイオン対がL体ではなくなっていることにより,結合の親和性は適度に低下するものの,これらの化合物は構造的な補償をすることができる.L-ImmHの場合は変化したイミノリビトールの幾何学的な配置が2′-OH(リン酸と水分子から)と3′-OH

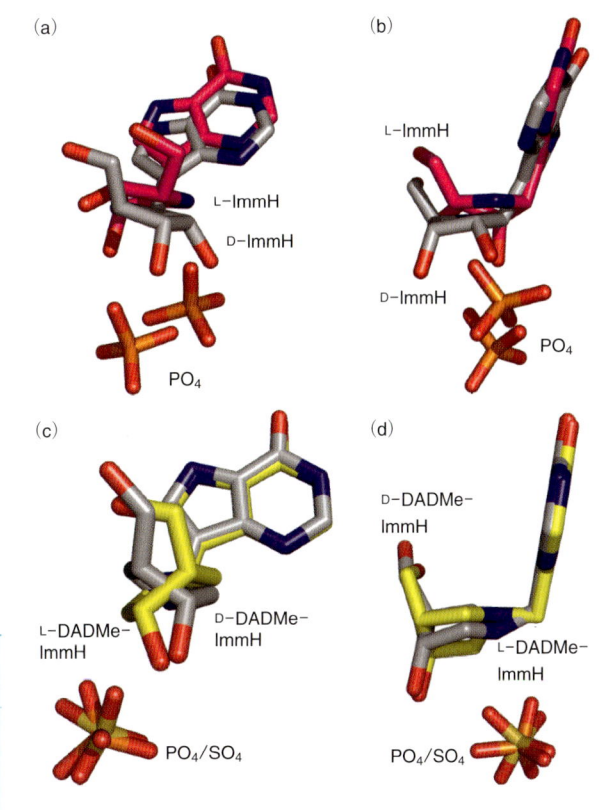

図15・34 HsPNPとの各複合体を重ね合わせた構造からのImmHとDADMe-ImmHの鏡像異性体の重ね合わせ図.(a)と(b)ではD-ImmHは灰色でL-ImmHは赤紫で表示.(c)と(d)ではD-DADMe-ImmHは灰色で,L-DADMe-ImmHは黄色で表示.リン酸はオレンジ色と赤で,硫酸(D-DADMe-ImmHの構造から)は黄褐色と赤で表示.〔Rinaldo-Matthisら[116]を修正.〕

(His257のNε原子から)に対するどちらかの水素結合を可能にしている.L-DADMe-ImmHの場合は,挿入されたメチレン鎖のために柔軟性があり,ピロリジン環が空間的に調整され,3′-および5′-OH基がD体とほぼ同じような位置にくることができ,水素結合を保持している.D-およびL-DADMe-ImmH化合物のこのような特徴は,D-およびL-ImmHと比較したとき結合親和性があまり減少しないことを説明する(それぞれ35倍と210倍の減少).

イムシリンによる遷移状態形成や強力な阻害に重要なリモート相互作用

ウシおよびヒトPNPを用いた同位体効果の研究によって,イノシンの加ヒ酸分解反応に対し重要な5′-³H V/K KIEが明らかになった(それぞれ2.8%,5.4%).基質の5′位は反応化学に直接は関与しておらず,驚くべき大きな同位体効果は結合時あるいは遷移状態における分子中の酵素-基質相互作用を反映している.イノシンの5′-ヒドロキシ基はHis257との水素結合に関与しており,ImmH

とDADMe-ImmHの遷移状態形成と結合にこの相互作用が重要であるかを評価するためこの残基に変異が入れられた[41]．

His257Phe，His257Gly，His257Asp変異体は天然酵素の真の$5'-^3$H KIEとは異なる値を示す（表15・5）．His257-PheとHis257Glyはそれぞれ-3.2%，-14.1%の逆KIEを与える．一方，天然酵素とHis257Aspは4.6%と6.9%という正常KIEを与える．この発見によって変異を二つのグループに分けることができる．$5'$-OHと水素結合を形成できない変異体と，形成できる変異体である．水素結合は$5'$-OHを分極させる．これにより超共役作用によって隣接した$5'$-C-H結合を弱くし，正常KIEにする．それゆえ，$5'-^3$H KIEは遷移状態での水素結合環境に影響されやすく，遷移状態への進行にHis257の重要性が強調される．$O5'$が$O4'$およびO_pと"酸素原子のスタック"（図15・24）をしていることを思い出そう．このスタックが初期のオキサカルベニウムイオンを安定化し，リボシル結合を切断させやすくするために電子密度を供給している．この動きは，His257を含む酵素の残基からの動きによって動的に操られている[16),118)]．

もしHis257の変異が遷移状態の形成に影響を与えるなら，遷移状態類似体の結合を妨げるかもしれないというのはもっともである．DADMe-ImmHの結合はすべてのPNP変異体に対し，nM未満の阻害を示すようになる（表15・6）．それは異なったK_m値を説明し，337,000から2,800,000の範囲に及ぶK_m/K_d値を与える．これらの値の変化は天然酵素の11倍以内であり，それゆえDADMe-ImmHの結合は相対的にHis257の変異によって影響を受けない．対照的に，これらの変異体は天然体に比べK_m/K_d値が370倍の変化を与えるように，ImmHより弱くしか結合しない．変異体はまたImmHに特徴的な遅効性の阻害もなくしてしまう．それゆえ，His257は，第一世代の類似体がよりよく模倣したように，脱離基に対して有意の結合次数が残っている反応座標系の初期段階においてきわめて重要である．DADMe-ImmHのような第二世代の阻害剤が，よりよく模倣した反応座標系の後の段階では，His257の役割は縮小し，反応中心での相互作用が優勢になる．

ImmHとDADMe-ImmHの結合同位体効果からの遷移状態の特徴

His257での変異は，遷移状態およびその類似体の$5'$末端での酵素の相互作用の重要な役割を強調した．イノシンの加リン酸分解反応に対する$5'-^3$H KIEは，基質が溶液から酵素論的な遷移状態へと進むときの振動結合のゆがみの度合いを示唆している．Murkinらは遷移状態類似体であるImmHとDADMe-ImmHの結合時に起こる$5'$-ヒドロキシ基のひずみの程度を調べた[119)]．リモートとして標識した同位体置換体である[5-^{14}C]ImmHと[メチレン-^{14}C]DADMe-ImmHと同じように，[$5'-^3$H]ImmHと[$5'-^3$H]DADMe-ImmHを化学合成した（図15・35）．非結合型と強固に結合した阻害剤の間が平衡に達するように，各^{3}H-^{14}C標識対の混合物をHsPNPとリン酸でそれぞれ別にインキュベートした．

基底状態と遷移状態の間の違いがKIEを生み出すことときわめて類似して，非結合状態と結合状態間の異なった

表15・5　ヒトPNPのHis257変異体で触媒されるイノシンの加リン酸分解に対する$5'-^3$H KIE[†]

PNP変異体	V/K KIE		真のKIE	
	KIE	%	KIE	%
天然	1.054±0.002[59)]	5.4（通常）	1.046±0.004[41)]	4.6（通常）
His257Asp	1.046±0.004[41)]	4.6（通常）	1.069±0.007[41)]	6.9（通常）
His257Phe	0.992±0.003[41)]	-0.8（逆）	0.968±0.005[41)]	-3.2（逆）
His257Gly	0.925±0.005[41)]	-7.5（逆）	0.859±0.007[41)]	-14.1（逆）

[†] 真のKIEは正反応のコミットメントと$5'-^3$H結合同位体効果を修正した後，V/K KIEから計算．詳細はMurkinら[41)]を参照．

表15・6　HsPNPとHis257変異体との遷移状態類似体の解離定数[†]

PNP変異体	DADMe-ImmH			ImmH		
	K_d	K_m/K_d値	x倍変化	K_d	K_m/K_d値	x倍変化
天然	10.7 pM	3,700,000	1	57.9 pM	690,000	1
His257Asp	900 nM	1,500,000	2	86 nM	15,700	45
His257Phe	950 nM	337,000	11	172 nM	1,860	370
His257Gly	270 nM	2,800,000	1	11.0 nM	68,100	10

[†] これらの解離定数は，適用可能な場合（K_d<1 nM），阻害の遅効性のフェーズの後の最終的な平衡定数を表す．データはMurkinら[41)]より改変．

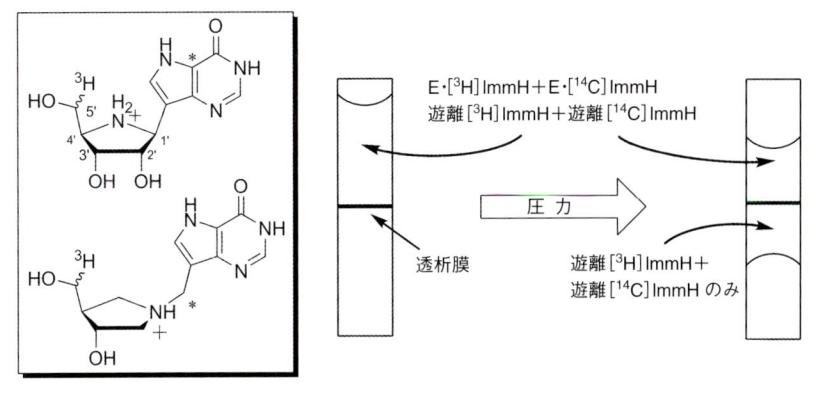

図 15・35　限外沪過による結合同位体効果 (BIE) の測定の模式図. 挿入図は ImmH と DADMe-ImmH の遷移状態類似体における放射性同位体標識の位置を示す. HsPNP, リン酸, ^{3}H/^{14}C 標識した阻害剤の混合物が限外沪過器具の上部に加えられる. 加圧された後, 非結合型の阻害剤だけを含んだ溶液が透析膜を透過し下部に移動する. 結合型と非結合型 (非結合型は上部と下部では同じ濃度) の阻害剤の混合液は上部に残る. 等量の溶液をとりシンチレーションカウンターで測定する.

結合振動の環境は平衡結合同位体効果 (BIE[a]) を与える. ImmH は 12.6% の 5′-^{3}H BIE となり, DADMe-ImmH は前例のないような 29.2% もの大きな BIE を与える (表 15・7)[119]. これらの値は基質の結合および遷移状態の形成から由来する 1.5%, 4.6% の同位体効果を小さくする[41]. それゆえ, より大きな結合のひずみの力は本来の遷移状態の形成においてよりも, 遷移状態類似体の結合に影響を及ぼす.

これらの BIE は遷移状態形成の性質についてある知見を与える. 遷移状態理論の熱力学的なモデルにおいては, 少なくとも概念的には遷移状態はそれが強固に結合した酵素との平衡状態にあるとみなされている. この理論は, 遷移状態形成に対する KIE の大きさ (約 5%) と似たような遷移状態類似体 BIE の大きさを予測する. 遷移状態形成の動力学的モデルは, 動的な遷移状態の運動を, 化学的に不活性な遷移状態模倣体の周辺に集中したより安定なタンパク質の構造に変換することによって, 類似体の強固な結合を説明する. この効果は, より大きな BIE を与えるより結合がひずんだ形になっているリガンドを捕らえると考えられる.

ImmH と DADMe-ImmH の薬理学的な応用

まれな遺伝的 PNP 欠損は, 血液中に dGuo が蓄積することによる T 細胞免疫不全と関連している. dGuo が蓄積すると, 究極的には T 細胞の分裂時に dGTP によるリボヌクレオチドレダクターゼの阻害によって DNA 複製の阻害が起こってしまう (図 15・10). イムシリンのような PNP 阻害剤は, T 細胞に特異的な細胞分裂を阻止することによる増殖性 T 細胞障害に対して, その性質を活用することができる. 継続した努力が, これらの強力な PNP 阻害剤の *in vivo* 効果を研究するために行われている.

ImmH の *in vivo* 研究

培養したヒト T 細胞への効果

ヒト T 細胞の培養細胞株である CCRF-CEM や MOLT-4 の増殖に対する ImmH の効果が, dGuo の存在下および非存在下で ImmH の濃度を変えて評価された[120]. PNP の欠損で起こる細胞内の dGTP の蓄積のために dGuo が含まれることが必要である. 両者の細胞株の増殖は, ImmH (IC$_{50}$[b] = 0.4〜5 nM) と dGuo 存在下でのみ選択的に阻害される (図 15・36). ImmH による DNA 合成の阻害は [^{3}H]チミジンの存在下における取込み量の減少によっても示された [図 15・36(b)]. 50 μM までの濃度では, ImmH はさまざまな組織由来の非 T 細胞腫瘍に

表 15・7　ヒト PNP での基質および遷移状態類似体に対する 5′-^{3}H 結合同位体効果[†1]

リガンド	K_d または K_m	BIE/KIE IE の型	同位体効果
[5′-^{3}H]-, [5′-^{14}C]イノシン	40 μM	BIE[†2]	1.015±0.003 (9)[41]
		真の KIE	1.046±0.004 (9)[41]
[5′-^{3}H]-, [5′-^{14}C]ImmH	58 pM	BIE	1.126±0.005 (32)[119]
[5′-^{3}H]-, [^{14}C]DADMe-ImmH	11 pM	BIE	1.292±0.012 (27)[119]

†1　BIE (あるいは真の KIE) は括弧の中に試行回数とともに標準誤差として表示されている.
†2　イノシンを用いた BIE の測定はリン酸に代わる基質類似体として硫酸を用いて行われた.

a) binding isotope effect　b) 50% inhibitory concentration; 50% 阻害濃度

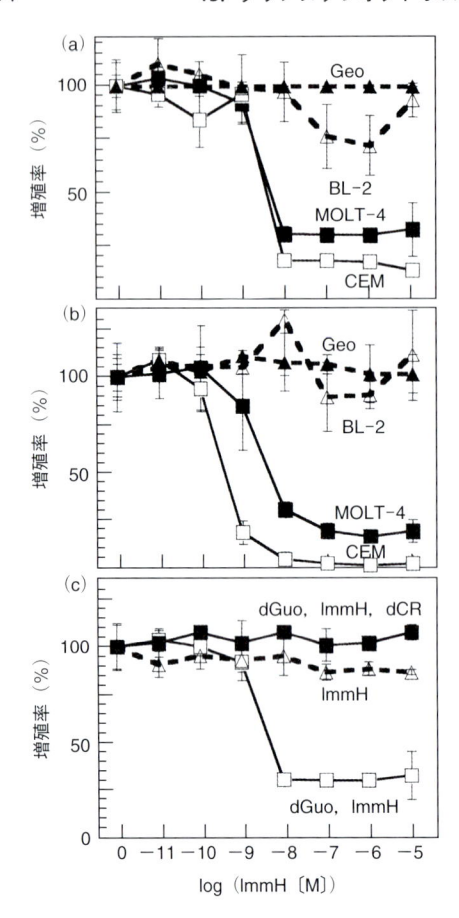

図 15・36 ImmH と dGuo の共同作用によるヒト T 細胞白血病細胞株の阻害．Geo と BL-2 はそれぞれヒト結腸癌細胞株，B 細胞性白血病細胞株であり，MOLT-4 と CEM はヒト T 細胞白血病細胞株である．細胞株は 20 μM の dGuo と ImmH の濃度をいろいろ変化させてインキュベートされ，(a) WST-1 と (b) [³H]チミジンの取込みによる，細胞生存率をもとに解析された．(c) 増殖の阻害は ImmH が dGuo 存在下で処方されたときのみに起こるが，活性はデオキシシチジン (dCyt) のレスキュー (dCR) で再び戻る．dCyd は dCyd キナーゼの良い基質であり，dCMP に変換される．dCMP は dGuo のリン酸化を阻害するため dGTP によるリボヌクレオチドレダクターゼの阻害を防ぐ（図 15・10 参照）．[Kicska ら[120]から再掲．]

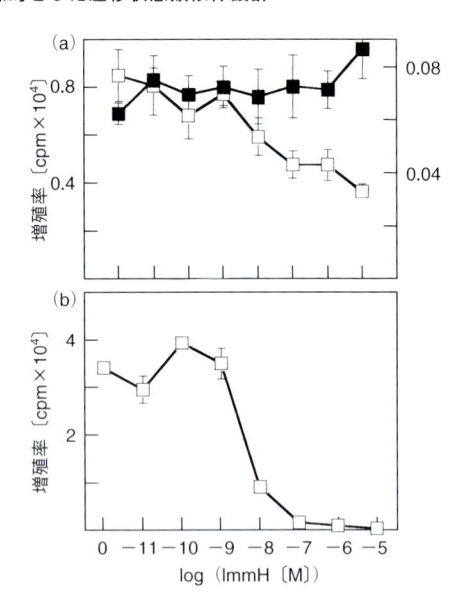

図 15・37 活性化されたヒト T 細胞における ImmH による [³H]チミジンの取込みの阻害．増殖度は刺激がないとき（a の ■），生理学的なレベルのインターロイキン-2（IL-2）で刺激したとき（a の □），過剰の IL-2 と単球細胞で刺激したとき（b の □）で決定された．[Kicska ら[120]から再掲．]

対して特に毒性を発揮せず，このことは阻害剤の T 細胞特異的な作用状態をさらに支持している．

正常なヒト T 細胞に対する ImmH の効果が，dGuo の存在下で細胞分裂刺激剤の有無で調べられた[120]．刺激なしでは T 細胞は影響を受けなかったが，単球とインターロイキン 2 の導入によってひき起こされる迅速な細胞分裂は，ImmH の投与量を増すにつれ減少する（$IC_{50}=5$ nM）（図 15・37）．こうした発見は，dGTP の上昇レベルの直接的な観察とともに，ImmH による PNP の阻害が，迅速に分裂している T 細胞に特異的な dGTP が介在するアポトーシスをひき起こすことを説明している．

マウスおよびヒト T 細胞異種移植における ImmH の効果

自己免疫疾患に対する有力な治療薬として ImmH の全身性の効果が，免疫学的易感染性マウスに対して試された[121]．dGuo は通常マウスでもヒトでも検出できないレベルになっているが，10 mg/kg ImmH の単回投与によって血液中に 5 μM まで dGuo が蓄積する．遺伝的な PNP 欠損で苦しむ人間の血清中にも同様なレベル（3～17 μM）で dGuo が蓄積している．

ヒトの末梢血液リンパ球 (hPBL[a]) を移植したスキッドマウス (SCID[b]マウス；超免疫不全マウス) を利用した類似の実験計画がヒトの免疫拒絶反応に対するモデルとして利用されている[121]．宿主の抗原が hPBL の分化を刺激し，その結果，異種間の移植片対宿主病によってスキッドマウスは死に至る．ImmH 処理したマウスは寿命が 2 倍に延びる（図 15・38）．マウスの異種移植の研究によって ImmH が dGuo の上昇したレベルを維持するため十分な全身性の PNP 阻害を示すことが確立されている．

ImmH の臨床試験

ImmH の人間の患者への臨床試験は，フォロデシン（初

---

a) human peripheral blood lymphocyte b) severe combined immunodeficient

第三世代の PNP 遷移状態類似体とその先　　　　　　　　　　　　　　　255

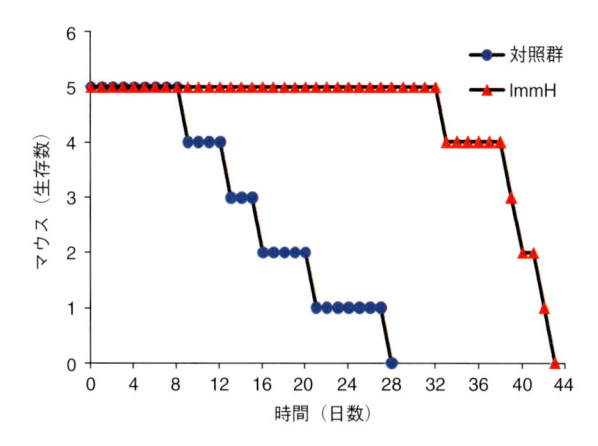

図 15・38　ヒトの末梢血液リンパ球を移植したスキッドマウスの生存に関する ImmH の効果．dGuo のレベルを押し上げる移植の前に，取扱われたマウスには 5 日間 20 mg/kg の ImmH が経口投与された．マウスが死亡するまで投与が行われた．[Bantia ら[121)]を修正．]

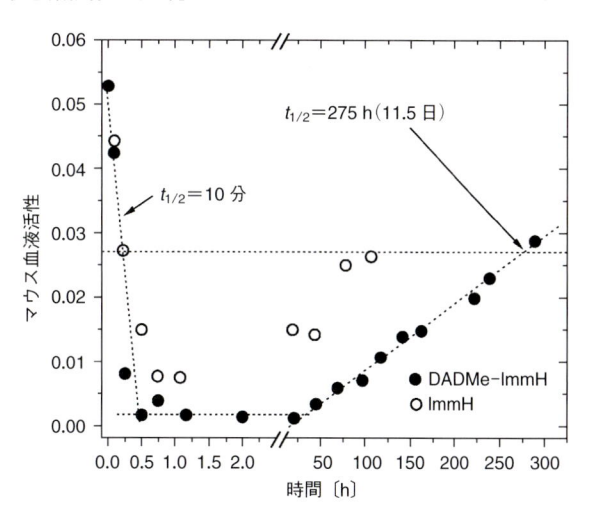

図 15・39　ImmH と DADMe-ImmH による経口アベイラビリティーとマウスの血液中の PNP の阻害．経口投与後の開始半減期 $t_{1/2}$ は 50 % の PNP の活性が残存している時間である．活性が半分の活性まで回復する時間は ImmH (○) が 100 時間，DADMe-ImmH (●) が 275 時間である．[Lewandowics ら[107)]を再掲．]

期の名前は BCX-1777) を用いて BioCryst 社によって始められた．固形癌並びにさまざまな T 細胞，B 細胞リンパ腫や白血病を患っている患者に静脈投与や経口投与された[122)~129)]．初期の試行で，ImmH はほとんど深刻な副作用はなく良好な安全性を示し，生理的にも有効であった．進行した T 細胞白血病の患者に対する Phase IIa の試行では，1 週間当たり 5 日のサイクルで 1 日 1 回投与したとき全体で 35 % の反応率（22 % が完全に反応，13 % が部分的に反応）であった．ImmH は他の白血病やリンパ腫に対しても臨床試験中であることが報告されている[130)]．

DADMe-ImmH の in vivo 研究

DADMe-ImmH によるマウス PNP の in vivo での阻害が阻害剤のバイオアベイラビリティーや生理的な応答性を決定するために利用された[107)]．0.8 mg/kg ImmH もしくは DADMe-ImmH の経口投与は血液中の PNP 活性を迅速に減少させ，それぞれ 14 分，10 分で 50 % 活性となる（図 15・39）．両方の類似体は経口投与可能で，排泄や代謝されるよりも早く血液中の PNP に会合する．血液中の PNP 活性を継続的にモニターすると，ImmH では 100 時間後（4 日後）PNP 活性はもとのレベルの 50 % まで回復するが，DADMe-ImmH はこのレベルまで達するのに 275 時間（11.5 日）かかる．この長い回復時間は血液の細胞が新しい赤血球に置き換わることを反映している．マウスの赤血球の寿命は約 25 日であるので，半分が回復する 11.5 日では血液の細胞の 46 % が置き換わる．このマウスモデルは，DADMe-ImmH が阻害剤設計において究極的な生理的な目標を達成していることを示唆している．1 回の経口投与によって標的酵素への阻害効果が細胞の寿命まで続く．

第三世代の PNP 遷移状態類似体とその先

非環式および光学非活性のイムシリン

DATMe-ImmH

PNP 遷移状態類似体である第一世代のイムシリンと DADMe-イムシリンは in vitro でも in vivo でも両方に効果的であることを証明した．しかしながらプリン塩基，イミノリビトール環やピロリジン環の化学構造はかなりの合成労力が要求される．第三世代の PNP 阻害剤は DADMe 類に存在するピロリジン環を非環式のヒドロキシ化されたアミンで置換するよう設計されている．

非環式の DADMe を基本とした化合物，3′,4′-セコ DADMe-ImmH やその 5′ が短縮された類似体は C3′-C4′ 結合が除かれ，K_i 値が 120 から 1.3 nM の間にあるような HsPNP の中程度の阻害剤である（図 15・40）[117),131)]．アミノアルコール性ヒドロキシ基における違いは，解離定数の多くが nM から pM の範囲にある化合物となる[132)]．第二級アミンをもつ誘導体は PNP に対して最もよく結合する（図 15・40 において 1 番目の並びに対し 2 番目と 3 番目の並びを比較しよう）．最も強固に結合する第二級アミンは三つのアルコール性ヒドロキシ基をもっている．これらの三つのヒドロキシ基をもつ第二級アミンの一つである DATMe-ImmH[133)] は HsPNP に対し強固であり，遅効性の阻害を示す．8.7 pM の K_i^* をもつ DATMe-ImmH は ImmH や DADMe-ImmH よりも強力であるが，より少ない合成段階しか必要としない．外観上は DATMe-ImmH のマイナーな立体化学的な修飾でも（図 15・40 における

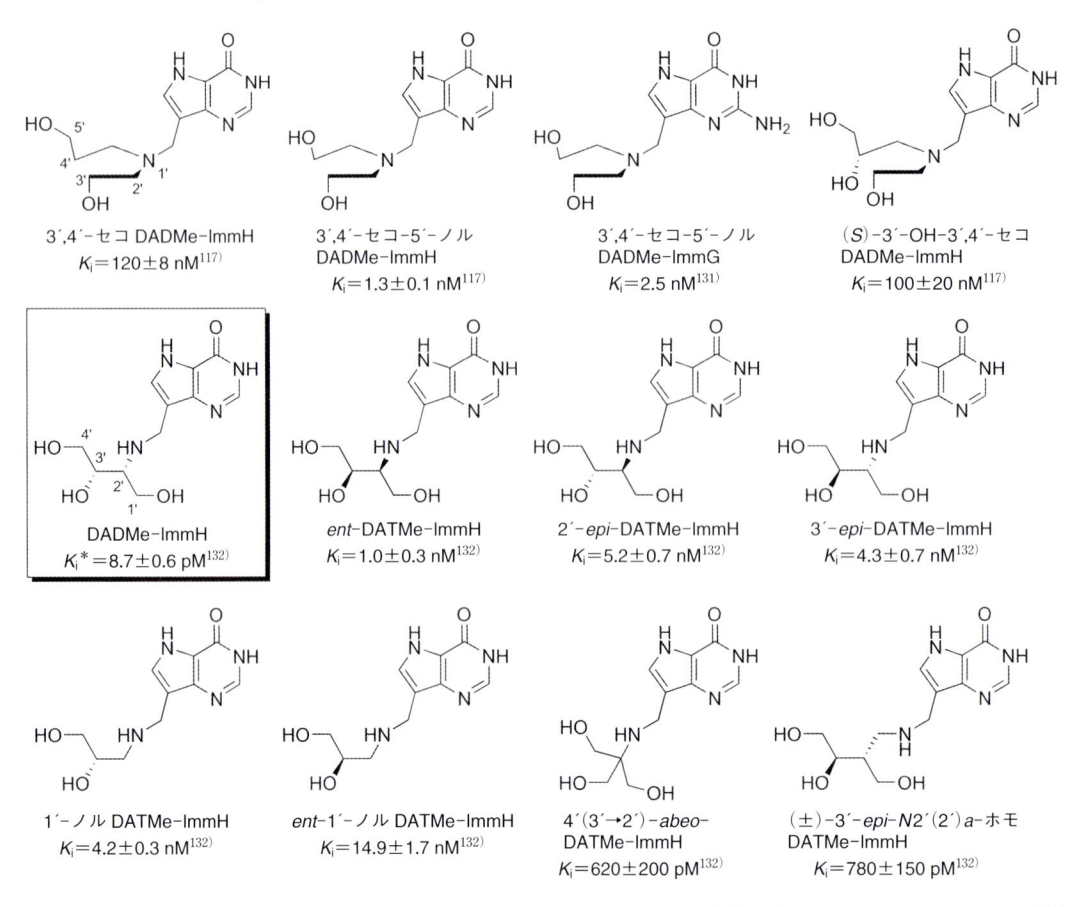

図 15・40 DADMe-ImmH のリボース環構造をもたない類似体の例．すべての類似体の中で DADMe-ImmH だけが遅効性の阻害を示し，最終的な強固な複合体に対する解離定数（K_i^*）が表示されている．化合物の名前は IUPAC 名には従わないが，親化合物である DADMe-ImmH や DATMe-ImmH に対して変えた箇所を示すように名づけられている．番号は親化合物のものを維持している．DATMe-ImmH の場合，アミノ基を置換した炭素は最小の位置番号を与えている（すなわち 2'）．IUPAC によって定義された接頭辞は以下の通り．セコ；環における結合の切断，ノル；メチレンの除去，ホモ；メチレンの挿入，abeo；結合の入れ換え，ent: 鏡像異性体，epi；エピマー．

2 番目の並び）これらは遅効性の阻害効果をなくし弱い親和性しか示さない．結合の大切な相互作用は，これら新しい阻害剤とのタンパク質の構造研究によって明らかにされることであろう．

光学非活性イムシリン

第三世代の PNP 遷移状態類似体による強力な阻害が最近見いだされたことは，合成的に容易な阻害剤のさらなる開発につながる．すぐに入手可能な前駆体から容易に調製できる光学活性をなくした類似体は特に望ましい．図 15・40 における最初の三つの化合物によって例示されているように，DADMe のピロリジン環の C3'-C4' 結合をなくしたことによってこれら二つの光学活性がなくなった．DATMe-ImmH 誘導体の一つである，4'(3'→2')-abeo-DATMe-ImmH はトリヒドロキシアルキルアミン基としてトリス塩基を有している．PNP 遷移状態類似体の小ファミリーへのさらなる合成は，製薬事業にふさわしい pM の阻害剤をつくることであろう．

ま と め

哺乳類 PNP を精査することによって酵素反応機構，遷移状態構造や阻害剤設計に対する新しい知見がもたらされた．PNP は脱離基であるプリン塩基とアニオン性の求核剤の間のアノマー炭素の移動を通したリボシル基転移反応を触媒する．この機構は PNP に対し最初に述べられ，以来他のグリコシルトランスフェラーゼに対し適用されてきた．触媒部位における固定された求核剤とともに，リボオキサカルベニウムイオン遷移状態が，リボシル基転移の間にある段階で形成される．PNP 遷移状態の正確な性質は，転移する距離と遷移状態を形成するタンパク質の振動モードによって表される．遷移状態構造の注目すべき違いは，

ほとんど同一のタンパク質の構造でも起こりうる．これらの違いは，異なった種からの酵素のバリアントに対する特異性を示す遷移状態類似体の設計を手引きする．遷移状態類似体構造の知識は，好ましい薬物動態の性質をもった（阻害定数が）pM の化合物開発に結び付く．このような化合物のうち二つは，T 細胞の疾病に対して臨床的な試験に入っている．PNP は結合同位体効果による触媒部位が誘導する基質のひずみを探求した最初の酵素の一つとしても取扱われている．これらの結果は酵素触媒，誘導適合や遷移状態構造の基礎的な概念に新たな洞察を与えるものである．

文 献

1) Pauling, L. Molecular architecture and biological reactions. *Chem. Eng. News* 1946, *24*, 1375-1377.
2) Wolfenden, R. Transition state analogues for enzyme catalysis. *Nature* 1969, *223*, 704-705.
3) Wolfenden, R. Analog approaches to the structure of the transition state in enzyme reactions. *Acc. Chem. Res.* 1972, *5*, 10-18.
4) Jencks, W. Binding energy, specificity, and enzymic catalysis: the Circe effect. *Adv. Enzymol. Relat. Areas Mol. Biol.* 1975, *43*, 219-410.
5) Anderson, V. Ground state destabilization. In: *Encyclopedia of Life Sciences*. Chichester: JohnWiley & Sons, Ltd.; 2001, 1-5.
6) Shih, I.; Been, M. Catalytic strategies of the hepatitis delta virus ribozymes. *Annu. Rev. Biochem.* 2002, 71, 887-917.
7) Wu, N.; Mo, Y.; Gao, J.; Pai, E. Electrostatic stress in catalysis: structure and mechanism of the enzyme orotidine monophosphate decarboxylase. *Proc. Natl. Acad. Sci. U.S.A.* 2000, *97*, 2017-2022.
8) Amyes, T. L.; Wood, B. M.; Chan, K.; Gerlt, J. A.; Richard, J. P. Formation and stability of a vinyl carbanion at the active site of orotidine 5′-monophosphate decarboxylase: pKa of the C-6 proton of enzyme-bound UMP. *J. Am. Chem. Soc.* 2008, *130*, 1574-1575.
9) Bruice, T. C.; Lightstone, F. C. Ground state and transition state contributions to the rates of intramolecular and enzymatic reactions. *Acc. Chem. Res.* 1999, *32*, 127-136.
10) Lightstone, F. C.; Bruice, T. C. Ground state conformations and entropic and enthalpic factors in the efficiency of intramolecular and enzymatic reactions. 1. Cyclic anhydride formation by substituted glutarates, succinate, and 3,6-endoxo-4-tetrahydrophthalate monophenyl esters. *J. Am. Chem. Soc.* 1996, *118*, 2595-2605.
11) Antoniou, D.; Basner, J.; Núñnez, S.; Schwartz, S. Computational and theoreticalmethods to explore the relation between enzyme dynamics and catalysis. *Chem. Rev.* 2006, *106*, 3170-3187.
12) Kohen, A.; Cannio, R.; Bartolucci, S.; Klinman, J. Enzyme dynamics and hydrogen tunnelling in a thermophilic alcohol dehydrogenase. *Nature* 1999, *399*, 496-499.
13) Agarwal, P.; Billeter, S.; Rajagopalan, P.; Benkovic, S.; Hammes-Schiffer, S. Network of coupled promoting motions in enzyme catalysis. *Proc. Natl. Acad. Sci. U.S.A.* 2002, *99*, 2794-2799.
14) Wong, K.; Selzer, T.; Benkovic, S.; Hammes-Schiffer, S. Impact of distal mutations on the network of coupled motions correlated to hydride transfer in dihydrofolate reductase. *Proc. Natl. Acad. Sci. U.S.A.* 2005, *102*, 6807-6812.
15) Nunez, S.; Antoniou, D.; Schramm, V. L.; Schwartz, S. D. Promoting vibrations in human purine nucleoside phosphorylase: a molecular dynamics and hybrid quantum mechanical/molecular mechanical study. *J. Am. Chem. Soc.* 2004, *126*, 15720-15729.
16) Saen-Oon, S.; Ghanem, M.; Schramm, V.; Schwartz, S. Remote mutations and active site dynamics correlate with catalytic properties of purine nucleoside phosphorylase. *Biophys. J.* 2008, *94*(10), 4078-4088.
17) Lienhard, G. Enzymatic catalysis and transition-state theory. *Science* 1973, *180*, 149-154.
18) Wolfenden, R.; Kati, W. M. Testing the limits of proteinligand binding discrimination with transition-state analogue inhibitors. *Acc. Chem. Res.* 1991, *24*, 209-215.
19) Wolfenden, R. Conformational aspects of inhibitor design: enzyme-substrate interactions in the transition state. *Bioorg. Med. Chem.* 1999, *7*, 647-652.
20) Schramm, V. Enzymatic transition state theory and transition state analogue design. *J. Biol. Chem.* 2007, *282*, 28297-28300.
21) Schramm, V. Enzymatic transition states and transition state analog design. *Annu. Rev. Biochem.* 1998, *67*, 693-720.
22) Hammond, G. S. A correlation of reaction rates. *J. Am. Chem. Soc.* 1955, *77*, 334-338.
23) Jencks, W. In: *Catalysis in Chemistry and Enzymology*. Dover: New York, 1987, 170-182.
24) Schramm, V. Enzymatic transition states: thermodynamics, dynamics and analogue design. *Arch. Biochem. Biophys.* 2005, *433*, 13-26.
25) Cleland, W. Isotope Effects: Determination of enzyme transition state structure. *Methods Enzymol.* 1995, *249*, 341-373.
26) Parkin, D. W. In: *Enzyme Mechanism from Isotope Effects*, Cook, P. F.; Ed. Boca Raton: CRC Press; 1991, 269-290.
27) Rodgers, J.; Femec, D. A.; Schowen, R. L. Isotopic mapping of transition-state structural features associated with enzymic catalysis of methyl transfer. *J. Am. Chem. Soc.* 1982, *104*, 3263-3268.
28) Sunhel, J.; Schowen, R. In: *Enzyme Mechanism from Isotope Effects*, Cook, P. F.; Ed. Boca Raton: CRC Press; 1991, 3-36.
29) Huskey, W. In: *Enzyme Mechanism from Isotope Effects*, Cook, P. F.; Ed. Boca Raton: CRC Press; 1991, 37-72.
30) Berti, P. J.; Tanaka, K. S. E. Transition state analysis using multiple kinetic isotope effects: mechanisms of enzymatic and nonenzymatic glycoside hydrolysis and transfer. *Adv. Phys. Org. Chem.* 2002, *37*, 239-314.
31) Rose, I. The isotope trapping method: desorption rates of productive e. s complexes. *Methods Enzymol.* 1980, *64*, 47-59.
32) Frisch, M. J.; Trucks, G. W.; Schlegel, H. B.; Scuseria, G. E.; Robb, M. A.; Cheeseman, J. R.; Zakrzewski, V. G.; Montgomery, J.; Stratmann, R. E.; Burant, J. C.; Dapprich, S.; Millam, J. M.; Daniels, A. D.; Kudin, K. N.; Strain, M. C.; Farkas, O.; Tomasi, J.; Barone, V.; Cossi, M.; Cammi, R.; Mennucci, B.; Pomelli, C.; Adamo, C.; Ochterski, J.; Petersson, G. A.; Ayala, P. Y.; Cui, Q.; Morokuma, K.; Rega, N.; Salvador, P.; Dannenberg, J. J.; Malick, D. K.; Rabuck, A. D.; Raghavachari, K.; Foresman, J. B.; Cioslowski, J.; Ortiz, J. V.; Baboul, A. G.; Stefanov, B. B.; G. Liu, A. L.; Piskorz, P.; Komaromi, I.; Gomperts, R.; Martin, R. L.; Fox, D. J.; Keith, T.; Al-Laham, M. A.; Peng, C. Y.; Nanayakkara, A.; Challacombe, M.; Gill, P. M. W.; Johnson, B.; Chen, W.; Wong,

M. W.; Andres, J. L.; Gonzalez, C.; Head- Gordon, M.; Replogle, E. S.; Pople, J. A.; Revision A. 11. 2 ed.; Gaussian, Inc.: Pittsburgh, PA, **2001**.

33) Saunders, M.; Laidig, K. E.; Wolfsberg, M. Theoretical calculation of equilibrium isotope effects using ab initio force constants: application to NMR isotope perturbation studies. *J. Am. Chem. Soc.* **1989**, *111*, 8989-8994.

34) Anisimov, V.; Paneth, P. ISOEFF98: a program for studies of isotope effects using hessian modifications. *J. Math. Chem.* **1999**, *26*, 75-86.

35) Melander, L.; Saunders, W. H., Jr. *Reaction Rates of Isotopic Molecules*. New York, NY: Wiley & Sons; **1980**.

36) Bigeleisen, J. The relative reaction velocities of isotopic molecules. *J. Chem. Phys.* **1949**, *17*, 675-678.

37) Bigeleisen, J.; Wolsberg, M. Theoretical and experimental aspects of isotope effects in chemical kinetics. *Adv. Chem. Phys.* **1958**, *1*, 15-76.

38) Streitwieser, A.; Jagow, R. H.; Fahey, R. C.; Suzuki, S. Kinetic isotope effects in the acetolyses of deuterated cyclopentyl tosylates. *J. Am. Chem. Soc.* **1958**, *80*, 2326-2332.

39) Northrop, D. The expression of isotope effects on enzyme-catalyzed reactions. *Annu. Rev. Biochem.* **1981**, *50*, 103-131.

40) Birck, M.; Schramm, V. Binding causes the remote [5′-³H] thymidine kinetic isotope effect in human thymidine phosphorylase. *J. Am. Chem. Soc.* **2004**, *126*, 6882-6883.

41) Murkin, A. S.; Birck, M. R.; Rinaldo-Matthis, A.; Shi, W. X.; Taylor, E. A.; Almo, S. C.; Schramm, V. L. Neighboring group participation in the transition state of human purine nucleoside phosphorylase. *Biochemistry* **2007**, *46*, 5038-5049.

42) Ruszczycky, M.; Anderson, V. Interpretation of V/K isotope effects for enzymatic reactions exhibiting multiple isotopically sensitive steps. *J. Theor. Biol.* **2006**, *243*, 328-342.

43) Giblett, E. R.; Ammann, A. J.; Wara, D. W.; Sandman, R.; Diamond, L. K. Nucleoside-phosphorylase deficiency in a child with severely defective T-cell immunity and normal B-cell immunity. *Lancet* **1975**, *1*, 1010-1013.

44) Markert, M.; Finkel, B.; McLaughlin, T.; Watson, T.; Collard, H.; McMahon, C.; Andrews, L.; Barrett, M.; Ward, F. Mutations in purine nucleoside phosphorylase deficiency. *Hum. Mutat.* **1997**, *9*, 118-121.

45) Markert, M. Purine nucleoside phosphorylase deficiency. *Immunodef. Rev.* **1991**, *3*, 45-81.

46) Oliver, F.; Collins, M.; López-Rivas, A. dNTP pools imbalance as a signal to initiate apoptosis. *Experientia* **1996**, *52*, 995-1000.

47) Zoltewicz, J.; Clark, D.; Sharpless, T.; Grahe, G. Kinetics and mechanism of the acid-catalyzed hydrolysis of some purine nucleosides. *J. Am. Chem. Soc.* **1970**, *92*, 1741-1749.

48) McCann, J.; Berti, P. Transition state analysis of acid-catalyzed dAMP hydrolysis. *J. Am. Chem. Soc.* **2007**, *129*, 7055-7064.

49) Krenitsky, T. Purine nucleoside phosphorylase: kinetics, mechanism, and specificity. *Mol. Pharmacol.* **1967**, *3*, 526-536.

50) Kim, B.; Cha, S.; Parks, R. J. Purine nucleoside phosphorylase from human erythroyctes. II. Kinetic analysis and substrate-binding studies. *J. Biol. Chem.* **1968**, *243*, 1771-1776.

51) Lewis, A.; Lowy, B. Human erythrocyte purine nucleoside phosphorylase: molecular weight and physical properties: a Theorell-Chance catalytic mechanism. *J. Biol. Chem.* **1979**, *254*, 9927-9932.

52) Lewis, A.; Glantz, M. Bovine brain purine-nucleoside phosphorylase purification, characterization, and catalytic mechanism. *Biochemistry* **1976**, *15*, 4451-4457.

53) Porter, D. Purine nucleoside phosphorylase: kinetic mechanism of the enzyme from calf spleen. *J. Biol. Chem.* **1992**, *267*, 7342-7351.

54) Carlson, J.; Fischer, A. Thyroid purine nucleoside phosphorylase. II. Kinetic model by alternate substrate and inhibition studies. *Biochim. Biophys. Acta* **1979**, *566*, 259-265.

55) Kline, P.; Schramm, V. Purine nucleoside phosphorylase: catalytic mechanism and transition-state analysis of the arsenolysis reaction. *Biochemistry* **1993**, *32*, 13212-13219.

56) Erion, M. D.; Stoeckler, J. D.; Guida, W. C.; Walter, R. L.; Ealick, S. E. Purine nucleoside phosphorylase. 2. Catalytic mechanism. *Biochemistry* **1997**, *36*, 11735-11748.

57) Ghanem, M.; Saen-Oon, S.; Zhadin, N.; Wing, C.; Cahill, S.; Schwartz, S.; Callender, R.; Schramm, V. Tryptophan-free human PNP reveals catalytic site interactions. *Biochemistry* **2008**, *47*, 3202-3215.

58) Kline, P.; Schramm, V. Purine nucleoside phosphorylase: inosine hydrolysis, tight binding of the hypoxanthine intermediate, and third-the-sites reactivity. *Biochemistry* **1992**, *31*, 5964-5973.

59) Lewandowicz, A.; Schramm, V. Transition state analysis for human and Plasmodium falciparum purine nucleoside phosphorylases. *Biochemistry* **2004**, *43*, 1458-1468.

60) Rising, K. A.; Schramm, V. L. Transition state analysis of NAD^+ hydrolysis by the cholera toxin catalytic subunit. *J. Am. Chem. Soc.* **1997**, *119*, 27-37.

61) Stein, R.; Cordes, E. Kinetic alpha-deuterium isotope effects for *Escherichia coli* purine nucleoside phosphorylasecatalyzed phosphorolysis of adenosine and inosine. *J. Biol. Chem.* **1981**, *256*, 767-772.

62) Lehikoinen, P.; Sinnott, M.; Krenitsky, T. Investigation of alpha-deuterium kinetic isotope effects on the purine nucleoside phosphorylase reaction by the equilibrium-perturbation technique. *Biochem. J.* **1989**, *257*, 355-359.

63) Parks, R. E., Jr.; Agarwal, R. P. In: *The Enzymes*, Boyer, P. D.; Ed. New York, NY: Academic Press; **1972**, Vol. 7, 483-514.

64) Schramm, V.; Shi, W. Atomic motion in enzymatic reaction coordinates. *Curr. Opin. Struct. Biol.* **2001**, *11*, 657-665.

65) Birck, M.; Schramm, V. Nucleophilic participation in the transition state for human thymidine phosphorylase. *J. Am. Chem. Soc.* **2004**, *126*, 2447-2453.

66) Kline, P.; Schramm, V. Pre-steady-state transition-state analysis of the hydrolytic reaction catalyzed by purine nucleoside phosphorylase. *Biochemistry* **1995**, *34*, 1153-1162.

67) Horenstein, B.; Parkin, D.; Estupiñán, B.; Schramm, V. Transition-state analysis of nucleoside hydrolase from *Crithidia fasciculata*. *Biochemistry* **1991**, *30*, 10788-10795.

68) Scheuring, J.; Berti, P.; Schramm, V. Transition-state structure for the ADP-ribosylation of recombinant gialpha1 subunits by pertussis toxin. *Biochemistry* **1998**, *37*, 2748-2758.

69) Scheuring, J.; Schramm, V. Kinetic isotope effect characterization of the transition state for oxidized nicotinamide adenine dinucleotide hydrolysis by pertussis toxin. *Biochemistry* **1997**, *36*, 4526-4534.

70) Scheuring, J.; Schramm, V. Pertussis toxin: transition state analysis for ADP-ribosylation of G-protein peptide alphai3C20. *Biochemistry* **1997**, *36*, 8215-8223.

71) Berti, P. J.; Blanke, S. R.; Schramm, V. L. Transition state structure for the hydrolysis of NAD^+ catalyzed by diphtheria toxin. *J. Am. Chem. Soc.* **1997**, *119*, 12079-12088.

72) Parkin, D. W.; Leung, H. B.; Schramm, V. L. Synthesis of

72) nucleotides with specific radiolabels in ribose: primary 14C and secondary 3H kinetic isotope effects on acid-catalyzed glycosidic bond hydrolysis of AMP, dAMP, and inosine. *J. Biol. Chem.* **1984**, *259*, 9411-9417.

73) Parkin, D. W.; Schramm, V. L. Effects of allosteric activation on the primary and secondary kinetic isotope effects for three AMP nucleosidases. *J. Biol. Chem.* **1984**, *259*, 9418-9425.

74) Parkin, D.; Schramm, V. Catalytic and allosteric mechanism of amp nucleosidase from primary, beta-secondary, and multiple heavy atom kinetic isotope effects. *Biochemistry* **1987**, *26*, 913-920.

75) Parikh, S.; Schramm, V. Transition state structure for ADP ribosylation of eukaryotic elongation factor 2 catalyzed by diphtheria toxin. *Biochemistry* **2004**, *43*, 1204-1212.

76) Parkin, D.; Mentch, F.; Banks, G.; Horenstein, B.; Schramm, V. Transition-state analysis of a Vmax mutant of AMP nucleosidase by the application of heavy-atom kinetic isotope effects. *Biochemistry* **1991**, *30*, 4586-4594.

77) Hunt, C.; Gillani, N.; Farone, A.; Rezaei, M.; Kline, P. Kinetic isotope effects of nucleoside hydrolase from *Escherichia coli*. *Biochim. Biophys. Acta* **2005**, *1751*, 140-149.

78) Singh, V.; Schramm, V. Transition-state structure of human 5′-methylthioadenosine phosphorylase. *J. Am. Chem. Soc.* **2006**, *128*, 14691-14696.

79) Singh, V.; Luo, M.; Brown, R.; Norris, G.; Schramm, V. Transition-state structure of *Neisseria meningitides* 5′-methylthioadenosine/S-adenosylhomocysteine nucleosidase. *J. Am. Chem. Soc.* **2007**, *129*, 13831-13833.

80) Chen, X. Y.; Berti, P. J.; Schramm, V. L. Ricin A-chain: kinetic isotope effects and transition state structure with stem-loop RNA. *J. Am. Chem. Soc.* **2000**, *122*, 1609-1617.

81) Chen, X. Y.; Berti, P. J.; Schramm, V. L. Transition-state analysis for depurination of DNA by ricin A-chain. *J. Am. Chem. Soc.* **2000**, *122*, 6527-6534.

82) Werner, R.; Stivers, J. Kinetic isotope effect studies of the reaction catalyzed by uracil DNA glycosylase: evidence for an oxocarbenium ion-uracil anion intermediate. *Biochemistry* **2000**, *39*, 14054-14064.

83) Singh, V.; Lee, J.; Núñez, S.; Howell, P.; Schramm, V. Transition state structure of 5′-methylthioadenosine/S-adenosylhomocysteine nucleosidase from *Escherichia coli* and its similarity to transition state analogues. *Biochemistry* **2005**, *44*, 11647-11659.

84) Singh, V.; Schramm, V. Transition-state analysis of *S. pneumoniae* 5′-methylthioadenosine nucleosidase. *J. Am. Chem. Soc.* **2007**, *129*, 2783-2795.

85) Munns, A.; Tollin, P. The crystal and molecular structure of inosine. *Acta Crystallogr. B* **1970**, *26*, 1101-1113.

86) Miles, R. W.; Tyler, P. C.; Furneaux, R. H.; Bagdassarian, C. K.; Schramm, V. L. One-third-the-sites transition-state inhibitors for purine nucleoside phosphorylase. *Biochemistry* **1998**, *37*, 8615-8621.

87) Sauve, A.; Cahill, S.; Zech, S.; Basso, L.; Lewandowicz, A.; Santos, D.; Grubmeyer, C.; Evans, G.; Furneaux, R.; Tyler, P.; McDermott, A.; Girvin, M.; Schramm, V. Ionic states of substrates and transition state analogues at the catalytic sites of N-ribosyltransferases. *Biochemistry* **2003**, *42*, 5694-5705.

88) Schramm, V. L. Development of transition state analogues of purine nucleoside phosphorylase as anti-T-cell agents. *Biochim. Biophys. Acta* **2002**, *1587*, 107-117.

89) Bzowska, A.; Kulikowska, E.; Darzynkiewicz, E.; Shugar, D. Purine nucleoside phosphorylase. structure-activity relationships for substrate and inhibitor properties of N-1-, N-7-, and C-8-substituted analogues; differentiation of mammalian and bacterial enzymes with N-1-methylinosine and guanosine. *J. Biol. Chem.* **1988**, *263*, 9212-9217.

90) Bagdassarian, C. K.; Schramm, V. L.; Schwartz, S. D. Molecular electrostatic potential analysis for enzymatic substrates, competitive inhibitors, and transition-state inhibitors. *J. Am. Chem. Soc.* **1996**, *118*, 8825-8836.

91) Braunheim, B.; Miles, R.; Schramm, V.; Schwartz, S. Prediction of inhibitor binding free energies by quantum neural networks: nucleoside analogues binding to trypanosomal nucleoside hydrolase. *Biochemistry* **1999**, *38*, 16076-16083.

92) Evans, G. B.; Furneaux, R. H.; Gainsford, G. J.; Schramm, V. L.; Tyler, P. C. Synthesis of transition state analogue inhibitors for purine nucleoside phosphorylase and N-riboside hydrolases. *Tetrahedron* **2000**, *56*, 3053-3062.

93) Evans, G.; Furneaux, R.; Hutchison, T.; Kezar, H.; Morris, P. J.; Schramm, V.; Tyler, P. Addition of lithiated 9-deazapurine derivatives to a carbohydrate cyclic imine: convergent synthesis of the aza-C-nucleoside Immucillins. *J. Org. Chem.* **2001**, *66*, 5723-5730.

94) Ealick, S.; Rule, S.; Carter, D.; Greenhough, T.; Babu, Y.; Cook, W.; Habash, J.; Helliwell, J.; Stoeckler, J.; Parks, R. J. Threedimensional structure of human erythrocytic purine nucleoside phosphorylase at 3.2 Å resolution. *J. Biol. Chem.* **1990**, *265*, 1812-1820.

95) Mao, C.; Cook, W. J.; Zhou, M.; Federov, A. A.; Almo, S. C.; Ealick, S. E. Calf spleen purine nucleoside phosphorylase complexed with substrates and substrate analogues. *Biochemistry* **1998**, *37*, 7135-7146.

96) Wang, F.; Miles, R. W.; Kicska, G.; Nieves, E.; Schramm, V. L.; Angeletti, R. H. Immucillin-H binding to purine nucleoside phosphorylase reduces dynamic solvent exchange. *Protein Sci.* **2000**, *9*, 1660-1668.

97) Fedorov, A.; Shi, W.; Kicska, G.; Fedorov, E.; Tyler, P.; Furneaux, R.; Hanson, J.; Gainsford, G.; Larese, J.; Schramm, V.; Almo, S. Transition state structure of purine nucleoside phosphorylase and principles of atomic motion in enzymatic catalysis. *Biochemistry* **2001**, *40*, 853-860.

98) Shi, W.; Li, C.; Tyler, P.; Furneaux, R.; Cahill, S.; Girvin, M.; Grubmeyer, C.; Schramm, V.; Almo, S. The 2.0 Å structure of malarial purine phosphoribosyltransferase in complex with a transition-state analogue inhibitor. *Biochemistry* **1999**, *38*, 9872-9880.

99) Shi, W.; Li, C.; Tyler, P.; Furneaux, R.; Grubmeyer, C.; Schramm, V.; Almo, S. The 2.0 Å structure of human hypoxanthine-guanine phosphoribosyltransferase in complex with a transition-state analog inhibitor. *Nat. Struct. Biol.* **1999**, *6*, 588-593.

100) Héroux, A.; White, E.; Ross, L.; Davis, R.; Borhani, D. Crystal structure of *Toxoplasma gondii* hypoxanthine-guanine phosphoribosyltransferase with XMP, pyrophosphate, and two Mg (2+) ions bound: insights into the catalytic mechanism. *Biochemistry* **1999**, *38*, 14495-14506.

101) Tao, W.; Grubmeyer, C.; Blanchard, J. Transition state structure of *Salmonella typhimurium* orotate phosphoribosyltransferase. *Biochemistry* **1996**, *35*, 14-21.

102) Sauve, A.; Wolberger, C.; Schramm, V.; Boeke, J. The biochemistry of sirtuins. *Annu. Rev. Biochem.* **2006**, *75*, 435-465.

103) Bianchet, M.; Seiple, L.; Jiang, Y.; Ichikawa, Y.; Amzel, L.; Stivers, J. Electrostatic guidance of glycosyl cation migration along the reaction coordinate of uracil DNA glycosylase. *Biochemistry* 2003, *42*, 12455-12460.

104) Vocadlo, D.; Davies, G.; Laine, R.; Withers, S. Catalysis by hen egg-white lysozyme proceeds via a covalent intermediate. *Nature* 2001, *412*, 835-838.

105) Kicska, G. A.; Tyler, P. C.; Evans, G. B.; Furneaux, R. H.; Shi, W. X.; Fedorov, A.; Lewandowicz, A.; Cahill, S. M.; Almo, S. C.; Schramm, V. L. Atomic dissection of the hydrogen bond network for transition-state analogue binding to purine nucleoside phosphorylase. *Biochemistry* 2002, *41*, 14489-14498.

106) Evans, G.; Furneaux, R.; Lewandowicz, A.; Schramm, V.; Tyler, P. Exploring structure-activity relationships of transition state analogues of human purine nucleoside phosphorylase. *J. Med. Chem.* 2003, *46*, 3412-3423.

107) Lewandowicz, A.; Tyler, P. C.; Evans, G. B.; Furneaux, R. H.; Schramm, V. L. Achieving the ultimate physiological goal in transition state analogue inhibitors for purine nucleoside phosphorylase. *J. Biol. Chem.* 2003, *278*, 31465-31468.

108) Jiang, Y.; Ichikawa, Y.; Stivers, J. Inhibition of uracil DNA glycosylase by an oxacarbenium ion mimic. *Biochemistry* 2002, *41*, 7116-7124.

109) Berti, P.; McCann, J. Toward a detailed understanding of base excision repair enzymes: transition state and mechanistic analyses of N-glycoside hydrolysis and N-glycoside transfer. *Chem. Rev.* 2006, *106*, 506-555.

110) Evans, G.; Furneaux, R.; Lewandowicz, A.; Schramm, V.; Tyler, P. Synthesis of second-generation transition state analogues of human purine nucleoside phosphorylase. *J. Med. Chem.* 2003, *46*, 5271-5276.

111) Evans, G.; Furneaux, R.; Tyler, P.; Schramm, V. Synthesis of a transition state analogue inhibitor of purine nucleoside phosphorylase via the mannich reaction. *Org. Lett.* 2003, *5*, 3639-3640.

112) Furneaux, R.; Tyler, P. Improved syntheses of 3H,5H-pyrrolo [3,2-d]pyrimidines. *J. Org. Chem.* 1999, *64*, 8411-8412.

113) Lewandowicz, A.; Shi, W. X.; Evans, G. B.; Tyler, P. C.; Furneaux, R. H.; Basso, L. A.; Santos, D. S.; Almo, S. C.; Schramm, V. L. Over-the-barrier transition state analogues and crystal structure with mycobacterium tuberculosis purine nucleoside phosphorylase. *Biochemistry* 2003, *42*, 6057-6066.

114) Taylor Ringia, E. A.; Tyler, P. C.; Evans, G. B.; Furneaux, R. H.; Murkin, A. S.; Schramm, V. L. Transition state analogue discrimination by related purine nucleoside phosphorylases. *J. Am. Chem. Soc.* 2006, *128*, 7126-7127.

115) Clinch, K.; Evans, G.; Fleet, G.; Furneaux, R.; Johnson, S.; Lenz, D.; Mee, S.; Rands, P.; Schramm, V.; Taylor Ringia, E.; Tyler, P. Syntheses and bio-activities of the L-enantiomers of two potent transition state analogue inhibitors of purine nucleoside phosphorylases. *Org. Biomol. Chem.* 2006, *4*, 1131-1139.

116) Rinaldo-Matthis, A.; Murkin, A.; Ramagopal, U.; Clinch, K.; Mee, S.; Evans, G.; Tyler, P.; Furneaux, R.; Almo, S.; Schramm, V. L-enantiomers of transition state analogue inhibitors bound to human purine nucleoside phosphorylase. *J. Am. Chem. Soc.* 2008, *130*, 842-844.

117) Lewandowicz, A.; Ringia, E.; Ting, L.; Kim, K.; Tyler, P.; Evans, G.; Zubkova, O.; Mee, S.; Painter, G.; Lenz, D.; Furneaux, R.; Schramm, V. Energetic mapping of transition state analogue interactions with human and *Plasmodium falciparum* purinc nucleoside phosphorylases. *J. Biol. Chem.* 2005, *280*, 30320-30328.

118) Nunez, S.; Wing, C.; Antoniou, D.; Schramm, V. L.; Schwartz, S. D. Insight into catalytically relevant correlated motions in human purine nucleoside phosphorylase. *J. Phys. Chem. A* 2006, *110*, 463-472.

119) Murkin, A.; Tyler, P.; Schramm, V. Transition-state interactions revealed in purine nucleoside phosphorylase by binding isotope effects. *J. Am. Chem. Soc.* 2008, *130*, 2166-2167.

120) Kicska, G.; Long, L.; Hörig, H.; Fairchild, C.; Tyler, P.; Furneaux, R.; Schramm, V.; Kaufman, H. Immucillin H, a powerful transition-state analog inhibitor of purine nucleoside phosphorylase, selectively inhibits human T lymphocytes. *Proc. Natl. Acad. Sci. U.S.A.* 2001, *98*, 4593-4598.

121) Bantia, S.; Miller, P. J.; Parker, C. D.; Ananth, S. L.; Horn, L. L.; Kilpatrick, J. M.; Morris, P. E.; Hutchison, T. L.; Montgomery, J. A.; Sandhu, J. S. Purine nucleoside phosphorylase inhibitor BCX-1777（Immucillin-H）- a novel potent and orally active immunosuppressive agent. *Int. Immunopharmacol.* 2001, *1*, 1199-1210.

122) Galmarini, C. Drug evaluation: forodesine - PNP inhibitor for the treatment of leukemia, lymphoma and solid tumor. *Idrugs* 2006, *9*, 712-722.

123) Larson, R. A. Three new drugs for acute lymphoblastic leukemia: nelarabine, clofarabine, and forodesine. *Semin. Oncol.* 2007, *34*, S13-20.

124) Korycka, A.; Blonski, J. Z.; Robak, T. Forodesine（BCX-1777, Immucillin H）- a new purine nucleoside analogue: mechanism of action and potential clinical application. *Mini Rev. Med. Chem.* 2007, *7*, 976-983.

125) Gore, L.; Stelljes, M.; Quinones, R. Forodesine treatment and post-transplant graft-versus-host disease in two patients with acute leukemia: facilitation of graft-versus-leukemia effect? *Semin. Oncol.* 2007, *34*, S35-39.

126) Gandhi, V.; Balakrishnan, K. Pharmacology and mechanism of action of forodesine, a T-cell targeted agent. *Semin. Oncology* 2007, *34*, S8-S12.

127) Furman, R. R.; Hoelzer, D. Purine nucleoside phosphorylase inhibition as a novel therapeutic approach for B-cell lymphoid malignancies. *Semin. Oncol.* 2007, *34*, S29-S34.

128) Duvic, M.; Foss, F. M. Mycosis fungoides: pathophysiology and emerging therapies. *Semin. Oncol.* 2007, *34*, S21-28.

129) Duvic, M. Systemic monotherapy vs combination therapy for ctcl: rationale and future strategies. *Oncology* 2007, *21*, 33-40.

130) BioCryst Pharmaceuticals Inc., Forodesine, October 7, 2009, http://www.biocryst.com/forodesine.

131) Semeraro, T.; Lossani, A.; Botta, M.; Ghiron, C.; Alvarez, R.; Manetti, F.; Mugnaini, C.; Valensin, S.; Focher, F.; Corelli, F. Simplified analogues of Immucillin-G retain potent human purine nucleoside phosphorylase inhibitory activity. *J. Med. Chem.* 2006, *49*, 6037-6045.

132) Taylor, E.; Clinch, K.; Kelly, P.; Li, L.; Evans, G.; Tyler, P.; Schramm, V. Acyclic ribooxacarbenium ion mimics as transition state analogues of human and malarial purine nucleoside phosphorylases. *J. Am. Chem. Soc.* 2007, *129*, 6984-6985.

133) Acronym for 2'-Deoxy-2'-Amino-Tetritol-N-(9-Methylene)-ImmH but the IUPAC name is 9-deaza-9-[[(2R, 3S)-1,3,4-trihydroxybutan-2-ylamino]methyl]hypoxanthine. This acronym first appeared in Taylor et al., but as an oversight, was never defined; DATMe-ImmH is compound 19 in that manuscript.

134) Taylor, E. A.; Rinaldo-Matthis, A.; Li, L.; Ghanem, M.; Hazleton, K. Z.; Cassera, M. B.; Almo, S. C.; Schramm, V. L.

Anopheles gambiae purine nucleoside phosphorylase: catalysis, structure, and inhibition. *Biochemistry* **2007**, *46*, 12405-12415.

135) Agarwal, R.; Spector, T.; Parks, R. J. Tight-binding inhibitors. IV. Inhibition of adenosine deaminases by various inhibitors. *Biochem. Pharmacol.* **1977**, *26*, 359-367.

136) Tokutake, N.; Hiratake, J.; Katoh, M.; Irie, T.; Kato, H.; Oda, J. Design, synthesis and evaluation of transition-state analogue inhibitors of *Escherichia coli* gamma-glutamylcysteine synthetase. *Bioorg. Med. Chem.* **1998**, *6*, 1935-1953.

137) von Itzstein, M.; Wu, W.; Kok, G.; Pegg, M.; Dyason, J.; Jin, B.; Van Phan, T.; Smythe, M.; White, H.; Oliver, S. Rational design of potent sialidase-based inhibitors of influenza virus replication. *Nature* **1993**, *363*, 418-423.

138) Bolin, J.; Filman, D.; Matthews, D.; Hamlin, R.; Kraut, J. Crystal structures of *Escherichia coli* and *Lactobacillus casei* dihydrofolate reductase refined at 1.7 Å resolution. I. General features and binding of methotrexate. *J. Biol. Chem.* **1982**, *257*, 13650-13662.

139) Kimble, E.; Hadala, J.; Ludewig, R.; Peters, P.; Greenberg, G.; Xiao, G.; Guida, W.; McQuire, L.; Simon, P. The biochemical and pharmacological activity of 9-benzyl-9-deazaguanine, a potent purine nucleoside phosphorylase (PNP) inhibitor. *Inflamm. Res.* **1995**, *44*(suppl. 2), S181-S182.

140) Perzborn, E.; Strassburger, J.; Wilmen, A.; Pohlmann, J.; Roehrig, S.; Schlemmer, K. H.; Straub, A. In vitro and in vivo studies of the novel antithrombotic agent bay 59-7939 - an oral, direct factor Xa inhibitor. *J. Thromb. Haemost.* **2005**, *3*, 514-521.

141) Taylor Ringia, E. A.; Schramm, V. L. Transition states and inhibitors of the purine nucleoside phosphorylase family. *Curr. Top. Med. Chem.* **2005**, *5*, 1237-1258.

142) Kicska, G. A.; Tyler, P. C.; Evans, G. B.; Furneaux, R. H.; Kim, K.; Schramm, V. L. Transition state analogue inhibitors of purine nucleoside phosphorylase from *Plasmodium falciparum*. *J. Biol. Chem.* **2002**, *277*, 3219-3225.

143) Barsacchi, D.; Cappiello, M.; Tozzi, M.; Del Corso, A.; Peccatori, M.; Camici, M.; Ipata, P.; Mura, U. Purine nucleoside phosphorylase from bovine lens: purification and properties. *Biochim. Biophys. Acta* **1992**, *1160*, 163-170.

144) Stoeckler, J. D.; Poirot, A. F.; Smith, R. M.; Parks, R. E.; Ealick, S. E.; Takabayashi, K.; Erion, M. D. Purine nucleoside phosphorylase. 3. Reversal of purine base specificity by site-directed mutagenesis. *Biochemistry* **1997**, *36*, 11749-11756.

16

Frank U. Axe
（訳：村田武士）

GPCR の三次元モデリング

はじめに

　Gタンパク質共役型受容体（GPCR[a]）は，細胞外のシグナルを受容して情報を細胞内に伝える膜タンパク質で，全タンパク質中最大のスーパーファミリーを形成している[1),2)]．GPCRは，細胞膜に局在してバンドル（束）を形成する7回膜貫通αヘリックス（7TM[b]）から成る特徴的な構造をもっている（図16・1）．七つのヘリックスは，N末端から三つの細胞外ループ（ECL[c]），三つの細胞内ループ（ICL[d]），C末端へと連なっている．そして，小さいアミンや，ペプチド，タンパク質，におい物質，味覚物質や光など，多岐に及ぶシグナルが7TMバンドルの内部，細胞外表面のリガンド結合部位，共有結合したレチナールに結合する．この結合により細胞内ループ（特にICL5）とヘテロ三量体Gタンパク質へと情報が伝わり，さらにそのシグナルが細胞内に伝達されることにより，増殖，分化，発生，細胞生存，血管新生，肥大などの応答を導く[1),2)]．このためGPCRは心臓病をはじめ，アレルギー

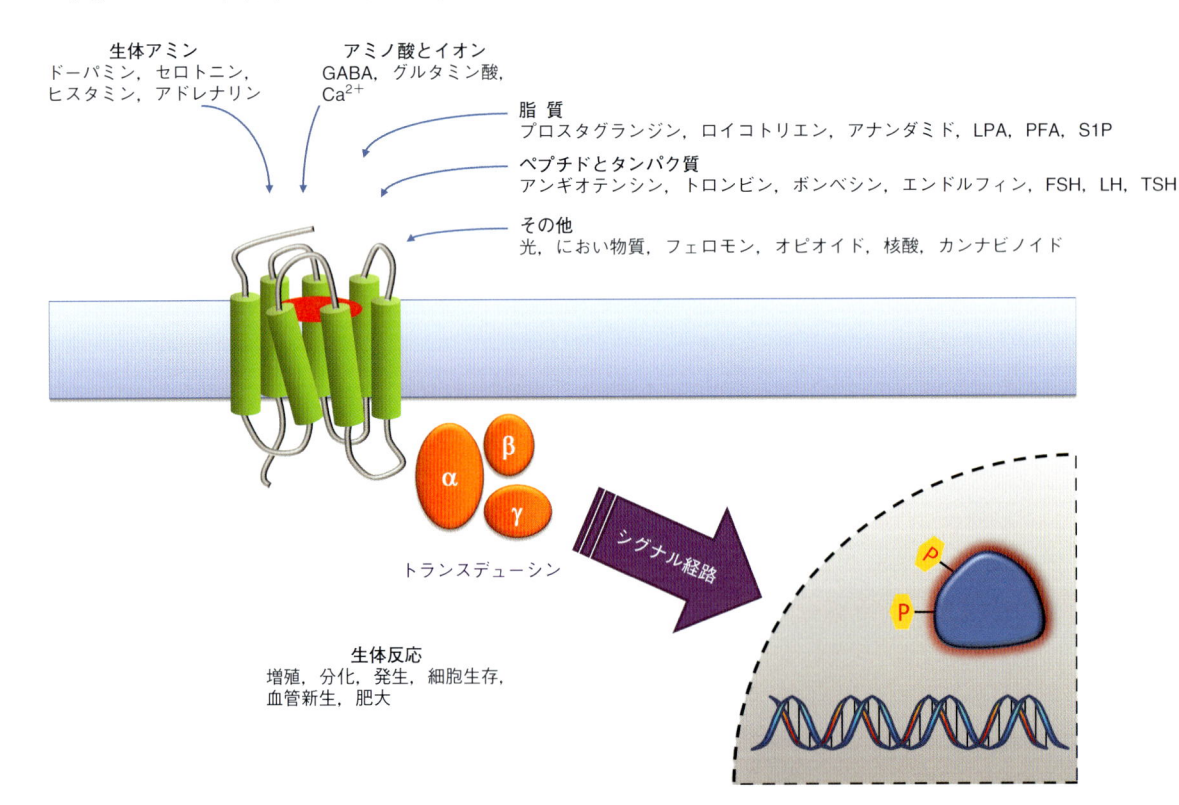

図16・1　GPCRの構造と機能．GPCRは細胞外からホルモンや神経伝達物質などのリガンドを結合し，細胞内のGタンパク質（トランスデューシン）を活性化する．この情報はシグナル遺伝子の発現等を活性化し，これにより多くの生体反応をひき起こす．

a) G protein-coupled receptor　b) seven transmembrane helix　c) extracellular loop　d) intracellular loop

疾患，うつ病，精神病，認知症，高血圧などの多岐に及ぶ疾病の重要な創薬標的として知られている[1]～[3]．

GPCR スーパーファミリーはおよそ 1000 種類存在し，ヒトゲノムの 1% を占めると見積もられている．GPCR はアミノ酸配列の相同性や内在性リガンドの種類の違いから，五つのクラスに分類されている[1],[2]．特に重要なクラスは A，B，C であり，多くの疾病の創薬標的として知られている．

現在市販されている薬の 30～40% が GPCR を分子標的としており[3]，米国では年間 235 億ドル以上を売上げている．Zyrtec や Claritin，Singulair，Risperdal などの商品名で有名なブロックバスター薬（画期的新薬）も GPCR を分子標的としている[3]．このように GPCR は最も重要な創薬標的であり，今後も GPCR を分子標的とする多くの新薬が開発されるであろう．より利益効果の高い新薬開発のための過程を合理化するなど，常に改良していくことが重要である．

構造に基づく医薬品設計（SBDD[a]）は今日の創薬過程に不可欠であり，新薬開発に必須となっている[4]～[7]．GPCR 標的創薬のモデリングでは，GPCR に化合物が結合している詳細構造が得られていなかったため，二次元（2D）サーチ（類似性，サブ構造の探索）[6]，定量的構造活性相関（QSAR[b]）[6]，ファーマコフォア[8]および形状解析[9]などのような従来のアプローチが使えない場合が多かった．これらの方法では，解析に使用する学習セットの分子以外までを予測することはできないが，新しい化合物シリーズの発見や，受容体の結合認識機構の重要な特徴の同定に役立つ．標的の三次元（3D）構造モデリングは活性型や不活性型化合物の膨大なライブラリーがなくてもリード化合物の同定および精密化を行うことが可能となる[5]～[7]．

2000 年のウシロドプシン結晶構造決定以降，それ以外の GPCR の構造情報は長い間不明のままであったが，ようやく 2007 年にヒト GPCR の結晶構造が報告された[10]～[14]．これらの詳細構造は GPCR の 3D モデリング技術を大きく進歩させている．本章では，GPCR の結晶構造情報や，GPCR 構造モデル作製技術，ドッキングとバーチャルスクリーニング法，分子動力学法などの従来の，および最先端の技術について紹介する．そして，GPCR の 3D モデリングの将来展望について議論する．

結 晶 構 造

GPCR はコンホメーションの柔軟性をもち，可溶性も低いため大量精製が難しく，構造解析が難しい[10]～[14]．このため，水溶性の酵素などの創薬標的に比べ，得られた GPCR の結晶構造はまだ少ない．構造に基づく創薬を行ううえでの絶対条件は，その標的またはその標的類似タンパク質の結晶構造が明らかになっていることである[4],[5]．GPCR に関しては，2000 年にウシロドプシンの結晶構造が明らかになった[10],[11]．

ロドプシンは光駆動の GPCR で，内部に発色団であるレチナール（11-cis-レチナール）をもち，光によるレチナールのコンホメーション変化により，7TM 領域のコンホメーション変化がひき起こされることが知られている．得られた結晶構造は，光が当たる前の不活性型に相当している．七つの α ヘリックスが逆平行に並び，細胞内外および膜内から接近可能な分子内部に保存されたリシン残基（Lys296）とレチナール分子が共有結合している．何本かのヘリックスに保存されたプロリン残基部分で折れ曲がっており，受容体が活性化する際にコンホメーション変化を伴うことが予想される．

2007 年に，2 種類の異なる手法によりアドレナリン β2 受容体（β2-AR[c]）の結晶構造が明らかになった．一つ目の方法は，ヘリックス 5 と 6 の細胞内側に結合する抗体（Fab）分子を用いることにより成功した．二つ目の方法は，ヘリックス 5 と 6 の細胞内ループ部分に T4 ファージリゾチームを融合することにより成功した．これら二つの手法は互いに異なっているが，不安定なヘリックス 5 と 6 部分を安定化しかつ結晶化に必要な親水性領域を拡張しているという点で共通している[12]～[14]．

図 16・2 に示したように，ロドプシンと β2-AR の結晶構造は互いによく似ている．特に，七つの膜貫通ヘリック

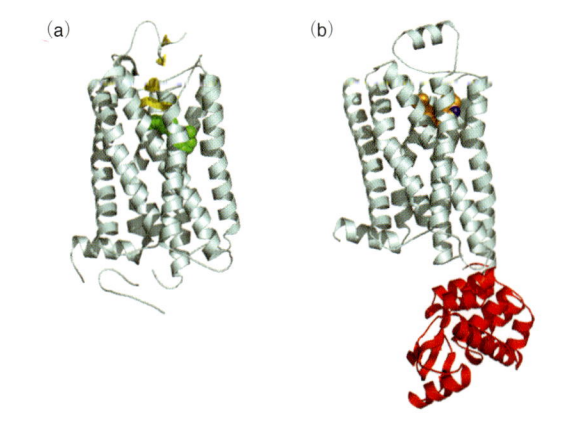

図 16・2　ウシロドプシンと β2-AR の結晶構造．(a) ウシロドプシン（PDB コード 1F88）．(b) β2-AR（PDB コード 2RH1）．細胞膜に対して平行に見た図．ロドプシンの 11-cis-レチナール発色団を緑，β2-AR のカラゾロール（逆作動薬）をオレンジ色，β2-AR の T4 ファージリゾチームを赤で示している．図は PyMOL0.99（http://pymol.sourceforge.net/）を使用して作成した．

---

a) structure-based drug design　b) quantitative structure–activity relationship　c) β2-adrenergic receptor

264   16. GPCRの三次元モデリング

図16・3に示すように，11-cis-レチナールとカラゾロールはそれぞれの受容体の類似した場所に結合している．

カラゾロールのアミン部分はβ_2-ARのヘリックス3のAsp113と静電的相互作用を形成し結合している．また，カラゾロールリングのHN基とプロピル鎖のヒドロキシ基は，ヘリックス5のSer203とヘリックス7のAsn312とそれぞれ水素結合を形成している〔図16・3(b)〕．これらの相互作用部位はアドレナリンやノルアドレナリンの結合にも重要であることが報告されており，拮抗薬（アンタゴニスト）の結合にも重要であると予想されていた[5]．一方，ロドプシンではECL2（βシート：黄色）が結合面をふさいでいることが明白である（図16・3(a)）．

3D 構造モデリング

GPCRを創薬標的とした場合，ほとんどのGPCRの結晶構造は得られていないので，配列や構造の相同性から3D構造モデリングを行う必要がある[5), 15]．2000年のウシロドプシンの結晶構造が得られる以前は，標的GPCRのホモロジーモデリングを行う際に，バクテリオロドプシンの結晶構造[16)〜20)]や，低分解能のウシロドプシンの結晶構造[21)〜23)]が利用されていた．これらの構造情報からGPCRの最初の全原子モデルが構築された[24)〜27)]．いくつかのモデルでは de novo[a)] 構造予測も行われていた[24)〜27)]．

ホモロジーモデリング

創薬標的の構造が得られていない場合でも，類似するタンパク質の構造情報が一つでも得られているならば，標的の構造モデルを作製することが可能である[15]．最近まで，GPCRのホモロジーモデリングは例外なくウシロドプシンの結晶構造が利用されていた[28)〜30)]．このため，得られるホモロジーモデルに多様性がなかった．また，クラスBやCのGPCRについては，ウシロドプシン構造がモデル構造として適合しないと示唆されていた．最近結晶構造が明らかになったβ_2-AR[12)〜14)]とウシロドプシン[10), 11)]の構造を比較すると，両者ともクラスAであることもあり，互いによく類似している．多少の違いもあるが，ウシロドプシン構造をクラスAのGPCRのホモロジーモデル構造として使用してきたのは，妥当であったといえる．ウシロドプシンをモデルにしたホモロジーモデルは頻用され，部位特異的変異導入を行う際のモデル構造として使用されるばかりでなく，リガンドドッキングやリガンドの精密化などを目的として発展を遂げてきた[31)〜35)]．

ウシロドプシン構造に基づくβ_2-ARのホモロジーモデル構造と実際に得られたβ_2-AR結晶構造を比較した論文が報告された[36)]．この論文の中で，2種類のホモロジー

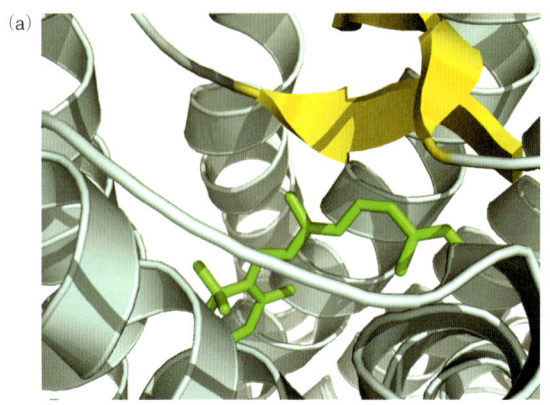

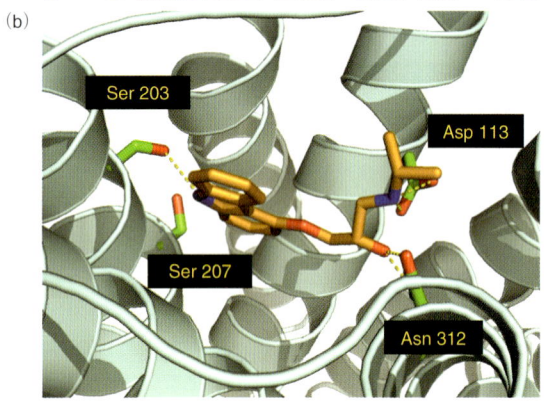

図16・3 リガンド結合部位の構造．(a) ウシロドプシン（PDBコード 1F88）．(b) β_2-AR（PDBコード 2RH1）．細胞膜を細胞外側から垂直に見た図．ロドプシンの 11-cis-レチナール発色団を緑，β_2-ARのカラゾロールをオレンジ色で示している．図はPyMOL0.99（http://pymol.sourceforge.net/）を使用して作成した．

ス部分は両者で酷似している．両者の違いは細胞内外のループ部分に存在し，特にヘリックス4と5の細胞外ループ構造が大きく異なっている．ロドプシンではβシート構造を形成し，細胞外溶液から活性部位をふさいでいるが，β_2-ARではαヘリックスを形成し，基質が活性部位に接近しやすくなっている．このような違いがそれぞれの受容体の違いであり，ホモロジーモデルを作製するうえで特に重要な部分であるといえる（下記参照）．また，β_2-ARの構造では，ヘリックス5と6の間に，ループではなくT4ファージリゾチームが挿入されているので，この部分の本来の構造がわからない．リガンド結合部位には逆作動薬（インバースアゴニスト）が結合しており，T4ファージリゾチームは受容体の不活性構造を安定化していると考えられている．

ロドプシンとβ_2-ARのリガンド結合部位の大きさや形，7TMバンドル中での位置も互いによく似ている．図16・

a) 新規の

モデルが作製されている．一つはロドプシンの第二細胞外ループに似せたもの，もう一つは de novo で第二細胞外ループを構築したもので，それぞれに逆作動薬であるカラゾロールをドッキングさせている．前者の構造モデルでは細胞外ループはカラゾロールの結合の邪魔をしていたが，後者の de novo モデルではカラゾロールの結合に影響がなかった．ロドプシンと β₂-AR のループ構造は互いに異なっており（図 16・2, 16・3），この部分はモデル構造として使用しない方が妥当であることがわかる．

de novo 構造予測

上記のように，ホモロジーモデリングには限界があるし，クラス A 以外の GPCR のモデリングはさらに難しくなる．いくつかのグループはこれを克服するために，de novo 構造予測の開発を進めている．

最近，PREDICT[37),38)] と MEMBSTRUK[39)~41)] という二つの互いによく似た de novo 構造予測法が報告された．これらの方法を使って GPCR 構造を予測する手順を以下に簡単に記載する．(1) 疎水性領域解析と配列解析技術による膜貫通領域の予測，(2) それぞれのヘリックスの構築とそれらヘリックス間のパッキング，(3) (2)で得られた推定構造の粗視化モデルによる最適化，(4) 構造の総合最適化．

これらの de novo 構造予測によって得られた構造を検証したところ，大変良好な評価が得られた．まず，この技術を使って構築されたウシロドプシンの構造は結晶構造と比較して大変よく似ていた．また，結晶構造がない標的に関しても，予測した構造を用いたリガンドのドッキング，およびリガンド結合エネルギーの評価が行われ，実験値とよく一致していた．さらにこれらのドッキングによって得られたリガンドとの複合体構造は，リガンド結合相互作用に関して多くの重要な情報を提供していた[37)~41)]．

ドッキング研究

手動ドッキング

手動ドッキングは計算化学者が最もよく使用する卓越した手法の一つである[4)~7)]．この手法では実際のリガンド結合度合いがあいまいな場合でも，その結合評価が可能であるという利点がある．このため，この手法を用いた低分子やペプチドの結合に関する多くの論文が報告されている[43)~52)]．ホモロジーモデリングした受容体構造とリガンドの手動や準自動ドッキングの結果も数多く報告されている．さらに，部位特異的変異導入により得られたデータは，標的と内在性リガンドや，拮抗薬の結合に重要な残基の決定にも利用されている．

たとえば，ホモロジーモデル構造はドーパミン[44),45)]やヒスタミン[33),36)]，アドレナリン β[34),43),44)]，セロトニン[45)]などのアミン作動性受容体のリガンド結合研究に利用されてきた．アドレナリン β 受容体と拮抗薬や天然リガンド[34),43),44)] とのドッキング研究では，ヘリックス 3 のアスパラギン酸（D3.32）とリガンドのアミン部位との相互作用が重要であると示唆されていたが，この予測はカラゾロール結合型 β₂-AR の結晶構造とよく一致していた（図 16・3）．加えて，カテコールのヒドロキシ基はヘリックス 5 の二つのセリン残基と水素結合を形成していた（S5.42, S5.46）．

ヒスタミン受容体（H₁, H₂, H₃, H₄ の 4 種類のサブタイプが知られている）についてもドッキング研究が進められている[33),36)]．H₁ と H₂ 受容体の拮抗薬はブロックバスター薬として広く知られている．他のアミン作動性受容体と同様に，外因性拮抗薬などの天然リガンドのヒスタミンの塩基性アミンと相互作用するアスパラギン酸残基（D3.32）[5)] が保存されている（図 16・4）．

H₃ のドッキングモデル構造には，構造活性相関の結果からヘリックス 5 のグルタミン酸残基（Glu206）側鎖と相互作用する特別な塩基性アミンが予測されている．

高速ドッキングとバーチャルスクリーニング

新規のリード化合物を高速に見つけ出すために，3D 構造モデルを用いたドッキングによるスクリーニングが注目を浴びている．特にリード化合物が知られていない標的に対しては頻用されている[6),7)]．GPCR に対するこのようなバーチャルスクリーニングに関する研究が数多く報告されている[46)~52)]．これらのスクリーニングのモデル構造は，ウシロドプシン構造に基づいたもの，もしくは新たに de novo 構築されたものであった．しかし，最近得られた β₂-AR の結晶構造を用いた新しいバーチャルスクリーニングの結果が報告されるようになってきた．

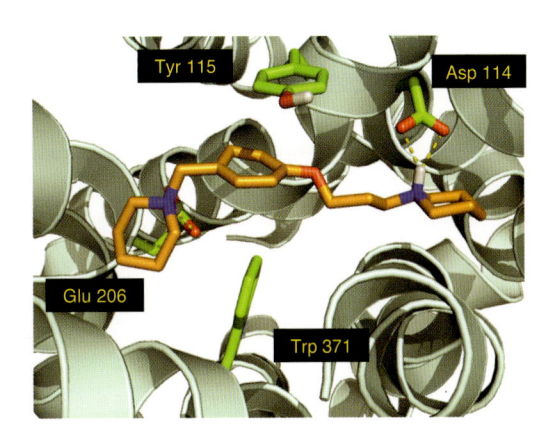

図 16・4 ヒスタミン H₃ 受容体作動薬のリガンド結合部位の構造．ヒスタミン H₃ 受容体のモデル構造に拮抗薬をドッキング後，200 ps の分子動力学シミュレーションを行った後の構造[36)]．図は PyMOL0.99 (http://pymol.sourceforge.net/) を使用して作成した．

ウシロドプシン構造に基づいた GPCR のホモロジーモデル構造を用いた 3D バーチャルスクリーニングは有効である[46]～[49]．Bissantz らは，ドーパミン（D_3）受容体やムスカリン性アセチルコリン（M_1）受容体，バソプレッシン（V_{1a}）受容体に対して，七つのスコア関数のある 3 種類の異なるドッキング法を用いた[46]．GPCR モデルの結合部位に拮抗薬がより適合できるように最適化し，それぞれのモデルに対し，ランダムに選ばれた 990 種類のドラッグライク化合物と 10 種類の既知の拮抗薬をドッキングスクリーニングした．その結果，本手法からのヒット率は 5～40％ であった．PREDICT を使ったその他の研究では，生体アミンやペプチド，ケモカインなどの五つの異なる受容体のモデル構造を構築し[38]，一つのドッキング法と複数のスコア関数を用いて，20 社以上から入手可能な 160 万種類のドラッグライク化合物をスクリーニングした．その結果，5 種類の受容体でヒット率は 12～21％ 程度あり，1～100 nM（IC_{50}[a]）を示す高親和性のヒット化合物も存在していた．最近のメラニン凝集ホルモン受容体の研究では 187,084 種類の化合物から 6 種類の新規化合物を同定することに成功している．これは従来のランダムハイスループットスクリーニングと比べ 10 倍以上も効率的であった[47]．ヒスタミン H_4 受容体の 3D バーチャルスクリーニングでは，900 万種類もの購入可能な化合物から in silico[b] スクリーニングし，255 種類選んだ中で 16 種類に結合活性があった[48]．

その他の方法としては，まずファーマコフォアモデルに対して大規模スクリーニングを行い，選抜された候補化合物群から実際の受容体の活性部位にドッキングさせるという階層的アプローチが頻用されている[50],[51]．この方法は，速さの面やファーマコフォア探索の安定した成功例等，有効ではあるが，その一方で，ファーマコフォアは一致していても立体障害のため有望な化合物を見落としてしまい，少数の候補しか得られないこともある．

β_2-AR の新規構造を指標に，拮抗薬の結合をドッキング法により予測可能かどうか検証した論文が報告された[52]．まず，既知の 7 種類の β_2-AR の拮抗薬についてドッキングし，カラゾロールが結合した結晶構造と比較した．ドッキングしたカラゾロールを含む 7 種類の β ブロッカー（アドレナリン β 受容体遮断薬）の構造は，カラゾロールが結合した結晶構造と大変よく一致していた．結合に重要と考えられているヘリックス 3 のアスパラギン酸の酸性基との相互作用やヘリックス 5 の残基との水素結合もしっかり予測できていた．また，カルバゾール大環結合部分を含む疎水性領域についても，合理的な予測ができていた．つぎに，保有する 40 万化合物ライブラリーのデータベースに対して，ハイスループットドッキングが行われた．その上位 30 化合物の中には，11 種類の既知の β ブロッカーもスクリーニングされてきた．最終的に，400 万化合物に対してハイスループットドッキングが行われた．その結果，結合部位の別々の箇所に結合すると予想される化合物が得られた．1 箇所はカラゾロールが結合する従来から知られている結合部位で，もう 1 箇所は細胞外ループに近い部位であった．この後者に結合すると予測された多種の化合物は β_2-AR 拮抗薬として新規骨格を有していた．しかも，この後者の細胞外ループ部分はウシロドプシン構造と大きく異なるため（図 16・2），ウシロドプシン構造に基づくバーチャルスクリーニングでは得ることが難しいと考えられる．上記の化合物の結合を実験的に裏付ける論文はまだ報告されていないが，このように実際の結晶構造に基づくスクリーニングは大変有利であるといえるだろう．

分子動力学シミュレーション

分子動力学（MD[c]）シミュレーションは，凝縮相環境下での分子の大規模な動きや，柔軟性，安定性などを研究するための重要な手法である[4]．この手法は発展途上にあり，産業界での創薬に頻用されている段階ではない．しかし，これらの方法は結晶構造のような平均化した性質や結合エネルギーなどの熱力学的性質のように個々の構造では提供することができないシステムとしての性質を予測するためにしばしば使用される[4]．この計算を実行するためには，(1) 周期的境界条件下で標的タンパク質構造の周囲に溶媒分子を精密に発生させる方法（明溶媒法）と (2) 一般化ボルンモデルのように溶媒を連続体として近似する方法（暗溶媒法）の二つがある．また，MD はモデル構造を構築するための重要な手法にもなっている[4]．

明膜モデル法と明溶媒法

タンパク質-リガンド相互作用のシミュレーションではタンパク質構造を取囲む環境に大きく影響される場合がある．特に GPCR などの膜タンパク質の場合は，脂質と水という疎水性と親水性のまったく異なる物理的性質をもつ環境境界に存在しているため顕著である．

ウシロドプシンの 40 ns（ナノ秒）の MD シミュレーションの論文[53]が報告され，タンパク質の平均構造やレチナール結合部位の平均構造，全体の動き，水と脂質の相互作用について調べられた．この長時間シミュレーションの間，N 末端と C 末端やループ部分に大きな揺らぎがみられたが，タンパク質の全体構造は問題なく保持されていた．レチナール発色団近くの水素結合に変化があり，ヘリックスの何本かがその部分で移動していた．これはロド

---

a) 50％ inhibitory concentration; 50％ 阻害濃度　b) 計算機上で　c) molecular dynamics

プシンの反応サイクルに重要であると予想されていた．

　de novo 構造モデルを使い，アドレナリンまたはブトキサミンが結合したβ$_2$-AR のシミュレーションが行われた[54]．ブトキサミンはヘリックス3と5の残基間にある結合部位に結合し，構造を安定化していた．しかし作動薬であるアドレナリンの場合は，水分子がヘリックス5のセリン残基側鎖とカテコール基の間の水素結合間に入り込んでいた．これは GPCR のモデル構造として不活性型の受容体構造を使用していたためであろう．

　コレシストキニン受容体とその天然リガンドやノナペプチド CCK9 の 31 ns の MD シミュレーションが行われた[55]．GPCR 構造のループ部分は大きく動いていたが，ヘリックス部分は安定で，全体構造はよく保存されていた．水を介した相互作用も多く生じていた．また，CCK9 のいくつかのアミノ酸を変異させる自由エネルギー摂動計算も行われた．計算で得られた相対的な結合自由エネルギーは実験結果とよく一致していた．このように MD シミュレーションを行うことで，リガンドのドッキングモデルの検証も可能である．

　また，CXCR4 受容体とその逆作動薬 T140（ペプチド）や部分作動薬（パーシャルアゴニスト）AMD 3100（低分子化合物）との MD シミュレーションも報告されている[56]．T140 は細胞外ループ領域に結合すると予測され，AMD3100 はヘリックスバンドルのより深い所に結合すると予測された．

暗膜モデル法と暗溶媒法

　GPCR の 7TM 領域のシミュレーションを行うときに，脂質分子や水分子をあらわにして扱うことは必要であるが，計算コストの面から考えて大変な労力を要する．そこで，脂質膜に埋め込まれた膜タンパク質における脂質膜の取扱いに関して，タンパク質の周りの溶媒を連続体として取扱う方法（暗膜モデル法）の拡張が行われてきた[57),58)]．これらの方法は計算時間が高速であることに加え，結果の解析がより単純なため，計算の取扱いが簡易になるという利点がある．これらのアプローチは溶媒和の記述方法であるボルンモデルの拡張版として使われている[59]．脂質膜とタンパク質は低誘電率領域として，それを取囲む膜の内側と外側の親水性領域は高誘電率領域として計算されている（図16・5）[57]．この二つの領域の静電的な取扱いに加え，露出表面積に比例した経験的な疎水性項も計算されている[57),58)]．

　上記の"暗膜モデル法"を使ってウシロドプシンのシミュレーションが行われた[57]．この研究は新しく開発された方法の検証を目的に行われた．この暗膜の中のロドプシンの結晶構造の配向性について暗膜モデルを用いてまず調べられた．7TM バンドルは剛体としての並進運動と回転運動により膜部分に対してさまざまな配置で系統的に存在したが，エネルギー関数から脂質二重層に垂直である 7TM バンドルの配向性が予測された．このモデルから，疎水性残基が局在する GPCR の中心部が膜領域に，また，ループ部分の親水性残基は水（溶媒）の領域に位置することが予測された．

　この暗膜モデル法はヒスタミン H$_3$ 受容体に結合する拮抗薬の研究にも応用された[36]．拮抗薬はロドプシン 11-*cis*-レチナール結合部位と同様の位置に手動でドッキングされた．結合に重要と考えられるアミノ酸残基は部位特異的変異導入により既に同定されていて，他のアミン作動性受容体にも保存されている残基である（上記参照）[36]．200 ps（ピコ秒）以上の MD 計算を行っても，受容体のヘリックスは膜領域に埋まり込んでいて，細胞内外のループは水（溶媒）の親水性領域に残っていた（図16・4）．

モデル構築

　分子動力学法は不活性型ロドプシンの結晶構造から，GPCR の活性型構造モデルの予測も可能である[60),61)]．また，実験的に得られた活性型構造の知見も考慮して，バイアスをかけて MD シミュレーションを行うことで活性型の構造を予測しているグループもある．最近，ロドプシンの活性型構造に対応すると考えられる結晶構造が得られ，不活性型構造との比較が可能となった．実験から示唆されていたほど大きな構造変化は起こらないようである[62]．

フラグメント化合物に基づく方法

　上記のように，GPCR の 3D モデリングとドッキングが可能になりつつあり，フラグメント化合物に基づく医薬品

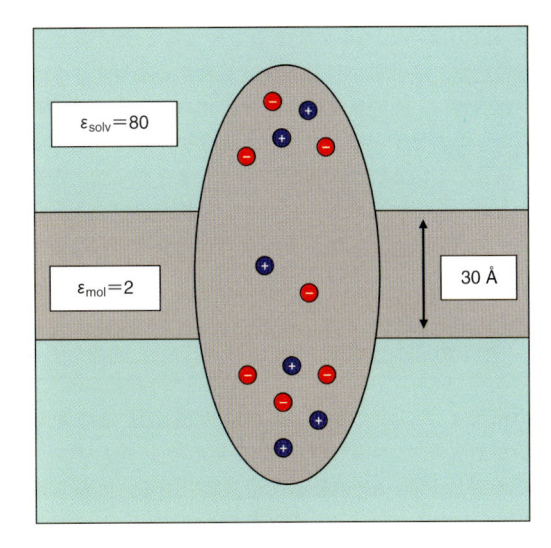

図 16・5　連続誘電率領域の概略図．一般化ボルンモデルを使って，脂質二重層中に埋め込まれた GPCR をモデリングしている．

設計（FBDD[a]）にも有効であるといえる[63],[64]．結合親和性は低いが，活性部位に特異的に結合する小さいフラグメント化合物は，そのままではリード化合物として利用できないが，その分子（フラグメント化合物）を足掛かりとして，結合している様子を視覚的にとらえながら強力な阻害剤へと導くことは可能かもしれない．結合部位をなどの実験データがあれば，GPCRモデルでも利用可能になるであろう．

まとめ

2007年までの十年間に，GPCRの構造研究に著しい進歩があった*．すなわち，2000年のウシロドプシンと2007年のヒト β_2-AR の結晶構造決定である．これらの構造が得られたことにより，GPCRのホモロジーモデリング法の開発が大きく飛躍した．さらに，迅速なドッキング技術の開発により，莫大な化合物ライブラリーからの in silico スクリーニングが可能になった．これらの方法はGPCRの新規リガンド探索研究に絶大な影響を与えはじめている．

2000年に得られたウシロドプシンの結晶構造に基づいたホモロジーモデリングは当時大変有効であった．特にクラスAのGPCRに対しては，リガンド-受容体相互作用などの理解が大きく進んだ．近年，リガンドが結合した状態のヒト β_2-AR の結晶構造が得られたことにより，以前のモデリング構造が合理的であったことが証明されたばかりでなく，より詳細な情報が得られ，さらにモデリングの精度が上がってきている．

しかし，より詳細なGPCRのメカニズムやリガンドとの相互作用，GPCR間の相違を理解するためには，多くの種類のGPCRの結晶構造が待ち望まれる．また，同じGPCRに対して，内部深くに結合するリガンドや細胞外領域に結合するリガンドが結合した構造，活性型構造，不活性型構造などの多くの状態で結晶構造を得ることも重要である．

GPCRのモデリングとドッキング計算を使ったバーチャルスクリーニング研究は，その他の酵素標的と同様に有効であり，β_2-AR では以前は報告されていなかった新規骨格のリガンドを選び出すことに成功している．興味深いことに，得られたリガンドの中には従来の結合部位以外のサイトに結合しているものも存在していた．まだ新薬創成には至っていないが，今後のバーチャルスクリーニングのさらなる発展が期待される．

文献

1) Filmore, D. It's a GPCR world. *Mod. Drug Discov.* 2004, *7*, 47-48.
2) Bockaert, J.; Pin, J. P. Molecular tinkering of G protein-coupled receptors: an evolutionary success. *EMBO J.* 1999, *18*, 1723.
3) Wise, A.; Gearing, K.; Rees, S. Target validation of G-protein coupled receptors. *Drug Discov. Today* 2002, *7*, 235.
4) Leach, A. R. *Molecular Modeling Principles and Applications*. Essex, UK: Prentice Hall; 2001.
5) Müller, G. Towards 3D Structures of G Protein-Coupled Receptors: A Multidisciplinary Approach. *Curr. Med. Chem.* 2000, *7*, 861.
6) Bleicher, K. H.; Green, L. G.; Martin, R. E.; Rogers-Evans, M. Ligand identification for G-protein-coupled receptors: a lead generation perspective. *Curr. Opin. Chem. Biol.* 2004, *8*, 287.
7) Walters W. P.; Stahl, M. T.; Murcko, M. A. Virtual screening - an overview. *Drug Discov. Today* 1998, *3*, 160.
8) Hawkins, P. C. D.; Skillman, A. G.; Nicholls, A. Comparison of Shape-Matching and Docking as Virtual Screening Tools. *J. Med. Chem.* 2007, *50*, 74.
9) Clement, O.; Mehl, A. T. In: *Pharmacophore Preception, Development, and Use in Drug Design*, O. F. Guner, Ed.; La Jolla, CA: International University Line; 2000, 71.
10) Palczewski, K.; Kumasaka, T.; Hori, T.; Behnke, C. A.; Motoshima, H.; Fox, B. A.; Le Trong, I.; Teller, D. C.; Okada, T.; Stenkamp, R. E.; Yamamoto, M.; Miyano, M. Crystal Structure of Rhodopsin: A G Protein-Coupled Receptor. *Science* 2000, *289*, 739.
11) Stenkamp, R. E.; Teller, D. C.; Palczewski, K. Crystal Structure of Rhodopsin: A G-Protein-Coupled Receptor. *ChemBioChem* 2002, *3*, 963.
12) Rasmussen, S. G. F.; Choi, H. J.; Rosenbaum, D. M.; Kobilka, B. K.; Thian, F. S.; Edwards, P. C.; Burghammer, M.; Ratnala, V. R. P.; Sanishvili, R.; Fischetti, R. F.; Schertler, G. F. X.; Weis, W. I.; Kobilka, T. S. Crystal structure of the human β_2 adrenergic G-protein-coupled receptor. *Nature* 2007, *450*, 383.
13) Cherezov, V.; Rosenbaum, D. M.; Hanson, M. A.; Rasmussen, S. G. F.; Thian, F. S.; Kobilka, T. S.; Choi, H. J.; Kuhn, P.; Weis, W. I.; Kobilka, B. K.; Stevens, R. C. High-Resolution Crystal Structure of an Engineered Human β_2-Adrenergic G Protein-Coupled Receptor. *Science* 2007, *318*, 1258.
14) Rosenbaum, D. M.; Cherezov, V.; Hanson, M. A.; Rasmussen, S. G. F.; Thian, F. S.; Kobilka, T. S.; Choi, H. J.; Yao, X. J.; Weis, W. I.; Stevens, R. C.; Kobilka, B. K. GPCR Engineering Yields High-Resolution Structural Insights into β_2-Adrenergic Receptor Function. *Science* 2007, *318*, 1266.
15) Greer, J. Comparative modeling methods: application to the

---

* 訳注：2007年以降，現在（2014年2月）までに以下のGPCRの結晶構造が報告されている．ヒトアデノシン A_{2a} 受容体，シチメンチョウアドレナリン β_1 受容体，ヒトドーパミン D_3 受容体，ヒト $CXCR_4$ ケモカイン受容体，ヒトヒスタミン H_1 受容体，ヒト M_2 ムスカリン性アセチルコリン受容体，ラット M_3 ムスカリン性アセチルコリン受容体，マウス μ オピオイド受容体，ヒト κ オピオイド受容体，マウス δ オピオイド受容体，ヒトノセプチン/オルファニンFQ受容体，ヒトスフィンゴシン1-リン酸受容体，ラット NTS_1 ニューロテンシン受容体，ヒト PAR_1 受容体，ヒト $5HT_{1B}$ セロトニン受容体，ヒト $5HT_{2B}$ セロトニン受容体，ヒトスムーズンド受容体，ヒト副腎皮質刺激ホルモン放出因子受容体，ヒトグルカゴン受容体，ヒトGABA(B)受容体．

a) fragment-based drug design

16) Lanyi, J.; Luecke, H. Bacteriorhodopsin. *Curr. Opin. Struc. Biol.* 2001, *11*, 415.
17) Lanyi, J. K. Bacteriorhodopsin. *Annu. Rev. Physiol.* 2004, *66*, 665.
18) Pebay-Peyroula, E.; Rummel, G.; Rosenbusch, J. P; Landau, E. M. X-ray Structure of Bacteriorhodopsin at 2.5 Angstroms from Microcrystals Grown in Lipidic Cubic Phases. *Science*, 1997, *277*, 1676.
19) Luecke, H.; Richter, H. T.; Lanyi, J. K. Proton transfer pathways in bacteriorhodopsin at 2.3 angstromresolution. *Science* 1998, *280*, 1934.
20) Luecke, H.; Schobert, B.; Richter, H. T.; Cartailler, J. P.; Lanyi, J. K. Structure of Bacteriorhodopsin at 1.55 Å Resolution. *J. Mol. Biol.* 1999, *291*, 899.
21) Baldwin, J. M. The probable arrangement of the helices in G protein-coupled receptors. *EMBO J.* 1993, *12*, 1693.
22) Unger, V. M.; Schertler, G. F. X. Low resolution structure of bovine rhodopsin determined by electron cryo-microscopy. *Biophys. J.* 1995, *68*, 1776.
23) Schertler, G. F.; Villa, C.; Henderson, R. Projection structure of rhodopsin. *Nature* 1993, *362*, 770.
24) Pardo, L.; Ballesteros, J. A.; Osman, R.; Weinstein, H. On the use of the transmembrane domain of bacteriorhodopsin as a template for modeling the three-dimensional structure of guanine nucleotide-binding regulatory protein-coupled receptors. *Proc. Natl. Acad. Sci. U.S.A.* 1992, *89*, 4009.
25) Hibert, M. F.; Trumpp-Kallmeyer, S.; Bruinvels, A.; Hofloack, J. Three-dimensional models of neurotransmitter G-binding protein-coupled receptors. *Mol. Pharmacol.* 1991, *40*, 8.
26) MaloneyHuss, K.; Lybrand, T. P. Three-dimensional structure for the β_2 adrenergic receptor protein based on computer modeling studies. *J. Mol. Biol.* 1992, *225*, 859.
27) Alorta, I.; Loew, G. H. A 3D model of the ö opioid receptor and ligand-receptor complexes. *Protein Eng.* 1996, *9*, 573.
28) Archer, E.; Maigret, B.; Escrieut, C.; Pradayrol, L.; Fourmy, D. Rhodopsin crystal: new template yielding realistic models of G-protein-coupled receptors? *Trends Pharmacol. Sci.* 2003, *24*, 36.
29) Hubbell, W. L.; Altenbach, C.; Hubbell, C. M.; Khorana, H. G. Rhodopsin structure, dynamics, and activation: a perspective from crystallography, site-directed spin labeling, sulfhydryl reactivity, and disulfide cross-linking. *Adv. Protein Chem.* 2003, *63*, 243.
30) Kobilka, B.; Schertler, F. X. New G-protein-coupled receptor crystal structures: insights and limitations. *Trends Pharmacol. Sci.* 2008, *29*, 79.
31) Oliveira L.; Hulsen T.; Lutje Hulsik D.; Paiva A. C.; Vriend G. Heavier-than-air flying machines are impossible. *FEBS Lett.* 2004, *564*, 269.
32) Hibert, M. F. Protein homology modeling and drug discovery. In: *The Practice of Medicinal Chemistry*. New York, NY: Academic Press; 1996, 523-546.
33) Kiss, R.; Kori, Z.; Keserū, G. M. Homology modeling and binding site mapping of the human histamine H1 receptor Eur. *J. Med. Chem.* 2004, *39*, 959.
34) Furse, K. E.; Lybrand, T. P. Three-Dimensional Models for β-Adrenergic Receptor Complexes with Agonists and Antagonists. *J. Med. Chem.* 2003, *46*, 4450.
35) Evers, A; Klabunde, T. Structure-based Drug Discovery Using GPCR Homology Modeling: Successful Virtual Screening for Antagonists of the Alpha1A Adrenergic Receptor. *J. Med. Chem.* 2005, *48*, 1088.
36) Axe, F. U.; Bembenek, S. D.; Szalma, S. Three-dimensional models of histamine H3 receptor antagonist complexes and their pharmacophore. *J. Mol. Graph. Model.* 2006, *24*, 456.
37) Costanzi, S. On the Applicability of GPCR Homolgy Models to Computer-Aided Drug Discovery: A Comparison between In Silico and Crystal Structures of the β_2-Adrenergic Receptor. *J. Med. Chem.* 2008, *51*, 2907.
38) Becker, O. M.; Marantz, Y.; Shacham, S.; Inbal, B.; Heifetz, A.; Kalid, O.; Bar-Haim, S.; Warshaviak, D.; Fichman, M.; Noiman, S. G Protein-coupled receptors: In silico drug discovery in 3D. *Proc. Natl. Acad. Sci. U.S.A.* 2004, *101*, 11304.
39) Shacham, S.; Marantz, Y.; Bar-Haim, S.; Kalid, O.; Warshaviak, D.; Avisar, N.; Inbal, B.; Heifetz, A.; Fichman, M.; Topf, M.; Naor, Z.; Noiman, S.; Becker, O. M. PREDICT Modeling and In-Silico Screening for G-Protein Coupled Receptors. *Proteins* 2004, *57*, 51.
40) Vaidehi, N.; Floriano, W. B.; Trabanino, R.; Hall, S. E.; Freddolino, P.; Choi, E. J.; Zamanakos, G.; Goddard, W. A. Prediction of structure and function of G protein-coupled receptors. *Proc. Natl. Acad. Sci. U.S.A.* 2002, *99*, 12627.
41) Floriano, W. B.; Vaidehi, N.; Goddard, W. A.; Singer, M. S.; Shepherd, G. M. Molecular mechanisms underlying differential odor responses of a mouse olfactory receptor. *Proc. Natl. Acad. Sci. U.S.A.* 2000, *97*, 10712.
42) Li, Y.; Goddard, W. A. Prediction of the Structure of G-Protein Coupled Receptor with Application for Drug Design. *Pac. Symp. Biocomput.* 2008, *13*, 344.
43) Kontoyianni, M.; DeWeese, C.; Penzotti, J. E.; Lybrand, T. P. Three-Dimensional Models for Agonist and Antagonist Complexes with β_2 Agrenergic Receptor. *J. Med. Chem.* 1996, *39*, 4406.
44) Xhaard, H.; Rantanen, V. V.; Nyrönen, T.; Johnson, M. S. Molecular Evolution of Adrenoceptors and Dopamine Receptors: Implications for the Binding of Catecholamines. *J. Med. Chem.* 2006, *49*, 1706.
45) Trumpp-Kallmeyer, S.; Hoflack, J.; Bruinvels, A.; Hibert, M. Modeling of G-Protein-Coupled Receptors: Application to Dopamine, Adrenaline, Serotonin, Acetylcholine, and Mammalian Opsin Receptors. *J. Med. Chem.* 1992, *35*, 3448.
46) Bissantz, C.; Bernard, P.; Hibert, M.; Rognan, D. Protein-Based Virtual Screening of Chemical Databases. II. Are Homology Models of G-Protein Coupled Receptors Suitable Targets? *Proteins* 2003, *50*, 5.
47) Cavasotto, C. N.; Orry, A. J. W.; Murgolo, N. J.; Czarniecki, M. F.; Kocsi, S. A.; Hawes, B. E.; O'Neill, K. A.; Hine, H.; Burton, M. S.; Voigt, J. H.; Abagyan, R. A.; Bayne, M. L.; Monsma, F. J. Discovery of Novel Chemotypes to a G-Protein-Coupled Receptor through Ligand-Steered Homology Modeling and Structure-Based Virtual Screening. *J. Med. Chem.* 2008, *51*, 581.
48) Kiss, R.; Kiss, B.; Könczöl, A.; Szalai, F.; Jelinek, I.; László, V.; Noszál, B.; Falus, A.; Keserū, G. M. Discovery of Novel Human Histamine H4 Receptor Ligands by Large-Scale Structure-Based Virtual Screening. *J. Med. Chem.* 2008, *51*, 3145.
49) Cavasotto, C. N.; Orry, A. J. W.; Abagyan, R. A. Structure-Based Identification of Binding Sites, Native Ligands and Potential Inhibitors for G-Protein Coupled Receptors. *Proteins* 2008, *51*, 423.
50) Varady, J.; Wu, X.; Fang, X.; Min, J.; Hu, Z.; Levant, B.; Wang, S. Molecular Modeling of the Three-Dimensional Structure of Dopamine 3 (D$_3$) Subtype Receptor: Discovery of Novel and

Potent D$_3$ Ligands through a Hybrid Pharmacophore- and Structure-Based Database Screening Approach. *J. Med. Chem.* 2003, *46*, 4377.
51) Kellenberger, E.; Springael, J. Y.; Parmentier, M.; Hachet-Haas, M.; Galzi, J. L.; Rognan, D. Identification of Nonpeptide CCR5 Receptor Agonists by Structure-based Virtual Screening. *J. Med. Chem.* 2007, *50*, 1294.
52) Topiol, S.; Sabio, M. Use of the X-ray structure of the Beta2-adrenergic receptor for drug discovery. *Bioorg. Med. Chem. Lett.* 2008, *18*, 1598.
53) Crozier, P. S.; Stevens, M. J.; Forrest, L. R.; Woolf, T. B. Molecular Dynamics Simulation of Dark-adapted Rhodopsin in an Explicit Membrane Bilayer: Coupling between Local Retinal and Larger Scale Conformational Change. *J. Mol. Biol.* 2003, *333*, 493.
54) Spijker, P.; Vaidehi, N.; Freddolino, P. L.; Hilbers, P. A.; Goddard, W. A. Dynamic behavior of fully solvated β$_2$-adrenergic receptor, embedded in the membrane with bound agonist or antagonist. *Proc. Natl. Acad. Sci. U.S.A.* 2006, *103*, 4882.
55) Henin, J.; Maigret, B.; Tarek, M.; Escrieut, C.; Fourmy, D.; Chipot, C. Probing a Model of a GPCR/Ligand Complex in an Explicit Membrane Environment: The Human Cholecystokinin-1 Receptor. *Biophys. J.* 2006, *90*, 1232.
56) Trent, J. O.; Wang, Z.; Murray, J. L.; Shao, W.; Tamamura, H.; Fuji, N.; Peiper, S. C. Lipid Bilayer Simulations of CXCR4 with Inverse Agonists and Weak Partial Agonists. *J. Biol. Chem.* 2003, *278*, 47136.
57) Spassov, V.; Yan, L.; Szalma, S. Introducing an Implicit Membrane in Generalized Born/Solvent Accessibility Continuum Solvent Models. *J. Phys. Chem. B* 2002, *106*, 8726.
58) Im, W.; Feig, M.; Brooks, C. L. An Implicit Membrane Generalized Born Theory for the Study of Structure, Stability, and Interactions of Membrane Proteins. *Biophys. J.* 2003, *85*, 2900.
59) Still, W. C.; Tempczyk, A.; Hawley, R. C.; Hendrickson, T. Semianalytical treatment of solvation for molecular mechanics and dynamics. *J. Am. Chem. Soc.* 1990, *112*, 6127.
60) Gouldson, P. R.; Kidley, N. J.; Bywater, R. P.; Psaroudakis, G.; Brooks, H. D.; Diaz, C.; Shire, D.; Reynolds, C. A. Toward the Active Conformations of Rhodopsin and the β$_2$-Adrenergic Receptor. *Proteins* 2004, *56*, 67.
61) Niv, M. Y.; Skrabanek, L.; Filizola, M.; Weinstein, H. Modeling activated states of GPCRs: the rhodopsin template. *J. Comput. Aided Mol. Des.* 2006, *20*, 437.
62) Salom, D.; Lodowski, D. T.; Stenkamp, R. E.; Le Trong, I.; Golczak, M.; Jastrzebska, B.; Harris, T.; Ballesteros, J. A.; Palczewski, K. Crystal structure of a photoactivated deprotonated intermediate of rhodopsin. *Proc. Natl. Acad. Sci. U.S.A.* 2006, *103*, 16123.
63) Erlanson, D. A.; Wells, J. A.; Braisted, A. C. TETHERING: Fragment-Based Drug Discovery. *Annu. Rev. Biophys. Struct.* 2004, *33*, 199.
64) Zartler, E. R.; Shapiro, M. J. Fragonomics: fragment-based drug discovery. *Curr. Opin. Chem. Biol.* 2005, *9*, 366.

17

Qiaolin Deng
（訳：西野武士）

強いグリコーゲンホスホリラーゼ阻害剤の構造に基づく医薬品設計

はじめに

　糖尿病は代謝障害の一つであるが，死亡や身体障害をひき起こす原因になる最も重大な疾患の一つであることはよく知られている．世界には1億8千万人以上の糖尿病患者が存在すると推定されている[1]．米国では2千万以上，すなわち人口の7％が糖尿病患者である[2]．糖尿病は生涯を通しての疾患であり，放置しておけば，神経障害，腎不全，失明や循環器障害などの合併症をひき起こす[3]．2型糖尿病は，慢性の代謝障害による疾病であるが，食後でも空腹時でも高血糖状態が特徴である．グリコーゲンホスホリラーゼ（GP[a]）はグリコーゲン代謝における鍵となっている酵素であり，グリコーゲンを加リン酸分解してグルコース 1-リン酸を生成する．筋肉では，グルコース 1-リン酸を使用して代謝エネルギーを生産しているが，一方肝臓ではグルコース 1-リン酸をグルコースに変換した後に，血流を介して末梢組織にグルコースを供給している．ヒトには三つのアイソザイムが存在し，肝型，筋型および脳型のGPとして，それぞれ多く発現している臓器に由来して名称がつけられている．筋型および脳型のGPはそれぞれ存在する臓器内で働いている．一方，肝型は身体全体においてグルコースが必要なときに働いている．これまでの文献は，GPの阻害が糖尿病モデルで血糖値を減少させる効果があること，したがって2型糖尿病の治療の標的になりうることを提示している[4]〜[6]．ヒト肝型グリコーゲンホスホリラーゼ（HLGP[b]）は，GP阻害による治療の標的として適すると考えられている．一方，筋型や脳型のGPの阻害は，重篤な副作用をひき起こすと予想されるため適さないと考えられている．

　HLGPおよびヒト筋型グリコーゲンホスホリラーゼ（HMGP[c]）は同一のサブユニットから成る二量体であり，サブユニットはそれぞれ800以上のアミノ酸から成る．グリコーゲンホスホリラーゼには，Ser14残基がリン酸化されている高活性型（GPa）と脱リン酸された低活性型（GPb）の二つの型が存在し，それぞれ相互変換する．二つの型はそれぞれ異なるコンホメーションをとり，高活性型であるR状態および低活性型であるT状態の平衡状態で存在している[7]．高活性型であるR状態は，基質またはアデノシン一リン酸（AMP[d]）のようなアロステリックエフェクターで誘導される．一方，低活性型のT状態は，阻害剤が結合すれば安定化する．HLGPaのX線結晶構造解析によれば，R状態とT状態ではコンホメーションに大きな差があり，整型（オーダー）/不整型（ディスオーダー）の構造および二次構造の変化などがみられる[8]．GPの低活性型コンホメーションを，阻害剤の設計および最適化の標的として使用した．

　グリコーゲンホスホリラーゼには少なくとも6個の調節可能な部位が存在する（図17・1）．(1) Ser14付近のリン酸認識部位（Ser14のリン酸化はGP活性を変えるコンホメーション変化をひき起こす）．(2) 触媒部位．すなわち基質グリコーゲンとグルコース 1-リン酸，およびグルコースとグルコース類似体などの結合部位．(3) AMPアロステリック部位．この部位にはAMP，IMP，ATP，グルコース 6-リン酸が結合し，触媒中心より35Å離れている（図17・1）．Bayer社のジカルボン酸化合物 W1807〔図17・2(a)〕はウサギ筋グリコーゲンホスホリラーゼ（RMGP[e]）の強い阻害剤であるが，結晶構造解析によりこの部位に結合することがわかっている[9],[10]．(4) 阻害剤結合部位（プリンヌクレオシド結合部位ともよぶ）はカフェイン〔図17・2(b)〕およびフラボピリドールのような複素環式化合物が結合する．この部位は触媒部位から10Å以上離れている[11]．(5) グリコーゲン貯蔵部位．(6) 二量体境界部位．ここにはインドール誘導体 CP320626〔図17・2(c)〕とその類似体が結合する[12]．この部位は新規のアロステリック部位であることがX線結晶構造解析で判明した[13]〜[15]．これらの6個の調節部位の中で，4個

---

a) glycogen phosphorylase　b) human liver glycogen phosphorylase　c) human muscle glycogen phosphorylase　d) adenosine monophosphate　e) rabbit muscle glycogen phosphorylase

が阻害剤と結合することが判明している．すなわち，触媒部位，AMP アロステリック部位，阻害剤結合部位および二量体境界部位である（図 17・1）．

この章では，筆者らが一連の強い GP 阻害剤を開発するにあたり使用したモデル分子について述べる．筆者らはピリジン環にさまざまな置換基を置いた二つのカルボン酸をもつフェニル化合物をリード化合物として開発を始めた（表 17・1）．この中で 4-(2-｛[(4-ニトロピリジン-2-イル)カルボニル]アミノ｝フェノキシ)フタル酸〔化合物 1a，図 17・3(a)〕が最も強い阻害剤である．競合結合の実験結果が得られなかったので，この化合物 1a の結合部位を予想するため，モデルによる検討を行った．異なる部位に結合することが X 線結晶構造上でわかっている阻害剤に化合物 1a を結晶構造上に置いて重ね合わせてみる[16]と同時に，タンパク質構造上で周囲のアミノ酸残基との相互作用を調べた．その結果，化合物 1a は AMP アロステリック部位に結合することが示唆された．AMP アロステリック部位にドッキングさせて最適エネルギー計算併用 ICM[a]計算[17]によりその結合部位を明らかにした．さらに結合ポケット内の性質を GBS[b] 計算[*, 18]により調べた結果，中心のベンゼン環の近辺に何も満たしてない疎水性の大きな空間が存在することが判明した．この事実は，最初のリード化合物にこの周辺の空間を疎水性物質で埋める残基を与

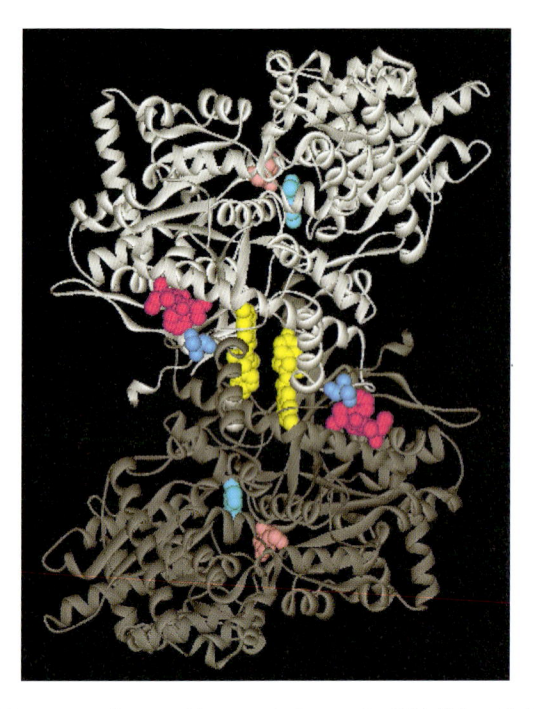

図 17・1 グリコーゲンホスホリラーゼの調節部位．グリコーゲンホスホリラーゼ（PDB コード 3AMV）は，二つのサブユニットをそれぞれ白および灰色のリボンモデルで表示してある．すべての調節部位を一つの図で表すため，異なる阻害剤が結合した部位をそれぞれ異なる PDB コードから得て複製し作成した．CPK 分子モデルで表示した部分：青は Ser14 でリン酸認識部位，ピンクはグルコースで触媒部位，赤紫は Bayer 社 W1807 で AMP アロステリック部位（PDB コード 3AMV），水色はカフェインで阻害剤結合部位（PDB コード 1GFZ），黄色は Pfizer 社 CP320626 で二量体境界部位（PDB コード 1C50）に結合している．

表 17・1 二つのカルボン酸をもつフェニル化合物の活性

	R	HLGPa $[IC_{50}$ nM$]$	HMGPa $[IC_{50}$ nM$]$
1a	$-NO_2$	3	25
1b	$-Cl$	17	181
1c	$-OMe$	20	200
1d	$-CF_3$	48	591
1e	$-Et$	56	433
1f	$-Me$	121	1090
1g	$-H$	1280	11790

図 17・2 既知の GP 阻害剤の例．(a) Bayer 社のジカルボン酸化合物 W1807 〔(−)(S)-3-イソプロピル-4-(2-クロロフェニル)-1,4-ジヒドロ-1-エチル-2-メチルピリジン-3,5,6-トリカルボキシレート〕は AMP アロステリック部位に結合する（PDB コード 3AMV）．(b) カフェインは阻害剤結合部位に結合する（PDB コード 1GFZ）．(c) CP320626 〔5-クロロ-1H-インドール-2-カルボン酸[1-(4-フルオロベンジル)-2-(4-ヒドロキシピペリジン-1-イル)-2-オキソエチル]アミド〕は二量体境界部位に結合する（PDB コード 1C50）．

* 訳注：格子グリッドに分けて表面性状を計算する．
a) Internal Coordinates Mechanics b) grid-based surface calculation

図 17・3 リード化合物 1a. (a) リード化合物 1a の構造式. (b) 気相で計算した化合物 1a の最小エネルギーのコンホメーション. 構造は炭素を緑, それ以外は標準原子色[†]を用いた棒モデルで表している. [† 訳注: 一般に分子モデルでは, 水素; 白, 炭素; 灰色〜黒, 窒素; 青, 酸素; 赤, フッ素・塩素; 緑で表示することが慣例である.]

えて, より結合力を強めるという目標を提供してくれた. 一連のナフチル化合物が設計合成され, その阻害力は顕著に向上した.

構造に基づくグリコーゲンホスホリラーゼ阻害剤の設計

推定結合ポケットの予想

リード化合物はピリジン環にさまざまな置換基を置いた一連のジカルボン酸をもつフェニル化合物であり, それらの HLGPa への阻害活性 (IC_{50}[a]) は 3〜1280 nM である (表 17・1). この中で最も強い化合物はピリジン環にニトロ基を付加した化合物 1a 〔図 17・3(a)〕であり, IC_{50} は HLGPa に対して 3 nM, HMGPa に対して 25 nM である (表 17・1). 化合物 1a の 200 の配座異性体を, すでに筆者らが報告した理論とアルゴリズム[19]を組込んだディスタンスジオメトリー法で作成し, MMFF[b]法[20]〜[26]による

距離依存比誘電率 ($\varepsilon = 2r$) を用いてエネルギー最小化を行った. この 200 の配座異性体の中で, エネルギー的に最も適する化合物 1a のコンホメーションは "V" 字形をしたもの〔図 17・3(b)〕であることが判明した. このコンホメーションにおいては, アミドの NH 基はピリジン環の窒素原子とおそらく水素結合をつくり分子を安定化させていると思われる. この分子の遠位に位置する二つの芳香環は, 一つの環の面ともう一方の環の端が 4 Å の距離でほぼ直角に位置し, 分子の π-π スタッキング相互作用に適するであろうことを示唆している.

阻害剤の GP タンパク質への結合部位を同定するための競合結合実験の結果は得られてはいなかった. 詳細なドッキングによる検討を進める前に, まず化合物 1a が最も結合する可能性がある部位を同定する必要があった. 同定作業は, 化合物 1a 配座異性体と, すでにわかっている結晶構造から得られていた三つのプローブ化合物とを比べて, 三次元構造 (3D) 類似性を確認することであった. 触媒部位に結合して阻害するグルコース類似体は, それらと化合物 1a とは明らかに構造的に類似性がないので作業から外した. 3D 類似性-重ね合わせツールに SQ[16]計算を用いて, すでに公になっている GP と阻害剤の複合体構造から得られた 3 種類のプローブ化合物の立体構造に化合物 1a 配座異性体を重ね合わせて行った. 3 種類のプローブ化合物は, AMP アロステリック部位に結合する Bayer 社 W1807 (PDB コード 3AMV[9]), 阻害剤結合部位に結合するカフェイン (PDB コード 1GFZ[11]) および二量体境界部位に結合する Pfizer 社 CP320626 (PDB コード 1C50[13]) である. それぞれの化合物はそれぞれ異なる部位に結合する代表的な阻害剤であり, その構造を図 17・2 に示した. 図 17・4 に三つのプローブ化合物に最もうまく重ね合わせた図を示す.

化合物 1a と W1807 との重ね合わせの結果は, 芳香族領域と二つのカルボキシ基ではかなりよく重なっている.

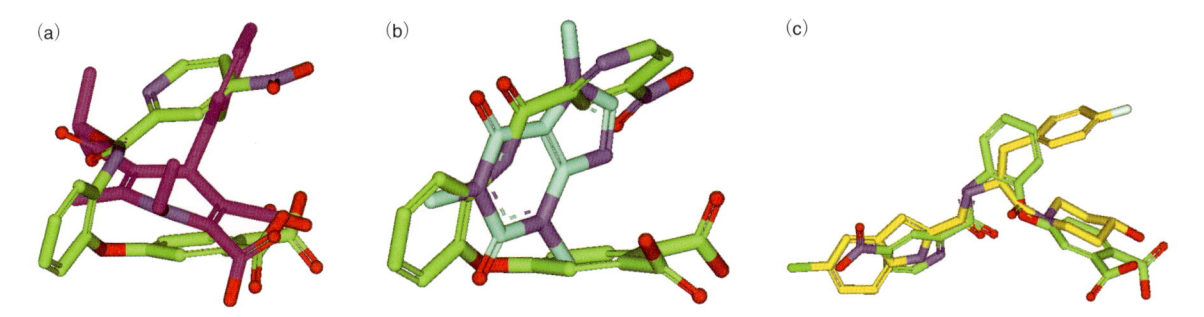

図 17・4 SQ 計算を用いて, 化合物 1a を既知の阻害剤に重ね合わせた. 化合物 1a (炭素原子を緑で示す) を (a) AMP アロステリック部位に結合する W1807 (炭素; 赤紫) に, (b) 阻害剤結合部位に結合するカフェイン (炭素; 水色) に, (c) 二量体境界面に結合する CP320626 (炭素; 黄色) に重ね合わせる. 非水素原子のみを示し, 炭素以外は標準原子色を用いて表している.

---

a) 50% inhibitorty concentration; 50% 阻害濃度　b) Merck Molecular Force Field

W1807は三つのプローブの中では化合物 **1a** に最もよく似ているので，この結果は予想できなかったことではない．W1807と同様に，化合物 **1a** の二つのカルボキシ基は，AMPアロステリック部位にある正に荷電したアルギニン残基と相互作用すると予想される．それに対して，エネルギー的に有利なV字形構造を有している化合物 **1a** と平面的構造のカフェインとはうまく重ね合わすことはできない〔図 17・4(b)〕．CP320626 に化合物 **1a** を重ねた図〔図 17・4(c)〕は見た目にはよく見えるが，化合物 **1a** をそのコンホメーションに合わせるのには 10 kcal/mol 以上の差があるためエネルギー的に不利である．この重ね合わせの構造では，二つのカルボキシ基とA環は CP320626 の 4-ヒドロキシピペリジル基と重なり，その基は二量体境界部位を満たしている水分子と結合する部位であることが知られている[13]．したがって，化合物 **1a** の二つのカルボキシ基は酵素とはそれほど強い相互作用をもたないことになる．それぞれの結合部位について，以上の解析からは，化合物 **1a** は AMP アロステリック部位に結合しているように思えた．

AMP アロステリック部位に化合物 1a をドッキングさせる

SQ法を用いた重ね合わせ解析からは，AMPアロステリック部位が化合物 **1a** の最も結合するのにふさわしい部位であることが判明したので，より詳しく ICM ソフトウエアを用いてドッキング解析を行った[17]．HLGP, HMGP, および RMGP のアミノ酸配列のアライメントは Clustal W ソフトウエア[27]を用いて行った．HLGP は HMGP および RMGP とは配列が 80% 同一で 90% 類似性がある．二つの筋型酵素（HMGPおよびRMGP）のホモロジーはさらに高く，97% 同一で 99% 類似性がある．AMPアロステリック部位の W1807 から 5Å 以内にあるアミノ酸残基は，三つの酵素ではすべて保存され，結合ポケットは非常に似ていると思われる．この研究が行われた当時は，HMGP については AMP アロステリック部位に結合した阻害剤複合体のX線結晶構造がいまだ得られていなかったので，RMGP と W1807 との複合体の結晶構造をドッキング解析の鋳型として用いた．RMGP と W1807 との複合体の結晶構造は二つの構造，すなわちリン酸化された GPa（PDB コード 3AMV）と脱リン酸された GPb（PDB コード 2AMV）が利用可能であった[9),10)]．両構造ともより活性の低い T 状態であり，構造的には類似し，主鎖の原子の平均二乗偏差（rmsd[a]）値は約 0.3 Å である[9]．二つの構造において，AMPアロステリック部位の W1807 とアミノ酸残基は基本的に同一である．W1807 が結合した T 状態 GPa（PDB コード 2AMV）の最も新しい高分解能の複合体構造（2.1 Å，PDB コード 3AMV）[9]をドッキング計算に用いた．

AMPアロステリック部位は二つの単量体それぞれから供与されるアミノ酸残基から形成されているため，ドッキング解析用に二量体構造を作成した．X線結晶構造（PDB コード 3AMV）からリガンドと水分子は除去した．二量体は結晶学的な対称作用に基づき作成した．以下の記述では，片方のサブユニットに由来するアミノ酸残基の番号には通常の数字を用い，対称のもう一方のサブユニットからのアミノ酸残基の番号の数字にはプライム（′）を付けて区別して用いる．完全な二量体構造は 1600 以上のアミノ酸から成るので，ドッキング計算にはより小さな酵素部位を用いている．W1807 の周辺 15 Å 以内の殻内に存在するアミノ酸で欠落した残基があれば，すべて酵素分子モデル内に再構築保存させている．

最初に AMP アロステリック部位の W1807 の上に重ねた化合物 **1a** のドッキングポーズをみてみた．結局のところ，このポーズは，それを基にしたさらなるエネルギー最小化と解析には適さないことが判明した．これは重ね合わせの計算に，周辺のタンパク質の状態を何も考慮しなかったことが一つの理由である．その代わりに，内部座標におけるフレキシブルドッキングが可能な ICM 計算[17]を用いて，AMPアロステリック部位のポケット内で化合物 **1a** に対してさまざまなコンホメーションと所在をいろいろ試して最初のドッキングポーズを作成した．AMPアロステリック部位に 100 個のドッキングポーズを作成した．それぞれの複合体について MMFF[20)~26)]を用いてエネルギー最適化を行った．エネルギー最適化においては，ポケット内のリガンド（化合物 **1a**）が最も最適になるように置いた結果，タンパク質の可動性は限定された．リガンドの 5 Å 内に位置するアミノ酸残基に由来する原子については，リガンドとの結合によりすべてが最も限定される位置にあるようになった．リガンドの 5～10 Å 内の抜け落ちているアミノ酸残基については固定された位置にあるとして計算し，10 Å を超えた位置のそれは計算上無視した．リガンドと酵素の複合体全体のエネルギー，リガンドと酵素の個々のエネルギー，リガンドと酵素の相互作用エネルギーをそれぞれ計算した．最適なドッキング様式は，最も安定したエネルギーとリガンド結合によるタンパク質のひずみが最小なこと，および相互作用のポーズを観察して決めた．

AMPアロステリック部位内の化合物 **1a** のドッキング様式を一つ選んで図 17・5 に示す．化合物 **1a** のための推定結合ポケットはヘリックス 2（アミノ酸 47～78 番），ヘリックス 8（アミノ酸 289～314 番），β ストランド 4（アミノ酸 153～160 番），β ストランド 11（アミノ酸 237～247 番），短い β ストランド 7（アミノ酸 191～193 番），そ

---

a) root-mean-square deviation

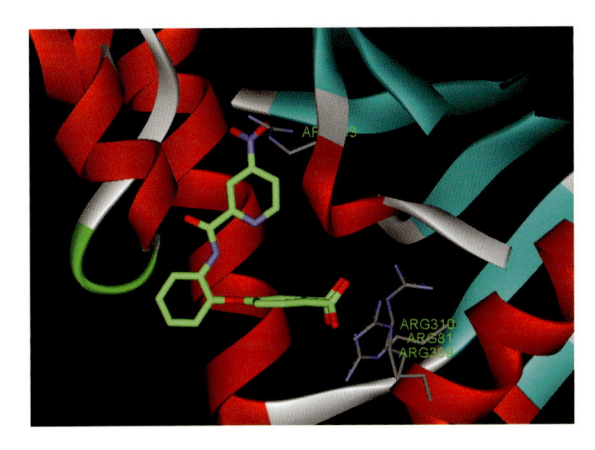

図17・5 化合物 1a を AMP アロステリック部位にドッキングしたモデル. 化合物 1a を非水素原子のみ棒モデルを用い, 炭素は緑, それ以外は標準原子色を用いて表している. GP 構造についてはヘリックスは赤, βシートは水色のリボンモデルで表す. 結合ポケット内のいくつかの重要なアルギニン残基は標準原子色を用いて棒モデルで表している. 水素原子は簡明にするため除去されている.

して対称のサブユニットからのキャップ領域 (アミノ酸 36′番~47′番) で構成されている. リガンドはエネルギー的に適切な V 字形を保ち, A と C の両環は AMP アロステリック部位のポケット内に埋もれ, B 環はその入り口に位置する. A 環のもつ二つのカルボキシ基は Arg81, Arg309, Arg310 から成るアルギニンクラスターと相互作用し, さらに加えて二つの極性基 Gln71 と Tyr155 の近くに位置し, それらとの相互作用により安定性を増していると考えられる. 中央にある B 環は, Gln72 側鎖の脂質性の部分と Tyr75 のベンゼン環 (A 環) および Val45′ 側鎖から成る疎水性ポケット内に結合している. ピリジン環 (C 環) は Trp67, Ile68 および Val40′ に隣接している. ピリジン環のメタ位のニトロ基は Arg193 の近くにあり, おそらく水素結合を形成している. このことが, 二つのカルボキシ基を有したフェニル化合物群の中で, なぜ化合物 1a が最も強いかの理由かもしれない (表 17・1).

W1807 結晶構造 (PDB コード 3AMV) および AMP 結晶構造 (PDB コード 8GPB) に化合物 1a を重ねてドッキングした図を図 17・6 に示す. 化合物 1a および W1807 はともに阻害剤であり, 一方 AMP はアロステリックエフェクターである. カルボキシ基が結合した部分のみが, これら三つの化合物に共通したところである. 化合物 1a は AMP とはかなり異なり, ポケット内を占めて結合すると予想された. 二つの阻害剤である化合物 1a および W1807 では, 二つのカルボキシ基がアルギニンと相互作用して AMP アロステリック部位の中を同じように占めている. しかし, 化合物 1a の二つのカルボキシ基の結合は W1807 のそれとはほぼ 90° 異なっている.

結合ポケットの性質

結合ポケットの性質をさらに明らかにするため, ドッキングモデルを用いて, FLOG ソフトウエア[18)] を使い GBS 計算を行った. 各グリッドは結合ポケットの極性のある部位 (水素結合供与基および水素結合受容基) と疎水性の部位を示して, 一連の等エネルギー面を可視化している. 疎水性の等高線と水素結合の等高線の地図を図 17・7 に示す. 見やすくするため, ドッキング化合物 1a は示してい

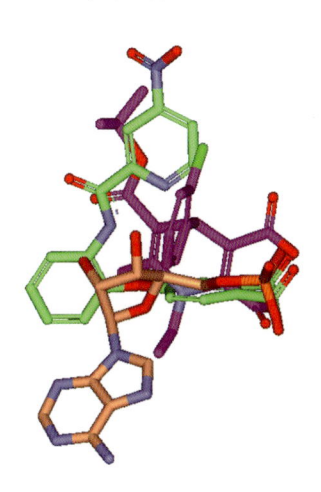

図17・6 ドッキングした化合物 1a と W1807 および AMP の結晶構造の比較. 化合物 1a (炭素原子を緑で示す), W1807 (炭素: 赤紫, PDB コード 3AMV) および AMP (炭素: オレンジ色, PDB コード 8GPB) を, 炭素原子以外は標準原子色を用いて棒モデルで表している. 水素原子は簡明にするため除去されている.

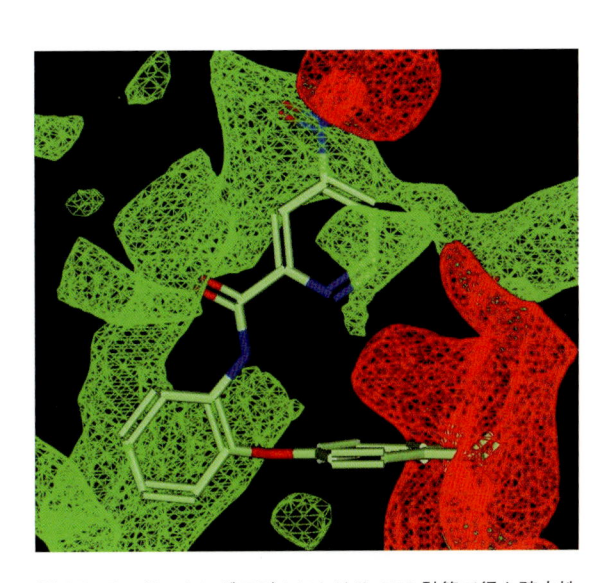

図17・7 ドッキングモデルにおける GBS 計算で得た疎水性および水素結合受容基の等高線地図. 疎水性表面は緑で, 水素結合受容基表面は赤のグリッドで示してある. 化合物 1a は炭素原子が緑, 炭素原子以外は標準原子色の棒モデルを用い表している. 水素原子は簡明にするため除去されている.

るがポケット内の残基は省略してある．

水素結合の等高線地図では，赤のグリッド部分は，結合ポケット内のアミノ酸残基がリガンドのもつ水素結合受容基との相互作用に有利な領域であることを示す．たとえば，A 環の二つのカルボキシ基の周辺の赤いグリッドは，その周辺残基であるアルギニンクラスターが，リガンドの水素結合供与基である二つのカルボキシ基との相互作用に有利な領域であることを示す．同様に，C 環のニトロ基周辺の小さな赤のグリッドは，この領域の残基が水素結合受容基にとって相互作用するのに有利な部分であることを示す．この部分の残基はアルギニンであり，リガンドの水素結合形成基はニトロ基である．

疎水性の等高線地図では，化合物 1a 周辺の緑のグリッド部分が結合ポケット内のリガンドの疎水基と相互作用するのに有利な領域であることを示す．たとえば，C 環の近辺の緑の領域は，C 環に適当な疎水基を付加することで活性が強まる可能性があることを示唆する．このことは，C 環に何も付加していない物質（すなわち化合物 1g）は最も弱い活性を示し，一方メタ位に疎水基を付加した物質，たとえば化合物 1e および 1f は活性が 10 倍以上強まっているという構造活性相関（SAR[a]）とよく一致している（表 17・1）．

同様に，中央のベンゼン環（B 環）の近辺には，構造活性相関は得られていなかったものの，化合物 1a では満たされていない大きな空間がある．C 環と同様に，この観察は中央の B 環に疎水基を付加すれば，結合ポケット内の空間は満たされ，この領域の相互作用を生じさせ，結合力と活性が増加させることができる可能性を示唆する．

設計と合成

一つの可能な修飾は，推定疎水性領域をもつように中央の B 環に疎水性の環を縮合させることであった．飽和および不飽和の五員環または六員環が考えられた．化合物 1a を修飾して設計した．上述した可動性結合ポケット内でそれぞれの仮想リガンドを最適化するエネルギー評価を行った．

それぞれ設計された化合物は，もとのフェニル化合物の値に比べて相互作用エネルギーで 5〜6 kcal/mol ほど強いものであった（表 17・2）．縮合した環の部位は Gln72 側鎖の脂質性の部分，Tyr75 のベンゼン環および Val45′ の側鎖から成る空間にちょうどはまり，疎水性ポケットと有利な相互作用をしている．合成上の考慮に基づき，不飽和の六員環（ナフチル化合物）を縮合した化合物を合成した．

ナフチル化合物の合成は 2003 年に Z. Lu らによって報告されている[28]．ナフチル化合物類似体の強さは表 17・3 にもとのフェニル化合物と一つ一つ比較して記述してある．全体的には，強さは HLGP に対して 3〜14 倍，HMGP に対して 7〜19 倍ほど相当するフェニル化合物より増している．この強さの増加はそれぞれの系列において，また HLGP および HMGP についてともに一貫している．

ナフチル化合物およびフェニル化合物の系列について，C 環に異なる置換基を置いた場合の強さの傾向は同じで

表 17・2 設計した化合物のエネルギー計算

	縮合環	結合	相互作用エネルギー [kcal/mol]
化合物 1a	なし	なし	−112.6
設計 1	5	飽和	−117.6
設計 2	5	不飽和	−118.6
設計 3	6	飽和	−117.5
設計 4	6	不飽和	−118.6

表 17・3 二つのカルボキシ基を有するフェニルおよびナフチル化合物の活性比較

フェニル

R		HLGPa [IC$_{50}$ nM]	HMGPa [IC$_{50}$ nM]
−NO$_2$	1a	3	25
−Cl	1b	17	181
−OMe	1c	20	200
−CF$_3$	1d	48	591
−Et	1e	56	433
−Me	1f	121	1090
−H	1g	1280	11790

ナフチル

R		HLGPa [IC$_{50}$ nM]	HMGPa [IC$_{50}$ nM]
−NO$_2$	2a	1	3
−Cl	2b	2	12
−OMe	2c	2	12
−CF$_3$	2d	12	80
−Et	2e	4	29
−Me	2f	10	57
−H	2g	167	844

---

a) structure-activity relationship

あった．すなわち，何も置いてない化合物（すなわち**1g**および**2g**）は最も弱く，メタ位に置換基を置いた化合物（たとえば**1e**と**1f**，**2e**と**2f**）は10倍ほど増加し，そしてニトロ基を置いた化合物（すなわち**1a**および**2a**）が最も強い．このことはナフチル化合物およびフェニル化合物ともにAMPアロステリック部位に同じ様式で結合することを示す．ナフチル化合物はフェニル化合物に比べて縮合した環によって空間を埋め，周囲の残基との相互作用がより有利になり，それによって強さが増している．

X線結晶構造によるドッキングモデルの比較

一連のナフチル化合物の設計と合成を終えたときに，RMGPbと化合物**1a**の複合体の結晶構造が筆者らの研究室で決定された[28]．X線結晶構造により，予想した化合物**1a**のドッキングポーズが検証された．化合物**1a**はAMPアロステリック部位に実際に結合していた．X線結晶構造と比べたところ，結合した化合物**1a**は同じ部位を占め，すべての主要な結合は保たれていた．A環B環はよく重ね合わさり，二つのカルボキシ基は正電荷をもつアルギニン残基Arg81, Arg309およびArg310と相互作用していた．B環の近くにあるアミド基は予想と異なる方向にあり，そのためC環の重ね合わせはあまり良くなかった．しかし，C環のニトロ基は同じ残基Arg193とよく相互作用する配向をしていた．アミド基とC環のコンホメーションの差が，結合ポケット内のArg193の側鎖の配向を大きく変えている．

後にRMGPbと同じようにジカルボン酸化合物を結合させた結晶構造がKristiansenらにより報告されている[30]．筆者らが提案した化合物**1a**のAMPアロステリック部位への結合様式はそこで述べられているのと同様である．

まとめ

本章では，新しい一連のグリコーゲンホスホリラーゼの阻害剤の開発を目指したモデル作成について述べた．適する競争結合の実験結果が得られなかったので，リード化合物である化合物**1a**の結合部位を予想するため，GPのX線結晶構造上では異なる部位に結合することがわかっている既知阻害剤に，化合物**1a**を結晶構造上に置いて重ね合わせ，同時にそれぞれの結合部位の周囲のアミノ酸残基を調べ，化合物**1a**はAMPアロステリック部位に結合していると正しく決定した．RMGPの結晶構造（PDBコード3AMV）を用いて，化合物**1a**のドッキングモデルをICM計算により詳しく調べ明らかにした．適切なドッキングモデルをコンピューターで求め，さらに社内でX線結晶構造解析により確かめた．そして結合ポケット内のグリッドに分けた表面性状の近辺には，満たされていない大きな空間があることを明らかにした．一連の縮合した類似化合物を，この空間部位に疎水基を付加し埋めることで，結合力を増強させることを目指して設計した．エネルギー計算と縮合環の類似化合物の合成のしやすさを考慮し，一連のナフチル化合物を合成した．予想どおり，この作業は顕著に阻害力が強まった新しい一連のGP阻害剤をつくり出した．

謝　辞

筆者は，化合物の合成を行ったDr. Zhijian Lu, Joann Bohn, 活性測定を行ったKenneth P. Ellsworth, Dr. Robert W. Myers, Wayne M. Geissler, X線結晶構造解析を行ったDr. Brian Mckeever, さらに終始支えていただいたRalph Mosleyに対して感謝する．また筆者は図17・1の作成を支えていただいたDr. Vladimir Maiorov, ならびにこの論文にコメントをくださったDr. Wendy Cornell, Dr Kate Holloway, Dr. Stephen Soissonおよび Dr. Andreas Verrasに対して感謝する．

文　献

1) Diabetes, World Health Organization. Fact Sheet No. 312, 2006.
2) Diabetes overview, National Diabetes Statistics. Fact Sheet, 2005.
3) Talor, S. I. Deconstructing type 2 diabetes. *Cell* 1999, *97*, 9-12.
4) Treadway, J. L.; Mendys, P.; Hoover, D. J. Glycogen phosphorylase inhibitors for treatment of type 2 diabetes melltus. *Exp. Opin. Invest. Drugs* 2001, *10*, 439-454.
5) Jakobsen, P.; Lundbeck, J. M.; Kristiansen, M.; Breinholt, J.; Demuth, H.; Pawlas, J.; Torres Candela, M. P.; Anderson, B.; Westergaard, N.; Lundgren, K.; Asano N. Iminosugars: potential inhibitors of liver glycogen phosphorylase. *Bioorg. Med. Chem.* 2001, *9*, 733-744.
6) Martin, W. H.; Hoover, D. J.; Armento, S. J.; Stock, I. A.; McPherson, R. K.; Danley, D. E.; Stevenson, R. W.; Barrett, E. J.; Treadway, J. L. Discovery of a human liver glycogen phosphorylase inhibitor that lowers blood glucose in vivo. *Proc. Natl. Acad. Sci. U.S.A.* 1998, *95*, 1776-1781.
7) Johnson, L. N. Glycogen phosphorylase: control by phosphorylation and allosteric effectors. *FASEB J.* 1992, *6*, 2274-2282.
8) Rath, V. L.; Ammirati, M.; LeMotte, P. K.; Fennell, K. F.; Mansour M. N.; Damley, D. E.; Hynes, T. R.; Schulte, G. K.; Wasilko, D. J. Pandit, Activation of human liver glycogen phosphorylase by alteration of. the secondary structure and packing of the catalytic core. *Mol. Cell* 2000, *6*, 139-148.
9) Oikonomakos, N. G.; Tsitsanou, K. E.; Zographos, S. E.; Skamnaki, V. T.; Goldmann, S.; Bischoff, H. Allosteric inhibition of glycogen phosphorylase a by the potential antidiabetic drug 3-isopropyl 4-(2-chlorophenyl)-1,4-dihydro-1-ethyl-2-methylpyridine-3,5,6-tricarboxylate. *Protein Sci.* 1999, *8*, 1930-1945.
10) Zographos, S. E.; Oikonomakos, N. G.; Tsitsanou, K. E.; Leonidas, D. D.; Chrysina, E. D.; Skamnaki, V. T.; Bischoff,

H.; Goldmann, S.; Watson, K. A.; Johnson L. N. The structure of glycogen phosphorylase b with an alkyl-dihydropyridine-dicarboxylic acid compound, a novel and potent inhibitor. *Structure* **1997**, *5*, 1413-1425.
11) Oikonomakos, N. G.; Schnier, J. B.; Zographos, S. E.; Skamnaki, V. T.; Tsitsanou, K. E.; Johnson, L. N. Flavopiridol inhibits glycogen phosphorylase by binding at the inhibitor site. *J. Biol. Chem.* **2000**, *275*, 34566-34573.
12) Hoover, D. J.; Lefkowitz-Snow, S.; Burgess-Henry, J. L.; Martin, W. H.; Armento, S. J.; Stock, I. A.; McPherson, R. K.; Genereux, P. E.; Gibbs, E. M.; Treadway, J. L. Indole-2-carboxamide inhibitors of human liver glycogen phosphorylase. *J. Med. Chem.* **1998**, *41*, 2934-2938.
13) Oikonomakos, N. G.; Skamnaki, V. T.; Tsitsanou, K. E.; Gavalas, N. G.; Johnson, L. N. A New allosteric site in glycogen phosphorylase b as a target for drug interactions. *Structure* **2000**, *8*, 575-584.
14) Rath, V. L.; Ammirati, M.; Danley, D. E.; Ekstrom, J. L.; Gibbs, E. M.; Hynes, T. R.; Mathiowetz, A. M.; McPherson, R. K.; Olson, T. V.; Treadway, J. L.; Hoover, D. J. Human liver glycogen phosphorylase inhibitors bind at a new allosteric site. *Chem. Biol.* **2000**, *7*, 677-682.
15) Oikonomakos, N. G.; Zographos, S. E.; Skamnaki, V. T.; Archontis, G. The 1.76 Å resolution crystal structure of glycogen phosphorylase B complexed with glucose, and CP320626, a potential antidiabetic drug. *Bioorg. Med. Chem.* **2002**, *10*, 1313-1319.
16) Miller, M. D.; Sheridan, R. P.; Kearsley, S. K. SQ: a program for rapidly producing pharmacophorically relevent molecular superpositions. *J. Med. Chem.* **1999**, *42*, 1505-1514.
17) ICM-Pro 2.8 docking module. San-Diego: Molsoft LLC.
18) Miller, M. D.; Kearley, S. K.; Underwood, D. J.; Sheridan, R. P. J. FLOG: a system to select 'quasi-flexible' ligands complementary to a receptor of known three-dimensional structure. *Comput. Aided Mol. Des.* **1994**, *8*, 153-174.
19) Crippen, C. M.; Havel, T. F. *Distance Geometry and Molecular Conformation*. New York, NY: Wiley; **1988**.
20) Halgren, T. A. Merck molecular force field. I. Basis, form, scope, parameterization, and performance of MMFF94. *J. Comp. Chem.* **1996**, *17*, 490-519.
21) Halgren, T. A. Merck molecular force field. II. MMFF94 van der Waals and electrostatic parameters for intermolecular interactions. *J. Comp. Chem.* **1996**, *17*, 520-552.
22) Halgren, T. A. Merck molecular force field. III. Molecular geometries and vibrational frequencies for MMFF94. *J. Comp. Chem.* **1996**, *17*, 553-586.
23) Halgren, T. A.; Nachbar, R. B. Merck molecular force field. IV. Conformational energies and geometries for MMFF94. *J. Comp. Chem.* **1996**, *17*, 587-615.
24) Halgren, T. A. Merck molecular force field. V. Extension of MMFF94 using experimental data, additional computational data, and empirical rules. *J. Comp. Chem.* **1996**, *17*, 616-641.
25) Halgren, T. A. MMFF VI. MMFF94s option for energy minimization studies. *J. Comp. Chem.* **1999**, *20*, 720-729.
26) Halgren, T. A. MMFF VII. Characterization of MMFF94, MMFF94s, and other widely available force fields for conformational energies and for intermolecular-interaction energies and geometries. *J. Comp. Chem.* **1999**, *20*, 730-748.
27) Thompson, J. D.; Higgins, D. G.; Gibson, T. J. CLUSTAL W: improving the sensitivity of progressive multiple sequence alignment through sequence weighting, position-specific gap penalties and weight matrix choice. *Nucleic Acids Res.* **1994**, *22*, 4673-4680.
28) Lu, Z.; Bohn, J.; Bergeron, R.; Deng, Q.; Ellsworth, K. P.; Geissler, W. M.; Harris G.; McCann, P. E.; McKeever, B.; Myers, R. W.; Saperstein, R.; Willoughby, C. A.; Yao, J.; Chapman, K. A. A New class of glycogen phosphorylase inhibitors. *Bioorg. Med. Chem. Lett.* **2003**, *13*, 4125-4128.
29) Deng, Q.; Lu, Z.; Bohn, J.; Ellsworth, K. P.; Myers, R. W.; Geissler, W. M.; Harris, G.; Willoughby, C. A.; Chapman, K.; Mckeever, B.; Mosley, R. Modeling aided design of potent glycogen phosphorylase inhibitors. *J. Mol. Graph. Model.* **2005**, *23*, 457-464.
30) Kristiansen, M.; Anderson, B.; Iversen, L. F.; Westergaard, N. Identification, synthesis, and characterization of new glycogen phosphorylase inhibitors binding to the allosteric AMP site. *J. Med. Chem.* **2004**, *47*, 3537-3545.

索 引*

A

AAE（平均絶対誤差） 183
ABC 輸送体 184
ab initio フラグメント分子軌道（FMO）法 140
Abraham 記述子 184
ACD log *P* 180
ADME（吸収・分布・代謝・排泄）-ケムインフォマティクス 188
ADME 特性 179
ADME 分析 5
ADME/Tox モデル（薬物動態/毒性モデル） 163
AIDS（後天性免疫不全症候群） 93
ALADDIN 149
A log *P* 180
AM1 135, 141
AM1-BCC 法 83
AMBER 83
AMBER 力場 134, 195
AMP（アデノシン一リン酸） 271
AMP アロステリック部位 271, 274
AMPAC 141
AmpC 型 β-ラクタマーゼ阻害剤 174
ANN 169
ANTECHAMBER 83
APEX-3D 149, 155
APP（アミロイド前駆体タンパク質） 199
ASNN 169
ATP 81
AUC（血中濃度-時間曲線下面積） 226

B

$β_2$-AR（アドレナリン $β_2$ 受容体） 263
B 因子 24
BACE（β 位 APP 開裂酵素） 197
BACE-1（β-セクレターゼ） 57, 131
BACE 阻害剤 199
　　――の最適化 202
BAR（Bennett 受容比） 72

BBB（血液脳関門） 183
BBS PS 184
Bcl-x_L 阻害剤 55
BEI（結合効率指数） 47
Bennett 受容比（BAR） 72
Beware of q^2! 166
BIE（平衡結合同位体効果） 253
BOMB
　　――による *de novo* デザイン 2
BtPNP（ウシ PNP） 236

C

C 型肝炎ウイルス（HCV） 222
Caco-2 細胞透過性 3
Caco-2 透過性分析 182
CAPRI 84
Carbó 類似性指数（CSI） 142
CASP 84
Catalyst 149
Catalyst/HipHop 148, 154
Catalyst/HypoGen 155
CATFEE 84
CAVEAT 149
CC_{50} 9
CD74 受容体 4
charmm 84
CHARMM 力場 114, 195, 205
ChemDiv データベース 174
Chem-X 149, 157
CLOGP 85
C log *P* 180
CNN（コンピューターニューラルネットワーク） 141
CODESSA 141
CODESSA-Pro 169
COMBINE（比較結合エネルギー分析） 129
COMBINE 方法論 141
CoMFA（比較分子場解析） 141
Community Structure-Activity Resource 123
CoMSIA（比較分子類似性指数解析） 141
CoSA 142
CP320626 272
CSI（Carbó 類似性指数） 142
CSP（化学シフト摂動） 132

CXCR4 受容体 267
CYP3A4 185, 187

D

DADMe-イムシリン 246
DADMe-ImmG 246
DADMe-ImmH 246, 255
DANTE 149, 154
DATMe-ImmH 255
DEER（電子-電子二重共鳴） 95
de novo 構造予測 265
de novo デザイン
　　BOMB による―― 2
DFG ループ 214
DFG-out 214
DFT（密度汎関数理論） 133, 141, 183
dGuo（デオキシグアノシン） 234
DISCO 148
DivCon 137, 139
DivScore 135
DNA 修復酵素 78
Dragon 169

E, F

E 状態指標 169
EC_{50} 4
EEVA 142
ELR（拡張型線形応答）理論 138
Entrez 75
EPR（電子スピン共鳴） 94
EREF（エネルギー拘束条件付きの精密化） 130
ERK 122
ESP（静電ポテンシャル）マップ 136
EVA 142
F_1-ATP アーゼ 78, 81
FAA（機能化アミノ酸） 173
FABP-4（脂肪酸結合タンパク質） 57
FBDD（フラグメント化合物に基づく医薬品設計） 268

---
* 英字で始まる項目を五十音順の前に配列した．

FBDD（フラグメント化合物に基づく
　　　　　　　創薬）　32, 44
FBLD（フラグメント化合物に基づく
　　　　　　　リード化合物発見法）　44
FDA（米国食品医薬品局）　1
FEP（自由エネルギー摂動）　4, 7, 70, 198
FT（フーリエ変換）　20
　　——法　142
FK506結合タンパク質（FKBP）　79
　　——の結合計算　80
Flo/qxp　114
FMO（*ab initio* フラグメント分子軌道）
　　　　　　　法　140

G, H

Gタンパク質共役型受容体（GPCR）
　　　　　　　77, 81, 195, 262
GALAHAD　149
GASP　149
GB/SA　199
GCMC（グランドカノニカルモンテ
　　　　　　　カルロ）法　79
GLIDE　205
GLIDE 3.5　3
GLUE ドッキング法　188
GP（グリコーゲンホスホリラーゼ）　271
GPa　271
GPb　271
GPCR（Gタンパク質共役型受容体）　77, 81,
　　　　　　　195, 262
GRIND 記述子　185
GROMACS　84
GROMOS　83

HCV（C型肝炎ウイルス）　222
hERG（ヒト遅延整流性カリウムイオン
　　　　　　　チャネル遺伝子）　205
hERG チャネル　205
HipHop　148, 153
HIV（ヒト免疫不全ウイルス）　93
HIV-1 逆転写酵素　77, 112
HIV-1 逆転写酵素阻害剤　172
HIV-1 ヌクレオキャプシド　136
HIV-1 プロテアーゼ　79, 137
HIV-1 NNRTI　77, 81
HIV-PR（HIV プロテアーゼ）　93
HIV-PR 阻害剤　93
HLGP（ヒト肝型グリコーゲンホスホ
　　　　　　　リラーゼ）　271
HMGP（ヒト筋型グリコーゲンホスホ
　　　　　　　リラーゼ）　271
HOMO（最高被占軌道）　141, 166
HSA（ヒト血清アルブミン）　56, 186
HSP90 阻害剤　56
HsPNP（ヒト PNP）　245
HTS（ハイスループットスクリーニング）
　　　　　　　1, 32, 45, 164, 199, 211
HTS ライブラリー　33

I～L

IC_{50}　5, 32, 207
ICM　274
IFPSC　84
IMM（分子間相互作用マップ）　141
ImmG（イムシリン G）　240
ImmH（イムシリン H）　240
　　——の臨床試験　254
Implicit Mills-Dean 色力場　114
IND_I　169
in silico 医薬品設計　129
in silico スクリーニング　32
ISIDA　169
ITC（等温滴定熱量測定）　65

J（結合定数）　132
J 表面分析　133
Jarzynski の関係　72
JNK3　84, 113

k 近傍分類 QSAR 法　174
k 近傍（kNN）法　168, 172
　　変数選択——　174
KcsA　205
KIE（速度論的同位体効果）　232, 238
KNI-272 阻害剤　79

LBDD（リガンドに基づく医薬品設計）　1, 129
Lck SH2 ドメイン　82
LE（リガンド効率）　33, 47
leave-many-out 交差検定　166
leave-one-out 交差検定　166
leave-one-out 交差検定相関係数　170
LIE（線形相互作用エネルギー）モデル　198
LigandScout　156
Lipinski 則 → Rule of 5
$\log BB$　6, 184
$\log K_{hsa}$　6
$\log P$　179
$\log P_{o/w}$　3
$\log S$　181
LUMO（最低空軌道）　141, 166

M

MacroModel MCMM　151
MAE（平均絶対誤差）　170
MARS（多変量適応的回帰スプライン）　165
Matthews 係数　26
Maybridge データベース　3, 173
MC → モンテカルロ
mcdock　114
MCPRO+　84
MD（分子動力学）　196
　　——計算　68
　　——シミュレーション　95, 266
　　——法　7, 263
MEP（分子静電ポテンシャル）マップ　136
MES（最大電気ショック）テスト　173
MetaSite プログラム　188
MFCC（共役キャップを伴う分子分割）　140
MIF（マクロファージ遊走阻止因子）　4
MINTA（モード積分）　70
MLR（多重線形回帰）　141, 165, 169
MLR/OLS　169
MLSCN　175
MMFF　114, 151
MM-GB/SA（分子力学-一般化ボルン/
　　　　　　　表面積）法　4, 198
MMP（マトリックスメタロプロテアーゼ）　137
MMP 解析　181
MM-PB（分子力学-ポアソン-
　　　　　　　ボルツマン）法　198
MM-PBSA（ポアソン-ポルツマンおよび
　　　　　　　表面積計算を伴った分子力学法）　68
MM-PBSA 計算　75
MOE（分子動作環境）　114, 183
MolconnZ　169
MOPAC　141
MOZYME　140
MR（分子置換）法　22
MthK　205

N, O

NAC（近接攻撃配座異性体）　230
NAMD　84
NCI データベース　111, 173
NIH（米国国立衛生研究所）　1
NIH Molecular Libraries Roadmap Initiative
　　　　　　　175
NMR（核磁気共鳴）　94
　　——による SAR（核磁気共鳴による
　　　　　　　構造活性相関）　32, 44, 50, 132
NNRTI（非ヌクレオシド系逆転写酵素
　　　　　　　阻害剤）　112
NOE（核オーバーハウザー効果）　54, 98, 131
NS3/4A プロテアーゼ　222
NS3/4A プロテアーゼ阻害剤　223

OECD（経済協力開発機構）　166
OECD 原則　166
OMEGA 2.1.0　114
OMTYK3　137
OPLS　151
OPLS-AA　83
OPLS 力場　195, 199

P

P 糖タンパク質　184
P ループ　212

索引

p38 阻害剤（p38 MAP キナーゼ阻害剤）
　　　　　118, 211
p38 MAP キナーゼ　211
PAMPA（平行人工膜透過性分析）透過性
　　　　　183
parmAM1　134
parmPM3　134
PB（ポアソン-ボルツマン）方程式　69
PB-SCRF（ポアソン-ボルツマンに
　　　基づく自己無撞着反応場）　139
P_{Caco}　6
PCR（主成分回帰）　141
PDB（プロテインデータバンク）　3, 27, 196
PGDS（プロスタグランジン D_2
　　　　　シンターゼ）　58
pH　19, 28
P_{HASE}　149, 153, 154
P_{HASE} 3.0　152
PIE（プローブ相互作用エネルギー）　141
pK_a　137
PLS（部分最小二乗）　141, 169
PLSR（部分最小二乗回帰）　141
PM3　131, 134, 141
PMF（平均場ポテンシャル）　131
　　——法　74
PNP（プリンヌクレオシドホスホ
　　　　リラーゼ）　230, 234
PPV（タンパク質が促進する振動）　230
PREDICT　266
PSA（極性表面積）　180
PubChem　164
PWD（2 対間エネルギー分割）　140

Q, R

QIKPROP　5
QM（量子力学）法　129
QM/MM（量子力学/分子力学）　197
　　——法　129, 130
QP log P　3
QSAR（定量的構造活性相関）　129, 163
QSAR モデリング　163
QSAR モデル　186, 205
　　——の適用領域　167
QSM（量子類似性測度）　142
QSSA（量子類似性重ね合わせの
　　　　　アルゴリズム）　142
QT 延長症候群　205
QTMS（量子トポロジー分子類似性）　143
R 因子　25
RCM（閉環メタセシス）法　225
RCSB（構造バイオインフォマティクス
　　　　研究共同体）　106
R_{free}　25
R_{merge}　22
RMGP（ウサギ筋グリコーゲンホスホ
　　　　リラーゼ）　271
rmsd（平均二乗偏差）　27

rmse（平均二乗誤差）　6, 182
RNA アプタマー　78
Rocs 2.2　114
Rosetta セット　135
Rule of 2　34
Rule of 3　6, 34, 45
Rule of 5　5, 34, 44, 180

S

SAMPL　84
SAMPL1　113
SA-PLS（シミュレーテッドアニーリング-
　　　　　部分最小二乗）QSAR 法　172
SAR（構造活性相関）　198, 223
　　——の最適化　39
SBDD（構造に基づく医薬品設計）　1, 19,
　　　　　129, 263
SCAMPI　149, 153, 155
SCRF（自己無撞着反応場）　136
SDSL（部位特異的なスピンラベル）　95
SGX コアフラグメント化合物ライブラリー
　　　　　35
SGX FAST　34
SGX LIMS　36
SH2　78
SLAPSTIC　54
SMARTS　152
SMERGE（再帰的なグラフ検査による
　　　　　基本骨格マージ）　40
SPC 水　72
sphere exclusion プロトコル　171
SPR（表面プラズモン共鳴）　38, 65
SPR スクリーニング　38
SQ 法　274
Src 相同ドメイン　78
STD（飽和移動差）　51
Sustiva　77
SVM　169
Sybyl Line Notation　152

T〜Z

T 細胞免疫不全　253
T4 ファージリゾチーム　79, 81
Tetrahymena pyriformis 毒性データセット
　　　　　169
Tetratox データベース　169
3D データベース検索　147
3D モデリング　263
TI（熱力学積分）　7, 71
7TM　262
7TM バンドル　262
TOPS-MODE（トポロジカル部分構造
　　　　　分子設計）記述子　185

VAMP/PROPGEN 記述子　182

V/K KIE　233, 236
VolSurf 記述子　185

W1807　272
WaterLOGSY　53
WHAM（重み付けヒストグラム解析法）　73

X 線　37
　　——によるフラグメント化合物
　　　　　スクリーニング　37
X 線回折　19
X 線回折装置　37
X 線結晶解析　95
X 線結晶学　19
X 線目的関数　130

Y ランダム化　166

Z 行列（内部座標表現）　3
ZINC データベース　4, 172
Zn フィンガー　136
Zwanzig の関係　70, 106

あ

アクティビティークリフ　163
アクティブアナログアプローチ　148
アデノシン一リン酸 → AMP
アドレナリン β 受容体　205
アドレナリン β_2 受容体（β_2-AR）　263
アポトーシス剤　167
アミノ酸特異的なラベル法　50
アミノピリミジン類　118
アミロイド前駆体タンパク質（APP）　199
アライメント　205
アラニン・スキャニング　75
アリールアミジン　114
アルケミー計算　70, 76
α_1 酸性糖タンパク質　186
アロステリック結合部位　214
アロステリック修飾　198
アロステリック阻害剤　93
アンサンブル　95
アンサンブル平均　68
アンブレラサンプリング　74
暗膜モデル法　267
暗溶媒　69
暗溶媒主要状態法　106
暗溶媒法　267
暗溶媒モデル　96

い, う

イオン　152
イオン化可能部位　152
イオンチャネル　195, 205
鋳型　2

索　引

位　相　22
イソファゴミン　23, 25
一般化秩序パラメーター　98
一般線形モデル　165
イノシン加ヒ酸分解　238
イムシリン　240
イムシリン H（ImmH）　240
　──の臨床試験　254
イムシリン G（ImmG）　240
イムシリン阻害剤　246
インドール　217
インドール誘導体 CP320626　271

ウサギ筋グリコーゲンホスホリラーゼ
　　　　　　　　　　　（RMGP）　271
ウシ PNP（BtPNP）　236
ウロキナーゼ　78, 84, 114
ウロキナーゼ型プラスミノーゲン活性化
　　　　　　　　　　　因子　113
ウロキナーゼ阻害剤　57

え，お

エグリン C　79
エストロゲン受容体　82
エストロゲン受容体リガンド　167
エストロゲン様活性　142
NMR（核磁気共鳴）　94
　──による SAR（核磁気共鳴による
　　　　　構造活性相関）　32, 44, 50, 132
X 線　37
　──によるフラグメント化合物
　　　　　　　　　　スクリーニング　37
X 線回折　19
X 線回折装置　37
X 線結晶解析　95
X 線結晶学　19
X 線目的関数　130
エネルギー拘束条件付きの精密化
　　　　　　　　　　　（EREF）　130
エファビレンツ　77
塩結合　201
塩素スキャン　11
エンタルピー　100
エンドポイント　164
エンドポイント自由エネルギー法　68
エンドポイント予測ツール　175
エントロピー　100, 139

オキシム類　119
オキソグアニン　78
重み付けヒストグラム解析法（WHAM）　73
温　度　19
温度因子　24

か

回帰木　165

回　折　20
回折光　21
回折パターン　20
回折斑点　21
外部予測能力　164
解離定数　195
ガウス過程モデル　182
化学シフト摂動（CSP）　132
化学ハンドル　35
核オーバーハウザー効果（NOE）　54, 98, 131
拡散係数　53
核磁気共鳴 → NMR
学習セット　184
拡張アンサンブル　74
拡張型線形応答（ELR）理論　138
活性化動力学　95
カープラスの式　133
カラゾロール　264
カルセイン-AM 分析　185
カルボキシペプチダーゼ　137
完全性　22
肝臓中濃度　225
関連ありカテゴリー　165
関連なしカテゴリー　165

き

機械学習アルゴリズム　182
記述子　3, 136, 141, 181
基準振動解析　69
キセノン　77
キナーゼ　76, 109
機能化アミノ酸（FAA）　173
基本骨格　40, 48
逆フーリエ変換　20
吸収百分率　183
吸収・分布・代謝・排泄 → ADME
競合結合法　54
協同性効果　136
共役キャップを伴う分子分割（MFCC）　140
極小発見法　70
局所的な硬軟の度合い　136
極性相互作用　203
極性表面積（PSA）　180
均一 ^{15}N 標識タンパク質　49
近接攻撃配座異性体（NAC）　230
金属イオン　76

く，け

空間群　20
グランドカノニカルモンテカルロ
　　　　　　　　　　　（GCMC）法　79
クリアランス　6, 186
グリコーゲンホスホリラーゼ（GP）　271
グルコセレブロシダーゼ（酸性 β-
　　　　　　　グルコシダーゼ）　19, 23, 25

クローニング　19
経済協力開発機構（OECD）　166
計算化学ツール　39
血液脳関門　6
血液脳関門（BBB）　183
結合エンタルピー　139
結合効率指数（BEI）　47
結合自由エネルギー　137, 139
結合長　20
結合定数 → J
結合ポケット　275
結合モデル　224
結合臨界点　143
結　晶　19
血漿 AUC　225
結晶化
　タンパク質の──　19
結晶学　27
結晶化条件　19
結晶構造　263
血漿タンパク質　186
げっ歯類
　──の発癌性　168
血中濃度-時間曲線下面積（AUC）　226
決定係数　169
決定フォレスト法　167
ケトパントイン酸レダクターゼ　46
牽引法　74

こ

光学非活性イムシリン　256
抗癌剤　174
抗けいれん剤　172
交差緩和　53
交差検定　166
交差ドッキング　113
抗腫瘍化合物　172
酵　素　19
構造活性相関（SAR）　198, 223
　──の最適化　39
構造に基づく医薬品設計（SBDD）　1, 19,
　　　　　　　　　　　　129, 263
構造バイオインフォマティクス研究
　　　　　　　　　　共同体（RCSB）　106
高速ドッキング　265
高速バーチャルスクリーニング　65
好中球エステラーゼ阻害剤　78
後天性免疫不全症候群（AIDS）　93
効　力　13
コミットメント　233
コリスミ酸ムターゼ　137
コレシストキニン受容体　267
コンセンサスモデリング法　171
コンセンサスモデル　170
コンセンサス予測　168
コンビナトリアル QSAR　168, 185
コンビナトリアルライブラリー　65

索　引

コンピューター支援医薬品設計　224
コンピューターニューラルネットワーク（CNN）　141
コンホメーション　196
　——の柔軟性　196
コンホメーション選択　97

さ

再帰的なグラフ検査による基本骨格マージ（SMERGE）　40
再帰的の分割　181
最近傍 QSAR 法　165
再現性　22
最高被占軌道（HOMO）　141, 166
最大電気ショック（MES）テスト　173
最低空軌道（LUMO）　141, 166
最適化
　BACE 阻害剤の——　202
　構造活性相関の——　39
　リード化合物の——　1, 44, 225
細胞を用いた複製活性　225
サチライシン Carlsberg　79
サポートベクターマシン　165, 186
サルモネラ菌の変異原性　168
酸化的薬物代謝　187
酸性 β-グルコシダーゼ（グルコセレブロシダーゼ）　19, 23, 25
三置換イミダゾール　219
三置換トリアジン　211
サンプリング　78
散乱光　20

し

磁化移動　53
C 型肝炎ウイルス（HCV）　222
ジカルボン酸化合物 W1807　271
自己組織化マップ　182
自己ドッキング　113
自己無撞着反応場（SCRF）　136
シサプリド　207
シトロンデヒドラターゼ　213
G タンパク質共役型受容体（GPCR）　8, 77, 195, 262
実効予測領域　167
シトクロム c_{553}　131
シトクロム P450$_{cam}$　79
1,6-ジヒドロキシナフタレン　131
ジヒドロ葉酸レダクターゼ　137
脂肪酸結合タンパク質（FABP-4）　57
シミュレーテッドアニーリング-部分最小二乗（SA-PLS）QSAR 法　172
自由エネルギー　195
自由エネルギー計算　65
自由エネルギー摂動（FEP）　4, 7, 70, 198
自由エネルギー変化　100

重点サンプリング
　——によるモンテカルロ積分法　70
主成分回帰（PCR）　141
受動透過性　183
手動ドッキング　113, 265
シュリンクラップ法　157
瞬間凍結法　22
小原子団スキャン　11
常磁性スピンラベル　54
冗長性　22
ショウノウ　79
上皮成長因子受容体キナーゼ　213
信号対雑音比　21
人工ニューラルネットワーク　165
真の同位体効果　233
信頼度因子　22

す〜そ

水生毒性　169
水素結合供与基　5, 152
水素結合受容基　5, 152
スクアレン-ホペンシクラーゼ阻害剤　82
スコア関数　3, 138
スコアリング　106, 135, 198
ストレプトアビジン　81
スピン拡散　53
3D データベース検索　147
3D モデリング　263

生化学的アッセイ　38
正確度　27
精　製
　タンパク質の——　19
静電ポテンシャル（ESP）マップ　136
生物学的利用能→バイオアベイラビリティー
精密化　25
β-セクレターゼ（BACE-1）　57, 131
β-セクレターゼ阻害剤　59
絶対自由エネルギー　78
説明型 QSAR モデル　165
セリン-トレオニンプロテインキナーゼ　116
セリンプロテアーゼ　114, 222
遷移状態　229
　——の模倣　231
遷移状態模倣体　240
遷移状態類似体　231
線形回帰　3
線形回帰モデル　181
線形スケーリング QM 法　134, 136, 139
線形相互作用エネルギー（LIE）モデル　198
線形判別分析　182
線形判別モデル　185
占有率　24

相関係数　3, 169
相対自由エネルギー　77
挿入自由エネルギー　183
阻害剤　19

阻害定数　195
速度論的同位体効果（KIE）　232, 238
粗視化モデル　96
疎水性相互作用　203
疎水性相互作用部位　152
ソフトコア　73

た〜つ

第一原理 MD シミュレーション　99
大環状化　225
大環状リンカー　224
代償変異　99
大腸菌 PNP　236
多重線形回帰（MLR）　141, 165, 169
多重電荷-電荷相互作用　136
縦緩和速度　54
多変量適応的回帰スプライン（MARS）　165
多要素ホモロジーモデル　205
単位格子　20
タンパク質
　——が促進する振動（PPV）　230
　——の結晶化　19
　——の精製　19
タンパク質結晶学　19
タンパク質新薬開発　132
タンパク質フォールディング問題　134
タンパク質-リガンド複合体　19
チアゾール　217
チャネル　21
腸管吸収　182
長距離静電の相互作用　136
チロホリン誘導体　174
対イオン　201

て

T 細胞免疫不全　253
T4 ファージリゾチーム　79, 81
ディスタンスジオメトリー　148
定量的構造活性相関→ QSAR
デオキシグアノシン（dGuo）　234
適用領域
　QSAR モデルの——　167
デコイポーズ　133
てこ比（レバレッジ）　167
テトラヒドロピラン　204
2-デヒドロパントイン酸 2-レダクターゼ　46
転移 NOE　54
電荷移動　137
電気トポロジー記述子　187
電気トポロジー状態　181
電子スピン共鳴（EPR）　94
電子-電子二重共鳴（DEER）　95
電磁波　20

電子密度状態分析　136
電子密度図　21, 38
電子密度分布　20
点電荷モデル　136

と

等温滴定熱量測定（ITC）　65
糖尿病　271
特　性　13
毒　性　204
特性間距離　153
特性辞書　152
ドッキング　3, 106, 197, 198, 263
ドッキングプログラム　138
トートメラーゼ　4
ドーパミン D_1 受容体拮抗薬　172
ドーパミン D_2 作動薬　150
トポロジカル部分構造分子設計
　　　　　　（TOPS-MODE）記述子　185
トポロジー記述子　186
トラジェクトリー　68
ドラッグライク　44
トランスフェラーゼ　109
トリアジン　211
トリプシン　78, 81
トリプシン阻害剤　77
トリプナビル　137, 140
トロンビン　78

な 行

内部座標空間動力学　97
内部座標表現（Z 行列）　3
7 回膜貫通 α ヘリックス（7TM）　262
ナフチル化合物　276

2 型糖尿病　271
二次元 HNCO スペクトル　50
二次元 ^{15}N-1H 相関スペクトル　49
2 対間エネルギー分割（PWD）　140
入射光　21
ニューラルネットワーク　181

熱力学サイクル　7, 82
熱力学積分（TI）　7, 71
ネビラピン　140
ネルフィナビル　137

は

バイオアベイラビリティー（生物学的
　　　　　　　　　　利用能）　5, 101, 204
配座異性体　134
排除体積　156

ハイスループットスクリーニング→HTS
配置積分　105
バイナリーQSAR　182
倍幅サンプリング　71
配列特異的帰属　49
バクテリオロドプシン　79
バーチャルスクリーニング　3, 106, 198,
　　　　　　　　　　　　　263, 265
バーチャルスクリーニングツール　165
パッキング　21
ハット行列　167
ハミルトニアン交換　74
速い交換　51
バリデーション（モデルの検証）　163
バルク水　53
バルク溶媒　53
パルス磁場勾配刺激エコー　53
半経験的 QM 法　134
反射強度　21
反射の重なり　22
反応経路法　100

ひ

ビオチン　81
比較結合エネルギー分析→COMBINE
比較分子場解析（CoMFA）　141
比較分子類似度指数解析（CoMSIA）　141
非環式イムシリン　255
非共有結合性相互作用
　　　——の標準自由エネルギー　105
非局在化ファンデルワールス相互作用　135
ヒスタミン H_3 受容体　267
ヒスタミン受容体　265
非対称単位　20, 23
ヒット化合物　32, 107
ヒットフラグメント　33
P 糖タンパク質　184
ヒト肝型グリコーゲンホスホリラーゼ
　　　　　　　　　　　　（HLGP）　271
ヒト筋型グリコーゲンホスホリラーゼ
　　　　　　　　　　　　（HMGP）　271
ヒト血清アルブミン（HSA）　56, 186
ヒト炭酸デヒドラターゼ　137, 139
ヒト遅延整流性カリウムイオンチャネル
　　　　　　　　　　　遺伝子→hERG
ヒト PNP（HsPNP）　245
ヒト免疫不全ウイルス→HIV
非ヌクレオシド系逆転写酵素阻害剤
　　　　　　　　　　　　（NNRTI）　112
非平衡牽引法　81
標準自由エネルギー
　　非共有結合性相互作用の——　105
標的特徴量
　　——の予測　164
標的分子観察法　49
表面プラズモン共鳴→SPR
表面マッピング　28
ピラゾール類　121

ピラゾロピリミジン　216
ピリジニルイミダゾール類　119
ピリミジン　213
ピロロピリジン　219

ふ

ファーマコフォア　147, 263
ファーマコフォア特性　148, 149
ファーマコフォアフィンガープリント
　　　　　　　　　　　　147, 157
ファーマコフォアモデル　147, 149, 205
ファンデルワールスエネルギー　199
ファンデルワールス相互作用　201
部位特異的スピンラベル（SDSL）　95
フェニル化合物　276
福井インデックス　136
副作用　204
複素環スキャン　9
フッ素・スキャニング　75
部分最小二乗（PLS）　141, 169
部分最小二乗回帰（PLSR）　141
ブラインド予測　113
フラグメント化合物　33, 44
　　——に基づく医薬品設計（FBDD）　2, 267
　　——に基づく創薬（FBDD）　32, 44
　　——に基づくリード化合物発見法
　　　　　　　　　　　　（FBLD）　44
フラグメント化合物スクリーニング
　　X 線による——　37
フラグメント化合物融合法　55
フラグメント化合物ライブラリー　33
フラグメント化合物連結法　55
フラップ中間体　93
フーリエ変換（FT）　20
　　——法　142
プリンヌクレオシドホスホリラーゼ
　　　　　　　　　　　　（PNP）　230, 234
フルクトース-1,6-ビスホスファターゼ
　　　　　　　　　　　　78, 81
プロスタグランジン D シンテーゼ　51
プロスタグランジン D シンテーゼ阻害剤　59
プロスタグランジン D_2 シンテーゼ
　　　　　　　　　　　　（PGDS）　58
プロテアーゼ　76, 109, 197, 222
プロテインデータバンク（PDB）　3, 27, 196
プロトン化　130, 197
プローブ相互作用エネルギー（PIE）　141
フロンティア軌道分析　136
分解能　20, 26
分割統治法　133
分　極　137
分極モデル　83
分子間相互作用マップ（IMM）　141
分子静電ポテンシャル（MEP）マップ　136
分子置換（MR）法　22
分子動作環境（MOE）　114, 183
分子動力学（MD）　196
　　——計算　68

――シミュレーション 95, 266
――法 7, 263
分子特性 5
分子ドッキング法 30
分子場解析 141
分子力学-一般化ボルン/表面積
　　　　　（MM-GB/SA）法　4, 198
分子力学-ポアソン-ボルツマン
　　　　　　　（MM-PB）法　198
分配係数 5
分布容積 186
分類回帰木モデル 114, 183
分類型特徴量 QSAR 165
分類木 165

へ，ほ

閉環メタセシス（RCM）法 225
平均絶対誤差（AAE） 183
平均絶対誤差（MAE） 170
平均二乗誤差（rmse） 6, 182
平均二乗偏差（rmsd） 27
平均場ポテンシャル（PMF） 131
　　――法 74
平衡結合同位体効果（BIE） 253
平行人工膜透過性分析（PAMPA）透過性
　　　　　　　　　　　　　　　183
米国国立衛生研究所 → NIH
米国国立癌研究所低分子レポジトリー 172
米国食品医薬品局（FDA） 1
ベイズ正規化ニューラルネットワーク 187
β 位 APP 開裂酵素 → BACE
ペプチドシグナルタンパク質 76
ヘリカーゼ 222
ベンズアミジン 81
変数選択 k 近傍法 174
ベンゾチアゾール 219

ポアソン-ボルツマンおよび表面積計算を
　　　　伴った分子力学法 → MM-PBSA
ポアソン-ボルツマンに基づく自己無撞着
　　　　　　反応場（PB-SCRF） 139
ポアソン-ボルツマン（PB）方程式 69
ポアソン-ボルツマン溶媒和項 135
放射線損傷 21
飽和移動差（STD） 51

飽和移動差 NMR 法 51
母　核 4
ポーズ 138
ホスファターゼ 76, 109
ホスホジエステラーゼ阻害剤 82
ホスホチロシンペプチド 82
ホットスポット 46
ホモロジーモデリング 81, 264
ホモロジーモデル 78

ま 行

マクロファージ遊走阻止因子（MIF） 4
マッピング 30
マトリックスメタロプロテアーゼ（MMP） 137
マルチスケールモデル 96

ミオグロビン 77
密度汎関数理論（DFT） 133, 141, 183
ミラー指数 21

明膜モデル法 266
明溶媒 69
明溶媒法 266
明溶媒モデル 97
メカニズム QSAR 167
メタロプロテアーゼ阻害剤 57
メチルスキャン 11

モゼナビル 137
モデリング 195, 224
モデル受容基準 168
モデルの頑健性（ロバストネス） 163
モデルの検証（バリデーション） 163
モード積分（MINTA） 70
モンテカルロ（MC） 7, 196
モンテカルロ積分法
　　重点サンプリングによる―― 70

や 行

薬剤耐性変異体 95
薬物動態/毒性モデル → ADME/Tox モデル

誘導適合 97

溶解度 3, 181
溶媒接触表面積 69
溶媒平滑化 23
溶媒マッピング 30
溶媒和自由エネルギー 68, 81
溶媒和補正 139
横緩和時間 53
4 段階アプローチ 138

ら 行

β-ラクタマーゼ 137
β-ラクタマーゼ阻害剤 172
ラマチャンドランプロット 27
λ ダイナミクス 74
ランダムフォレスト 165, 182, 187

リガンド 19
　　――に基づく医薬品設計（LBDD） 1, 129
リガンド効率（LE） 33, 47
リガンド分子観察法 51
リードオプティマイゼーション 1
リード化合物 48, 107
　　――の最適化 1, 7, 44, 225
　　――の創出 1
リードライク 44
リードライク化合物 33
量子化学溶媒和法 137
量子トポロジー分子類似性（QTMS） 143
量子力学/分子力学（QM/MM） 197
　　――法 129
量子力学（QM）法 129
量子類似性重ね合わせの
　　　　　　アルゴリズム（QSSA） 142
量子類似性測度（QSM） 142

11-*cis*-レチナール 263
レナード・ジョーンズ引力項 135
レバレッジ（てこ比） 167
連続型特徴量 QSAR 165

ロドプシン 263
ロバスト回帰 184
ロバストネス（モデルの頑健性） 163

田之倉 優
1951年 静岡県に生まれる
1979年 東京大学大学院理学系研究科
　　　　　　生物化学専攻博士課程 修了
現 東京大学大学院農学生命科学研究科 教授
専攻 食品生物構造学
理 学 博 士

小島 正樹
1967年 愛知県に生まれる
1995年 東京大学大学院理学系研究科
　　　　　　生物化学専攻博士課程 修了
現 東京薬科大学生命科学部 教授
専攻 生物物理学, 生命情報科学
博士(理学)

第1版 第1刷 2014年4月1日 発行

ドラッグデザイン
構造とリガンドに基づくアプローチ

Ⓒ 2014

監 訳 者　　田 之 倉　　優
　　　　　　小　島　正　樹

発 行 者　　小 澤 美 奈 子

発　行　　株式会社 東京化学同人
東京都文京区千石3丁目36-7（〒112-0011）
電話（03）3946-5311・FAX（03）3946-5316
URL: http://www.tkd-pbl.com/

印　刷　　株式会社 シナノ
製　本　　株式会社 松岳社

ISBN 978-4-8079-0849-3　Printed in Japan
無断転載および複製物（コピー, 電子
データなど）の配布, 配信を禁じます.